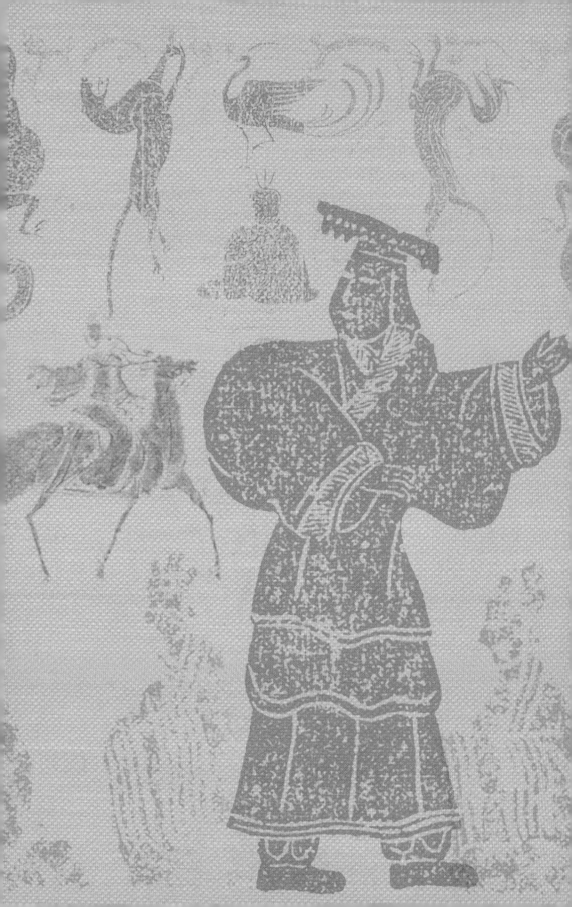

中国古医籍整理丛书

本 经 疏 证

清·邹澍　撰

郭瑞华　谢　敬　王全利
栾世杰　宋洪伟　张丰聪　校注
刘巨海　向　楠

中国中医药出版社
·北 京·

图书在版编目（CIP）数据

本经疏证/（清）邹澍撰；郭瑞华等校注 . —北京：
中国中医药出版社，2015. 12（2025. 2 重印）
（中国古医籍整理丛书）
ISBN 978 - 7 - 5132 - 2022 - 4

Ⅰ . ①本…　Ⅱ . ①邹…　②郭…　Ⅲ . ①《神农本草经》– 注释
Ⅳ . ①R281. 2

中国版本图书馆 CIP 数据核字（2014）第 288424 号

中国中医药出版社出版

北京经济技术开发区科创十三街 31 号院二区 8 号楼
邮政编码　100176
传真　010 - 64405721
北京盛通印刷股份有限公司印刷
各地新华书店经销

开本 710×1000　1/16　印张 31　字数 270 千字
2015 年 12 月第 1 版　2025 年 2 月第 6 次印刷
书号　ISBN 978 - 7 - 5132 - 2022 - 4

定价　78. 00 元
网址　www. cptcm. com

服 务 热 线　010 - 64405510
购 书 热 线　010 - 89535836
维 权 打 假　010 - 64405753

微信服务号　zgzyycbs
微商城网址　https：//kdt. im /LIdUGr
官 方 微 博　http：//e. weibo. com /cptcm
天猫旗舰店网址　https：//zgzyycbs. tmall. com

国家中医药管理局
中医药古籍保护与利用能力建设项目
组织工作委员会

主 任 委 员 王国强

副 主 任 委 员 王志勇 李大宁

执 行 主 任 委 员 曹洪欣 苏钢强 王国辰 欧阳兵

执行副主任委员 李 昱 武 东 李秀明 张成博

委 员

各省市项目组分管领导和主要专家

（山东省）武继彪 欧阳兵 张成博 贾青顺

（江苏省）吴勉华 周仲瑛 段金廒 胡 烈

（上海市）张怀琼 季 光 严世芸 段逸山

（福建省）阮诗玮 陈立典 李灿东 纪立金

（浙江省）徐伟伟 范永升 柴可群 盛增秀

（陕西省）黄立勋 呼 燕 魏少阳 苏荣彪

（河南省）夏祖昌 刘文第 韩新峰 许敬生

（辽宁省）杨关林 康廷国 石 岩 李德新

（四川省）杨殿兴 梁繁荣 余曙光 张 毅

各项目组负责人

王振国（山东省） 王旭东（江苏省） 张如青（上海市）

李灿东（福建省） 陈勇毅（浙江省） 焦振廉（陕西省）

蔡永敏（河南省） 鞠宝兆（辽宁省） 和中浚（四川省）

前　言

中医药古籍是传承中华优秀文化的重要载体，也是中医学传承数千年的知识宝库，凝聚着中华民族特有的精神价值、思维方法、生命理论和医疗经验，不仅对于传承中医学术具有重要的历史价值，更是现代中医药科技创新和学术进步的源头和根基。保护和利用好中医药古籍，是弘扬中国优秀传统文化、传承中医学术的必由之路，事关中医药事业发展全局。

1949 年以来，在政府的大力支持和推动下，开展了系统的中医药古籍整理研究。1958 年，国务院科学规划委员会古籍整理出版规划小组在北京成立，负责指导全国的古籍整理出版工作。1982 年，国务院古籍整理出版规划小组召开全国古籍整理出版规划会议，制定了《古籍整理出版规划（1982—1990）》，卫生部先后下达了两批 200 余种中医古籍整理任务，掀起了中医古籍整理研究的新高潮，对中医文化与学术的弘扬、传承和发展，发挥了极其重要的作用，产生了不可估量的深远影响。

2007 年《国务院办公厅关于进一步加强古籍保护工作的意见》明确提出进一步加强古籍整理、出版和研究利用，以及

"保护为主、抢救第一、合理利用、加强管理"的方针。2009年《国务院关于扶持和促进中医药事业发展的若干意见》指出，要"开展中医药古籍普查登记，建立综合信息数据库和珍贵古籍名录，加强整理、出版、研究和利用"。《中医药创新发展规划纲要（2006—2020）》强调继承与创新并重，推动中医药传承与创新发展。

2003～2010年，国家财政多次立项支持中国中医科学院开展针对性中医药古籍抢救保护工作，在中国中医科学院图书馆设立全国唯一的行业古籍保护中心，影印抢救濒危珍本、孤本中医古籍1640余种；整理发布《中国中医古籍总目》；遴选351种孤本收入《中医古籍孤本大全》影印出版；开展了海外中医古籍目录调研和孤本回归工作，收集了11个国家和2个地区137个图书馆的240余种书目，基本摸清流失海外的中医古籍现状，确定国内失传的中医药古籍共有220种，复制出版海外所藏中医药古籍133种。2010年，国家财政部、国家中医药管理局设立"中医药古籍保护与利用能力建设项目"，资助整理400余种中医药古籍，并着眼于加强中医药古籍保护和研究机构建设，培养中医古籍整理研究的后备人才，全面提高中医药古籍保护与利用能力。

在此，国家中医药管理局成立了中医药古籍保护和利用专家组和项目办公室，专家组负责项目指导、咨询、质量把关，项目办公室负责实施过程的统筹协调。专家组成员对古籍整理研究具有丰富的经验，有的专家从事古籍整理研究长达70余年，深知中医药古籍整理研究的重要性、艰巨性与复杂性，履行职责认真务实。专家组从书目确定、版本选择、点校、注释等各方面，为项目实施提供了强有力的专业指导。老一辈专家的学术水平和智慧，是项目成功的重要保证。项目承担单位山东中医药大学、南京中医药大学、上海中医药大学、福建中医药大学、浙江省中医药研究院、陕西省中医药研究院、河南省中医药研究院、辽宁中医药大学、成都中医药大学及所在省市中医药管理部门精心组织，充分发挥区域间互补协作的优势，并得到承担项目出版工作的中国中医药出版社大力配合，全面推进中医药古籍保护与利用网络体系的构建和人才队伍建设，使一批有志于中医学术传承与古籍整理工作的人才凝聚在一起，研究队伍日益壮大，研究水平不断提高。

本着"抢救、保护、发掘、利用"的理念，该项目重点选择近60年未曾出版的重要古医籍，综合考虑所选古籍的保护价值、学术价值和实用价值。400余种中医药古籍涵盖了医经、基础理论、诊法、伤寒金匮、温病、本草、方书、内科、外科、女科、儿科、伤科、眼科、咽喉口齿、针灸推拿、养生、医案医话医论、医史、临证综合等门类，跨越唐、宋、金元、明以迄清末。全部古籍均按照项目办公室组织完成的行业标准《中医古籍整理规范》及《中医药古籍整理细则》进行整理校注，绝大多数中医药古籍是第一次校注出版，一批孤本、稿本、抄本更是首次整理面世。对一些重要学术问题的研究成果，则集中收录于各书的"校注说明"或"校注后记"中。

"既出书又出人"是本项目追求的目标。近年来，中医药古籍整理工作形势严峻，老一辈逐渐退出，新一代普遍存在整理研究古籍的经验不足、专业思想不坚定等问题，使中医古籍整理面临人才流失严重、青黄不接的局面。通过本项目实施，搭建平台，完善机制，培养队伍，提升能力，经过近5年的建设，锻炼了一批优秀人才，老中青三代齐聚一堂，有效地稳定了研究队伍，为中医药古籍整理工作的开展和中医文化与学术的传承提供必备的知识和人才储备。

本项目的实施与《中国古医籍整理丛书》的出版，对于加强中医药古籍文献研究队伍建设、建立古籍研究平台，提高古籍整理水平均具有积极的推动作用，对弘扬我国优秀传统文化，推进中医药继承创新，进一步发挥中医药服务民众的养生保健与防病治病作用将产生深远影响。

第九届、第十届全国人大常委会副委员长许嘉璐先生，国家卫生计生委副主任、国家中医药管理局局长、中华中医药学会会长王国强先生，我国著名医史文献专家、中国中医科学院马继兴先生在百忙之中为丛书作序，我们深表敬意和感谢。

由于参与校注整理工作的人员较多，水平不一，诸多方面尚未臻完善，希望专家、读者不吝赐教。

国家中医药管理局中医药古籍保护与利用能力建设项目办公室

二〇一四年十二月

许 序

“中医”之名立，迄今不逾百年，所以冠以“中”字者，以别于“洋”与“西”也。慎思之，明辨之，斯名之出，无奈耳，或亦时人不甘泯没而特标其犹在之举也。

前此，祖传医术（今世方称为“学”）绵延数千载，救民无数；华夏屡遭时疫，皆仰之以度困厄。中华民族之未如印第安遭染殖民者所携疾病而族灭者，中医之功也。

医兴则国兴，国强则医强。百年运衰，岂但国土肢解，五千年文明亦不得全，非遭泯灭，即蒙冤扭曲。西方医学以其捷便速效，始则为传教之利器，继则以“科学”之冕畅行于中华。中医虽为内外所夹击，斥之为蒙昧，为伪医，然四亿同胞衣食不保，得获西医之益者甚寡，中医犹为人民之所赖。虽然，中国医学日益陵替，乃不可免，势使之然也。呜呼！覆巢之下安有完卵？

嗣后，国家新生，中医旋即得以重振，与西医并举，探寻结合之路。今也，中华诸多文化，自民俗、礼仪、工艺、戏曲、历史、文学，以至伦理、信仰，皆渐复起，中国医学之兴乃属必然。

迄今中医犹为国家医疗系统之辅，城市尤甚。何哉？盖一则西医赖声、光、电技术而于20世纪发展极速，中医则难见其进。二则国人惊羡西医之"立竿见影"，遂以为其事事胜于中医。然西医已自觉将入绝境：其若干医法正负效应相若，甚或负远逾于正；研究医理者，渐知人乃一整体，心、身非如中世纪所认定为二对立物，且人体亦非宇宙之中心，仅为其一小单位，与宇宙万象万物息息相关。认识至此，其已向中国医学之理念"靠拢"矣，虽彼未必知中国医学何如也。唯其不知中国医理何如，纯由其实践而有所悟，益以证中国之认识人体不为伪，亦不为玄虚。然国人知此趋向者，几人？

国医欲再现宋明清高峰，成国中主流医学，则一须继承，一须创新。继承则必深研原典，激清汰浊，复吸纳西医及我藏、蒙、维、回、苗、彝诸民族医术之精华；创新之道，在于今之科技，既用其器，亦参照其道，反思己之医理，审问之，笃行之，深化之，普及之，于普及中认知人体及环境古今之异，以建成当代国医理论。欲达于斯境，或需百年欤？予恐西医既已醒悟，若加力吸收中医精粹，促中医西医深度结合，形成21世纪之新医学，届时"制高点"将在何方？国人于此转折之机，能不忧虑而奋力乎？

予所谓深研之原典，非指一二习见之书、千古权威之作；就医界整体言之，所传所承自应为医籍之全部。盖后世名医所著，乃其秉诸前人所述，总结终生行医用药经验所得，自当已成今世、后世之要籍。

盛世修典，信然。盖典籍得修，方可言传言承。虽前此50余载已启医籍整理、出版之役，惜旋即中辍。阅20载再兴整理、出版之潮，世所罕见之要籍千余部陆续问世，洋洋大观。

今复有"中医药古籍保护与利用能力建设"之工程，集九省市专家，历经五载，董理出版自唐迄清医籍，都400余种，凡中医之基础医理、伤寒、温病及各科诊治、医案医话、推拿本草，俱涵盖之。

噫！璐既知此，能不胜其悦乎？汇集刻印医籍，自古有之，然孰与今世之盛且精也！自今而后，中国医家及患者，得览斯典，当于前人益敬而畏之矣。中华民族之屡经灾难而益蕃，乃至未来之永续，端赖之也，自今以往岂可不后出转精乎？典籍既蜂出矣，余则有望于来者。

谨序。

第九届、十届全国人大常委会副委员长

许嘉璐

二〇一四年冬

王 序

中医学是中华民族在长期生产生活实践中，在与疾病作斗争中逐步形成并不断丰富发展的医学科学，是中国古代科学的瑰宝，为中华民族的繁衍昌盛作出了巨大贡献，对世界文明进步产生了积极影响。时至今日，中医学作为我国医学的特色和重要医药卫生资源，与西医学相互补充、相互促进、协调发展，共同担负着维护和促进人民健康的任务，已成为我国医药卫生事业的重要特征和显著优势。

中医药古籍在存世的中华古籍中占有相当重要的比重，不仅是中医学术传承数千年最为重要的知识载体，也是中医为中华民族繁衍昌盛发挥重要作用的历史见证。中医药典籍不仅承载着中医的学术经验，而且蕴含着中华民族优秀的思想文化，凝聚着中华民族的聪明智慧，是祖先留给我们的宝贵物质财富和精神财富。加强对中医药古籍的保护与利用，既是中医学发展的需要，也是传承中华文化的迫切要求，更是历史赋予我们的责任。

2010 年，国家中医药管理局启动了中医药古籍保护与利用能力建设项目。这既是传承中医药的重要工程，也是弘扬优秀民族文化的重要举措，不仅能够全面推进中医药的有效继承和创新发展，为维护人民健康作出贡献，也能够彰显中华民族的璀璨文化，为实现中华民族伟大复兴的中国梦作出贡献。

相信这项工作一定能造福当今，嘉惠后世，福泽绵长。

国家卫生和计划生育委员会副主任

国家中医药管理局局长

中华中医药学会会长

王国强

二〇一四年十二月

马　序

　　新中国成立以来，党和国家高度重视中医药事业发展，重视古籍的保护、整理和研究工作。自 1958 年始，国务院先后成立了三届古籍整理出版规划小组，分别由齐燕铭、李一氓、匡亚明担任组长，主持制定了《整理和出版古籍十年规划（1962—1972）》《古籍整理出版规划（1982—1990）》《中国古籍整理出版十年规划和"八五"计划（1991—2000）》等，而第三次规划中医药古籍整理即纳入其中。1982 年 9 月，卫生部下发《1982—1990 年中医古籍整理出版规划》，1983 年 1 月，中医古籍整理出版办公室正式成立，保证了中医古籍整理出版规划的实施。2002 年 2 月，《国家古籍整理出版"十五"（2001—2005）重点规划》经新闻出版署和全国古籍整理出版规划领导小组批准，颁布实施。其后，又陆续制定了国家古籍整理出版"十一五"和"十二五"重点规划。国家财政多次立项支持中国中医科学院开展针对性中医药古籍抢救保护工作，文化部在中国中医科学院图书馆专门设立全国唯一的行业古籍保护中心，国家先后投入中医药古籍保护专项经费超过 3000 万元，影印抢救濒危珍、善、孤本中医古籍 1640 余种，开展了海外中医古籍目录调研和孤本回归工作。2010 年，国家财政部、国家中医药管理局安排国家公共卫生专项资金，设立了"中医药古籍保护与利用能力建设项目"，这是继 1982～1986 年第一批、第二批重要中医药古籍整理之后的又一次大规模古籍整理工程，重点整理新中国成立后未曾出版的重要古籍，目标是形成并普及规范的通行本、传世本。

为保证项目的顺利实施，项目组特别成立了专家组，承担咨询和技术指导，以及古籍出版之前的审定工作。专家组中的许多成员虽逾古稀之年，但老骥伏枥，孜孜不倦，不仅对项目进行宏观指导和质量把关，更重要的是通过古籍整理，以老带新，言传身教，培养一批中医药古籍整理研究的后备人才，促进了中医药古籍保护和研究机构建设，全面提升了我国中医药古籍保护与利用能力。

作为项目组顾问之一，我深感中医药古籍保护、抢救与整理工作的重要性和紧迫性，也深知传承中医药古籍整理经验任重而道远。令人欣慰的是，在项目实施过程中，我看到了老中青三代的紧密衔接，看到了大家的坚持和努力，看到了年轻一代的成长。相信中医药古籍整理工作的将来会越来越好，中医药学的发展会越来越好。

欣喜之余，以是为序。

中国中医科学院研究员

马继兴

二〇一四年十二月

校注说明

《本经疏证》，十二卷，清·邹澍撰。

邹澍（1790—1844），字润安，晚号闰庵，清代江苏武进人。邹澍家贫苦读，博览群书，于经史子集多有涉猎，尤精通医药，对本草学和仲景方论更有造诣。邹澍一生著述甚多，可惜现仅存其三部本草著作，其余皆"稿本未刊，寇乱亡佚"。

《本经疏证》的编撰始于道光十二年壬辰（1832）九月，成于道光十七年丁酉（1837）季春。编撰的初衷是为阐发潜江刘若金《本草述》之旨。在编撰时，邹氏认为《本草述》存有一定缺陷，一是对《本经》和《别录》涉及太少，二是对《伤寒论》《金匮要略》《肘后方》《备急千金要方》等汉、晋、唐、宋医书重视不够。所以对《本草述》的载药重新排序，将刘氏的注文大量删汰，补入《本经》《别录》《伤寒论》《金匮要略》等内容，并加以己见，令为一贯，以成此书。

经考查，以道光二十九年己酉（1849）初刻本为源头，该书共有两个版本系统：一是清同治十二年癸酉（1873）反经堂刻本，此本仅刊刻 1 次；二是长年医局刻本，此本经过数次重刻和印刷，形成一个大的版本系统。

故本次整理以道光二十九年初刻本为底本。由于长年医局本与反经堂本均曾经过校勘，故以长年医局刻本（简称长年医局本）与同治癸酉反经堂重刊本（简称反经堂本）为主校本。同时以《伤寒论》《金匮要略》《备急千金要方》《外台秘要》《重修政和经史证类备用本草》（简称《证类本草》）《本草纲目》等为他校本。

本次校勘整理的原则如下：

1. 原书为竖排繁体，今改为横排简体，并加新式标点。文中凡表示文序的"右"均改为"上"。

2. 凡底本无误，校本有误者，一律不出校。

3. 底本与校本不同，两者俱通，但难以断定是非者，保存底本原貌，出校说明。

4. 底本与校本虽然一致，但按文义疑有误、脱、衍、倒之属而又缺乏依据未能遽定者，保留原文不作改动，出校存疑。

5. 底本中字形属一般笔画之误，如属日、曰混淆，己、巳不分者，予以径改不出校。

6. 底本中的异体字、古字，除例言处需保留古字外，其余均改为现行通行字，不出校。如胞改为疱、痠改为酸、窾改为窾、澁改为涩、衇改为脉、胷改为胸、沈改为沉、帖切改为贴切、蔓改为参、虋改为门、薦改为泻、茈改为柴等。

底本中凡表示脏腑的"藏"改为"脏"，"府"改为"腑"。

7. 底本因俗字、自造字、误写字等出现的药名径改为规范药名，不出注。如：苬母改为贝母，萆膝改为牛膝，茵陈改为茵陈，大蕺改为大戟，兔丝改为菟丝，班猫、斑猫改为斑蝥，石苇改为石韦，亭苈改为葶苈，蓖麻改为蓖麻，白芨改为白及，白薢皮改为白鲜皮，白敛改为白蔹，牡砺改为牡蛎，黄蓍改为黄芪，竹箬改为竹茹等。

8. 底本中的通假字，出校说明通假关系，并征引训诂书证或文献书证进行注释。

9. 底本含有两篇序，分别为洪上庠与邹澍所作，本次整理为予区别，分别以"洪序""自序"表示。

10. 本书引用其他文献时，意引之处较多，本次整理时为尊重作者原意，对于无损文义者，不出校；显系错误之处，据校本改正，出校说明。

11. 为区别原书引用《神农本草经》《名医别录》及其他著作内容，本次整理，《神农本草经》原文（原为阴文大字）用小四号黑体，《名医别录》原文（原为阳文大字）用小四号宋体，引用其他著作叙述药物生态环境、形态、种植、采收等原文用五号楷体，邹澍论述用五号宋体，底本双行小字用小五号仿宋体。

12. 为便于现代读者阅读与理解，本次整理重新提取目录。原目录附于书末，供参考。正文各卷下药味品种数的描述有与内容不一致者，遵照底本，未予修改。

洪　序

　　医道之见于载籍者，《灵枢》《素问》《难经》而上，《神农本经》为最古。诸经所论在审病，《本经》所论在主治，道实相为表里。惜其传授姓氏不可考，人遂以为汉人所假托。然秦人焚书，医药之书不毁，其为上古所遗无疑。后之继是书而作者，陶隐居《别录》为最善。乃宋金元以来著本草书者十数家，其言愈多，其道愈歧，其说愈新，其旨愈晦，则皆求胜于《本经》，求加于《别录》，而失之尨杂芜秽①者也。世医相沿承用，不知其非。即号称名医者，又止讲临证习方书，而于《本经》与《别录》，则以寻常本草书视之，不能参互考订，疏②其文而证其解。故古人用药之意与药之所以愈病，其说隐晦③淹塞，以至于今。不知一病有一病之方，一方有一方之药，一药有一药之效。不能审药，何以定方；不能定方，何以治病。此闰庵邹君所以有《本经疏证》之作也。闰庵籍隶武进，为邹道乡④先生后裔，敦行谊⑤，通儒术，而隐于医，性耽著述，所撰杂

---

　　①　尨（máng 忙）杂芜秽：混杂，杂乱。此指繁琐。尨杂，混杂；芜秽，杂乱。

　　②　疏：阐释。

　　③　隐晦：指说的话、写的文章所表示的意思含糊不清。《南史·郑鲜之传》："鲜之为人通率，在武帝坐，言无所隐晦，亦甚惮焉。"

　　④　邹道乡：即邹浩（1060—1111），字志完，号道乡，宋徽宗时任左司谏，宋高宗时直龙图阁，《宋史》有传。

　　⑤　敦行谊：崇尚品行、道义。敦：崇尚，注重。《左传·僖公二十七年》："说《礼》《乐》而敦《诗》《书》。"孔颖达疏："敦谓厚重之。"行谊：品行，道义。唐·韩愈《争臣论》："主上嘉其行谊，擢在此位。"

文甚多。其为是书也，以《本经》为主，以《别录》为辅，而取《伤寒论》《金匮要略》《千金方》《外台秘要》与《唐本》①《图经》②，兼取六经③、五雅④、诸史、《说文》，旁及道经、佛书、《群芳谱》⑤、名人著作。凡有关于论药者，为之疏解辨证，或论病之所宜药，或论药之所宜病，与夫当用、不当用之故，务求其精，毋失于粗，务求其真，毋惑于似，反覆⑥较勘⑦，一扫本草诸家尨杂芜秽之言，而归于至当，使药品之美毕彰，而《本经》之旨益著。由是而审证用药，审药定方，安有不起之病哉？至于唐以后之书，或引焉，或缺焉，或仍焉，或驳焉，或取之而不尽取焉，要以明《本经》之主治者为准尔。汤子卿⑧醝尹⑨与君莫逆交，素工岐黄术，笃嗜此书，欲谋刊布，而以问余。余受其书而读之，例则笺疏之例，体则辨论⑩之体，思

---

① 唐本：即《唐本草》，又称《新修本草》，54 卷，苏敬等撰于 659 年，是世界上第一部由国家颁布的药典。

② 图经：又称《图经本草》或《本草图经》，为宋代官修的图文并重的本草著作，由苏颂等负责编写。全书共 20 卷，目录 1 卷。

③ 六经：六部儒家经典。《庄子·天运》："孔子谓老聃曰：'丘治《诗》《书》《礼》《乐》《易》《春秋》六经，自以为久矣，孰知其故矣。'"

④ 五雅：五种古代小学训诂书的合称。明·毕效钦汇刻《尔雅》《释名》《广雅》《埤雅》《尔雅翼》五部小学训诂书，称为"五雅"；明郎奎金易《尔雅翼》为《小尔雅》，改称《释名》为《逸雅》，亦名"五雅"。

⑤ 群芳谱：明代王象晋撰，是一部植物学著作。

⑥ 覆：通"复"。《段太尉逸事状》："会州刺史崔公来，言信行直，备得太尉遗事，覆校无疑。"

⑦ 较勘：校勘。"较"，通"校"。《说文解字注·车部》："凡言校雠，可用'较'字。"

⑧ 汤子卿：汤用中，字芷卿，原籍江苏阳湖（属今常州市），寄籍宛平（属今北京市）。道光十九年（1839）举人，曾为两淮候补盐大使。

⑨ 醝（cuó 痤）尹：管理盐务的官职。醝，盐；尹，古代官的通称。

⑩ 辨论：辩论。"辨"，通"辩"。《荀子·正名》："实不喻，然后命；命不喻，然后期；期不喻，然后说；说不喻，然后辨。"

则幽邈之思，识则卓越之识，绝非近世医书可比，爰乃商诸同志，捐赀集腋①以成其事。余素不知医，余以信汤君者信邹君，则其书之必传于后可知也，其他所撰述之文，必传于后亦可知也。则邹君之借以不朽者，其在于此欤？抑不仅在于此欤？

古歙②洪上庠③叙

---

① 捐赀集腋：募捐资金。捐赀，私人或团体出资金办理或资助公共事业；集腋，比喻聚集零散的财物。腋，指狐狸腋下的毛皮。

② 古歙（shè 社）：即今安徽歙县，在安徽省南部。秦置县，唐为歙州治，宋以后为徽州、徽州路、徽州府治。1913 年废府为县。

③ 洪上庠：字序也，安徽歙县人。清代书法家，官两淮运判。

邹润安先生传

先生讳澍，字润安，晚号闰庵，姓邹氏，道乡先生二十六世孙也。曾祖讳应智，祖讳协凤，父讳汝奎，代有隐德。前母陈氏，母马氏，继母惠氏。先生年十六失怙，哀毁骨立，事父及继母甚孝。阅六载，又遭继母丧，哀毁如丧所生。家故贫，艰于就傅，勤苦自励，于书无所不窥，虽冱寒盛暑，披览不辍。其于日月之疾徐盈缩，星辰之迟留伏逆，江淮河汉之脉络条理，南朔东西之阨塞险要，皆能洞悉原委，晓畅机宜，故其发于诗古文词者，卓然可传。皇上道光元年，诏举山林隐逸，乡先辈议以先生名上于朝，先生闻之，寓书建议者曰："某德薄能鲜，长为乡人以没世，乃其分耳，若抗迹①邱园②，钓弋华誉③，乡党自好者不为，而子谓我愿之乎？"议者遂止。张太守丹邨、程太守芝圃，咸引重之，尝讽之曰："以君之学，出而问世，谁与相颉颃④者？薄此不为，毋乃已甚。"先生曰："某赋性迂缓，

---

① 抗迹：高尚其志行、心迹。抗，正直，高尚。《墨子·亲士》："是故比干之殪，其抗也；孟贲之杀，其勇也。"迹，形迹。《颜氏家训·名实》："人之虚实真伪在乎心，无不见乎迹。"

② 邱园：乡村家园。唐·牛肃《纪闻·吴保安》："将归老邱园，转死沟壑。"

③ 钓弋华誉：猎取名誉。钓，用手段谋取。《正字通·金部》："盗虚名曰钓誉。"弋，猎取，获得。《尚书·多士》："非我小国，敢弋殷命。"孔传："弋，取也。"孔颖达疏："弋，射也，射而后取之，故弋为取也。"华誉，虚誉，虚名。《后汉书·马融传》："察淫侈之华誉，顾介特之实功。"李贤注："华誉，虚誉也。"

④ 颉颃（xiéháng 斜航）：亦作"颉亢"。抗衡。《晋书·文苑传序》："潘、夏连辉，颉颃名辈。"

局于展舒，苟膺①荐牍②，非特失己行，且玷君矣，敢固辞。"
呜呼！此可以观先生之所守矣。先生隐于医，借以事畜③。父
既没，弟显又以疾卒，逋负④累千数，一以身任之。娶陈氏，
无子，以弟显之子梦龙为子。先生生于乾隆五十五年三月二十
九日己酉，以道光二十四年八月十六日庚戌卒，年五十有五。
所著有《明典》五十四卷、《本经疏证》十二卷、《本经续疏》
六卷、《本经序疏要》八卷、《伤寒通解》四卷、《伤寒金匮方
解》六卷、《医理摘抄》四卷、《契桅录》四卷、《医经书目》
八卷、《医书叙录》一卷、《医经杂说》一卷、《沙溪草堂文集》
一卷、《沙溪草堂杂著》一卷、《沙溪草堂诗集》一卷。

　　论曰：先生以积学敦庸行，为世通儒，独温温无所试⑤，
人多惜之，然即其所就，藏之名山，传之其人，其所以嘉惠后
学者，非浅鲜也，而世徒以医知先生，岂真知先生者哉！

　　　　　　　　　　　　　　　　　　　　　　同里周仪颢撰

---

　　① 膺：接受。《楚辞·天问》："撰体协胁，鹿何膺之？"王逸注："膺，
受也。"
　　② 荐牍：推荐人才的文书。清·王士禛《池北偶谈·谈献一·司徒公
历仕录》："公政绩甚著，且屡登荐牍，今送杉板，是贿而求荐也，不可。"
　　③ 事畜："仰事俯畜"的省略语。泛指维持全家生活。《孟子·梁惠王
上》："是故明君制民之产，必使仰足以事父母，俯足以畜妻子。"事，仰事，
谓对上侍奉父母；畜，俯畜，谓对下养育妻儿。
　　④ 逋负：指积欠的债务。逋，拖欠。《洪武正韵·模韵》："逋，欠
也。"负，亏欠。《后汉书·左雄传》："乡部亲民之吏，皆用儒生清白任从政
者，宽其负算，增其秩禄。"李贤注："负，欠也。"
　　⑤ 温温无所试：语出《史记》卷四十七《孔子世家第十七》："孔子循
道弥久，温温无所试，莫能己用。"指孔子性情温良而不被国君所重用。此指
邹澍无心为官，隐居乡里。温温，性情温良；无所试，不被任用。

例 言

是编为潜江刘氏《本草述》而发。潜江博极群书，研精荟萃，积三十年始成。书中多引东垣、丹溪、海藏、洁古，而于张长沙、孙真人略焉。故先生专由《本经》抉发精蕴，《别录》则主张长沙、孙真人为多，补苴罅漏①，足为刘氏功臣。

先生底本以朱墨分写《本经》《别录》，今用阴阳文别之，便于一览了然。

是编引证渊博，凡经史子集、释典道藏、泰西域外之书，佐引无遗，间有不能解者，未敢点窜，宁存其真，勿失之诬。

是编用意已详自序，其中推阐尽致，指实叩虚，一言再言，往复不已，诚如自序所云，一若人终不喻者。盖其意专欲人之能喻也，阅者勿嗤词费焉。

先生疏证药味，六年始毕，其疏证药味年月，分著卷首，庶后之阅者，知先生用心之专且久。如此，故不以重复为嫌。

是编系门下士抄录，先生未及订正而卒，底本如麦蘖冬之蘖、人薓之薓、茈胡之茈，泽蕮之蕮，皆作门、柴、参、泻，今依《说文》《尔雅》改正。此外字画讹误，亦随时点定。

---

① 补苴（jū 居）罅（xià 下）漏：弥补事物的缺陷和漏洞。补苴，补缀，缝补。语本汉·刘向《新序·刺奢》："今民衣敝不补，履决不苴。"引申为弥补缺陷。罅，漏洞，缺陷。

自　序

　　予治《伤寒论》《金匮要略》，用属辞比事法，于不合处求其义之所在，沿邵寻窾①，往往于古人见解外别有会心，然每论用药，则不能稍有异同也。友人杨君穆如，《本经》之学素深。壬辰秋，偶因过访，叩其治《本经》法，杨君甚称《本草述》精博。《本草述》者，予盖曾读焉，而苦其冗蔓②者也。杨君言刘潜江文笔萎尔③，用意甚深，能熟读之，略其繁芜，则精博自见。因讲芍药一味，予为心醉。归而朝夕诵之，觉其旨渊然无尽，然微嫌其用力于张长沙、孙真人犹少也。因以己意，取《本经》《别录》为经，《伤寒论》《金匮要略》《千金方》《外台秘要》为纬，交互参证而组织之，务疏明其所以然之故。是年冬，疏证药六味，求正杨君。杨君深以为善，但谓似独为汉唐时用药发者，实则后世缵④论，悉有精诣，不可废也。予敬诺焉。思夫古今至远，贤哲至众，一篑之加，讵⑤谓必无？

---

　　①　沿邵（xì 细）寻窾（kuǎn 款）：又作"批邵导窾"。比喻处理事情善于从关键处入手，因而顺利解决。语本《庄子·养生主》："依乎天理，批大邵，导大窾，因其固然。"陆德明释文："批，击也；邵，闲也；窾，空也。"邵，通"隙"。清·朱骏声《说文通训定声》："邵，假借为隙。"

　　②　冗蔓：繁琐芜杂。清钱大昕《二十二史考异·金史一·海陵纪》："《金史》纪、传，多冗蔓无法，而本纪重复尤甚。"

　　③　萎尔：衰微。唐·李汉《唐吏部侍郎昌黎先生讳愈文集序》："（文）至后汉、曹魏，气象萎尔，司马氏已来，规模荡尽。"

　　④　缵（zuǎn 纂）：继承。《说文解字·糸部》："缵，继也。"

　　⑤　讵（jù 巨）：难道。表示反问。《说文解字·言部》："讵，犹岂也。"

第大经大法，既已森然，纵继长增高，恐终未能超轶①于规矩准绳外也。爰将仲景所用药百七十味，先究心焉。凡六易寒暑，克成是编。呜呼！炎轩二帝开物成务②于前，南阳③华原④绍志述事⑤于后，其旨博大渊微，浅学后生，讵能洞彻底蕴？顾就彼此契合，求其所以同；后先龃龉，求其所以异。期于心有所得，用有所征，斯已矣，敢曰为古圣贤阐发义理哉？从子豫春学于予，于是编讨论校录之力不少。兹欲次第而编辑之，爰书其缘起如此。

道光十七年首夏　邹澍序

编辑既定，再四校覆，书中疵累⑥不一，摘其最大而有悖古人体制者四端，谨疏于首：一曰窜改古书，以成己意也。杨君穆如初旨，欲邀诸同人，将《本草述》汰芜存真，各为删本，间日出以相示，互为印证，以期毫无遗憾。时和其说者，有余

---

①　超轶：超越。宋·苏轼《答舒焕书》："足下文章之美，固已超轶世俗而追配古人矣。"

②　开物成务：指通晓万物的道理并按道理行事而得到成功。《易·系辞上》："夫《易》，开物成务，冒天下之道，如斯而已者也。"孔颖达疏："言《易》能开通万物之志，成就天下之务。"

③　南阳：代指张仲景。张仲景为南阳（今河南省南阳市）人。

④　华原：代指孙思邈。孙思邈为京兆华原（今陕西省铜川市耀州区）人。

⑤　绍志述事：继承和发挥前人所为。绍，继承。《尔雅·释诂上》："绍，继也。"述事，继续前人的事业。宋·李纲《上道君太上皇帝封事》："然臣以谓陛下念祖宗艰难之功，必思所以持盈守成；慕神考勤劳之德，必思所以继志述事。"

⑥　疵累（léi 雷）：文字繁复、不简洁。清·赵翼《瓯北诗话·吴梅村诗》："若论其气稍衰飒，不如青丘之健举；语多疵累，不如青丘之清隽。"

君敏求，魏君培之。予则谓刘潜江不全体《本经》《别录》，即及之亦视同海藏、东垣，而于金元诸家，无论是非，必欲令成一贯，以是左牵右挽，驯至①辞费。若加删汰，定至转失本真，何如即其联合之法，取以联合《本经》《别录》《伤寒论》《金匮要略》《肘后》《千金》《外台》？诸君咸谓为然，遂以此见推，因有是作。篇中述潜江语，并芟改所余，职是故耳。要之，潜江及卢氏父子②，皆于此中实有所得，诚可谓好学深思，心知其意者，故不敢避窜乱古书之妄云。二曰譬喻冗杂，不就轨范也。梅勿庵③治算学，凡拈一义，必反覆曲折，务推明其故，一若人终不喻者，圆球之外，譬以圆灯④，甚至堑堵、阳马、立锥、鳖臑⑤，无不指实课虚⑥，推阐尽致。因自谓章繁句复，

① 驯至：亦作"驯致"。逐渐达到，逐渐招致。宋·周辉《清波别志》卷上："内外相制，无轻重之患，所以能削平僭伪，驯至丕平。"

② 卢氏父子：指卢复、卢之颐父子。卢复，字不远，钱塘（今浙江杭州）人，明末医学家。卢之颐，字子繇，一字繇生，号芦中人，明末清初医学家。卢之颐在其父所著的《本草纲目博议》基础上撰成《本草乘雅》。该书选药 365 种，重在阐发药理。后来这部书毁于兵火，卢之颐凭记忆所得重修，编成《本草乘雅半偈》10 卷。

③ 梅勿庵：即梅文鼎（1633—1721），字定九，号勿庵。安徽宣城人。清天文学家、数学家。著有《古今历法通考》《勿庵历算书目》等著作。

④ 圆球之外譬以圆灯：梅文鼎在《几何补编》论述了两种半正多面体（"方灯"体与"圆灯"体）与球之间的相容问题。此处形容邹澍论述药物不厌其烦。圆灯，梅文鼎曾制作出的六十等边半正多面体。是由正十二面体或正二十面体"以原边之半作斜线相联，依此斜线割之而去其角"制成。

⑤ 堑堵……鳖臑：均为古代数学名词。梅文鼎在《堑堵测量》言"立方斜剖成堑堵"，"凡堑堵形，从顶上一角依对角线斜剖之为两，则成一立方锥一勾股锥"，"立方锥一名阳马"，"勾股锥一名鳖臑"。

⑥ 指实课虚：用实际的物体来比喻虚拟的东西。指，通"稽"。指实，稽核实物。《荀子·正名》："故知者为之分别，制名以指实。"课，索求。课虚，索求虚拟事物的隐含之义。《新唐书·虞世南传》："今以数月之程，课数年之事，其于人力不亦劳矣。"

往复谆然，必如此始可自信，以信于古人。予于此篇，无论村夫圉叟，妇孺臧获①，凡于物理有关，无不询访厥由，苦思力索，期于有补，展卷自观，罕譬曲喻，诚有如勿庵所云者，拘滞固陋，贻诮通方，真不免矣。聩者与人言，每高其声，惟恐听者不闻也，体其用心，亦良苦哉。三曰任情驰骋，浑忘畛域②也。论药论方论病，各有界限。第方以一味出入，而所主迥绝，以罗列殊致，而治效略同，不从异同阐抉，于何明药之底蕴？病有丝毫变异，顿别阴阳，有寒热互陈，须娴操纵，不执两端究诘，于何识处方之化裁？以是篇中每缘论药，竟直论方，并成论病，越畛之思，固难免矣。但果能有益于明哲，亦何嫌引罪于颛蒙③？所期大雅之裁成，不愧刍荛之献纳，是则区区之微忱矣。四曰疏密错出，不归一律也。古人著书，体制既定，自能首尾相称，决不彼此参差，从未有密则辨析黍铢④，疏或大纲未举，相间错杂，如不出一手者。此编殆不免焉，区区之私，尝谓古人之书，苟非经典，吾以为师，不以为法。师者，仿其用心；法者，奉为楷则。明哲之士，倘能以用心知我，篇中原颇有指南，特文字考据积习未除，一章之中，自尔行所当行，止所当止，及统会全局，反致不能规规绳墨耳。年齿未

---

① 臧获：古代对奴婢的贱称。《荀子·王霸》："如是则虽臧获不肯与天子易势业。"杨倞注："臧获，奴婢也。"

② 畛（zhěn 枕）域：界限，范围。《庄子·秋水》："泛泛乎其若四方之无穷，其无所畛域。"

③ 颛（zhuān 专）蒙：愚昧，此处代指愚昧之人。《汉书·扬雄传下》："天降生民，倥侗颛蒙，恣于情性，聪明不开，训诸理。"颜师古注引郑氏曰："童蒙无所知也。"

④ 黍铢：黍、铢均为轻微的重量单位。比喻细微之处。清·刘大櫆《祭望溪先生文》："《六经》之道，虽辟而芜。惟公治之，究其根株。如受衡量，不溢黍铢。"

尽，誓尚补苴，若得同心，证其不逮，尤不能无望也。

六年梦梦，一旦爽然，至今日芟夷①槎枿②，抉摘疵颣③，自以为昭然矣。焉知后日视之，不仍为梦梦耶？爰书起讫之所自如下，俾后之悼今，不忘今之悼昔也。

道光壬辰九月始，竟其年冬，疏证药九味：人参、黄芪、甘草、桔梗、桂、芎劳、芍药、当归、牡丹。

癸巳缘族中纂修家乘④，终岁未暇，至甲午夏疏证药十一味：麦门冬、干地黄、术、黄连、黄芩、知母、麻黄、细辛、柴胡、独活、防风。

乙未春，疏证药十五味：紫菀、款冬花、瞿麦、冬葵子、王不留行、连翘、葶苈、败酱、牙子、泽漆、莞花、大黄、大戟、甘遂、芫花。

乙未秋，疏证药十味：附子、乌头、天雄、五味子、半夏、紫葳、射干、商陆、藜芦、蜀漆。

乙未孟冬，疏证药十一味：葛根、栝楼根、栝楼实、王瓜、天门冬、防己、通草、白薇、泽泻、海藻、石韦。

丙申仲春，疏证药十四味：粳米、小麦、曲、大麦、麻子、赤小豆、薏苡仁、大豆黄卷、淡豆豉、饴糖、酒、醋、葱、薤。

丙申季秋，疏证药十二味：干姜、生姜、百合、薯蓣、橘柚、大枣、蜀椒、椒目、梅实、桃核仁、杏核仁、李根白皮。

---

① 芟夷：裁减，删削。《尚书·序》："芟夷烦乱，剪截浮辞。"

② 槎枿（chá niè 茶啮）：树的杈枝。此处代指多余的文句。清·赵翼《落皮树》诗："凌霄抽条枚，泡露透槎枿。"

③ 疵颣（lèi 类）：缺点，毛病。宋·陆游《老学庵笔记》："大抵宋（宋白）诗虽多疵颣，而语意绝有警拔者。"

④ 家乘（shèng 胜）：家谱，家史。清·纪昀《阅微草堂笔记·姑妄听之二》："余尝序马氏家乘，然其夫之名字，与母之族氏，则忘之久矣。"

丙申仲冬，疏证药十七味：瓜蒂、瓜子、枳实、厚朴、柏叶实、酸枣仁、山茱萸、吴茱萸、诃梨勒、桑根白皮、檗木、干漆、栀子、梓白皮、秦皮、皂荚、巴豆。

　　丁酉孟春，疏证药二十二味：茯苓、猪苓、竹叶、竹茹、裈裆、石蜜、露蜂房、鼠妇、衣鱼、蜣螂、䗪虫、水蛭、蟅虫、蛴螬、蜘蛛、鳖甲、文蛤、鸡屎白、鸡子黄、鸡子白、龙骨、牡蛎。

　　丁酉仲春，疏证药二十一味：发髲、人尿、猪胆、猪膏、猪肤、羊肉、马通、阿胶、丹沙、云母、矾石、消石、朴消、赤消、铅丹、伏龙肝、水五种。

　　丁酉季春，疏证药三十一味：滑石、禹余粮、紫石英、赤白石脂、雄黄、石膏、凝水石、菊花、贝母、升麻、蛇床子、茵陈蒿、蒲黄、女萎、苦参、紫参、白薇、代赭石、大盐、戎盐、锻灶下灰、新绛、艾、朔藋、苏、苇茎、旋覆花、白头翁、白前、红蓝。

目　录

第一卷

上品，石十一味，草三味。

丹　沙

味甘。微寒。无毒。主身体五脏百病，养精神，安魂魄，益气，明目，通血脉，止烦满消渴，益精神，悦泽人面，**杀精魅邪恶鬼，**除中恶腹痛、毒气、疥瘘、诸疮。**久服通神明、不老、轻身神仙。能化为汞，**作末名真朱，光色如云母，可析者良。生符陵山谷。采无时。_{恶磁石，畏咸水。}

丹沙生深山石崖间，穴地数十丈始见。其苗乃石也，谓之朱沙床。沙生石上，大者如鸡子，小者如石榴子，状若芙蓉头、箭镞。连床者，紫黯若铁色而光明莹彻，碎之嶄岩，作墙壁。又似云母片，可析者为上。其非生于床上者多杂土石，即淘净亦不如也。节《图经》。

凡药，所以致生气于病中，化病气为生气者也。凡用药，取其禀赋之偏，以救人阴阳之偏胜也。是故药物之性无有不偏者。徐洄溪曰：药之用，或取其气，或取其味，或取其色，或取其形，或取其质，或取其性情，或取其所生之时，或取其所成之地。愚谓：丹沙则取其质与气与色为用者也。质之刚是阳，内舍汞则阴；气之寒是阴，色纯赤则阳。故其义为阳抱阴，阴承阳，禀自先天，不假作为。人之有生已前，两精相抟即有神，神依于精乃有气，有气而后有生，有生而后知识具，以成其魂，鉴别昭以成其魄。故凡精神失所养，则魂魄遂不安，欲养之安之，则舍阴阳紧相抱持、密相承接之丹沙而谁取矣？然谓主身体五脏百病、养精神、安魂魄、益气、明目，何也？夫固以气寒，非温煦生生之具，故仅能于身体五脏百病中，养精神、安魂魄、益气、明目耳。若身体五脏百病，其不必养精神、安魂魄、益气、明目者，则不得用丹沙。即精神当养，魂魄当安，气当益，目当明，而无身体五脏百病者，用丹沙亦无益也。血脉不通者，水中之火不继续也。烦满消渴者，火中之水失滋泽也。中恶腹痛，阴阳不相保抱，邪得乘间以入，毒气、疥瘘、诸疮，阳不畜阴而反灼阴，惟得药之阳抱阴，阴涵阳者治之，斯阳不为阴贼，阴不为阳累，诸疾均可已矣。是丹沙主治之义也。

丹沙之品甚尊，丹沙之用极博，乃仲景仅于寒气厥逆赤丸中用之，但得《别录》中恶腹痛一端耳。举凡身体五脏百病，养精神、安魂魄、益气、明目诸大用尽遗之，何也？是固古今医学分合所系，不可不知者也。考班氏《艺文志》①，方技之别有四：一曰医经，二曰经方，三曰房中，四曰神仙。太古之医有岐伯、俞拊，中世有扁鹊、秦和，汉兴有仓公，咸能尽通其旨。迨汉中叶，学重师承，遂判而为四，自是各执一端，鲜能相通。即天纵仲景，于医几圣，其所深慨，亦止在不求经旨，斯须处方。是明明融洽医经、经方合为一贯，故于六淫之进退出入、阴阳之盛衰错互，皆辨析黍铢，于房中、神仙则咸阙焉。《本经》则太古相承，师师口授，该四而一焉者也。故仲景非特于精神魂魄等义，不备细研究以示人，即所谓轻身、益寿、不老、神仙者，岂复一言述及耶？仅于《五脏风寒积聚》篇曰：

---

① 艺文志：指东汉班固的《汉书·艺文志》。

邪入《金匮》本是"哭"字，据注家改正使魂魄不安者，血气少也。血气少者，属于心。心气虚者，其人则畏。目合欲眠，梦远行而精神离散，魂魄妄行。是归结其旨于气血。但使气血充盈，精神魂魄自然安帖耳。仲景焉有不知精神魂魄之理哉？其轻身、益寿、不老、神仙等义，皆不敢强解，遵仲景之志也。

云　母

味甘。平。无毒。主身皮死肌，中风寒热，如在舟车上，除邪气，安五脏，益子精，明目，下气，坚肌，续绝，补中，疗五劳七伤、虚损少气，止痢。久服轻身延年、悦泽不老、耐寒暑、志高、神仙。一名云珠，色多赤；一名云华，五色具；一名云英，色多青；一名云液，色多白；一名云沙，色青黄；一名磷石，色正白。生泰山山谷、齐、庐山及琅琊北定山石间。二月采。泽泻为之使，畏鮀①甲及流水。

云母生云所出处土石间，作片成层，可析，明滑光白者佳。其片有绝大而莹洁者尤善。《图经》

《素问·阴阳应象大论》谓"地气上为云，天气下为雨"是已，何以又谓"云出天气，雨出地气"也？夫非天之气交于地，地之气何以得为云？非地之气交于天，天之气何以得为雨？是故地之气交于天，天气不应则霜露坠焉；天之气交于地，地气不应，此云母所以生也。虽然，非天气不得晶莹，非地气不

---

① 鮀：即扬子鳄。《证类本草》卷二十一"鳖甲"条："《图经》曰：'鮀，生南海池泽，今江湖极多，即鼍也。形似守宫、陵鲤辈而长一二丈，背尾俱有鳞甲，善攻碕岸，夜则鸣吼，舟人甚畏之。'"

得坚韧。云母为物，实兼是二者，而谓不得地气可乎？夫固曰地气不应也。若不得地气，非但不能坚韧，并不得晶莹。请观自地已上，无非天气充布，其得晶莹者，亦赖日月之光而已。试当晦夕，有能自晶莹者乎？故云母者，天气既交乎地，适遇晴爽，云无由升，遂结于下耳。究其旨，盖犹得天气少地气多，何则？虽晶莹而光不能彻，其一也；煅之不焦，不过经时，埋之土中，则百年不腐，又其一也。即以其所治，论身皮死肌，不言其处，则决非一指一节间而已，乃皆能愈之。其所感者微，所应者众，非其验之一端耶？天气轻，地气重。故治重著必以得天气多者，此则治中风寒热如在车船上，可见其神情摇曳不定，定当以得地气多者镇之，非其验之又一端耶？《五脏别论》曰：脑、髓、骨、脉、胆、女子胞，此六者，地气之所生也，皆藏于阴而象于地，故藏而不写①。胃、大肠、小肠、三焦、膀胱，此五者，天气之所生也，故写而不藏。今者偏益统于脑髓之子精，而安藏而不写之五脏，谓非协于地德，能若是乎？盖天地纲缊，山川出云，方其会合之时，阳气稍盛则曳而升，阴气稍盛斯凝而聚。其聚也，必自下而上，层层相叠，以地质而吸天光。谓其不重，则坚韧靡加；谓其不彻，则能通光曜。故凡肌肉之气不与皮毛相浃②者，其取义为在中之土气，自内而外，无不周至。若邪气勾扰，神识飞腾者，其取义为使地气得吸天气，遂能澄定。若阳不归阴者，其义为借其凝聚，引以还原。若光明不爽者，在外取其可析之而去，在内取其充畅而

---

①　写：通"泻"。疏泄。《南史·张邵传》："（徐文伯）便写足太阴，补手阳明，胎便应针而落。"
②　浃（jiā 家）：融洽。唐·韩愈《新修滕王阁记》："其岁九月，人吏浃和。"

透达。即是可证仲景于蜀漆散中同蜀漆、龙骨为用者，乃取其与龙骨固护神气，以成蜀漆快吐之功，使痰涎之壅于中者，决去净尽，而火自依于土，金自吸于土。火者，心气而主神；金者，天气而主魂。神与魂之不咸①，即所谓中风寒热如在舟车上者也。

矾　石

味酸。寒。无毒。主寒热，泄利白沃②，阴蚀恶疮，目痛，坚骨齿。除固热在骨髓，去鼻中息肉。**炼饵服之，轻身、不老、增年。**岐伯云：久服伤人骨。能使铁为铜。**一名羽䃐，**一名羽泽。生河西山谷及陇西、武都、石门。采无时。甘草为之使，恶牡蛎。

矾石初生是石，燔炼则烊沸而成小块，以光莹如水晶者良。《纲目》。

刘潜江云：矾石气寒，味咸少而酸涩多。夫是之谓举寒水之气味，尽该于酸涩。酸者，下之阳未能达阴也；涩者，上之阴未能和阳也。下之阴既不得达，上之阳遂无以和，则矾石者只能成其润下之用矣，何以复云燥哉？夫燥金属肺，为阳中之阴，其气涩而能生肾，与矾石之质色气味，无不有合焉。夫如是，则其本燥金以成水化，而专归于下可知也。第人身阴阳欲其交，若是者，不似使阴离于阳乎？夫矾非使阴离于阳，乃使阴离阳邪之化风以劫液为痰，而转耗阴者耳。盖人身惟寒水为至阴之气，而至阳出焉，阴中至阳升于上以行其化，亦端赖阴

---

① 不咸：不相感应。咸，感应。《易·咸》："象曰：咸，感也。柔上而刚下，二气感应以相与。"

② 白沃：指以泻下白色黏液为主的痢疾。

精随之以资其宣发。如六淫七情，一有以伤其阴，则阳孤无以行其化，淫而为风，既以鼓阳为厉，复以劫阴化痰。于斯时也，不消痰则风仍不靖，不靖风则阳仍不化。惟收阴归元，俾离于阳，方得使阴有主，不化为痰。由痰消而风靖，由风靖而阳化，真阳真阴得自相依以归其元也。人身至阳本出于阴中，而此反全至阴于阳中，人身阴阳以相合而神其分之用，而此反似由离而效其合之用。统参斯义，则矾石主治可以得其大都矣。以其能归元阴于初发之地，以裕阴化而畅元阳，阳畅则阴可达，阴裕则阳得和，阳和则寒热自已，阴达则泄利白沃自除。且阴裕阳和，津液充畅，阳更何能蚀阴以生恶疮哉？目痛者，阴之迫于阳邪也。骨齿不坚者，阳邪之涸于阴也。一使阴离于阳邪而皆可已矣。

浣猪肠者，以矾揉之，取其杀涎滑也；腌莴苣者，以矾拌之，取其劫黏汁也；搅浊水者，矾屑掺之，则滓自澄而下坠；制彩笺者，矾汁刷之，则水不渗而之他；凡一切花瓣渍之以矾，则花中苦水尽出，花之色香不损；凡欲木石相连者，熬矾焊之，则摇曳不动。盖缘矾之为物，得火则烊，遇水即化。得火则烊，故能使火不入水中为患；遇水即化，故能护水使不受火之患。是其质却双绾①于阴阳，其功实侧重于治水。此其于淳泽则澄而清之，于沉浊则劫而去之，固善于阴中固气、水中御火矣。寒热者，阳迫阴而阴不为之下也；泄利白沃者，水不固，被火劫而流也；阴蚀恶疮者，阴有隙，阳得入而蚕食之也。目者，水之精，齿骨者，水之干，能使不为火侵，则痛者自除、摇动者自坚矣。即是以推仲景之用矾于矾石汤，比之焊木石；于矾

---

① 绾（wǎn 晚）：控制。

石丸，比之杀涎滑；于侯氏黑散，比之澄浊淖；于消石矾石散，比之刷采笺。是知神圣用意，亦只在人情物理间，非必别求奥妙也。

消 石

味苦、辛。寒，大寒。无毒。主五脏积热、胃胀闭，涤去蓄结饮食，推陈致新，除邪气，疗五脏十二经脉中百二十疾、暴伤寒、腹中大热，止烦满、消渴，利小便及瘘蚀疮。炼之如膏，久服轻身。天地至神之物，能化成十二种石。一名芒消。生益州山谷及武都、陇西、西羌。采无时。<small>火为之使，恶苦参、苦菜，畏女菀。</small>

朴 消

味苦、辛。寒，大寒。无毒。主百病，除寒热邪气，逐六腑积聚、结固、留癖、胃中食饮热结，破留血闭绝，停痰痞满，推陈致新。**能化七十二种石。炼饵服之，轻身神仙。**炼之白如银。能寒能热，能滑能涩，能辛能苦，能咸能酸。入地千岁不变。色青白者佳，黄者伤人，赤者杀人。一名消石朴，生益州山谷有咸水之阳，采无时。<small>畏麦句姜。</small>

芒 消

味辛、苦。大寒。主五脏积聚久热、胃闭，除邪气，破留血、腹中痰实结抟，通经脉，利大小便及月水，破五淋，推陈致新。生于朴消。<small>石韦为之使，恶麦句姜。</small>

朴消生斥卤之地，刮扫煎汁，经宿结成，状如末盐，再以水煎化，澄去脚，入萝卜数枚同煮熟，倾入盆中，经宿则结成白消，如冰如蜡。其在上生细芒如锋者，为芒消。其生牙如圭角，作六棱，纵横玲珑，洞彻可爱者，为马牙消，以似白石英，亦谓之英消。二消之底则通名朴消也。其再三以萝卜煎炼至去咸味，为甜消。置风日中吹去水气，则轻白如粉，为风化消。同甘草煎过，鼎罐升煅，则为元明粉。消石亦产卤地，秋冬间遍地生白霜，扫去煎炼而成，亦再三煎煮，倾盆中，其上亦有芒有牙，其底则通为消石。惟朴消得水便化，消石得火焰发，斯为异耳。故朴消谓之水消，消石谓之火消。《纲目》。

卢子繇曰：朴消、消石咸生卤地，假水火二大①以为形质，但胜劣有异，故水火之用迥别。《楞严》②云：火腾水降，交发立坚。湿为巨海，干为洲滩。以是义故，彼大海中火光常起，彼洲滩中江河常注，交妄发生，递相为种。用是思维，彼水消者，火势劣水，故火体似藏而水用独著。彼火消者，水劣火势，故水体似藏而火用独著。观其主治，思过半矣。

刘潜江云：朴消、消石，水火攸分，然同源于水，同归于治热，何欤？夫水消治热之结，结则多属血分，所谓阴不降阳不化者也。能行阴中之阳结，则阴降阳自化矣。火消乃治热之郁，郁者多属气分，所谓阳不升阴不畅者也。能达阳中之阴郁，则阳化阴自畅矣。即就其味辨之，则亦有大异者。水消以咸胜，却带微苦，本于咸而就下，即以归火之原也。火消以辛胜，亦

---

① 二大：佛教以地、水、火、风为四大。其中，水大以润湿为性，能包容物；火大以暖为性，能成熟物。

② 楞严：即《楞严经》，全名《大佛顶如来密因修证了义诸菩萨万行首楞严经》，大乘佛教经典。

有咸，但大逊于水消，苦则稍加，本于辛以上际，正以达火之用也。火消投之火中则焰生，水消则否。入火生焰者，与火同气也；入火不谐者，水固胜火也。但二物均以消得名，则俱能破坚开结。缘天地间生人生物，未有不本于水火者，生之者水火，化之又能外水火乎？第各就其孰为宜降而行，孰为宜升而散，审证察脉，贵有攸当，所谓适事为故可耳。即如水消之能以寒化热，以咸化坚，固不徒纯阴而已。夫孤阴岂能化阳之结耶？推之火消亦犹是矣。

凡药之为物，有理焉，有情焉。理者，物之所钟；情者，物之所向，而适与病机会者也。卢氏、刘氏所言，物之理耳，其情则犹有不止如是者。夫火消，《本经》以主五脏积热、胃胀闭；水消，《本经》以逐六腑积聚、结固、留癖，是分明指火消入脏，水消入腑矣。脏藏精而不泻者也，腑传化物而不藏者也。藏而不泻，则所积者皆无形，倘启敛不以时，而有盛满之患，遂仍移于六腑，故其积者，惟热而能使胃胀闭，曰涤去蓄结饮食，推陈致新，则去胃之胀闭也。胃之胀闭去，五脏积热自已矣。传化物而不藏，则所积皆有形，倘输导不以时，亦有盛满之患，遂致移于躯体。故其积者，胥饮食、痰涎、血液皆能固结成癖。曰主百病，除寒热邪气，则其移于躯体者也。结固留癖下，躯体百病亦已矣。所以然者，火消性向阳，故解自阴而阳之盛热；水消性向阴，故逐伏在阳中之实结。然皆即于物而化物，故能所入无间，所当必摧，此其一也。凡病之虚者，必自阳入阴；实者，多自里出外。二消原治实之物，妙在一则遇焰辄发，一则逢水即化，故一能发阳之郁于阴中，一能化阴之结于阳内，此又其一也。虽然，火非涤物者，水非逐物者，乃《本经》著两消去病之功，在火消曰涤，在水消曰逐，何也？夫固不必拘涤以水、逐以物矣。盖涤者，溥词①，如大黄之荡涤肠胃，是在肠胃之病，无不荡涤净尽，特彼曰荡，则有动之义，今只曰涤，则仅浣濯之而已，以明凡病不受泛治者，不得用也。逐者，单词②，如干姜之逐风湿痹，山茱萸之逐寒湿痹，地黄之逐血痹，黄芩、苦参之逐水，白头翁之逐血，水蛭之逐恶血，皆特指一节，示不他及，则此亦仅能于六腑中，去积聚之结固留癖者，以明凡病散而未结者，不得用也。试更参仲景之用二消，消石矾石散之治，非脏中郁热耶？大承气汤、调胃承气汤、柴胡加芒消汤之治，非腑中结热耶？大陷胸汤丸、木防己去石膏加茯苓芒消汤之治，非腑中留癖耶？是皆其性之所向，征之于理，固不悖，体之于情，尤吻合者也。而所谓适与病机会者，则更有精密焉。如芒消岂能治渴？己椒苈黄丸偏加之以治渴。芒消安能止利？小柴胡汤偏加之以止利是也。盖津液与固癖结，遂不得上潮为渴，去其固癖，正使津液流行；积聚结于中，水液流于旁为下利，去其积聚，正所以止其下利耳，又岂有他奇也哉？

赤消，想即朴消之赤者，据《别录》能杀人，仲景鳖甲煎丸用之，且与为君之鳖甲同用至十二分，岂以服之最少，不厌其毒耶？抑欲其入血化坚开结，必不可阙耶？亦无从臆断其是否矣。

---

① 溥词：含有多个义项的词。溥，大，广。《广韵·姥韵》："溥，大也，广也。"
② 单词：单指一义的词。

滑 石

味甘。寒、大寒。无毒。主身热，泄澼，女子乳难①**，**
癃闭，利小便，荡胃中积聚寒热，益精气，通九窍、六腑
津液，去留结，止渴，令人利中。**久服轻身、耐饥、长**
年。一名液石，一名共石，一名脱石，一名番石。生赭阳
山谷及泰山之阴，或掖北白山，或卷山。采无时。_{石韦为}
_{之使，恶曾青。}

滑石洁白如雪，腻滑如脂，其初出时柔软似泥，久渐坚强
成石者，以在地中气热故也。一切布帛凡著油污，即屑滑石其
上，炽炭熨斗中烙之，油污遂尽，布帛竟能无迹。此与天门冬
之挼水浣縑素同。第天门冬仅能令縑素柔白，此则无论何色均
堪复故，且一用水一用火，故天门冬裕肺肾精气，此则通六腑
九窍津液也。六腑者，胃为之长。非胃中积污，无有内既为泄
为澼，外仍身热者。借其外之身热，为熨斗中炽炭，使滑石者
浥②去其污，从下窍而出，则利小便，荡胃中积聚寒热，均在
此矣。女人乳为冲脉之所届，冲脉者隶于阳明。乳难、癃闭，
阳明冲脉之病，与胃有污而小便不利者同一理也。由是推之，
滑石之运化上下，开通津液，除垢存新，端借病势之身热，为
药力之助，若身不热者，恐未必能奏绩矣。

《本经》于药之去病，不肯轻用荡字，惟大黄、巴豆、滑石
则有之。荡，涤也，排荡去垢秽也《释名·释言语》，动也《文
选·西京赋》薛注，摇也《左·僖三年》贾注，放也《汉书·丙吉

---

① 乳难：此处指产后乳汁分泌不足或乳汁不下。
② 浥（yì义）：沾。明·汤显祖《南柯记·偶见》："这汗巾儿粉香清
婉，小生能匀似他，怀卿袖中，浥卿香汗。"

传》注，散也《后汉·冯衍传》注。若于辞气间分轻重，则荡练巴豆、荡涤大黄自应作排荡观。若徒云荡，则动摇放散之谓矣。况荡练者能遍五脏六腑，荡涤者犹及肠胃，徒荡则仅去胃中积聚寒热耳。且开通闭塞巴豆，推陈致新大黄，皆实有物堵于其间。今若但曰积聚，则尚似有其物者，乃积聚之下，即紧承曰寒热，是决以有气无形视之矣。去有气无形者，而命之曰荡，谓非动摇放散之义可乎？故复足其词曰益精气，明系滓秽去而清光来，断断不容与巴豆、大黄一往无前者同日而语。虽然，胃中积聚寒热何由知其不从大便去，而从小便泄也？夫曰积聚，则非一朝一夕之故矣。寒热已久留，若能从大便去，则亦因泄澼而病可愈。既泄澼而仍身热，尚非当必从小便去耶？所以用滑石者，为滑石初如泥而旋坚结，为以土化金主肃降者，于土中行肃降，此所谓利小便，一也。金性凝重，其得下流，必从火化，滑石初出如泥，正以地中气暖，今即借积聚寒热所化之身热，为滑石之暖气，又焉得不气变柔而下流。迨其下流，气已变柔，则必不从大便去，此所谓主身热泄澼，二也。色白为金，味甘为土，气寒则降，土随金降，非味归形，形归气，气归精而何？此所谓益精气，三也。乳者，色白味甘，化于血而性寒，恰有合于滑石，非气归精，精归化而何？此所谓主女子乳难、癃闭，四也。然《别录》曰通六腑九窍津液，何也？夫通者，有无相济之词也。观上文《本经》之所主泄澼者，有余于大肠，不足于膀胱；乳难者，有余于胃，不足于乳，皆津液之变而不循其常也。使之输其有余，以济不足，不谓之通而何？曰令人利中，何也？夫壅于大肠，涸于膀胱，艰于乳，滞于胃，非中之不利耶？通膀胱而小便利，乳道利而胃中和，则虽不谓之利中不可。曰通九窍六腑津液，滑石之能也。曰令人利中，滑石之功也。惟其有能，乃得建功。

仲景于阳明病，脉浮，发热，渴欲饮水，猪苓汤中用滑石，则诚所谓胃中积聚，寒热，身热，口渴，小便不利矣。其治他病，不能若是之备也，亦有说以通之欤？夫亦惟细意较量其证，而可得之矣。猪苓汤证在少阴，即不云有身热，然曰心烦不得眠，则虽不热于表，其里之热不可谓不剧，况兼下利而渴，尚非身热、泄澼耶？风引汤治热瘫痫纵，无身热亦不能谓非热证。滑石代赭汤与百合同用，夫百合固主邪气腹胀、心痛者，亦焉能因病体之如寒无寒，如热无热，而谓既遭攻下必不得有热哉？矧皮水，脉浮，胕肿，按之没指，不恶风，其中岂得无热？中有热而四肢复厥，其为热能不更甚耶？其治小便不利，观其或合蒲灰，或合乱发、白鱼，均非温热之品，则必谓无热所不能矣。大抵仲景之书词简意深，故有反覆推明病候不出方者，则令人循证以识方；有但出方不推究病源者，则令人由方以求病。如枳实薤白桂枝汤之与人参汤，并主胸痹，心中痞，留气结在胸，胸满，胁下逆抢心，则必一虚而一实；茯苓杏仁甘草汤与橘枳生姜汤并主胸痹，胸中气塞，短气，则必一热而一寒。今均为小便不利，而上文用栝楼瞿麦丸中有附子，则此之蒲灰散、滑石白鱼散，必为栝楼瞿麦丸之对照无疑矣。况防己茯苓汤所治之皮水，但四肢聂聂动①，而蒲灰散所主者则厥，核之以厥深热深之义，其为热又何逃焉？百合病，变发热者，百合滑石散主之。既已明明标发热矣，因其下后仅多代赭一味，则遂不热，有是理欤？要之滑石非治身热也，以身热而神其用耳，故

---

① 四肢聂聂（yèyè 夜夜）动：指患者自觉四肢有轻微跳动之感。聂，同"撵"，动貌。

为烦、为渴，皆可以当热。滑石非止泄澼也，水气因小溲利，自不入大肠耳，故咳者、呕者，亦得以水气下趋而遂止，明乎此而推广之，盖其用有不止于是数端者矣。

禹余粮

味甘。寒，平。无毒。主咳逆，寒热，烦满，下赤白，血闭，癥瘕，大热。疗小腹痛结、烦疼。**炼饵服之，不饥、轻身、延年**。一名白余粮。生东海地泽①及山岛中或池泽中。

禹余粮外以石为壳，形如鹅鸭卵，中生黄粉如蒲黄，无沙者佳。其极好者乃如牛黄，重重甲错，甚者紫色，靡靡如面，嚼之无复啑②。隐居。

流行坎止③，水之性也，然必各当其可，斯为至顺。若流行仍复坎止，坎止不废流行，即为至逆。人身之水至于不顺而逆，将胥一身之气悉引之使逆矣。尚得折之以冀其平哉？夫人身除气以外，凡若血、若津、若液，以及脑、髓、精、唾、涕泗、泪、溺，无非水也。设止一件逆而难驯，犹非大患。苟日引一件，渐渐诸件俱逆，必至正气反不足以主持，是人尚得食息起居耶？治此者，惟使生气竟与病连衡，随于其中。挽病气为生气，其理较之逆折为深，其势较之逆折则顺，此《本经》

① 地泽：长年医局本、反经堂本均作"地泽"，《证类本草》卷三玉石部上品"禹余粮"条作"池泽"。

② 啑（shān 山）：物在口中。《集韵·咸韵》："啑，唅啑，物在口中。"

③ 流行坎止：语本《汉书·贾谊传》："乘流则逝，得坎则止；纵躯委命，不私与己。"乘流则行，遇坎而止。比喻依据环境的逆顺确定进退行止。

禹余粮之主治也。咳逆、寒热者，涕唾痰涎之逆也；烦满、下赤白者，津液之逆也；血闭、癥瘕、大热者，血之逆也。涕唾痰涎之逆既已上出，仍复横溢；津液之逆既已下漏，仍复中阻；血之逆既已内结，仍复外发。不似水之不废流行，乃犹坎止耶？治水之道，防土为先，渗泄为要。而诸证者，中阻内结，土气并未崩溃。下赤白，外大热，上咳逆，渗泄未尝无路，又何从防？何从渗？而谁知有生于水中、得成为土之禹余粮，能深入水中化水气为土气者耶？夫禹余粮系水中之石，石中有水，久则干成黄粉，居于水而不流，生于水而不濡，味甘恰合土德，气寒能平暴化，其得治因血阻结而转为热，津液阻而更渗漏，痰涎逆而复横出，亦何疑哉？

或曰：赤石脂治一源二歧之病，今禹余粮亦复似之。则赤石脂禹余粮汤者，以其性相同而叠用之耶？曰：此盖不然。夫赤石脂缀两气之违，禹余粮化一气之盛，其病原心下痞硬，下利不止，已饮汤药，继服泻心，因复攻下，更与理中，并非杂药乱投，实亦循规蹈矩。而痞硬如故，泄利难除，则非因痞而利，乃因利而痞。前此纷纷治法，皆因痞而利之剂，故不效也。盖肺主气而下络大肠，大肠主津而上承肺，肺以津而后能降，大肠以气而后能固。今大肠之津尽下曳①，无以上供，则肺气壅于中，无以下固，其病不在大肠而何在？故曰利在下焦也。赤石脂者，粘肺与大肠之不相顾。禹余粮者，钟土气于水中。水中有土，津自上承。津得上承，气自下固。气既下固，痞硬自通，利有仍不止者，则上下之气已联，特下溜之津，或有不受化者，必使从小便去。而小便不利已久，不能以气机转而乍

---

① 曳：当为"泄（洩）"之误。

通，故须复利小便，斯彻上彻下，无一处隔碍也。可曰以功相似而叠用之耶？

然则小便已阴疼者，犹是水之逆耶，而得用禹余粮丸，何也？夫汗者非他，肾之液也，肾之液入于心乃为汗。汗家而重发汗，心气既非能固，肾亦重遭追劫。恍惚心乱者，心病；小便已阴疼者，肾病。心肾俱病，讵非津液上引遂成熟路，寻常就下之道反不顺耶？不谓水气逆而谁谓矣？然则阴疼不于小便前，乃于小便后，何也？夫阴疼于小便前，则为淋证，是溺已至，膀胱道涩而不得出，犹系顺中有阻，不为逆也。惟其津液习于上行，偶得下顺，旋即掣曳而上，此所以为痛，此所以为逆耳。其用禹余粮于水中生土①以镇之，犹是既下而复上之意，并不他歧也，故独用焉。且以为丸，并其质服之，精之至，专之至，正以表是物之能矣。

紫石英

味甘、辛。温。无毒。主心腹咳逆、邪气，补不足，女子风寒在子宫，绝孕十年无子，疗上气、心腹痛、寒热邪气、结气，补心气不足，定惊悸，安魂魄，填下焦，止消渴，除胃中久寒，散痈肿，令人悦泽。**久服温中、轻身、延年。**生泰山山谷。采无时。长石为之使，得茯苓、人参、芍药共疗心中结气；得天雄、菖蒲共疗霍乱。畏扁青、附子。不欲鲐甲、黄连、麦句姜。

紫石英其色淡紫不匀，其质明澈如水晶，随其大小皆五棱，两头如箭镞。《岭表录异》，参《衍义》。

---

① 土：原作"上"，据长年医局本与反经堂本改。

此所谓以形质与色为治者。夫石，土之刚，金之未成者也。五，土数也。明澈晶莹，水光也，石也。而无论大小，咸具五棱，明澈晶莹，两端皆锐如箭镞，则其为自中土而上至肺金，下抵肾水矣。紫，赤黑相兼之色，水中有火，火中有水之象也。水火者，阴阳之征兆。阴者，比于不足；阳者，比于有余。而明澈晶莹，固无与①于粗涩秽浊之处矣。能于心腹咳逆邪气间补不足，非入肺而治有余中不足乎？能于女人绝孕十年间除子宫风寒，非入肾而治不足中有余乎？但其所以然，则当归其效于温中，其所以温中，则为其味甘气温也。他石药皆慓悍，明澈晶莹者，必不慓悍，故须久服乃有益耳。虽然，从中宫而上至肺，下抵肾，其所过岂无藏匿精华之所，顾遂不能兼治之欤？故《别录》于上则有补心气不足、定惊悸、安魂魄之功，于下则有填下焦、止消渴之功。然亦皆水中有火，火中有水之证也。统而参之，则其理有比于是者，无不可以意融会而用之矣。

青石、赤石、黄石、白石、黑石脂等

味甘。平。主黄疸，泄利，肠澼脓血，阴蚀，下血赤白，邪气痈肿，疽②痔、恶疮，头疡疥瘙。久服补髓益气、肥健不饥、轻身延年。五石脂各随五色补五脏。生南山之阳山谷中。

① 无与：不相干。清·王士禛《池北偶谈·谈异五·赵康敏》："公子孙自不肖，不能守此业；此宅且数易主人，与某无与。"
② 疽：原作"疸"，据《证类本草》卷三玉石部上品"青石、赤石、黄石、白石、黑石脂等"条改。

赤石脂

味甘、酸、辛。大温。无毒。主养心气，明目，益精，疗腹痛、泄澼、下利赤白、小便利及痈疽疮痔，女子崩中漏下，产难，胞衣不出。久服补髓、好颜色、益智不饥、轻身延年。生济南、射阳及泰山之阴。采无时。恶大黄，畏芫花。

白石脂

味甘、酸。平。无毒。主养肺气，厚肠，补骨髓，疗五脏惊悸不足，心下烦，止腹痛，下水，小肠澼热溏，便脓血，女子崩中，漏下，赤白沃，排痈疽疮痔。久服安心、不饥、轻身长年。生泰山之阴。采无时。得厚朴并米汁饮，止便脓，鹰屎为之使，恶松脂，畏黄芩。

刘潜江述卢子繇之言，谓：石中之脂如骨中之髓，故揭两石中取之。又必用黏缀唇舌者，以证《本经》之补髓益气，以谓髓者精气所化。气化所凝，从阴中畜阳为化而归于凝，凝而未离于化，是以取石中精气有若凝为脂者，以对待涣散之气不能翕聚而为病，是不特取意于脂，且取其化脂之气，能为涣散之气用耳。予谓：似此体贴物情，固已最为精密，然尚有考索未尽者，则所谓揭两石中取之也。夫石为药物，或即石取用，或生于石中，或生于石上，或自石而下垂，或倚石而旁赘，从未有谓揭两石中取之者。既已有之，安得不求其故？夫云两石，则必同根歧出而相并。云揭其中取之，则必分开两石，脂即在其中。若然，则是脂者，即黏合两石之胶矣，故其用宜贴切于气之同本异趋，相违而不相浃以为病者。就补髓益气而言，则髓是气之凝，气是髓之释①。假使气不日凝为髓，髓不日释为气，则将髓自髓，气自气，不相联而为病也。补髓益气者，补髓即所以益气，益气即所以补髓也。就其他主治而言，曰黄疸泄利。夫黄疸者，湿热内蕴也。湿热内蕴而能泄利，宜乎郁蒸不甚，不得成疸矣。乃竟成疸，则非所蕴之湿热，欲自表出而不达，欲由里下而不遂耶？用石脂使之表里相联，端可从一路而去也。曰肠澼脓血，夫肠澼是病在气，下脓血是病在血，病既兼害其气血，而不能相并，则治气必遗其血，治血必遗其气，纵气血兼治，而无物以联络之，其间终有所格而不相谋。何如使之相并，亦从一路去之为愈也。其余若阴蚀而下血，既有赤者，复有白者；邪气在身而痈肿，既有疸，复有痔；头有疟疡，复有疥瘙，无非同本歧趋，不能归一之疾。借此得汇于一处，乃能专力以化之矣。就仲景用石脂四方而言，在赤石脂禹余粮汤，心下痞硬与下利不止为歧，用泻心、用下、用理中，皆置若罔闻，则以二物成汤而使并之，设尚不愈，其病已合于一，但利其小便自能获效也；在桃花汤，少阴病与小便不利为歧，下利不止与便脓血亦为歧，是以非特用赤石脂，且半整而半末焉，以并其歧中复有歧，而使干姜、粳米化之也；在风引汤，瘫痫以引与纵为歧，热以起与落为歧，是以非特用赤石脂，且复以白石脂焉，亦以并其歧中之歧，而仍用干姜、桂枝辈去其寒，石膏、寒水石辈去其热，且以诸石焊其浮越也；在乌头赤石脂丸，心痛与背痛为歧，则亦并之，而复以乌头与附子气本相属者温其内，即使应于外、通其外，随使应于中，领椒、姜

---

① 释：散。《汉书·谷永传》："慰释皇太后之忧愠。"颜师古注："释，散也。"

以除其沉痼坚牢也。然则病之同源而并出为害者，何止是数端也？夫亦更究其气味情性矣。石脂悍而燥，惟水与痰与湿则能治之。凡火也、燥也、风也，皆非所宜矣。况其质黏能缀唇舌，则凡不任连缀者，得之反足以勾留病邪矣。

菊　花

味苦、甘。平。无毒。主风头眩，肿痛，目欲脱，泪出，皮肤死肌，恶风，湿痹。疗腰痛去来陶陶[①]，除胸中烦热，安肠胃，利五脉，调四肢。**久服利血气、轻身、耐老、延年。一名节花，**一名日精，一名女节，一名女华，一名女茎，一名更生，一名周盈，一名傅延年，一名阴成。生雍州川泽及田野。正月采根，三月采叶，五月采茎，九月采花，十一月采实。皆阴干。水[②]、枸杞根、桑根白皮为之使。

菊宿根生苗，春初即芽，茎有棱，嫩时柔，老则硬，高有至丈余者。叶绿，形如木槿，尖长而香。性喜阴恶水，种须高地，初秋烈日尤其所畏，九月开花，其色不一，其味亦不一，入药取色黄白味甘者，花开最久，叶枯不落，花萎不零。《纲目》参《埤雅》。

菊古作鞠《大戴记·夏小正》："荣鞠。"《小戴记·月令》："鞠有黄华。"《释文》："鞠本又作菊。"鞠，穷也《书·盘庚中》"尔惟自鞠自苦"传，又《诗·南山》"曷又鞠止"传。菊曷为其义为穷，

① 陶陶（yáoyáo摇摇）：长久貌。《楚辞·九思·哀岁》："冬夜兮陶陶，雨夜兮冥冥。"

② 水：《证类本草》卷六草部上品之上"菊花"条作"术"，义长。

将无以花事之尽耶？则不可为木芙蓉、款冬等花言矣。得无以其不结实耶？则不可为宿根繁生言矣。然则穷果安在，盖穷于上者必反下。"剥①"固九月之卦，菊正以九月花，过是即为"复②"矣。而婆娑剥尽之，在上者纵枯且萎，仍无所谓零与落焉，则谓能使穷于上之风，若火自熄，而反其胁从之津液于根柢，讵不可欤？此《本经》主风头眩，肿痛，目欲脱，泪出之义也。菊虽宿根重生，然至三月已后，新根既成，旧根遂烂，则谓其因新根坚固枯萎自脱不可欤？此《本经》主皮肤死肌之义也。菊之苗，烈日曝之则萎，潦水渍之则萎，最喜风为之疏荡，湿为之滋养，则谓能使风与湿之相侵者反成相养不可欤？此《本经》主恶风、湿痹之义也。菊之气无间茎、叶、根、花，菊之津尤能上通下达，此久服之所以能利血气，而仲景于侯氏黑散以之为君，治大风，四肢烦重，心中恶寒不足，则风之穷于外而不归，与穷于上而不归者，其旨固不殊也。即一端而扩充之，其用不可量矣。

人 参

味甘。微寒，微温。无毒。主补五脏，安精神，定魂魄，止惊悸，除邪气，明目，开心，益智，疗肠胃中冷、心腹鼓痛、胸胁逆满、霍乱、吐逆，调中，止消渴，通血脉，破坚积，令人不忘。**久服轻身延年。一名人衔，一名鬼盖，一名神草，一名人微，一名土精，一名血参。**如人

---

① 剥：剥卦，《周易》六十四卦之一，全卦六爻，仅一条阳爻在上，而五条阴爻在下，用以表示阴气盛，而阳气衰。

② 复：复卦，《周易》六十四卦之一，全卦六爻，五条阴爻在上，仅一条阳爻在下，用以表示阴盛至极转消，阳气复苏。

形者有神。生上党山谷及辽东。二月、四月、八月上旬采根。竹刀刮，曝干，无令见风。茯苓为使，恶溲疏及①藜芦，又云：马蔺为使，恶咸卤。

人参春生苗，多于深山背阴近椴漆树下湿润处。初生小者三四寸许，一丫五叶。四五年后生两丫，尚未有花茎。至十年后方生三丫。年深者生四丫，各五叶，中心生一茎。三月、四月开花，细小如粟，蕊如丝，紫白色。秋后结子，或七八枚如豆，生青熟红，自落。根如人形者有神。《图经》。

凡物之阴者，喜高燥而恶卑湿；凡物之阳者，恶明爽而喜阴翳。人参不生原隰②、污下③而生山谷，是其体阴，乃偏生于树下而不喜风日，是为阴中之阳。在人身五脏之气，以转输变化为阳，藏而不泄为阴，何者？肺主出气，肾主纳气，心主运量，肝主疏泄，此脏气之变化也；肺藏魄，肝藏魂，心藏神，肾藏精，此脏气之藏守也。惟人参为阴中之阳，其力厚，其性醇，故举安精神、定魂魄而补五脏之征验具矣。然人自有生已后，皆赖后天以培先天。精神魂魄，禀于先天者也；转输变化，得于后天者也。人参虽力厚气醇，终不能越后天直入先天，且其色黄味甘，气凉质润，正合中土脾脏之德，故首入脾而仓廪崇矣，次入肺而治节行矣，次入肾而作强遂矣，次入肝而谋虑定、惊悸除、目明矣，次入心而神明固、心开智益矣。愈传效愈著者，则以先得者尚粗，弥久而益精也。

---

① 及：《证类本草》卷六草部上品之上"人参"条作"反"。
② 原隰（xí习）：广平与低湿之地。《国语·周语上》："犹其原隰之有衍沃也。"韦昭注："广平曰原，下湿曰隰。"
③ 污下：低洼之地。《六韬·战骑》："污下沮泽，进退渐洳，此骑之患地也。"

人参之治，《别录》以《本经》除邪气一语宣译之。在仲景书，则如茯苓四逆汤、吴茱萸汤、附子汤、乌梅丸之主肠胃中冷也；黄连汤、大建中汤、柴胡桂枝汤、九痛丸之主心腹鼓痛也；厚朴生姜甘草半夏人参汤、人参汤之主胸胁逆满也；四逆加人参汤、理中丸之主霍乱也；干姜黄连黄芩人参汤、竹叶石膏汤、大半夏汤、橘皮竹茹汤、麦门冬汤、干姜半夏人参丸、竹叶汤之主吐逆也；半夏生姜二泻心汤、薯蓣丸之主调中也；白虎加人参汤、小柴胡加人参汤之主消渴也；炙甘草汤、通脉四逆汤、温经汤之主通血脉也；旋覆花代赭石汤、鳖甲煎丸之主破坚积也。似尽之矣而未也，如桂枝新加汤、小柴胡汤、小柴胡诸加减汤、侯氏黑散、泽漆汤终不可不谓之除邪气耳。然有邪气而用人参者，其旨甚微。故小柴胡汤证，若外有微热则去人参，又桂枝汤加人参、生姜，不曰桂枝汤加人参，而曰新加，则其故有在矣。徐洄溪曰：古人曲体病情，至精至密，知病有分有合。合者，邪正并居，当专于攻散；分者，邪正相离，有虚有实，实处宜泻，虚处宜补，一方之中兼用无碍，且能相济。观论中发汗后，身疼痛，脉沉迟及外有微热二语，则执其两端，病情已无可逃矣。夫始本不用人参，以下后虚甚邪微，邪因虚陷而用之，是始合而终分也；本应用人参，因外有微热而不用，是尚合而未分也。虽然，小柴胡汤证何以知为邪与正分？盖亦以外有微热知之。夫寒时但寒不热，热时但热不寒，寒热分明，谓之往来寒热。若外有微热，则寒时仍有微热，热时仍有微寒，此所谓表证不罢，邪气尚混合不分，邪气混合不分，而可用人参哉？此表证用参之微旨，所当深察明辨者。

有表证者不得用人参，既知之矣。白虎加人参汤证，一则曰时时恶风，再则曰背微恶寒，独非表证耶？然此亦可以分合言也。在小柴胡证云渴者，去半夏加人参半倍。夫表证不渴，渴则风寒已化，邪正分矣。矧往来寒热，但恶热不恶寒，较之发热恶寒者，本自有间，焉得不为邪正已分？故曰伤寒，脉浮，发热，无汗，其表不解者，不可与白虎汤。渴欲饮水，无表证者，白虎加人参汤主之。可见白虎加人参汤之治，重在渴也。时时恶风，则非常常恶风矣；背微恶寒，则非遍身恶寒矣。常常恶风，遍身恶寒者，谓之表证；时时恶风，背微恶寒者，表邪已经化热，特尚未尽耳，谓之无表证可也。然据此则热邪充斥，津液消亡，用栝楼根生津止渴可也，何得必用人参？《灵枢·决气》篇：腠理发泄，汗出溱溱，是谓津。津为水，阴属也，能外达上通，则阳矣，夫是之谓阴中之阳。人参亦阴中之阳，惟其入阴故能补阴，惟其为阴中之阳，故能入阴，使人阴中之气化为津，不化为火，是非栝楼根可为力矣。

表里相混难分，莫过于桂枝人参汤证；里证寒热难分，莫过于黄连汤证。而皆用人参，则以中气不能自立故也。夫中气者，脾气也，五味入胃，俱赖脾气为之宣布。温凉寒热，各驯其性；酸苦辛咸，各得其归。今者寒自为朋，热自结队，如桂枝人参汤证之外热内寒，黄连汤证之上热下寒，各据一所而不相合，若非干姜、甘草之振作中阳，即继人参之冲和煦育，何以使之和合耶？夫始不相合，则终必相离，虽有桂枝之驱寒，黄连之泄热，不得其枢以应环中，仍必寒与热相攻，正与邪俱尽，溃败决裂，不死不已矣。理中丸下加减法云腹痛者加人参，今黄连汤证有腹痛，而桂枝人参汤证反无，则以再三下后，寒气内陷，正如霍乱之寒多，而无事别腹之痛与不痛矣。《别录》曰疗肠胃中冷、心腹鼓痛，可见肠胃中不冷，虽心腹鼓痛，亦非人参所宜也。

用人参之道，非特表邪不分者不可用，凡表证已罢，内外皆热，虚实难明者，尤不可用。在《伤寒论》中，三阳合病用白虎汤证及小柴胡汤胸中烦而不呕两条，可按也。夫人参于热盛而虚者可用，实者不可用。腹满，身重，难以转侧，口不仁而面垢，则非虚矣，故但用白虎不用人参。烦者，邪聚于上；呕者，邪得泄越。邪聚于上而得泄越，不可谓实，邪聚于上不得泄越，乌可谓虚？故用小柴胡汤必去半夏、人参，加栝楼实矣。要之，凡用人参，必究病之自表自里。病自表者，避忌之旨如上；其不由表者，若霍乱之寒多，用理中丸，腹痛更加之，虽头身疼痛、发热，无所顾忌。如胸痹之心中痞气，气结在胸，胸满，胁下逆抢心，亦绝不惧补益。此仲景深明《本经》除邪之妙奥，学者可不深体之乎？

辛卯夏初，予治两人病，一人脾肾本虚，动辄气逆痰涌而厥，是时偶感寒湿，微热恶寒。他医与①九味羌活汤，遂厥，厥苏后，下利、呃逆、烦躁不得眠。予与茯苓四逆汤三剂，后转为阳明证，壮热，烦渴，腹满，得大便而解。一人肾亦虚，得风湿相抟，遍身疼痛证，医与搜风补肾，痛益剧。予与桂枝附子汤二剂，痛已而形候大虚，气才相属，重与理中汤加附子，得大汗而解。门人问此二病，始皆治表非法致变，其后既得温通，又何一传阳明，一从太阳解也。予谓此即汗后、下后之别。从太阳解者，其先本未尝误，特调剂未得当耳。故恃温托之力，邪复外越矣。其一本感寒湿，以生地、黄芩、栀子更益其寒，乌能不下利？既已下利②，则表邪已从之陷，表邪既陷，焉能

---

① 与：原作"于"，据反经堂本改。
② 利：原作"相"，据长年医局本与反经堂本改。

复出于表，不传阳明如何得解？是本不得用人参，但其人过虚，不借人参，不能禁附子之辛烈走窜，然所以传阳明者，实人参有以致之也。不当用之中有当用焉如此者。

新加、白虎汤加人参汤、小柴胡汤、桂枝人参汤、半夏泻心汤、生姜泻心汤、吴茱萸汤、干姜黄芩黄连人参汤、理中丸、竹叶石膏汤证，用①有表证而用人参三两，甚者加至四两半；旋覆花代赭石汤、黄连汤、炙甘草汤、附子汤，用人参二两；柴胡加龙骨牡蛎汤、柴胡桂枝汤一两半；厚朴生姜甘草半夏人参汤、茯苓四逆汤、四逆加人参汤一两。柴胡加龙骨牡蛎汤及柴胡桂枝汤，以小柴胡之半者不论，其余皆虚多于邪，用之反少者，少用壅滞、多用宣通之说，岂诚有所本耶？是殆不然。邪盛则开解药亦多，人参若少则不足以驾驭，此所以多也。在补剂中，止欲其与他物相称，偏重则必有所壅遏，谓之宣通可乎？借人参之宣通在《伤寒论》中莫过于通脉。试观炙甘草汤治脉结代，通脉四逆汤治利止脉不出，四逆加人参汤治脉微，皆不尚多，概可知矣。虽然，白通汤、白通加猪胆汁汤不用人参，则以下利故。下利何以不用人参？则以通脉四逆汤、白通汤、白通加猪胆汁汤证，皆阴气内盛为下利，格阳于外为面赤，是因阴逆而阳衰，较之中阳自衰者有间，故利止旋即加参，若早用人参，正恐其入阴，化阴中之阳为津，如止小柴胡证之渴者，岂不正相反耶？

干姜黄连黄芩人参汤、半夏泻心汤，呕者用人参多，欲呕者用人参少，是人参之治呕有专长矣。故凡呕而胸满者吴茱萸汤证，呕而肠鸣心下痞者半夏泻心汤证，呕而发热者小柴胡汤证，

---

① 用：因。《论衡·订鬼》："觉见卧闻，俱用精神。"

胃反呕吐者_{大半夏汤证}，皆用人参，抑皆不少用至三两，况旋覆代赭汤、生姜泻心汤以干噫而用，橘皮竹茹汤以干哕而用，吴茱萸汤以干呕而用。何独甘草泻心证，有干呕不用人参？是许氏《内台方》① 甘草泻心汤中有人参，为不媿②矣。呕家不用人参，有表邪方实者_{葛根汤证}，里热正盛而不渴者_{黄芩加半夏生姜汤证}，饮在膈上者_{小半夏汤、猪苓汤等证}。且阳明证及妊娠，例不用人参，惟呕则用之_{吴茱萸汤、干姜半夏人参丸证}。盖呕者，脾胃虚弱，更触邪气也。人参色黄气柔，味甘微苦，惟甘故补益中宫，惟苦故于虚中去邪，呕之必用人参以此。

服桂枝汤，大汗出后，大烦渴不解，脉洪大者，白虎加人参汤主之；少阴病，身体痛，手足寒，骨节疼，脉沉者，附子汤主之，则寒邪热邪之盛，皆可用人参矣。大病瘥后，喜唾，久不了了者，胃上有寒，当以丸药温之，宜理中丸；伤寒解后，虚羸少气，气逆欲吐者，竹叶石膏汤主之，则病后阴虚阳虚，皆可用人参矣。盖惟其气冲和而性浑厚，能入阴化阳，故入寒凉队中则调中止渴，入温热队中则益气定逆也。乃偏执一见者，或以谓肺热还加伤肺则必不可用，或以谓养正邪自除则无不可用。左右之者，入主出奴③，使人无可适从。或者调停其间，谓人参能治虚热，不能治虚火，仍是模棱之说。岂知在上，病之动者，寒热皆治之，如白虎加人参汤、理中丸、竹叶石膏汤等证，有渴、吐及唾，皆动也。在下，病之静者亦治之，如附

① 内台方：即许宏的《金镜内台方议》。
② 不媿（wěi 伟）：不对，不是。《说文解字·是部》："媿，是也。"
③ 入主出奴：语本唐·韩愈《原道》："其言道德仁义者，不入于杨，则入于墨；不入于老，则入于佛。入于彼，必出于此。入者主之，出者奴之；入者附之，出者污之。"原意是崇信了一种学说，必然排斥另一种学说，把前者奉为主人，把后者当作奴仆。后比喻学术思想上的宗派主义。

子汤证之不动是也。在上，病之静者不治，如诸在表当发汗解肌证及结胸、痞气、停饮等候是也如半夏泻心、旋覆花代赭石汤等证，以呕、噫而用。在下，病之动者亦不治，如诸下利证是也四逆、白通、赤石脂禹余粮、桃花、白头翁、黄芩、真武等汤，四逆散证，皆不用，惟通脉四逆汤下加减云：利止，脉不出者，加人参。乃其证也。惟既吐且痢者多治之如四逆加人参、理中、吴茱萸汤等证。则以上下不守，属中宫溃败，须急急用参，不可以上下动静一概论也。

凡论药之用，有求之本处可通，他处不可通者；有求之伤寒可通，杂证不可通者。惟人参所谓上动下静者，则无是也。火逆上气，咽喉不利，止逆下气，麦门冬汤主之。胸痹，心中痞气，气结在胸，胸满，胁下逆抢心，人参汤亦主之。胸中大寒痛，呕不能饮食，腹中寒，上冲皮起，出见有头足，上下痛不可触近者，大建中汤主之。非病在上而动者乎？诸下利气①、气利、下利脓血、下利清谷、热利下重、下利欲饮水证，非病在下而不静者乎？独九痛丸治九种心疼，其病在上，不可不谓之静，但所与共者，狼牙、巴豆皆非常用之品，则不得以常情测之。矧其方下注云：治连年积冷、流注、心胸痛并冷冲上气，落马坠车血疾等，则仍不得不谓之动矣。盖其用人参，乃使跋扈者将兵，而以纯厚长者监之之术也。

乌梅丸、侯氏黑散、薯蓣丸、竹叶石膏汤、温经汤皆有人参，但其任退在偏裨，似不得与他方并论。然亦有可言者，乌梅丸中居君药三之一，侯氏黑散十二之一，薯蓣丸四之一，竹叶石膏汤亦三之一，谓之偏裨可也。温经汤仍居三之二，谓之

---

① 气：于文义不顺，疑为衍文。

偏裨可乎？虽然，其入气药中，则和合而生气；入血药中，则归阴而化气；入风药中，则随所至而布气。终不得谓之偏裨也。且乌梅丸中用寒药为君，竹叶石膏汤中用寒药甚多，而温经汤以热药为君，薯蓣丸之补泻错杂，侯氏黑散之收散并行，非人参则其力不齐，而互相违拗者有之矣。

天门冬

味苦、甘。平，大寒。无毒。主诸暴风湿偏痹，强骨髓，杀三虫，去伏尸。保定肺气，去寒热，养肌肤，益气力，利小便，冷而能补。**久服轻身、益气、延年、不饥。一名颠勒。**生奉高山谷。二月、三月、七月、八月采根。曝干。垣衣、地黄为之使，畏曾青。

天门冬春生蔓，大如钗股，高至丈余，叶如茴香，极尖细而疏滑，有逆刺。亦有涩而无刺者，则其叶如丝而细散，其实一物也。夏生细白花，亦有黄色、紫色者。秋结黑子，在其根枝旁，入伏后则无花暗结子矣。根白色或黄紫色，圆实如手指，长二三寸，大者为胜。一科一二十枚同撮，颇与百部根相类，洛中出者大叶粗干，岭南出者无花，余无他异。接根入汤，可以浣缣素，白如绒纻。参《博物志》《图经》。

花实者，草木功能遂就之秋，花为其极盛，实则其收藏也。然种类既繁，禀性自别，而体致遂殊，故有花而不实者，有不花而实者。从未有随时随地如天门冬之当其时则花而实，过其时则不花而实，植于此乃不花而实，植于彼又花而实者。夫曰入夏开花，届秋结子，若至伏时则不花而实，又随地皆花而实，独在岭南则不花而实。夏者，阳气最畅之时；入伏，则畅已极而将退矣。百粤①近赤道下，阳终岁不藏，为海气所涸，故虽值酷暑，抵暮亦凉，终不如内地之充畅收藏，各尽其致，则可知是物偏能收功于阳气最横绝无忌惮之所，即使用不及时，阳气敛退，犹能不待冠屦②，急足先趋，不馘其元③不已矣。枝叶者，草木献伎④效能之象。枝为行气之道，叶则性所著见也。故凡物之性润者，必其枝滑泽而叶柔软，从未有根本枝叶性适相违。如天门冬为极柔润之物，而枝叶不生逆刺，则涩而细散者。夫刺者，根横于中；涩者，肤戟⑤于外，乃能任其中外之横且戟，不阂⑥其生气之优游充沛，而乘阳气之畅，以敷荣以成实焉。则又可知是物非芒消、大黄之开，又非甘遂、葶苈之泻，偏能使其滋柔滑泽之气，流行条畅，无梗不拔，无塞不通，而引其纯粹清明，以积精化气，积气全生矣。暴风湿偏痹，热之著于体；三虫伏尸，气之隐于中。既遇此刺，不能凝涩，不能阻之物，涵泳⑦以导化之。著者随之而行，隐者随之而散。则百骸顺遂，津液充盈，骨髓又乌能不强也？

　　风湿偏痹之上著一暴字，以及三虫曰杀，伏尸曰去，最是

---

　　① 百粤：亦作"百越"，我国古代南方越人居住的地方，指今浙江、福建、广东、广西等地。明·何景明《寄黔国公》诗："万里山川开百粤，十年戎马暗三巴。"

　　② 冠屦：亦作"冠履"，指头戴帽，脚穿鞋。

　　③ 馘（guó 国）其元：指斩首，此处指迅速收功。馘，断，割。《新唐书·隐太子建成传》："尝循行北边，遇贼四百出降，悉馘其耳纵之。"

　　④ 伎：技巧，才能。

　　⑤ 戟：刺。《本草纲目》第十七卷草部"大戟"条："其根辛苦，戟人咽喉，故名。"

　　⑥ 阂（hé 合）：阻碍。清·朱骏声《说文通训定声·颐部》："阂，与碍义近。"

　　⑦ 涵泳：滋润。明·宋濂《送刘永泰还江西序》："今幸遭有道之朝，登崇俊良，凡有血气者莫不能涵泳歌舞于神化之中。"

耐人玩索。夫风湿之中人也，或著于阳，或著于阴。在阳者命曰风，在阴者命曰痹。然风与痹未必中而即发也。盖待其人阳气之怒不肯容邪，欲抉而去之，斯时所中之邪适亦化热，将欲猖獗，遂与正交搏而病作焉。邪正交搏之时，正病之暴起也，其能与正相搏，则其势方盛，其热方炽，于时不乘其隙，以天门冬之滑泽通达者，导正气、逐邪气。驯至末传寒中，天门冬遂非所宜用矣。谓之暴，正以明病之久者不可用也。巢元方云：三虫，蛔虫、赤虫、蛲虫也。蛔虫动则吐清水，出则心痛，贯心则死。赤虫动则肠鸣。蛲虫多则为痔，极则为癞。因人疮处以生痈、疽、癣、瘘、痔、疥、龋，无所不为。又云：人身自有三尸诸虫，与人俱生。此虫忌血，能与鬼灵相通，常接引外邪为人患害。盖诸虫之种，确与人俱生，其得生息繁芜，多由大气有阻，湿停热聚。生类既众，遂与人为梗。杀之之术，谅非一端。其属热搏气阻、肺肾阴虚者，自当以天门冬杀之。谓之杀，正以明为病之物有形有生。若既死方累累出者，非所宜矣。巢氏又云：伏尸之病，隐伏在人五脏内，积年不除，未发之时身体平调，都如无患。若发动则心腹刺痛，胀满喘急。《外台秘要》述苏游论曰：传尸之疾，相克而生，毒气内传，周遍五脏，渐就羸瘦，以至于死。其初半卧半起，号为殗殜①；气急咳嗽，名曰肺痿；骨髓中热，称为骨蒸。或由淋沥，或由劳极，随其所起，以相克而传。各有形证，传尽则死。夫病之始候，为肺痿，为骨蒸，若非属热，又将何属？既肺痿矣、骨蒸矣，复五脏以克相传，是亦热之极，涸之极矣。且肺痿，肺病。

① 殗殜（yèdié 叶碟）：病不太重，时卧时起的样子。《方言》卷二："殗殜，微也。宋卫之间曰殗，自关而西，秦晋之间，凡病而不甚曰殗殜。"郭璞注："病半卧半起也。"

第一卷

三一

骨蒸，肾病。肺肾之热涸，适合天门冬之治。滋其涸则枯涩去，清其热则病气去。谓之去，正以明其病勾留①之久，伏而不去，确与风湿偏痹之暴者对照矣。凡此之或久或暂，宜用不宜用，正病机之消息所关。天门冬之情性所在，盖外感之候，多始传热中，末传寒中；内伤之候，初耗真气，继耗真精。天门冬之用，外感不厌其早，内伤不厌其迟，然外感恶寒尚在，内伤阳气委顿②，是又非其所宜。观《伤寒论》麻黄升麻之用天门冬，《千金③》一物天门冬酿酒，及大八风散、小八风散之治拘挛历节，可以明治暴病之法。观《外台秘要》延年枸杞子煎、崔氏落肾散、《古今录验》通命丸、彭祖丸之治虚劳，可以明治久病之法矣。

甚矣，天门冬之援根入汤，可以浣缣素令洁白也。夫质本非白，浣之未必能白；质本洁白，又乌容浣？盖惟其质本白，或不纯而糙，或被染而污，方赖浣以复其初。人之身白者，肺也，肌肉也，骨髓也，肠胃也，膀胱也。凡为火热燥湿染而为病，咸可属天门冬浣之。在肺，则《别录》所谓保定肺气也；在肌肉及骨，则《本经》所谓暴风湿偏痹，《别录》所谓养肌肤去寒热也；在肠胃则《本经》所谓杀三虫，去伏尸也；在膀胱，则《别录》所谓利小便也。在髓，则《本经》所谓强骨髓也。然数者之间出语各有深意。曰主，曰杀，曰去，曰利，则除病之词也。曰强，曰保定，曰养，则又不可与除病同观。夫

---

① 勾留：停留。唐·白居易《春题湖上》诗："未能抛得杭州去，一半勾留是此湖。"

② 委顿：衰弱。晋·干宝《搜神记》卷一："超（弦超）忧感积日，殆至委顿。"

③ 千金：原作"于金"，据《备急千金要方》卷十四小肠腑天门冬酒改。

强云者，能增益而使之强盛；保定云者，仅能使之不耗；养云者，能滋育之，不能使之有为。盖天门冬之为物，质柔润，性滋腻，惟与肾为最宜，故于其所主之髓最能效力。肺为娇脏，喜清润而恶温燥则次之。顾能为之除病而已，以为补剂，宜斟酌之。

第二卷

上品，草八味。

甘　草

味甘。平。无毒。主五脏六腑寒热邪气，坚筋骨，长肌肉，倍力，金疮肿时勇切**解毒**，温中下气，烦满短气，伤脏咳嗽，止渴，通经脉，利血气，解百药毒，为九土之精，安和七十二种石，一千二百种草，**久服轻身延年**，一名蜜甘，一名美草，一名蜜草，一名蕗草。生河西川谷积沙山及上郡。二月、八月除日①采根。曝干，十日成。术、干漆、苦参为之使，恶远志，反大戟、芫花、甘遂、海藻。

甘草春生苗，茎叶悉如槐，高一二尺，叶端微尖而糙涩，似有白毛。七月开紫花似奈，冬结实，结角如相思角，作一本生，至熟时角折子出，扁如小毕豆，极坚，啮之不破，根长者至三四尺，粗细不定。皮赤色，上有横梁，梁下皆细根也。参《图经》《纲目》。

甘草春苗夏叶，秋花冬实，得四气之全，其色之黄，味之甘，迥出他黄与甘之上，以是协土德，和众气，能无处不到，无邪不祛，此所谓主五脏六腑寒热邪气也。土为万物母，凡物

---

① 除日："十二建除日"中的除日，古代历书中有建、除、满、平、定、执、破、危、成、收、开、闭十二神，十二神轮流值日，除神值日为除日。除日宜除服、疗病、出行、嫁娶等。

无论妍媸①美恶，莫不生于土；及其败也，又莫不归于土，化为生生之气，则所谓能解百药毒，安和七十二种石，千二百种草也。人之气犹物之气，和顺者，其妍美也；急疾者，其媸恶也。尽化急疾为和顺，经脉自然通调，血气自然滑利。于是肌骨坚，肌肉长，气力倍矣。特甘性缓，甘弥甚者，缓亦弥甚，凡一身之气，因急疾为患者能调之，纵弛而阻滞者非所宜也。

《伤寒论》《金匮要略》两书中，凡为方二百五十，用甘草者至百二十方，非甘草之主病多，乃诸方必合甘草，始能曲当病情也。凡药之散者，外而不内如麻黄、桂枝、青龙、柴胡、葛根等汤，攻者下而不上如调胃承气、桃仁承气、大黄甘草等汤，温者燥而不濡四逆、吴茱萸等汤，清者冽而不和白虎、竹叶石膏等汤，杂者众而不群诸泻心汤、乌梅丸等，毒者暴而无制乌梅汤、大黄䗪虫丸等，若无甘草调剂其间，遂其往而不返。以为行险侥幸之计，不异于破釜沉舟，可胜而不可不胜，讵诚决胜之道耶？

甘草中黄皮赤，入脾而兼入心，此泻火之说所由来也。泻火之说，在仲景书有二端，一者发汗吐下后，虚烦不得眠，若剧者，必反覆颠倒，心中懊侬少气，栀子甘草豉汤主之。一者少阴病，二三日，咽痛者，可与甘草汤，不瘥者与桔梗汤。夫太阳病懊侬者，宜栀子豉汤。少气则加甘草。然何以知少气之不为虚乎？其说在东垣书。所谓心火急而乘脾者，虽不得为实，亦不可谓虚，譬如饥极，则胸中热且馎烦，欲动作不得，此之谓少气。其用甘草，竟可谓之补虚。喉咙，少阴直脉所循也。少阴病，仅二三日即咽痛，明其急疾之至，谓非少阴之热，循

① 妍媸：美好和丑恶。妍，美好，《广韵·先韵》："妍，净也，美也，好也。"媸，相貌丑陋，《字汇·女部》："媸，丑也。"

第二卷

三五

直脉之从肾贯肝膈，入肺中，循喉咙，挟舌本而上者不可，其用甘草，即可谓之缓中。甘草缓之至，而治急疾之病，著效甚速，故虽实为缓中补虚，而谓之泻火也可；即如《别录》所谓温中下气，治烦满短气也，亦无不可。

或谓甘草解毒，恐即是和药性之一端。虽亦有是理，然其中别有精妙，非和药性所能尽者。如前所谓凡物无论美恶，入土即化者，此其一也。《金匮要略》云：凡诸毒，多是假①毒以损元，知时宜煮甘草荠苨汁饮之，通治诸药毒。忠可徐氏②谓：一线之毒，何能杀人？乃假些微毒气渗入，元气反为毒气作使，至不可疗。所谓星星之火，势极燎原也。虽然，补元气之物多矣，必取甘草者，则以上文云，凡煮药饮汁以解毒，虽云救急，不可热饮，诸毒病得热更甚，宜冷饮之，既欲其甘缓元气之急，又欲其凉不使助毒，舍甘草其何从？此又其一矣。予尝治一人暑月烦懑，以药搐鼻不得嚏，闷极，遂取药四五钱匕服之，烦懑益甚，昏不知人，不能语言，盖以药中有生南星、生半夏等物也。予谓南星、半夏之毒须得姜汁乃解，盛暑烦懑，乌可更服姜汁？势必以甘草解之。但甘草味极甘，少用则毒气不解，服至一二钱，即不能更多，因以甘草一斤，蒸露饮之，饮尽而病退。是知孙真人云甘草解百药毒，如汤沃雪，不我欺也。

金创之为病，既伤，则患其血出不止；既合，则患其肿壅为脓。今曰金创肿，则金创之肿而未脓，且非不合者也。《千金

① 假：凭借，依靠。《荀子·劝学》："假舆马者，非利足也，而致千里；假舟楫者，非能水也，而绝江河。"

② 忠可徐氏：即清代医家徐彬，字忠可。浙江嘉兴人。为名医喻昌弟子，继喻昌之论，研究仲景之学，尊《伤寒论》《金匮要略》为医中之"六经"。编撰有《金匮要略论注》《伤寒图论》《伤寒一百十三方发明》等书。

方》治金创，多系血出不止，箭镞不出，故所用多雄黄、石灰、草灰等物，不重甘草。惟《金匮要略》王不留行散，王不留行、蒴藋细叶、桑东南根，皆用十分，甘草独用十八分，余皆更少，则其取意正与《本经》吻合矣。甘草所以宜于金创者，盖暴病则心火急疾赴之。当其未合，则迫血妄行；及其既合，则壅结无所泄，于是自肿而脓，自脓而溃，不异于痈疽。其火势郁结，反有甚于痈疽者。故方中虽已有桑皮之续绝合创，王不留行之贯通血络者，率他药以行经脉、贯营卫，又必君之以草之甘缓解毒，泻火和中。浅视之，则曰急者制之以缓，其实，泄火之功为不少矣。金创，血病。血病不多用血药，反以气药为君，则以气固血之帅，血去气随，则阳随阴壅，阴为阳溃而死矣。方下血而用王不留行，则血遂不可止。已成脓而用川椒、干姜，则痛不可忍。不后不先，正当金创肿时而用是方，此仲景深入《本经》，非他人所能及者也。

甘草之用生用炙，确有不同，乃两书百二十方，《伤寒论》用生甘草者，不及十之一，《金匮要略》用炙甘草者，亦不及十之一。甚有同一方，在《伤寒论》则炙用，在《金匮要略》则生用者，是知古书传讹者多矣。如《本经》《别录》主治，大率除邪气、治金创、解毒，皆宜生用；缓中、补虚、止渴，宜炙用。消息意会之可矣。炙甘草之任，莫重于复脉汤，其用在通经脉、利血气，可无论矣。而《金匮要略》附《千金翼方》治虚劳不足、汗出则闷、脉结悸、行动如常，非所谓烦满短气乎？又附《外台》方治肺痿涎唾多、心中温温①液液②者，非所

---

① 温温：温暖，此指微热。
② 液液：滋润，此指微汗。

谓伤脏咳嗽乎？特脉之动而中止，不能自还，因而复动者有三：曰代，曰结，曰促。解之者曰：脉数而止谓之促，缓而止谓之结，止有定时谓之代。乃炙甘草汤但治结而不治代促，其义何居？曰：此非甘草不治代促，乃非治代促之汤也。观论中桂枝去芍药汤证脉促胸满，葛根黄连黄芩汤证脉促下利，下后欲解证脉促不结胸，皆不忌甘草，即可知其旨不在甘草矣。

其次则甘草干姜汤、芍药甘草汤，一和脾，一和肝。和脾者，安中宫阳气之怫乱。和肝者，通木脏阴气之凝结。虽系干姜、芍药之力，然此重彼轻，则又可见中央之病，中央药主之。干姜、芍药力虽大，然保泰定功，不能不归于甘草也。故两汤之治曰便厥，咽中干，烦躁吐逆，两胫拘急，是阳明内结也，与甘草干姜汤。厥愈足温，重与芍药甘草汤，尔乃胫伸。夫阳结为厥，阴结为拘，干姜能破阳，芍药能破阴。破阴破阳，能愈拘愈厥，不能愈咽干、止烦躁，此保泰定功之所在矣。夫中者，上下之枢。《金匮要略》云：肺痿吐涎沫而不咳者，其人不渴，必遗尿、小便数。所以然者，上虚不能制下也，此为肺中冷，甘草干姜汤以温之，是由中以益上制下也。一变而为理中汤，治上吐下利，是由中以兼制上下矣。再变而为桂枝人参汤，治外热内寒，表里不解，是由中以兼制内外矣。又一变而为四逆汤，治下利清谷，是由中以制下矣。再变而为通脉四逆汤，治下利面赤，内寒外热，是由中及下，兼制内外矣。甘草干姜汤，制上中以及下，能扩充以至外。芍药甘草汤，则制中下以及外，能扩充以至内。如桂枝汤之治风，黄芩汤之治热，芍药甘草附子汤之治寒，莫不连类及者，亦可悟甘草居中安土之大凡矣。

其次则甘草泻心汤与半夏泻心汤，同因甘草分两重，遂别出方名也。柯韵伯曰：泻心汤，即小柴胡去柴胡加黄连、干姜汤也。小柴胡汤七味，五味皆可加减，惟柴胡、甘草无可加减，以安内攘外，不容偏废也。其变为泻心汤，多由误下。误下则内益不安，此泻心汤中甘草可加而不可减所取义矣。而泻心汤三方，又有来自三阳之别。曰柴胡汤症，具以他药下之，心下遂满而不痛者，从少阳来者也。曰汗出解后，心下痞硬，干噫下利者，从太阳来者也。曰医反下之，下利日数十行，心下痞硬而满，干呕心烦不得安，从阳明来者也。从太阳、少阳来者，用甘草本未尝轻。从阳明来，既心下痞硬矣，乃以为病不尽而复下之，致痞益甚，其为胃虚何疑？是知甘草治胃虚之的药。胃愈虚，用之愈重。成无己曰：汗后胃虚，是外伤阳气，故于泻心汤加生姜；下后胃虚，是内损阴气，故于泻心汤加甘草。是知甘草补胃，为补胃中之阴矣。

治血痹，用桂枝黄芪五物汤。治黄汗，用桂枝加黄芪汤。相去仅一味，所治之病大有不同。斯可悟《素问》制方之旨，仲景得之为最深矣。曰血痹，阴阳俱微，寸口关上微，尺中小紧，外证身体不仁如风痹状。微者，虚之所在。紧者，病之所在。不治其病，虚无由复。是则治下制方宜急，急则去甘草而多其分数，此桂枝黄芪五物汤分数较之桂枝加黄芪汤为多也。曰黄汗为病，两胫自冷，从腰已上汗出，下无汗，腰髋弛，痛如有物在皮中状，剧者不能食，身疼重、烦躁、小便不利。在上汗，在下痛。不治其汗，痛无由复以汗非寻常之汗也。是则治上制方宜缓，缓则加甘草而减其分数也。矧血痹之源，因尊荣人骨弱，肌肤盛，疲劳汗出，卧不时动摇，加被微风，皆伤下之候。故其治曰：宜针引阳气，令脉和紧去则愈，则谓其治下不谬。黄汗，身体肿，不恶风，小便通利，为上焦有寒，其口多涎，能不谓病在上哉？是故两方之相去，虽以甘草，然其义实有非甘草所能尽者。《至真要大论》曰：急则气味厚，缓则气味薄，适其至所，此之谓也。王太仆云：治上补上方，迅急则止不住而迫下；治下补下方，缓慢则滋道路而力又微。制急方而气味薄，则力与缓等；制缓方而气味厚，则势与急同。如是为缓不能缓，急不能急，厚而不厚，薄而不薄。则大小非制，轻重无度，虚实寒热脏腑纷挠无由致治，是知分数不可不定也。

干地黄

味甘、苦。寒。无毒。**主折跌绝筋，伤中，逐血痹，填骨髓，长肌肉。作汤除寒热积聚，除痹。**主男子五劳七伤，女子伤中，胞漏下血，破恶血溺血。利大小肠，去胃中宿食，饱力断绝。补五脏内伤不足，通血脉，益气力，利耳目。**生者尤良。**

生地黄

大寒，主妇人崩中血不止及产后血上薄心①闷绝，伤身②胎动，下血胎不落，堕坠踠③折，瘀血留血，衄鼻吐

---

① 血上薄心：谓气血逆乱向上迫近于心。薄，迫，逼近。《楚辞·九章·涉江》："腥臊并御，芳不得薄兮。"

② 伤身：谓伤胎。身，身孕。《正字通·身部》："女怀妊曰身。"

③ 踠（wò卧）：（手足等）猛折而筋骨受伤。唐·慧琳《一切经音义》卷八十七："踠足，张戢云：'足未骋也，折也。'"

血，皆捣饮之，**久服轻身不老。一名地随**①**，一名芐**②**，一名芑**③。生咸阳川泽，黄土地者佳。二月、八月采根。阴干。得麦门冬清酒良，恶贝母，畏芜荑。

地黄二月生叶，布地似车前，叶上有皱纹而不光。高者及尺余，低者三四寸。其花似油麻花，红紫色，亦有黄花者。其实作房如连翘中子，甚细，沙褐色。根如人指，色黄。《图经》。

卢芷园曰：地黄《本经》主治，首举伤中、逐血痹，即继填骨髓、长肌肉、续绝筋。夫痹者，闭而不通也，随其血之不通而为病。如在目则赤，在齿则痛，在肉里则痛肿，在心则昏烦，在肺则咳血。壅遏而为身热，枯耗而为燥涩痿软，泛滥而为吐衄崩漏。血痹颇广，当各以类推之。逐者，俾其流通者也。性惟润下，功力到时，得二便通利以为外候。《千金方》黑膏用治热积所成之斑，《肘后方》拌鸡蒸汁用治寒积所成之疝，咸从血痹所生耳。血中有痹，则骨髓不满、肌肉不长、筋脉断绝，均谓伤中。若填满，若生长，若接续，皆克成血液之流通者也。

刘潜江云：地黄之用，在《本经》即首归其功于血。夫血本天一之真阴，资中五之土气以生者也。夫万物莫不资生化于土，惟此味之取精于土者最专且酷。故种植之地，土便焦苦，十年后方得转甜，得谓此味不专主中焦之营气哉？《乘雅》④ 云：种地黄一年其土便苦，次年止可种牛膝，再二年可种山药，足十年土味方转甜，始可复种地黄。否则，味苦形瘦，不堪入药矣。夫既资

---

① 地随：《证类本草》卷六草部上品之上"干地黄"条作"地髓"。尚志钧认为地髓是晋·郭璞用以释地黄，所以地髓名称出现较晚。疑是名医所益，应作《别录》文。

② 芐（hù户）：地黄的别名。

③ 芑（qǐ起）：地黄的别名。

④ 乘雅：即《本草乘雅半偈》。

冲气以化生，独以凉血归之者何？盖脾统血，其为脏也，体柔用升。升为阳，血属阴。设其所统之阴不继，不足以柔其体，而其用之升者自升。于是阳益盛，阴益虚，驯至其脾为约。经曰：至阳盛则地气不足。此之谓也。于斯时也，不以得地气之最精且专者裕其所统，又何以柔其体而善其后耶？第所谓伤中者，义又云何？夫中者，阴阳之会也，无阳则阴何由而升，无阴则阳无所从而降。升降之枢，生气生血之源也。血乃真阴之化醇，阳能化则血何自而痹，阴能固则血无缘而漏。故凡病于阴不济阳，阳气不能化血者，用地黄则为宣剂，即《本经》所谓逐血痹，除寒热积聚是也。凡病于阴不胜阳，阳迫血而阴不固者，用地黄又为摄剂，即《别录》所谓治胞漏下血、崩中血不止是也。方书治虚劳有云：实热实极者，均用地黄。既云虚劳矣，又何以云实也？经曰：精气夺则虚，邪气盛则实。因精气之虚，以致邪气之实。因邪气之实，益致精气之虚。故用地黄泻其实在邪者，即救其虚在精者，如补劳劣之味乃在其后，是不可悟填骨髓、长肌肉、疗跌折绝筋之义耶？

古人服药皆有法律，故为丸、为散、为汤，当各得其宜而效始著。如《本经》此条，宜作两层读。主伤中、逐血痹、填骨髓、长肌肉、疗跌折绝筋，丸散之功也。除寒热积聚、除痹，汤饮之功也。不然，若茺蔚之可作浴汤，葡萄之可作酒，当归之煮汁饮，何以皆署于简末，而此作汤二字独间于中耶？故仲景两书，用地黄者八方，为丸者三，为汤者五。炙甘草汤之续绝伤；防己地黄汤、百合地黄汤之除寒热积聚；黄土汤、芎归胶艾汤之除痹；薯蓣丸之治伤中、长肌肉；大黄䗪虫丸之逐血痹；肾气丸之填骨髓，俱若合符节①。

予尝治地黄醴饮先君，醴尽而地黄枵然②如故也，曝之令干则其质轻虚，剔而破之则其中脂液已尽，在外层者悬空包裹如栝楼之壳，其在内者纵横牵引如丝瓜之筋。因是悟地黄之用，在其脂液能荣养筋骸血络，干者枯者能使之润泽矣。进乎此，则因干枯而断者，得润泽而仍能续，故地黄之用不在能通，而在能养。盖经脉筋络干则收引，润则弛长，是养之即所以续之。《本经》疗跌折绝筋，仲景治脉结代，胥是意也。地黄分数，独甲于炙甘草汤，而《伤寒》《金匮》所主绝无血病，盖是汤所主重在复脉，故亦名复脉汤。脉者，源于肾而主于心。心血枯槁则脉道泣涩③，此《伤寒论》所以脉结代与心动悸并称，《金匮要略》又以脉结悸与汗出而闷并述。至肺痿之心中温温液液，涎唾多，则阴皆将尽之孤注，阳仅膏覆之残焰④，乃炙甘草汤者非他，即桂枝汤去芍药加地黄、麦冬、人参、阿胶、麻仁也。行血之功虽大，列于行气通营剂中，则犹之地黄之滓，增其壳内络外之脂液耳。然地黄之用不仅此也，其妙尤在血液被迫，不能不去，乃不禁其去，而惟生且长之，使夫受病之故者不留，方生之新者不去，斯则有病遂为无病。此黄土汤、芎归胶艾汤一治脾不统血，一治肝不藏血，佐使虽殊，用地黄之理则一也。

百合地黄汤、大黄䗪虫丸，一不用攻瘀，而云下大便当如

----

① 若合符节：语出《孟子·离娄下》："（舜和文王）得志行乎中国，若合符节。先圣后圣，其揆一也。"比喻两者完全吻合。符节，古代朝廷传达命令、调兵遣将的凭证，用竹、木制成，双方各执一半，合之以验真假。

② 枵（xiāo 宵）然：空虚貌。《正字通·木部》："凡物虚耗曰枵。"

③ 泣涩：涩滞不畅。泣，通"涩"。《六书故·地理三》："泣，萱曰：又与涩通。"

④ 膏覆之残焰：油灯将要熄灭时的残焰，此处指阳气将尽。

漆；一叠用攻瘀，而反不及当下血。于此见缓急轻重之间，又有意义存乎其中矣。均之两证，皆热在血分也。然百合地黄证之热散漫，大黄䗪虫丸之热结聚。散漫者则欲其去，结聚者仅欲其行。百合地黄汤生捣地黄，取汁一升，少煎而急饮之，此缓剂急授也。大黄䗪虫丸用地黄止十两，不及全方十分之一，丸如小豆，酒服五丸，日三度，则所服些微，故能行而不能下，此急剂缓授也。缓剂急授，急剂缓授，其意义虽不尽在地黄，然百合地黄汤用地黄之多，大黄䗪虫丸全系攻伐，独地黄为补剂，则两方之意义，谓尽由地黄可也。

百合地黄汤、防己地黄汤，二方均是取汁，但一则药和而地黄浅煮，一则药峻而地黄久蒸。生者其锋迅，熟者其力厚。故防己地黄汤，地黄之用在补；百合地黄汤，地黄之用在宣。此义不可不知也。或问：肾气丸之用地黄为补耶？为宣耶？曰：观仲景以之利小便，则行痹著、利水道者为宣，崇土气、益精血者为补矣。譬如薯蓣丸，主虚劳诸不足、风气百疾，既有桂枝、防风、大豆黄卷、柴胡、白蔹等在矣，其余则皆益虚劳诸不足者也。

术

味苦、甘。温。无毒。**主风寒湿痹，死肌，痉**巨井切**，疸，止汗，除热，消食。**主大风在身面，风眩头痛，目泪出，消痰水，逐皮间风水①结肿，除心下急满及霍乱吐下不止，利腰脐间血，益津液，暖胃，消谷，嗜食。**作煎

---

① 风水：水肿病的一种。多由风邪侵袭，肺气失于宣降，不能通调水道，水湿潴留体内所致。

饵，久服轻身延年、不饥。一名山蓟，一名山姜，一名山连。生郑山山谷、汉中、南郑。二月、三月、八月、九月采根。曝干。防风、地榆为之使。

术叶叶相对，上有毛。方茎，茎端生花，淡紫碧红数色。根作丫生。《图经》。

术气温，味甘苦而辛。甘能补中，苦能降泄，辛能升散，于人身脾与胃皆具稼穑①作甘之德。脾主升举清阳，胃主通降浊阴，皆属土而畏湿。术之为物，开花于初夏，结实于伏时，偏于湿气弥漫之际，显其有猷②有为，确可知其入脾胃，能内固中气，外御湿侮矣。风寒湿痹、死肌、痉、疽，不得尽谓脾病，而以术为主剂者，则以湿为脾所主，湿能为患，固属脾气不治一也。脾主肌肉，介在皮毛筋骨中，痹与痉病在肌肉内，死肌及疽病在肌肉外，旁病则当取中，二也。筋骨皮毛均非驻湿之所，惟肌肉间为可驻湿，三也。知此则凡痹、死肌、痉、疽之系乎风寒湿者，皆术主之矣。

仲景治风寒湿痹方多有不用术者，则用术者当必有故矣。《痹论》：风寒湿三气杂至，合而成痹。其风气胜者为行痹，寒气胜者为痛痹，湿气胜者为著痹。白术之效，于风胜、湿胜者为最宜，寒胜者为差减，何以知之？盖风胜必烦，湿胜必重，检《金匮要略》中治痹诸方，其用术者，非兼烦必兼重，如麻黄加术汤下云身烦疼，防己黄芪汤下云身重，桂枝附子汤去桂加白术汤下云身体疼烦，甘草附子汤下云骨节烦痛、掣痛或身微肿，甘干苓术汤下云腹重如带五千钱，桂枝芍药知母汤下云

---

① 稼穑：耕种和收获。《尚书·洪范》："土爰稼穑。"孔传："种曰稼，敛曰穑。"

② 猷（yóu 犹）：谋略。《尔雅·释诂上》："猷，谋也。"

肢节疼痛、脚肿如脱，附《近效方》术附汤下云头重。其他若麻黄杏仁薏苡甘草汤、乌头汤、抵当乌头桂枝汤、大乌头煎等方，何尝不治痛、治痹，绝不用术。虽然，谓术功擅于风与湿则可，谓于寒有所忌则不可。《伤寒》少阴篇附子汤治身体疼、手足寒、骨节痛、不烦不重，亦用白术。盖湿流关节，云骨节痛，则未有不兼湿者。矧风湿二者，必挟寒始成痹，不然则否，《素问》之旨可验也。

或问：理中丸以吐多去术，乃五苓散、猪苓散、茯苓泽泻汤偏有吐而用术，以下多而还用术，乃桂枝附子去桂枝加白术汤，偏以大便硬而用术，其义何居？夫亦当察其所因也。《金匮要略》呕吐篇云：先呕却渴者，此为欲解。先渴却呕者，为水停心下，此属饮家。今云：中风发热六七日，不解而烦，有表里证，渴欲饮水，水入则吐者，名曰水逆，五苓散主之。曰呕吐而病在膈上，后思水者解，急与之。思水者，猪苓散主之。曰胃反吐而渴欲饮水者，茯苓泽泻汤主之。三证皆有渴，皆欲饮水，而理中丸条则曰：霍乱头痛，发热身疼痛，热多欲饮水者，五苓散主之。寒多不欲水者，理中丸主之。夫热多欲水而用五苓，中仍有术。寒多不欲水而用理中，亦不离乎术。惟因吐多而去之。可见呕吐之于术，渴是一大关键，必持是定其用舍。不然，同为霍乱证，何以五苓散下不曰吐多去术耶？即理中丸下亦云渴欲得水者加术可验也。虽然用术治渴，为呕吐者言之耳，术究非治渴之物也。如桂枝附子去桂加白术汤曰：伤寒八九日，风湿相搏，身体疼烦，不能自转侧，不呕不渴，脉浮虚而涩者，桂枝附子汤主之。若其人大便硬，小便自利者，去桂加白术汤主之。独提不呕不渴，二者与呕而渴者恰相对照。柯韵伯曰：风寒湿三气杂至，合而成痹，故身体烦疼不能转侧，病只在表者，用桂枝附子汤，驱风散寒，三气自平，营卫自和。若其人又兼里气不和，大便反硬，小便反利，此非胃家实，乃脾家虚也。盖脾家实，腐秽当自去，此湿流肌肉，因脾土失职，不能制水，故大便反见燥化。不呕不渴是上焦之化源清，故小便自利耳。病本在脾，法当培土以胜湿，故以白术代桂枝。夫脾虚则湿胜而不运，湿流于内能使大便不实，湿流于表更能使大便不濡。脾健则能制水，水在内能使下输膀胱而大便实，水在外能使还入胃中而大便濡，此理中丸所以下多还用术，而桂枝附子汤以大便硬，小便自利而将术易桂也。

白术治眩，非治眩也，治痰与水耳。有痰与水，何以能使人眩？盖眩者神之动，神依于心，心恶水，水盛则心神摇曳为眩，譬如人在舟中能发眩也。虽然人在舟中未必尽眩，不在舟中未必不眩，所以眩证不必尽用术。用术之饮证、水证，亦未必尽眩。夫亦各因乎其人耳。饮证、水证之兼眩者，在《伤寒论》有心下逆满、气上冲胸、起则头眩之苓桂术甘汤证，有汗出不解仍发热、心下悸、头眩、身瞤动①、振振欲擗地②之真武汤证。在《金匮要略》有胸胁支满、目眩之苓桂术甘汤证，有支饮眩冒之泽泻汤证，有瘦人脐下悸、吐涎沫而颠眩之五苓散证。其有饮有水不眩而用术者，则指不胜屈。其有饮眩而不用术者亦多，则系证与术有忌耳。即如卒呕吐、心下痞、膈间有水、眩悸者，小半夏加茯苓汤主之，则以心下痞，故正与理中丸下注云腹满者去术同一理也。

---

① 瞤（shùn 顺）动：肌肉掣动。唐·段成式《酉阳杂俎续集·支动》："有一女奴脸唇瞤动，诘之，果窃器而欲逃者。"
② 振振欲擗地：站立不稳、摇摇欲坠于地的样子。

脐上筑者，肾气动也，去术加桂。夫肾气动亦不过作贲豚[①]，气从少腹上冲心耳。贲豚，水气也。土能制水，白术补土健脾，何不可使为中流之柱，横截于中，令水气不上冲心耶？是盖不然。夫土能防水，止能防其下泄，不能防其上涌。下泄者，水之性；上涌者，非水之性。必有激之使然者，除其激之之源，水自归壑矣。古之人有治堤者，随筑随溃，皆缘水从下上涌，则熔铁汁灌之，堤乃得成。以桂易术，正此意耳。苓桂术甘汤证有心下逆满，气上冲心，脉沉紧，身振振摇。病未尝不涉肾，而不忌术，仅因发汗后脐下悸，用苓桂枣甘汤，旋即以枣易术。可见术之于肾，确有所忌。矧霍乱为病，既吐且利，正系水土反乘，若更以所忌者横梗于中，令病与药相拒相争，不至溃败决裂不止矣。要之桂能降，术亦能降，特桂之降能使在下之水气化，术止能使在中之水气化。故五苓散之水上下兼阻，则不得不桂术并行。如服桂枝汤或下之，桂枝证仍在，无汗、心下满、微痛、小便不利者，用桂枝汤去桂加茯苓白术。可见在上之水气不化，而用桂枝，则反嫌其性兼旁行，不能速下。用白术、茯苓，则径情直行，抉去其病而后已，明乎以术易桂，则以桂易术者可了然矣。

白术之止汗除热，非如桂枝汤之治中风能止汗除热也。亦多系风湿相搏之证，发热汗出体痛身重者，得白术而悉蠲耳。夫中风证，有汗出发热、无身体重痛。伤寒证有发热、身体重痛而不汗出。三者相兼，惟风湿有之。故伤寒汗出而渴者，用

---

① 贲豚：亦作奔豚、贲肫，又称奔豚气。病名。其证从少腹上冲心下或咽喉，如豚之奔走，故名。《难经·五十四难》："肾之积，名贲豚，发于少腹，上至心下，若豚状，或上或下无时，久不已，令人喘逆，骨痿，少气。"贲，通"奔"。清·朱骏声《说文通训定声·屯部》："贲，假借为奔。"

五苓散。风湿、风水、身重、汗出、恶风者，用防己黄芪汤。风湿相搏、骨节烦疼、汗出短气者，用甘草附子汤。方中皆有术，是白术止汗除热之明验也。然仍有汗出而渴，身痛发热，为湿温之候者，又不得用术，是必验其恶风、恶寒与否，若不恶寒反恶热者，则术在所忌矣。

于白术主治观之，尤可证湿与水与饮，一源三歧之非妄矣。以仲景书而言，防己黄芪汤、桂枝附子去桂加白术汤、麻黄加术汤、甘草附子汤、肾著汤、桂枝芍药知母汤，治湿之剂也。五苓散、真武汤、猪苓散、茯苓泽泻汤、茯苓戎盐汤、越婢加术汤，治水之剂也。桂枝去桂加茯苓白术汤、苓桂术甘汤、外台茯苓饮、泽泻汤，治饮之剂也。以《本经》《别录》言，风寒湿痹、死肌、痉、疸、止汗、除热，是治湿证。逐皮间风水结肿，是治水证。消痰水、除心下急满，是治饮证。先圣、后圣遥相印合如此。

五苓散、理中丸皆有白术，则白术执霍乱之两端，为必用之物矣。而去术，还用术，更加术，纷纷无定。统而观之，其用术加术之意，总在使脾气散精，上归于肺，通调水道，下输膀胱而已。吐多者，胃病。胃既作吐，则不能游溢精气，上输于脾，脾无所受精，于何输肺？下多者，脾病。脾既下陷，不能循其上朝之职，若非有以扶之，则枢机于何转？于此见术能举脾之陷，不能定胃之逆也。渴者，胃之虚，渴必多饮，饮多则纵使吐逆，亦能波及于脾。脾有所受而不能举，则下必更甚。腹满者，脾实。脾实不能上输即下泄，而不减其满，势必由下逆上、自腹及胸，吐更加甚，于此见术能治脾胃虚，不能治脾胃实也。为上为下，为实为虚，情势不同，而既吐且利则一。既吐且利，渴欲饮水，斯术为必需，故《霍乱》篇治法凡六，为方亦六。除吐利已止用桂枝汤和表者不论外，惟理中、五苓二方有渴欲得水之文，其余不脉微则厥冷，均是沉寒痼冷之候，其所用四逆、四逆加人参、通脉四逆加猪胆汁，多不用术。可见既吐且利，有属太阴者，有属少阴者。属太阴者，术在可用可不用之列；在少阴则无用术之理。故于脉微厥冷二者最宜著眼，不可以《别录》霍乱吐下不止一语而无所分晰①也。

刘潜江曰：术以除湿益气为功，然则凡湿皆可用术乎？曰：否。夫湿当分寒热。属于寒者，是阳郁阴中而不升；属于热者，是阴困阳中而不降。阳郁于阴，是气之虚；阴困于阳，是气之实。气虚即阳虚，气实即阳盛。是虚实皆属气，而气之虚实皆化湿也。夫湿者，地气也。阳郁于阴，是地气因天气之郁而不化；阴困于阳，是地气受天气之并而不化，皆能为湿。为湿者皆阴，阴所以化湿者，皆本于阳不能化。故一虚一实，投治迥殊。虚者补正以益气，白术茯苓是也。实者除邪以益气，连柏栀黄是也。夫气者，水谷所生。液者，气所化。当生而生，当化而化，何湿之有？如气虚而不能化，补其阳而液自化；气实而不能化，必先除其所伤之邪。故抑阳则阴化，阴化则液行，液行则湿除，湿除则气已受益矣。是气与湿不能相离，而除湿益气亦不能相离。特益气除邪，贵于适事为故耳。是言也，与《别录》益津液、暖胃、消谷、嗜食之旨适相吻合。

《灵枢·决气》篇：中焦受气，变化取赤是为血。术为中焦之药，切之有膏液而色赤，是术虽气分补中除湿之剂，又确有功于血分。且治湿治血，初无二理。盖术能益津液者，血胜正同湿胜，而脾不能举其职，则气之清浊何由别？气之清浊无所

① 分晰：分辨。

别，则津于何上腾？血于何受气？世之人动辄称白术、黄芩安胎圣药，而疏其义者，不过谓白术健脾，黄芩泄热。殊不知健脾泄热之物，岂特白术、黄芩？夫妇人之病，多半涉血，矧妊娠尤赖血气之调，方得母子均安。初妊之时，胎元未旺，吸血不多，则下焦血旺，致气反上逆，是为恶阻。恶阻则中焦之气不变赤而为水，是白术在所必需矣。血盛能致气盛，气盛能生火，黄芩泄气分之火而不伤血者也。厥后胎气日充，吸血渐多，血自盘旋而下，气亦随之盘旋于下。胎之所吸乃血之精者，而其余与气相搏，能仍化为水，阻于腰脐之间，故妊娠至五六月时，多有子肿之证，是白术又为必需之剂，而无所事黄芩于其间，《别录》所谓利腰脐间血者，此也。考仲景书，桂枝去桂加茯苓白术汤、真武汤、附子汤、桂枝芍药知母汤、薯蓣丸，皆与芍药同用，皆治胸腹间有水气，则于《妇人妊娠》篇之白术散与芎藭同用，当归芍药散、当归散，与芍药、当归、芎藭同用者，不可知其为除水气而利腰脐间血哉？又仲景每出治法，必先指其所治何病，其病因何而致，尚恐后人误用，又必反覆申明所以然之故。惟此数方则概之曰妊娠宜常服，曰妊娠养胎，曰妇人腹中诸疾痛，仅于当归芍药散标之曰妇人怀妊腹中疞痛，则凡白术散、当归散皆有病可服，无病亦可服。总之，血分之源不清，则血气不能和，而附血之湿、血盛之火，皆为胎前所有之常患，故出此不必甚为别择之常方，学者尤当会意而用之也。

女萎（萎蕤）

味甘。平。无毒。主中风暴热不能动摇，跌筋结肉，诸不足。 心腹结气，虚热湿毒，腰痛，茎中寒，及目痛眦烂，泪出。**久服去面黑皯①，好颜色，润泽，轻身不老。**一名荧，一名地节，一名玉竹，一名马薰。生泰山山谷及邱陵②。立春后采。阴干。畏卤咸。

葳蕤茎干强直似箭簳③而有节。叶狭而长，表白里青。三月开青花，结圆实。其根横行如荻根及菖蒲节，概平直而有须，冗密宛如冠缨下垂之绥。最多脂液，至难燥，即燥亦柔。移根种之，极易繁茂。参《图经》《纲目》《本草述》。

凡有节有液之物皆能通，故竹沥通风火阻经，菖蒲通风痰阻窍，葳蕤则通风热阻络者也。原夫气，人身之阳也。津唾血液，人身之阴也。若病邪以渐而来，彼此徐徐相引，或化为寒，或化为热，久则自相朋比。倘受邪既骤，感化甚速，则阳之从之也易，阴之即之也难。且阴原系泄泽骨节之物，势常依岩附险，乃适遭中风暴热，阳已与之俱化，阴犹倚势为梗，则阴之阻正足以助热之炽，阳之留正足以戕阴之结，两不相通而均不相下，近骱④之短络遂痹，机械⑤因之废弛矣，又何自能动摇耶？妙在葳蕤气味甘平，节节有须，冗密滑泽，不徒使络中之液能柔热之暴，且可使肌肉间热能化液之结。骨节既通，阳施阴化，血脉肤腠自尔和畅，濈然其汗出于是乎始。跌筋结肉者，巢氏云：人手足边忽生如豆，或如结筋，五十相连，肌理粗强于肉，谓之疣目，系风邪搏于肌肉而生，此非精与气相遇，遂

---

① 皯（gǎn 敢）：面上黑斑。《说文解字·皮部》："皯，面黑气也。"

② 邱陵：即丘陵。

③ 箭簳（gǎn 敢）：箭杆。

④ 骱（jiè 借）：骨节间衔接处。明·沈德符《万历野获编》卷十七："而肩髀不能举，则骱已脱矣。"

⑤ 机械：利用力学等原理组成的各种装置。此处指关节。

互结不解而何？曰不足，明非津与气之有余，治以萎蕤，实与才所云云不殊矣。他如津滞而面生奸疱，津枯而面不润泽，又何异于是哉？

柴 胡

味苦。平，微寒。无毒。主心腹，去肠胃中结气、饮食积聚、寒热邪气。推陈致新。除伤寒心下烦热，诸痰热结实，胸中邪逆一本作气，五脏间游气，大肠停积，水胀及湿痹拘挛。亦可作浴汤。**久服轻身，明目，益精。一名地薰，**一名山菜，一名茹草叶，一名芸蒿。辛香可食。生宏农①川谷及冤句。二月、八月采根。曝干。得茯苓、桔梗、大黄、石膏、麻子仁、甘草、桂，以水一斗煮，取四升，入消石三方寸匕，疗伤寒寒热头痛、心下烦满。半夏为之使，恶皂荚，畏女菀、藜芦。

柴胡二月生苗，甚香，茎青紫，坚硬，微有细线，叶似竹叶而细紧。七月开黄花。根淡赤色。《图经》。

刘潜江云：经曰：五脏者，藏精气而不泻，六腑者，传化物而不藏。又曰：脑、髓、骨、脉、胆、女子胞此六者，地气之所生也，皆藏于阴而象于地，故藏而不泻。是胆虽为腑，实不与胃、大小肠、三焦、膀胱同为天气之所生，传化物而不藏矣。居阳之位，禀阴之体，是以为阳之少，倡率五腑，根阴达阳。然五腑达阳，其用在泻；胆达阳，其用在不泻。恰象春生之气，首畅万化，奋决而出。出乎阳，未离乎阴，是以为半表

---

① 宏农：地名，原作"恒农"，汉时避文帝刘恒讳而改为"宏农""洪农""弘农"等。

半里也。柴胡于仲冬根生白蒻①，于仲春生苗，于仲夏极茂，于仲秋成实。随阳气始生而萌，至阴气既平而萎，其香彻霄，其质柔软，全有合乎少阳之义。此所以为半表半里和解之剂，能助胆行上升生发之气，为十一脏所取决矣。然则，柴胡既以升阳为用，将无与于比阴之病欤？曰：阴阳分于动静，静中有动，动中有静。柴胡于仲冬根生白蒻，是静中有动也。识此义，则所云能达阴中之阳者，何止举阳之透阴而出哉？即举阴之包阳而藏者，悉皆托出矣。必阳上彻而阴未能须臾与离，用此升举乃为无弊。盖柴胡非徒畅阳，实能举阴。非徒能畅郁阳以化滞阴，并能俾阳唱阴随。是以心腹肠胃之间无结不解，无陈不新，譬之春气一转，万化改观，自有不期然而然者矣。夫然，则六气因郁而升降之机阻者，将可并用柴胡以转其枢乎？夫肝胆阳升阴即随之者，以脾肾之阴原至于肺也。肺为阳中少阴，三阴之气至，于阳中之阴自降，阳亦随之降矣。盖下之阴裕，必借阳之先导以为上际②；上之阳裕，亦必资阴之先导以为下蟠③。故三阴之经脉上行，三阳之经脉下行，固有为之先导者而得通也。其或升降不前如有窒之者，宜细参其阴阳之虚实以为主治矣。当导阳而下者，必阳实阴虚者也；当导阴而上者，必阴实阳虚者也。如下之阴不足以纳阳，上之阳不足以化阴，则升降之原已戾，可期其升降相因推移气化乎？即是思之，则

---

① 白蒻：指新生的根。

② 上际：交会于上。际，交会；会合。《广雅·释诂四》："际，会也。"

③ 下蟠：充斥于下。蟠，遍及，充满。《庄子·刻意》："精神四达并流，无所不极，上际于天，下蟠于地。"

柴胡为用，必阴气不纾①，致阳气不达者，乃为恰对。若阴气
已虚者，阳方无依而欲越，更用升阳，是速其毙耳，可乎？故
凡元气下脱，虚火上炎，及阴虚发热，不因血凝气阻为寒热者，
近此正如砒鸩②矣。

　　仲景著小柴胡汤之效曰：上焦得通，津液得下，胃气因和，
身濈然而汗出解。以是知柴胡证皆由于上焦不通。上焦不通则
气阻，气阻则饮停，饮停则生火，火炎则呕吐。半夏生姜能止
吐蠲饮，然不能彻热。黄芩能彻热，然不能通上焦。能通上焦
者，其惟柴胡乎？故往来寒热为小柴胡主证。而往来寒热悉本
于上焦不通。盖惟痰凝气滞，升降之机始阻，当升不升，则阳
怫怒为热；当降不降，则阴鸱张③为寒。治其阻者，固不可无，
而伐树寻根，终必求其致阻之因，以拔其本，则谓非柴胡之力
不可也。虽然，柴胡证仍有不往来寒热者，何居？柯韵伯曰：
柴胡为枢机之剂，凡风寒不全在表，未全入里者，皆可用。夫
伤寒则呕逆，中风则干呕。凡伤寒中风无麻黄桂枝证，但见喜
呕一证，则虽发热者，便可用柴胡汤，不必具往来寒热也。发
热而呕，则人参当去，桂枝亦非所宜矣。其目赤耳聋胸满而烦
者，去参、夏加栝楼实。脉弦细，头痛，发热者，去人参加桂。
故曰证不必悉具，方亦遂无定品也。愚按：呕固是上焦不通，
特仍有不往来寒热、不呕用柴胡汤者，亦终有上焦不通形象为
据，如心下满、胁下满、胸胁满、胁下硬满、心下支结、胸胁

---

　　① 纾（shū 书）：舒展，舒发。《晋书·郭璞传》：“否滞之气随谷风而
纾散。”

　　② 砒鸩（zhèn 镇）：代指毒药。砒，即砒霜；鸩，指鸩毒。

　　③ 鸱（chī 吃）张：像鸱鸟张翼一样。比喻嚣张。《三国志·吴志·孙
坚传》：“卓不怖罪而鸱张大语，宜以召不时至，陈军法斩之。”

满微结、心下急、郁郁微烦是也。乃仍有非上焦不通而用柴胡，如阳脉涩、阴脉弦、腹中急痛之用小柴胡。少阴病四逆，或咳或悸，或小便不利，或腹中痛，或泄利下重之用四逆散，则又当揣其义者。夫柴胡之通上焦，似乎主降，不知其所以降，实系升之之力。盖肺不得肝胆之阳上畅，则无以使阴下归，复其升降之常。阳脉涩、阴脉弦、腹中急痛，是阳郁阴中，阴为阳累，既用小建中汤调其肝不愈，势必举其阳，阴则随之以转，此小柴胡在所不得不投矣。咳、悸、小便不利，不降也。腹中痛、泄利下重，不升也。病同一源，或为不升，或为不降，亦可见其为中枢不旋矣。旋其中枢，舍柴胡其谁与归？或谓：天道下济而光明，地道卑而上行。人身似之，故阴常上朝，阳常下潜。今责其阳升阴降，得无与此违乎？盖阴中有阳，阳中有阴，阴不得阳何以上朝？阳不得阴何以下济？特欲其上之阳与欲其降之阴，此阴阳之粗也。上朝下潜之阴阳，阴阳之精也。故曰：阴者藏精而起亟也，阳者卫外而为固也。又曰：阴精所奉其人寿，阳精所降其人夭。

观鳖甲煎丸、薯蓣丸二方，知古人用意深远，未容浅窥也。夫鳖甲煎丸，其意在攻坚，坚去而枢机不转，则病邪与气血相溷，必复结于他所为患。薯蓣丸其意在补虚，虚复而枢机不转，则新受之补与宿存之病相搏，必转结而为患。有余而往，不足随之；不足而往，有余随之，此其旨矣。两方皆用桂枝，皆用柴胡。盖太阳者，诸阳之长也；少阳者，阴阳之轴也。虚劳癥癖，病深在内，虽无与于诸阳，然病气深伏，不使从阳分消以杀其势，欲专精毕力，群萃攻之。旷日持久，未见其成，猝为他气所乘，以致败者，盖亦多矣。太阳实统营卫。营卫行于身，日夜共五十周，无间不入，无微不至。太阳既治，营卫经由病所，病必避而让之，此其时岂不能稍稍带去病根？积微成著，未见其必无功也。何况少阳能转阴阳之枢机，使升降各得其所，不更能带去病邪耶？两者相较，欲补虚者，通营卫为长；欲攻坚者，转枢机为要。故鳖甲煎丸，用柴胡得君药十分之五，桂枝得君药四分之一。薯蓣丸桂枝得君药三分之一，柴胡得君药六分之一也。

寇宗奭氏极诟世以柴胡治劳，李东璧氏①又诟寇氏之说谓为不足凭，诘难纷纷，于柴胡之用，略未得其纲领。即其所谓劳，亦无当于古人之旨。仲景之言曰：男子平人脉大为劳，极虚亦为劳。夫脉大，阴虚也。极虚，阳虚也。劳有两途，阴虚阳虚尽之矣，而可用柴胡耶？寇氏之说似矣。然所谓虚劳、诸不足、风气百疾，薯蓣丸主之，中有柴胡，此又何说哉？李氏引东垣之言谓有热则加，无热则不加。仲景论劳，阴虚至于渴及亡血、虚烦不眠；阳虚至于阴寒精出、酸削②难行、里急，并不言发热，其言有涉于热者，曰手足烦热止矣。手足烦热，亦非柴胡可治也。夫柴胡之为物，其用在阳为阴蛊。阳为阴蛊，阳非不足，阴亦非有余，故为之开其痼、解其缚，于是阳得畅，阴亦随之以和。假使阳乘阴位、阴逼阳浮而用之，则祸患之来捷于桴鼓。寇氏之言未为诬也。设使阳累于阴，痹侠背行③，肠鸣，马刀侠瘿④，且兼寒热，李氏之说可尽废乎？即如寇氏言，苟无实热，必不得用。既为虚劳，何得更有实热？两家之

---

① 李东璧氏：原作"季东璧氏"，据李时珍之字改。李时珍，字东璧。

② 酸削：指酸痛之极。

③ 痹侠背行：指脊柱两旁有麻木的感觉。

④ 马刀侠瘿：病名。指瘰疬成串，形长质坚。生于腋下者，称马刀；生于颈项者，称侠瘿。多由气滞痰结所致。《灵枢·经脉》："缺盆中肿痛，腋下肿，马刀侠瘿。"

言，多为似劳非劳者误耳。何谓似劳非劳？即《金匮》所谓五脏虚热者也。徐忠可曰：五脏虚热，当与凡伤于寒则为病热对看。盖伤寒邪自外来，外来之邪，病在经络，为实邪。故此言五脏，以别于表也；曰虚热，以别于实邪也。谓五脏之间，为虚邪所袭，因致血气滞而不畅，则表里之间，虚邪作热。惟虚邪故四时皆有之，惟虚邪不若表邪之传经更变，故可以一方随时加减治之。柴胡为半表半里和解之品，且能畅发少阳生生之气，四时咸用焉。后人逍遥散等方，此其嚆矢①也。而谓之劳，则亦失其实矣。

鳖甲煎丸用柴胡，小柴胡汤治妇人热入血室，必以为柴胡亦入血分矣。不知所谓血者，即前所云能为阳累之阴也。仲景曰：血弱气尽，腠理开，邪气因入，与正气相搏，结于胁下，邪正分争，往来寒热，休作有时，默默不欲饮食。脏腑相连，其痛必下。邪高痛下，故使呕也。夫邪高谓其所从来，痛下谓其所当及。高者谓胁，下者谓肝。肝与胆地逼气通，势相连属，故邪气自募入腑者，必由腑及脏，及脏则病连血分矣，以其源本系血弱气尽也。虽然，少阳之气振，则自能庇护，使邪不相侵，腑且不相侵，又何侵脏之虞？是虽名治血，实则治气也。癥瘕病皆属肝，鳖甲煎丸攻坚消积，飞走灵动，已略具矣。其拔本塞源，则系于柴胡，以是知柴胡仍为气结用也。曰妇人中风七八日，续得寒热，发作有时，经水适断者，此为热入血室。其血必结，故使如疟状。夫血去则热随血行，血止则热与血结。结之久则为癥为瘕，其暂者亦不过适与相聚，原未根深蒂固也。

① 嚆（hāo 蒿）矢：带响声的箭，借指事物的开端或先行者。唐陈越石《太甲论》："司马氏之有天下，其始也未尝不伊不周，其终也未尝不羿不泥，皆取伊周为嚆矢也。"

拔去其邪，热与谁结？此仲景治病不异庖丁解牛，批郤导窾，两无所伤。不必泥于治血，血分之病自无不愈矣。

麦门冬

味甘。平，微寒。无毒。主心腹结气，伤中伤饱，胃络血①**绝，羸瘦短气。**身重，目黄，心下支满，虚劳客热，口干燥渴。止呕吐，愈痿蹶②，强阴益精，消谷调中，保神，定肺气，安五脏，令人肥健，美颜色，有子，久服轻身不老，不饥。秦名羊韭，齐名爱韭，楚名马韭，越名羊蓍，一名禹葭，一名禹余粮。叶如韭，冬夏长生。生函谷川谷及堤坂肥土石间久废处。二月、三月、八月、十月采。阴干。地黄、车前为之使，恶款冬、苦瓠，畏苦参、青蘘。

麦门冬凌冬不凋，叶似莎草，长及尺余，四月开淡红花如红蓼花，实圆而碧如青珠，根黄白色，有须在根如连珠形。《图经》。

人之有生，全恃纳谷。谷入于胃，为之敷布一身。使遍而不徇③，常而有制，则借乎肺。《经脉别论》曰：食气入胃，浊气归心，淫精于脉，脉气流经，经气归于肺，肺朝百脉，输精于皮毛，毛脉合精，行气于腑，腑精神明，留于四脏，气归于权衡，权衡以平，气口成寸，以决死生。但胃之为腑，多气多血，凡有变动，每患其实，不比于虚。设使胃气偏盛，所纳遂

---

① 血：《证类本草》卷六草部上品之上"麦门冬"条作"脉"。
② 痿蹶：足痿废而不能行。蹶，僵仆，跌倒。《说文解字·足部》："蹶，僵也。"《篇海类编·身体类·足部》："蹶，跌也。"
③ 不徇：不顺从，不曲从。宋·曾巩《寄欧阳舍人书》："犹之用人，非畜道德者恶能辨之不惑，议之不徇？不惑不徇，则公且是矣。"

多，转输稍不循序，则气之壅结所不能免，是心腹结气伤中伤饱所由来也。胃络脉绝，当以仲景胃气生热，其阳则绝为解。盖心腹既有结气，则输送之机更滞，是以中气无权，不患伤饥，每为饱困，由是胃气益盛，孤阳生热，渐致脉络不与心肺相通，则食入不得为荣，形赢气短，诸恙丛生矣。麦门冬质柔而韧，色兼黄白，脉络贯心，恰合胃之形象。其一本间根株累累，四旁横出，自十二至十六之多，则有似夫与他脏腑脉络贯注之义。其叶隆冬愈茂，青葱润泽，鉴之有光，则其吸土中精气上滋茎叶，绝胜他物可知。且其味甘，甘中带苦，又合从胃至心之妙。是以胃得之而能输精上行，自不与他脏腑绝。肺得之而能敷布四脏，洒陈五腑，结气自尔消熔，脉络自尔联续，饮食得为肌肤，谷神旺而气随之充也。是证也，农皇轩岐唱之于前，仲景思邈和之于后，既已彰彰显著矣。乃金元以来，凡遇此者，不曰补中消运，则曰清火泄热，梦梦者几五百年。赖香岩叶氏[1]起而明之，曰：知饥不能食，胃阴伤也。曰：太阴湿土，得阳始运；阳明燥土，得阴乃安。所制益胃阴方，遂与仲景甘药调之之义合。呜呼！但知读《灵》《素》，不能参究《本经》《伤寒》《金匮》以合之，乃谓能取之左右逢源，吾不信也。《伤寒论》《金匮要略》用麦门冬者五方，惟薯蓣丸药味多，无以见其功外，于炙甘草汤，可以见其阳中阴虚，脉道泣涩；于竹叶石膏汤，可以见其胃火尚盛，谷神未旺；于麦门冬汤，可以见其气因火逆；于温经汤，可以见其因下焦之实，成上焦之虚。虽然下焦实证，非见手掌烦热，唇口干燥，不可用也；上气因于风，因于痰，不因于火，咽喉利者，不可用也；虚赢少气，

---

[1] 香岩叶氏：即叶天士，名桂，号香岩。

不气逆欲吐，反下利者，不可用也；脉非结代，微而欲绝者，不可用也。盖麦门冬之功，在提曳胃家阴精，润泽心肺，以通脉道，以下逆气，以除烦热。若非上焦之证，则与之断不相宜。故脉微欲绝，是四逆汤证；少气下利，是理中汤证；风痰上气，是小青龙汤证；有瘀血而不烦热，是下瘀血汤、大黄䗪虫丸证也。

刘潜江云：麦门冬四季不凋，然采其根必在夏至之前，是为以至阴效至阳之用。心肺至阳也，不能离至阴。以阳不得阴，则亢而不能化阴，故虚劳以为要药。如黄连清心，黄芩清肺，均不得与于此数。何者？其甘苦之味，润泽之质，由胃至心，使脉气流经，经气归于肺，肺朝百脉，使天气下降，地气以生，是岂芩连所能任哉？然治虚劳是矣，又以客热并言，何也？盖下焦阴虚为热者谓之虚劳，上焦阴虚为热者谓之客热，以对待言也。惟是上焦之热，若因阳盛致阴虚者，直攻其阳之盛而阴自复，可以芩连之属治之。若因阴虚以致阳亢，投之芩连则非特不能和其阳之无依，并致绝其阴之化源，岂得不以麦门冬治之耶？盖麦门冬之祛热，不比于苦寒之品，惟以清和之性，润泽之质，能回阴燥，通脉气，使亢阳得依于阴，是所谓散肺伏火也。使逆气得入于经，是所谓益肺气也。虽然润泽者与燥气对，柔腻者与亢阳对，若有热而胃兼有湿滞，即不可施。即有热而胃气居于卑弱，亦不可施。若施之得宜，则所谓强阴益精，补心气不足，保定肺气者，昔人岂欺我哉？

独 活

味苦、甘①。**平，微温。无毒。主风寒所击，金疮，**

---

① 甘：《证类本草》卷六草部上品之上"独活"条为《名医别录》文。

止痛，贲豚，痫痓_{音炽}，女子疝瘕。疗诸贼风，百节痛风，无久新者。久服轻身耐老。一名羌活，一名羌青，一名护羌使者，一名胡王使者，一名独摇草。此草得风不摇，无风自动。生雍州川谷，或陇西南安。二月、八月采根。曝干。豚实为之使。

防　风

味甘、辛。温。无毒。主大风头眩痛，恶风，风邪目盲无所见，风行周身，骨节痛痹，烦满。胁痛胁风，头面去来，四肢挛急，字乳①，金疮内痓。久服轻身。叶主中风热汗出，一名铜芸，一名茴草，一名百枝，一名屏风，一名簡②根，一名百蜚。生沙苑川泽及邯郸、琅琊、上蔡。二月、十月采根。曝干。得泽泻、藁本疗风，得当归、芍药、阳起石、禹余粮疗妇人子脏风。杀附子毒。恶干姜、藜芦、白蔹、芫花。

独活春生苗，叶如青麻，六月开花作丛，或黄或紫，结实时叶青黄不等。防风茎叶俱青绿色，茎深而叶淡，似青蒿而短小。春初时嫩紫红色，五月开细白花，中心攒聚作房，实似胡荽子而大，根土黄色。《图经》。

刘潜江云：《易》曰本乎天者亲上，本乎地者亲下；《素问》曰辛甘发散为阳，酸苦涌泄为阴；先哲曰非辛无以至天，非苦无以至地。防风、独活气味俱薄，性浮以升，而防风先辛

① 字乳：生育。汉·王充《论衡·气寿》："所产子死，所怀子凶者，字乳亟数，气薄不能成也。"《说文解字·子部》："字，乳也。"段玉裁注："人及鸟生子曰乳。"

② 簡：《证类本草》卷七草部上品之下"防风"条作"蕳"。

后甘，辛胜于甘。故其为义本于辛以上升，乃合甘而还中土，以畅其散发之用。独活先苦次辛，苦多辛少，辛后有甘。故其为义本于苦以入阴，变为辛以上行，得甘之助而气乃畅。故防风自上达于周身，独活则自下达于周身矣。夫大风头眩痛，恶风，风邪目盲无所见，是在上之病。在上之病，其治应降，升则一往不返矣。贲豚，痫痉，女子疝瘕，是在下之病。在下之病，其治应升，降则顺流而下矣。惟防风具升之体，得降之用。独活具降之体，得升之用。所谓升中有降，降中有升。是以独活能达气于水中，而散阴之结。防风能畅气于火中，而散阳之结。上行极而下，下行极而上。斯阴阳得交，愈后无余患也。虽然，风行周身，骨节疼痛，及百节痛风，非特风病，亦必兼湿。兹二味者，固亦能兼治湿欤？盖风非湿不生，湿非风不化。譬之长夏郁蒸，旋起大风。郁蒸者本由风而成，大风者亦由郁蒸而起。故独活能治风，然其所治之风，是湿化风，本于阴者也。防风亦能治湿，然其所治之湿，是风化湿，本于阳者也。独活散湿以化风，然时与防风合奏散风之功。防风祛风以行湿，然时与独活协为除湿之助。若仅以谓风能胜湿，风能燥湿者，亦浅之乎二味之治矣。金疮痛者，经脉以血去而涩。四肢挛者，经脉以湿酿而拘。经曰：经脉者，所以行血气，营阴阳，濡筋骨，利关节者也。夫营行脉中，每患于湿，以为血病。血病则邪气恶血住留，住留则伤经络，经络伤则不能行血气、营阴阳，故患为诸痹。甚者且不得濡筋骨、利关节，致骨节酸痛，机关不得屈伸且拘挛矣。其脊痛项强，不可回顾，腰似折，项似拔，又皆由湿以化风。盖真阳不畅，水郁即湿生，湿郁又能化风。独活畅水中之阳，以杜湿之根。防风通阳中之阴，即除湿以绝风之源。此所以无间久新之百节痛风，及骨节痛、烦满由于风行周身者，均可分析治之矣。独活畅阴以达阳，防风散阳以畜阴。畅阴以达阳者，俾阳出阴中以上际，其升之机借于肝。散阳以畜阴者，俾阳依阴中以下蟠，其降之机举在肺。故曰：金木者，生成之终始。是独活之用在肝，防风之用在肺，不可胥于是见耶？

在上之气上主之，在下之气下主之，独卫气出于下焦，而偏为肺所主。此其间则有故，而独活、防风功能因可得其概矣。盖卫气者非他，乃水谷入胃，既已致其精微，淫于五脏矣。其粗者更顺流下抵小肠，济泌别汁，分入大肠、膀胱，复有气出于外而上行，其气最悍又最疾，顷刻周遍一身。《营卫生会》篇既以酒之后谷而入，先谷而液出喻其质矣，其俄顷^①头面手足遍身尽赤，独不可喻其慓悍滑疾耶？是气有所留住，则随地皆著为疾。《卫气失常》篇黄帝曰：卫气之留于腹中，蓄积不行，菀蕴^②不得常所，使人支胁胃中满，喘呼逆息。伯高曰：其气积于胸者，上取之；积于腹者，下取之。今之贲豚、痛痙、女子疝瘕，非积于下者耶？大风头眩痛、恶风、风邪，目盲无所见，非积于上者耶？风寒所击、金创泄其一处，诸处护卫皆疏也。浚其源，使来者自盛，则护卫仍密矣，故其功系之独活。风行周身，骨节疼痛烦满，诸处皆有阻，非一处之病也。若更浚其源，使来者益甚，不更虑其阻亦益甚耶？故必导其流，使之畅行无阂，其功不得不属防风矣。更核之《金匮要略》侯氏黑散、桂枝芍药知母汤、薯蓣丸、竹叶汤之用防风，《千金》三

---

① 俄顷：片刻，一会儿。晋·郭璞《江赋》：“倏忽数百，千里俄顷，飞廉无以睎其踪，渠黄不能企其景。”
② 菀（yùn 运）蕴：郁积不行之意。“菀”通“蕴”，积聚，郁结。清·朱骏声《说文通训定声·乾部》：“菀，假借为蕴。”

黄汤之用独活，其义不益可明哉？曰大风四肢烦重、心中恶寒不足。曰支节疼痛、身体尪羸①、脚肿如脱、头眩短气、温温欲吐，曰虚劳诸不足、风气百疾，曰产后中风、发热面正赤、喘而头痛，其病皆弛，其本皆虚。虚者宜益，弛者宜张，宜益宜张，则有合乎防风辛甘之阳。曰中风手足拘急、百节疼痛、烦热心乱恶寒、经日不欲饮食，其病颇急，其本不虚，不虚而急者，宜追逐击散之，则有合乎独活之苦辛自阴及阳矣。大率独活气峻，防风气缓。缓者比于补益，峻者比于攻伐。补剂多自下及上，防风者偏自上而至下，是以得为补剂之佐。独活者偏自下而及上，是以专为攻剂之佐。体相似而用不同，职此故耳。

---

① 尪（wāng 汪）羸：瘦弱。清·蒲松龄《聊斋志异·马介甫》："遗孤儿，朝夕受鞭楚。俟家人食讫，始啗以冷块。积半岁，儿尪羸，仅存气息。"

第三卷

上品，草七味。

薯　蓣

味甘。温，平。无毒。主伤中，补虚羸，除寒热邪气，补中，益气力，长肌肉。主头面游风、头风眼眩，下气，止腰痛，补虚劳羸瘦，充五脏，除烦热，强阴。**久服耳目聪明，轻身不饥，延年。一名山芋。**秦楚名玉延，郑越名土薯①。生嵩②高山谷。二月、八月采根。曝干。<small>紫芝为之使，恶甘遂。</small>

薯蓣春间或以其宿根头，或取其子，以黄沙和牛粪作畦种之。四月生苗，延蔓紫茎，缘物而长，叶有三尖，似白牵牛而光厚润泽。五六月开花成穗，淡红色，结荚成簇，荚凡三棱合成，坚而无仁。其子别结于一旁，状似铃，大小不一，皮黄肉白。其根亦然，剖开有滑涎，亦有野生者，入药为胜。夏间宜常溉，又不得大湿。参《图经》《纲目》。

予家有薯蓣一本，茎长至三四丈，春夏绿叶扶疏③，届秋垂实累累者有年矣。会辟地治室，乃掘去之根，大如臂，攀砖附石至三四尺，究未穷其所止。蒸而茹之，甚甘美。因是悟古

---

① 薯：《证类本草》卷六草部上品之上"薯预"条作"藷"。

② 嵩：原作"蒿"，形近而误，据《证类本草》卷六草部上品之上"薯预"条改。

③ 扶疏：枝叶繁茂分披貌。《世说新语·汰侈》："尝以一珊瑚树高二尺许赐恺，枝柯扶疏，世罕其比。"

人所谓种薯蓣者，先杵地作孔，则薯蓣随孔之大小以为大小，是欲其肥不欲其长也。若野生者，随地下之隙而直下焉，迨年月深久，仍能横扩为肥。入药取此，即以其入土深，善附砖石耳。其为物也，有皮有筋，而肉最胜。又皮黄肉白，筋即仿其肉之色，又可悟其致厚肉之气于皮，以为之体，而合皮_{本为肺主}而属金，色黄则土金相生而和合矣_{与肉本为脾之所主，属土，色白亦为金土和合之气}致之于筋，以为之用。肺者，气之所由行。肝者，力之所由作。气与力之受益，其端皆系于能补中，而肉最厚之物，此不可谓补中益气力，长肌肉乎？或曰：主伤中，补虚羸，即补中益气力也。而《本经》复言之何故？此盖当连下句读，主伤中，补虚羸，除寒热邪气云者，犹云补伤中而致之虚羸，除伤中而受之寒热邪气也。夫虚必有一处为先，他处乃连类及之者。邪之所凑，虽云其气必虚，然亦有阴阳之分，五脏六腑之异。譬之水决，定因其地洼下而灌之，乃泛滥及于他所。薯蓣所主之虚之邪，须审定其由伤中伤气，方得无误。不然，伤血及他伤亦能致虚羸成寒热，又何别焉？《别录》所主补虚劳羸瘦，充五脏，除烦热，正与《本经》相印。惟下气、止腰痛、强阴三项为特出，此则以野生者益善下行，最喜攀附砖石也。至于头面游风、头风、眼眩，唐以来医家不甚用此味，故无从参其底里，然质之仲景治风气百疾，《本经》除寒热邪气，亦可默会其旨矣。

仲景书中凡两用薯蓣，一为薯蓣丸，一为肾气丸。薯蓣丸，脾肺之剂也。肾气丸，肺肾之剂也。观《经脉别论》食气者先归肝心，乃及于肺；饮气则先归脾而亦及于肺，至肺而后布其精，泻其粗。惟不言至于肾，盖肾固藏精泄浊之总汇也。风气百疾者，心肝脾之气懈于朝肺，肺遂不能输精于皮毛，斯外邪乘而客之，是其责虽在肺，而其咎究在脾，故薯蓣丸以薯蓣帅补气药为君，补血药为臣，驱风药为佐使。少腹有故，小便不调者，肺之气怠输精于皮毛，毛脉不能合精以行气于腑，斯清浊两者或泛其源，或塞其流，是其责虽在肺家输泻之不肃，而其咎实当归于肾家翕受①之不咸，故肾气丸以薯蓣随地黄、茱萸、牡丹、附子、桂枝，以拨正其翕受之机，又以薯蓣帅茯苓、泽泻，以开通其输泻之道。曰肾气丸者，明肾之气固当留其精而泻其粗也。曰薯蓣丸者，明脾之气固当散其精而归于肺也。是薯蓣丸虽谓之脾气丸也可，肾气丸虽谓之地黄丸也亦无不可，是皆谷气谷精不充畅流动之咎也。薯蓣体滑多涎，黏稠色白，其似肉中之脂液耶？不然，何以生捣可消热肿也？其似肾所藏之精耶？不然，何以能强阴也？凡物功能，固莫不由形、色、性、味而发，然能此复能彼，又莫不有一贯之理存乎其间。消肉中热肿之与强阴，其义非可相直也。何哉？夫肿非一端，而曰热肿，则固当得阴济，乃能解矣。矧不在皮肤，不在血脉，不在筋骨，而在肉，斯固为肉中之气运掉不灵，致有所壅也。得厚肉多脂不爽生气之物，其壅何能不解？且强阴非益精也。玩《金匮》之用薯蓣，盖可以得其概矣。夫以阴中所由而言，则精自精，溺自溺，其源不同，其所由化亦异，何以肾气一丸在虚劳、在转胞，则治小便不利？在消渴，则治小便过多？然惟此方可见溺能阖精，精亦能阖溺也。《金匮真言论》曰：北方黑色，入通于肾，开窍于二阴。《水热穴》篇曰：肾者胃之关也，关门不利，故聚水而从其类也。是故精化为气，方有以司

开阖而无不禁之虞、壅塞之患。水精四布、五经并行，方有以容气之游行，而开者遂其开，阖者遂其阖。此统二窍而言之者也。若就一窍而言，则此窍过通，彼窍必塞。如下利则溺短，小便多则大便硬，何独于精与溺而疑之耶？故曰：味归形，形归气，气归精，精归化，此由粗以致精也。曰精食气，形食味，化生精，气生形。此精虚而挹①粗以益之也。曰味伤形，气伤精，精化为气，气伤于味，则粗者不能益精，反足以害精矣。由此而观，则以湿热下注而遗精，以精气壅遏而溺涩，精溺杂下而为浊，及以溺多而劫精，以溺塞而烁精。其源皆由脾胃之不咸。夫固曰肾者胃之关耳。夫不咸之始，必本于胃气之不充；不咸之成，必归于脾气之不治。脾胃一脏一腑，皆在中宫，并主出纳，而其性情则异：胃司降而喜凉，脾司升而喜温。薯蓣温平之物，不寒不热，不润不燥，为脾胃之所均喜，故其用为能致胃津于脾，而脾胃以和。故《经脉别论》谓食气入胃，则散精于肝，而归浊气于心。惟饮入于胃，则输精于脾，此不可易之常理也。

薏苡仁

味甘。微寒。无毒。主筋急拘挛不可屈伸，久风湿痹，下气。除筋骨邪气、不仁，利肠胃，消水肿，令人能食。**久服轻身、益气。其根下三虫。一名解蠡，一名屋菼**②**，一名起实，一名𧄄。生真定平泽及田野。八月采实。采根无时。**

---

① 挹（yì义）：指吸取。《庄子·山木》："（孔子）徐行翔佯而归，绝学捐书，弟子无挹于前，其爱益加进。"

② 菼（tǎn坦）：初生的荻。

薏苡二三月宿根生苗，叶如初生芑①白苗之黍曰芑芽，五六月抽茎，高三四丈。开红白花。作穗结实，有二种：一种尖而壳薄黏牙者，薏苡也，其米青白色如糯米；一种圆而壳厚坚硬者，菩提子也，但可作数珠。并九、十月霜后采。根白色，大如匙柄，纠结而味甘。《图经》，参《纲目》。

《灵枢·经筋》篇谓筋寒则收引，热则纵弛，与《素问·生气通天论》所谓"湿热不攘，大筋软短，小筋弛长"者不合。盖筋之为物，寒则坚劲，坚劲则短缩；热则软缓，软缓则弛长，此为不挟湿者言也。若挟湿，则大筋横胀，横胀则软短；小筋纵伸，纵伸则弛长。遇湿遂胀，凡物皆然，特能短而不能劲，此所以与因寒而缩者异。虽然，寒收热纵者理之常，故其应速；大缩小伸者理之变，其应必迟。何也？则以湿热不攘句见之。盖因于湿，首如裹，此时尚未挟热也。湿性最迟，至其化热，已非一朝一夕之故。既已化热，尚不除而去之，以渐而渍于筋，至筋被湿而胀焉，则盖迟之又久矣。玩《本经》久风湿痹久字，正与是义相孚②。何者？夫筋急拘挛，不可屈伸焉。知其不缘被寒而收引，乃可更用微寒之薏苡。惟筋急拘挛不能屈伸之属于久风湿痹者，方见其不因于寒。以始传寒中，末传热中，原外感之常理耳。虽然，以从容不迫之薏苡，而主筋急拘挛不能屈伸之久风湿痹，得毋贻养痈之咎③欤？夫物性亦各有当矣。薏苡作穗结实于插禾之前，而采掇必于获稻之后，冲

① 芑（qǐ起）：泛称白茎的谷物。《诗经·大雅·生民》："诞降嘉种维秬维秠，维穈维芑。"毛传："穈，赤苗也；芑，白苗也。"
② 相孚：相符。明·凌濛初《二刻拍案惊奇》卷七："今此女见在我衙中。昨日见他心事不快，问得其故，知与足下两意相孚，不得成就。"
③ 贻养痈之咎：生了毒疮不去医治，给自身酿成祸患。比喻姑息坏人坏事，终受祸害。贻，遗留；咎，过失，罪过。

冒湿热以成其体，饱吸秋肃以练其质。惟其久而成就，是以专治积渐而致之病。积渐之病，决难速愈，又岂得以贻患诮之？比之天门冬治暴风湿偏痹，所谓各行其是，功足相侔①者也。夫胜湿以燥，驱热以凉，敛胀以肃。且筋属于肝，筋病则肝病，肝病者必以肺胜之，是薏苡之色白气凉性降者，可不谓非肺之象形？惟其象肺，是以又能下气耳。

刘潜江云：胃为五脏六腑之海，其清气上注于肺，以通呼吸。其所以能上注于肺者，实由于脾。脾气合于肾以至肺，肺气合于心以归肾，如环无端，乃能运血气，营阴阳。若胃气虚，则脾不上升，湿盛化热，还凑于胃脘之阳以伤气。胃阳亢，则肺不下降。热盛生湿，还迫于脾脏之阴以伤血。伤气者肺受之，故或阻其气为胸痹偏缓，或损其阴为肺痿、肺痈，或肆其所胜为筋急拘挛。伤血者脾受之，故或下陷为泄，或旁溢为水，或渗壅经络为久风湿痹，或溜阻下部，为癞疝重坠。薏苡生于平泽，气寒味甘，是水土合德，乃结实于盛夏，是润下之气还就炎上，而采实期于秋末，是热浮之气反归凉降，有合于胃达地气，而后不病于湿之化热，更合于胃达天气，而后不病于热之化湿。举前证胥能治之。故寇氏曰：脾健则能运化阴阳。脾之不健，多困于湿。薏苡健脾，惟使脾、肺、肾之气得畅，使湿不留而已，故去湿即能清热，所谓阴阳合而气生，阴阳和而气行是也。

论者谓益气除湿，和中健脾，薏苡与术略相似，而不知其有毫厘之差，千里之谬也。盖以云乎气，则术温而薏苡微寒；

---

① 相侔：相等，同样。明·胡应麟《少室山房笔丛·三坟补逸下》："《周书》至《大匡》以后，章首率有序，词气偬与《诰》《誓》相侔。"

以云乎味，则术甘辛而薏苡甘淡。且术气味俱厚，薏苡气味俱薄，为迥不相侔也。此其义盖见于《金匮要略》痓湿暍篇，曰湿家身烦疼，当与麻黄加术汤发其汗为宜，慎勿以火攻之。曰病者一身尽疼、发热、日晡所剧者，此名风湿，此病伤于汗出当风，或久伤取冷所致也，可与麻黄杏仁薏苡甘草汤。夫身烦疼者，湿而兼寒；一身尽疼者，湿而兼风。寒从阴化，风从阳化。故身烦疼者属太阳，发热日晡所剧者属阳明。属太阳者宜发汗，属阳明者宜清热。发汗所以泄阳邪，清热所以折阳邪。质之以用术、用桂者为发汗，薏苡则为清热矣。虽然，薏苡既治风湿，又主筋急拘挛不能屈伸。彼风湿相搏，骨节疼烦，不得屈伸。风湿相搏，身体疼烦，不能自转侧，独不用薏苡，何耶？夫适固言之矣，薏苡是治久风湿痹，非治暴风湿痹者也。然则麻黄杏仁薏苡甘草汤证非暴病耶？玩汗出当风，久伤取冷之因，决知其似暴病实非暴病也。发热日晡所剧，风与湿势将化热，故以薏苡合麻黄、杏仁、甘草，迎其机而夺之。彼风湿相搏者，上既冠以伤寒八九日，已可知其非久病，下出所治之方，或有取乎附子、生姜，或有取乎附子、桂枝，且俱用术，其不能杂入薏苡决矣。术与薏苡，非相反相恶也，既用此即不用彼者，无他，术性急，薏苡性缓，合而用之，恐其应速则嫌于缓，应迟又伤于躁①也。

胸痹缓急者，薏苡附子散主之。注家于缓急二字，或指为筋之引纵，或指为痛之休作，殊不知痛仅胸痹中一证，胸痹者不必尽痛，筋之系头项手足者，即为引纵，未必竟由胸痹，胸痹而并有筋病，亦非引则纵，非纵则引，又未必乍纵乍引。故

---

① 躁：疾。《广雅·释诂一》："躁，疾也。"

注缓急者，当阐明缓急之故，确指缓急之据，然后其证可得而明也。夫胸痹缓急，在《素问》《灵枢》固无及之者，言他证之缓急则有矣。《寒热》篇曰：阴跷阳跷，阴阳相交，阳入阴，阴出阳，交于目锐眦。阳气甚则瞋目，阴气盛则瞑目。《二十九难》：阴跷为病，阳缓而阴急；阳跷为病，阴缓而阳急。此可见二跷之缓急系于目矣。《经筋》篇：足阳明颊筋，有寒则急，引颊移口，有热则筋弛纵，缓不胜收而为澼。治之以马膏①，膏其急者；以白酒和桂，涂其缓者，以桑钩②钩之。此可见阳明之缓急系于口矣。今但曰胸痹，而不言痛，是其无痛可知。曰缓急，则又可知如跷之于目，阳明之于口，有急处、有缓处矣。何以知之？巢元方曰：寒气客于五脏六腑，因虚而发，上冲胸间则胸痹，甚者肌肉苦痹，绞急如刺，不得俯仰。孙真人盖亦云然。夫阳明之口颊，未必一中于寒，一中于热，左右并时也。必其寒中于左，逼热于右；寒中于右，逼热于左。故一缓一急，同时俱发耳。然则五脏六腑之寒气，因虚而上冲于胸膈间者，何能不冲于此，逼热于彼乎？寒冲于左，逼热于右，则左急而右缓；寒冲于右，逼热于左，则左缓而右急。附子治急者也，薏苡治缓与急者也。使合而治之，不畏治急多治缓少耶？玩方中二味成剂之意，薏苡固不能驱上冲之寒，而附子确足以助被逼之热。故不稍杀其热，则附子之治寒不专；不振散其寒，则薏苡之清热难恃。且薏苡原能下气，附子本以逐痹。寒既自下而上升，故下气之物，不嫌倍于逐痹。热缘被逼而偏

---

① 马膏：药物名词，马的脂肪，有缓和的作用。《灵枢·经筋》："足阳明之筋，起于中三指……治之以马膏。"
② 桑钩：桑枝带叉者。

驻，故逐痹之物，何妨峻于下气？因制剂之料量^①，洞识为病之根由。即注家之笼统含糊，均可于此察之矣。

然则薏苡附子败酱散之治肠痈，亦有缓急可言耶？夫身甲错，是急之微；腹皮急，是急之甚。按之濡，是缓之形；如肿状，是缓之著。盖湿气瘀血盘踞于内，势将酿热成痈，而先格寒于外，故其病为内缓而外急也。夫腹无积聚，是内热未甚。身无热，则外寒方猖，正格热于内，内热将甚之兆也，故其脉为数。不然，焉有肠内生痈，犹可用附子之理哉？虽然，湿与血踞于肠，终竟内有根而外无根。无根者易倾，有根者难拔。故附子之追寒破结，仅十七分之二。而清热去湿之薏苡，既有十分，又益之以败酱五分，俾解热毒而钟生气，于瘀浊垢秽之中生气昌，斯瘀浊垢秽行矣。或谓肠痈脉数用附子，肿痈脉迟紧反用消黄，何故？盖玩两条之旨，肠痈病在小肠，小肠者水谷杂居，故为太阳寒水之腑。肿痈病在大肠，大肠者有滓秽而无水，故为阳明燥金之腑。太阳者多血少气，阳明者多气多血。气属阳，血属阴，则阳明之易为燥热，较之太阳殊矣。然则何以证其为太阳与阳明？夫身无热，脉数，太阳也。发热，汗自出，小便自调，阳明也。服药后小便当下，小肠也。服之有脓当下，无脓当下血，大肠也。以燥金之腑，最易化热之区，而所用者消黄，犹不可证以薏苡为君，附子为佐者，非欲其入寒水之腑，多血少气，最难化燥之区耶？薏苡非入小肠之物，小肠有湿热则用之，此可见某药入某经、某脏、某腑之为凿矣。

① 料量：安排，处理。清·陈裴之《香畹楼忆语》："汝一切料量安妥后，即载其樯回苏。"

泽泻

味甘、咸。寒。无毒。**主风寒湿痹，乳难，消水，养五脏，益气力，肥健。**补虚损五劳，除五脏痞满，起阴气，止泄精、消渴、淋沥，逐膀胱、三焦停水。**久服耳目聪明、不饥、延年、轻身、面生光、能行水上。**扁鹊云：多服病人眼。**一名水泻，一名及泻，一名芒芋，一名鹄泻。**生汝南池泽。五月①、八月采根。阴干。畏海蛤、文蛤。

叶味咸。无毒。主大风，乳汁不出，产难，强阴气，久服轻身。五月采。

实味甘。无毒。主风痹，消渴，益肾气，强阴，补不足，除邪湿，久服面生光，令人无子。九月采。

泽泻春生苗，多在浅水中。叶狭而长似牛舌，独茎直上。秋时开白花。作丛似谷精草。秋末采根，曝干。《图经》。

张隐庵曰：凡水草、石草皆属肾，其性主升。盖天气下降，地水之气上升，自然之理也。凡物之本乎上者性升，本乎下者性降。泽泻形圆，无下行之性矣。春时丛生浅水之中，独茎直上，秋时白花作丛，肾之肺药也。《易》曰：山泽通气。能行在下之水随泽气而上升；复使在上之水随气通调而下泻。故名泽泻。

陈修园曰：泽泻气寒，水之气也；味甘无毒，土之味也。生于水中而上升，能启水阴之气，上滋中土也。五脏主藏阴，而脾为五脏之原，一得水精之气，则能灌溉四旁，俾五脏循环受益，不特肥健、消水、不饥，见本脏之功。而肺得水精之气

---

① 五月：《证类本草》卷六草部上品之上"泽泻"条后有"六月"。

而气益；心得水精之气而力益；肝得水精之气而目明；肾得水精之气而耳聪；且形得水精之气而全体轻；色得水精之气而面生光泽；一生得水精之气而延年。所以然者，久服之功，能行在下之水使之上也。此物形圆，一茎直上，无下行之性，故其功效如此。

或曰：泽泻自古未有言其上行者，今但据张隐庵、陈修园之说，能无畏其杜撰欤？曰：淡渗之物，其能去水，必先上行，而后下降。是说起于李濒湖，非张隐庵、陈修园创说也。故夫水饮为病，除大腹水肿不论外，其小者在上为喘咳、悸眩、渴、呕吐哕，在下为肠鸣泄泻、小便不利。行水之物，即仲景所用者，有防己、木通、荛花、芫花、大戟、甘遂、半夏、滑石、葵子、白鱼、葶苈、瞿麦、商陆、泽漆、海藻、赤小豆、薏苡仁、文蛤，莫不各有所主。惟呕吐口渴及悸眩者，多属之茯苓、猪苓、泽泻，是皆淡渗之物也。《伤寒论》《金匮要略》两书用泽泻者六方，内与猪苓、茯苓同用者：五苓散、猪苓汤。与茯苓同用者：肾气丸、茯苓泽泻汤。不与二苓同用者，只牡蛎泽泻散、泽泻汤二方而已。二方所主之证，一曰病后腰以下有水气，一曰心下有支饮，其人苦冒眩。则亦可知凡利水者，当计其水之生熟矣。何谓生熟？夫已经输脾归肺者，熟水也；未经输脾归肺者，生水也。熟水已曾泌别精华，但存水质，故直达之，使下出可矣。生水者，天真未离，精华未去，故必引之使上而后下，乃不失其常耳。淡渗之物，皆行生水者也，较之直使下降者不同。盖水之生者，就其性则归壑趋海而走极下，逆其性则过颡在山①而反极上，从无横溢啮啮②于中而为患者。故小便不利、呕渴悸眩者，多用二苓泽泻，第更当别其猛怯之殊。怯者依土作祟，则以二苓得气化于中土者治之可也。其猛者，则所谓过颡赴壑，非得泽泻生于水中，得气化于水出生气以上朝，究复反本还原者不可。心下有支饮，是沿路拦截生水肆其威于上，所谓过颡者也。大病瘥后，腰以下有水气，是中无统摄而陷洼者也。二者均未经气化而停，又何能不使先就上而后下趋哉？其理固如是，非张隐庵、陈修园所能撰也。且是义也，核之于《本经》，亦无有不合者。盖惟其无一滴生水不化，斯无一滴熟水不行，遂无一滴精微不归于所当归之处。驯至肺得之而气裕，肝得之而力强，脾得之而肥，肾得之而健，乳得之而通，耳得之而聪，目得之而明，面得之而生光，莫非精微之奉养？至风寒湿痹得之而解，水得之而消，又莫非滓质之流行？曰久服能不饥、延年、轻身、行水上，殆非虚语也。

夫水惟化而后能润，有水气而仍渴，即可见水之不化。矧渴则饮水，水入口即吐，五苓散之所主也，犹不可见水之不输脾归肺耶。是水有生熟之说，不为谬矣。然五苓散、茯苓泽泻汤渴而呕；猪苓汤、肾气丸渴而不呕；牡蛎泽泻散、泽泻汤不呕不渴。此其间又必有故。盖呕乃茯苓、猪苓所主，非泽泻所主也。夫呕为中焦病，泽泻水中物，为下焦药，是以于此无所关涉。至于渴则中焦病有之，下焦病亦有之。故牡蛎泽泻散不

---

① 过颡在山：语本《孟子·告子上》："今夫水，搏而跃之，可使过颡；激而行之，可使在山。是岂水之性哉？"指水遇到阻碍飞溅而起，逆其性而上行。过颡，高过人的额头；在山，往山上流。

② 啮啮：啮咬，比喻破坏。啮，原作"垦"，义不通，据文义改；啮，咬。

渴，何以用栝楼？惟其用栝楼，而后知泽泻不如茯苓、猪苓之能治渴耳。夫泽泻为物，不生于深水而生于浅水，是以知其仅能引水上输，不能引津液上朝。不用其苗而用其根，是以知其力之所始，必起于水中。其苗能出水面，上与天气相接，是以知其力之所竟可至于极上。腰已下有水气，水底之病也。冒眩，极上之病也。举此两端，泽泻之功可明矣。且肾气云者，能似肾之气也，肾气之极上者，开窍于耳，肾气丸中有上及耳之物否耶？是能上及耳者，泽泻也。即此又可以知上行之说，为非无据矣。

细 辛

味辛。温。无毒。主咳逆，头痛脑动，百节拘挛，风湿痹痛，死肌。温中下气，破痰，利水道，开胸中，除喉痹，齆鼻①，风痫癫疾，下乳结，汗不出，血不行。安五脏，益肝胆，通精气。**久服明目，利九窍，轻身长年。一名小辛。**生华阴山谷。二月、八月采根。阴干。曾青、枣根为之使。得当归、芍药、白芷、芎䓖、牡丹、藁本、甘草，共疗妇人。得决明、鲤鱼、胆青、羊肝，共疗目痛。恶狼毒、山茱萸、黄芪。畏消石、滑石及②藜芦。

细辛叶似小葵，柔茎细根，直而色紫，味极辛。《纲目》。

细辛色紫，紫者赤黑相兼也。赤为心色，黑为肾色，心与肾皆属少阴，两少阴经皆短而直。细辛一枝直上，体细柔劲似之。少阴者，又皆水火相依。细辛体虽细，味极烈似之。故凡

---

① 齆（wèng瓮）鼻：鼻道阻塞。《龙龛手鉴·鼻部》："齆，鼻塞病也。"

② 及：《证类本草》卷六草部上品之上"细辛"条作"反"。

风气、寒气依于精血、津液、便溺、涕唾以为患者，并能曳而出之，使相离而不相附，则精血、津液、便溺、涕唾各复其常，风气、寒气自无所容。如《本经》所载主治咳逆者，风寒依于胸中之饮；头痛脑动者，风寒依于脑中之髓；百节拘挛者，风寒依于骨节屈伸泄泽之液；风湿痹痛死肌者，风寒依于肌肉中之津。推而广之，随地皆有津液。有津液处，风寒皆能依附焉。故在胸为痰为滞结，在喉为痹，在乳为结，在鼻为䶊，在心为癫痫，在小肠为水，在气分为汗不出，在血分为血不行，此《别录》之与《本经》一贯不异者也。然须审定风寒果否零乱细碎倚著于津液者宜之。若风寒遍被一身，及与营卫相搏者，自有他味为治，与细辛无预①也。

细辛能提出依附津液之风寒，不能使津液复其常，且不能使津液中气不随提曳以出，故其治咳每与五味子、干姜为耦。如小青龙汤、真武汤、厚朴麻黄汤是也。若射干麻黄汤，则不用干姜用生姜。四逆散、小柴胡汤，则但用干姜、五味子，不用细辛。盖水气与风寒相搏，有饮有湿有水随人异，亦随证异，则兼呕者有之，兼满者有之，兼喘者有之，不可但因其咳，混同施治也。特风寒将化，则细辛不可用。小柴胡汤证半化半未化者且然，何况全化者耶？四逆散证虽以四逆系之少阴，然终外寒内热，故其治咳，干姜五味可用，细辛不可用矣。

少阴病，始得之，反发热，脉沉者，麻黄附子细辛汤主之。少阴病得之二三日，麻黄附子甘草汤微发汗，以二三日无里证，故微发汗也。夫以不用细辛为微发汗，则用细辛为大发汗矣。

---

① 无预：不相干，无关连。南朝宋·刘义庆《世说新语·简傲》："阮谓王曰：'偶有二斗美酒，当与君共饮。彼公荣者，无预焉。'"

以无里证不用细辛，则细辛为里证用矣。里证谓何？吐利手足厥冷是也。细辛非治吐利手足厥冷之物，少阴病始得即用之者，盖始得病即脉沉发热，沉为在里，病已决在少阴。若少蹉跎，必至吐利手足厥冷，故乘其外有发热用麻黄附子，一治其内，一治其外，然不得细辛自阴精中提出寒邪，则温者温，散者散，犹未能丝联绳贯，使在内之邪直从外解也。若至二三日，犹无吐利手足厥冷，则直是内本脏寒，外被寒著，互相勾引，势将入内，故不必细辛之提曳阴寒，但以甘草缓其内入，能得微汗，即便愈矣。然则细辛治吐利手足厥冷，亦有据欤？是其义在当归四逆汤、乌梅丸二证可验也。特彼二证，是寒邪附于血，此则寒邪附于精耳。然则少阴吐利四逆证，有用吴茱萸汤者，有用四逆汤者，有用附子汤者，有用白通汤者，有用通脉四逆汤者，皆不兼用细辛，岂其寒非著阴精耶？是又不然。夫诸证皆无外热，是以不得用细辛。惟通脉四逆汤证有之，又系阳已虚不可汗者，故虽亦欲通阳，不过至用葱、用生姜、用桔梗已耳。此则直欲其汗，故与麻黄比而奏功也。然则，当归四逆汤、乌梅丸亦欲其汗耶？是盖有说焉。欲其借汗分消，非纯欲其从汗愈也。之二症者，虽皆手足厥冷，皆有寒，复有热，若以四逆汤等温之，则寒既去而热遂猖，故当归四逆汤中仍有桂枝汤在内，以其寒邪内有所著，用细辛助桂枝，是犹与向者之助麻黄同一理也。若乌梅丸，则乌梅、黄连为君，益以黄檗沉寒，附子、细辛仅得君药三之一，是其大致为清剂，以余寒尚有所附，恐其热去寒生，故以细辛提之使出，以附子、干姜化之，遂寒热俱消，太和复旧耳。要之，药之功能非有异，而调处之多方，制剂之各别，遂使之若有异者。故既不得舍药性论方，又不容舍方义论药矣。

《金匮》桂姜甘枣、麻辛附子汤所治之气分为寒著于何所耶？然其在内者，曰心下坚、大如盘、边如旋杯；其在外者，曰手足逆冷、腹满胁鸣、身冷骨疼。其脉在寸口，曰迟涩；在跌阳，曰微迟。则其寒为与胸腹之津液相搏矣。是病也，上则心阳不纾，下则肾阳难达。是故桂枝汤，畅心阳之剂也；麻黄附子细辛汤，鼓肾阳之剂也。二方诸味分数皆与《伤寒论》无异，惟细辛则多用一两，与小青龙汤同；麻黄较之小青龙汤少用一两，是则其中有故矣。夫补上治上制以缓，补下治下制以急。小青龙汤其治在上，则此汤其治在下可知矣。且肾主分布五液于五脏，寒邪之依津液者，虽在上在下不同，然其本莫不根于肾。细辛本入肾，能提散依附津液之邪，安得不重之耶？是证之解也，仲景著其义曰：阴阳相得，其气乃行。大气一转，其气乃散。又著其状曰：服药后当汗出如虫行皮中。夫欲其阳回阴戢①，诸味所能也。欲其阴阳相得，非细辛不能也。欲其汗出亦诸味所能也，惟然则联二方而重细辛，非无故矣。

咳逆倚息不得卧，服小青龙汤后，多唾、口燥、气从少腹上冲咽胸，面翕热如醉状，小便难，时复冒。于小青龙汤去麻黄、芍药、干姜、半夏、细辛，加茯苓治其气冲。服汤已，冲气低，反更咳、胸满，则去桂，还用细辛、干姜治其咳满。咳满止则当渴，反不渴，且冒而呕，则还用半夏蠲其饮，此亦小青龙加减法也。而其关键实在细辛、干姜。盖邪之中人，无所依附，则其去必速，焉有绵延迁变如是哉？惟饮为邪窟宅，邪为饮凶锋，互相勾留，故其治虽至变端叠出，复加杏子，加大黄，麻黄、桂枝可不复用，干姜、细辛终不可去也。夫小青龙

---

① 戢（jí及）：收敛。《玉篇·戈部》："戢，敛也。"

本以咳为主证，以渴为欲解。致渴之物，方中无如干姜者。然干姜能熯①饮，不能去附饮之邪。附饮之邪不去，纵使饮已消而邪固在，亦终不渴，此则细辛之功，远在干姜之右矣。况才以口燥冲气面热，恐其阳胜气逆，暂撤二物，随即咳且胸满，是二物者可不急复用耶？故下文云：细辛、干姜为热药，服之应遂渴，乃渴反止，则二物之始终不可去，尚何疑矣？方以加减而用益长，药以出入而指益明。审夫咳与渴之离合，细辛干姜之用遂无误矣。

风湿脉浮、身重、汗出恶风者，防己黄芪汤主之。若其人下有陈寒者，加细辛。手足厥寒，脉细欲绝者，当归四逆汤主之。若其人内有久寒者，加吴茱萸、生姜。久寒陈寒一也，上条加细辛已足，下条既有细辛，又加吴茱萸、生姜。吴茱萸、生姜岂猛于细辛哉？盖上条之病，在上在外者多，其下但有些微陈寒，加用细辛引之外达，其寒自随芪术甘草姜枣以透达。若下条，其病原在内在下，细辛本不可无，加以素有久寒，非细辛桂枝所能悉解，加吴茱萸是劫散其寒，加生姜是协桂枝甘枣，使寒从外出也。是故上条不加细辛，则治法有上无下，不能保风湿去而寒复猖。下条若但恃细辛，则治法有下无中，不能保阳已布而寒仍不达。可见细辛究是治下之剂，能直上直下，不能彻内彻外，是下条有细辛，犹上条有生姜，乃病机形势不能不然，非有猛劣之殊也。故凡凿然谓某药治某病，不知揣切其病情，联络其形势者，可语一劳永逸耶？其某药治某病，其间犹有如何则可用，如何则不可用。审其不可用，则可用者遂

① 熯（hàn 汉）：干燥；热。在此指使水湿干燥。《说文解字·火部》："熯，干貌。"

不误矣。如细辛，《本经》主咳逆上气，小青龙汤治咳逆上气之剂也，而曰服汤已渴者，寒去欲解也，则咳逆上气而渴者，细辛不当用矣。又主百节拘挛，侯氏黑散、《千金》三黄汤治百节拘挛之剂也，而此曰恶寒，彼亦曰恶寒，则百节拘挛而不恶寒者，细辛非所宜矣。又主风湿痹痛，防己黄芪汤治风湿痹痛之剂也，而曰下有陈寒者加之，则风湿痹痛下无陈寒者，细辛无能为力矣。推而广之，仲景虽无治头痛脑动之方，然曰头痛脑动，则头痛脑不动者，细辛其可用耶？总之，细辛惟治寒乃为恰合。恶寒者寒之方猖，口渴者寒之已化，脑动者寒与在上之阳战而阳欲负，下有陈寒，则必恶寒可见矣。曰胁下偏痛发热，其脉弦紧，此寒也，当以温药下之，宜大黄附子汤。曰寒气厥逆，赤丸主之。二者一温以附子，下以大黄。一温以乌头，利以茯苓、半夏。一使其从大便解，一使从小便解。皆以细辛联络其间。不然，则温自温，下自下，利自利，终不能使寒气彻底澄清耳。

于《金匮》求大便通利者，有大黄附子汤；于《伤寒论》求利止者，有乌梅丸，可知细辛能已后阴诸疾矣。至《千金》治鼻塞耳聋齿痛诸方，用细辛者甚多，至口鼻目病，则几乎无方不用。岂《本经》所谓明目，利九窍者，诚不必别择，尽可用之耶？然即此亦可窥其严于去取之意矣。观于目病，由劳者，息肉生者，有障翳者，有赤白膜肤者，生珠管者，皆不用。眼暗者，泪出者，眦赤者，多用之。则目病用细辛有去取矣。鼻病生息肉者，衄血者，皆不用。鼻塞者，鼻齆者，多用之。则鼻病用细辛有去取矣。口病惟口臭齿痛多用之，耳病惟外治多用之，惟前阴病则绝无用者。曾谓九窍不利，于细辛毫无别择哉？《素问》曰：六经为川，肠胃为海，九窍为水注之气。细辛虽善治著水之寒，然著于小者能治之，著于川著于海则非所长矣。前阴者，汪洋大水之出路，故非细辛所能与也。

芎䓖

味辛。温。无毒。主中风入脑，头痛寒痹，筋挛缓急，金疮，妇人血闭，无子。除脑中冷动，面上游风去来，目泪出，多涕唾，忽忽如醉，诸寒冷气，心腹坚痛，中恶，卒急肿痛，胁风痛。温中内寒。一名胡穷，一名香果。其叶名蘼芜。生武功川谷、斜谷、西岭。三月、四月采根。曝干。得细辛疗金疮止痛，得牡蛎疗头风吐逆，白芷为使。

芎䓖清明后宿根生苗，分其枝横埋之，则节节生根，叶似水芹，作丛而茎细，七八月开碎白花如蛇床子花，根坚瘦黄黑，其形块重实作雀脑状者佳。参《图经》《纲目》。

凡物之性燥味辛，能升发阳气者，必能消耗阴气。惟芎䓖透苗出土必至清明已后，则其不为温和未盛之气所能鼓动可知。既而取枝横埋土中，能节节作根生苗，则其于盛阳之气，无壅不宣、无间不达亦可知。至八月每节根下皆结芎䓖，九十月采之。过其时即虚劣，则其遇盛阳固无不升发，感阴收复能退藏于密又可知。且其遇阴而藏者，即以供遇阳而发，特收采当值退藏方固之时，乃得发中有收之益。此刘潜江芎䓖能达阳于阴中，即能贯阴于阳中二语所以不可易也。虽然人身不止血分为阴，凡物能于阴中达阳者，应不止能达血分之阳，乃芎䓖只入血者何义？盖凡脏气之本降者，不受下陷之累。惟其气本升，今不能升，斯为累耳。脏气本升者，非肝而何？肝不他藏，独藏夫血，斯与升麻等物升脾中之气者异矣，此芎䓖所以入肝脏升血分中阳气也。抑芎䓖非专入血也，观《本经》主寒痹及筋挛缓急，《别录》主诸寒冷气、心腹坚痛、中恶、卒急肿痛，皆非血分之病。然阳气不能御寒则为痹，阳气不能运行则为心腹坚痛，以及卒急筋挛，无非涉肝之病。以此类推，则芎䓖之所主，仍不约矣。

玩《本经》《别录》芎䓖之治，可悟气血必相辅而行也。夫气本乎天者也，血本乎地者也。本乎天者亲上，本乎地者亲下。则血应不至头，气应不至足矣。乃若云蓬蓬然①肤寸而合②，不终朝而雨，何不出于泽而出于山也？抑若泉涓涓然引而汇之，遂成江湖，何不出于隰而亦出山也？在人发为血余，乃居体之极上。目得血而成视，又居窍之最高。以是知血不至之处，气亦不至。气不至则客气乘之。此中风入脑头痛、脑中冷动、面上游风去来、目泪出、多涕唾、忽忽如醉，皆阳气不至也。阳气不至，何又责其血不至？则以其用芎䓖而知。盖肝为阴中之阳，主升发阳气，故其脉上入颃颡③，连目系，上出额，与督脉会于颠。血其体也，气其用也。体以范④用，故血至则气无不至，气至则头脑面目何得为风寒侵耶？然则仲景于头项强痛，何绝不用芎䓖？则以《本经》《别录》之风寒入脑，但头痛而身不痛，不恶风寒，是知仲景所治，在营卫不专在头。是可悟芎䓖之治不能统主一身之气血不相维，独能提发阳气陷

① 蓬蓬然：指（云气）向上蒸腾之貌。蓬，有向上之义。茹志鹃《高高的白杨树》："伴云庵的半边墙一下拆倒了下来，蓬起了一股灰尘。"

② 肤寸而合：谓（云气）逐渐集合。《公羊传·僖公三十一年》："触石而出，肤寸而合，不崇朝而遍雨乎天下者，惟泰山尔。"

③ 颃颡（hángsǎng 杭嗓）：咽喉。《医宗金鉴·正骨心法要旨·头面部》："玉堂在口内上腭，一名上含，其窍即颃颡也。"

④ 范：控制，约束。此指血约束气。清·袁枚《新齐谐·张光熊》："直隶张光熊幼而聪俊，年十八，居西楼读书，家豪富，多婢妾，而父母范之甚严。"

于血分。斯一隅之与周身所宜著眼矣。

芎藭《本经》治妇人血闭无子。然则，阳陷亦能血闭耶？此非阳陷，乃《金匮要略》所谓妇人之病，因虚积冷结气为诸病，经水断绝，至有历年积血胞门者也。夫阳欲其畅，阴欲其和。不畅不和，虽实而成虚矣。积冷结气，皆阳不入也。盖亦未尝无阳，无阳则死矣。譬之火为湿物所遏，则暖气不出，而光耀不彰。拨使焰通，旋即湿物转燥，为火所爇①矣。火犹是火也，人身能行血中之阳者肝。肝不行阳，则经水绝。用芎藭使肝气行，积冷自消，月事自下。是《别录》所谓温中内寒者也。

然则厥阴伤寒，何以但用当归，不用芎藭？盖厥阴之为病，消渴、气上撞心、心中疼热，其常也。咽燥唾血、口伤烂赤，其变也。观此则厥阴伤寒，是阳逆血分，非阳陷血分。在上之阳未尝不足，故仅用当归之横散，不取芎藭之升发。然则，少阴有下利脓血证，何以不用芎藭？夫病邪能入阴分，以下焦根柢不足也。是以止宜温托，不宜升发。如心中烦、不得寐、面赤戴阳，皆少阴所有，是其阳本浮散，更用芎藭，不谓之盛盛不可？即如太阴之腹满时痛，亦未始非邪入血分，亦止用芍药之开，可知三阴皆忌升矣，芍药、当归、芎藭皆去血中之病。观乎此又何不可知三物各有所主，断难混同施用耶？

芎藭仲景用之最少，如侯氏黑散、薯蓣丸、贲豚汤、芎归胶艾汤、当归芍药散、当归散、温经汤等方，与诸血药同用，不足见制方之长。惟白术散有心下毒痛，倍芎藭一语，可略窥

① 爇（ruò 若）：烧。《左传·昭公二十七年》："将师退，遂令攻郤氏，且爇之。"杜预注："爇，烧也。"

一斑。若夫酸枣仁汤之用芎䓖，则可得而论矣。夫曰虚劳，虚烦不得眠，心病也。心属火而藏神。火者畏水，神则宜安，用茯苓可矣。更用知母之益水，芎䓖之煽火，是何为者？殊不知心于卦象离，中含一阴外包二阳，阳本有余，阴本不足。况劳者火炎阴竭之候，故值此者宜益阴以配阳，不宜泄阳以就阴。然阴被阳隔于中，为益阴药所不能及。芎䓖者所以达隔阴之阳，阳舒而知母遂与离中一阴浃，而安神利水继之以奏绩。是二味者，虽列佐使，实为此方枢机矣。说者谓知母益水以济火，芎䓖平木以生火，而不知是方直截简当，无取乎隔二隔三。此仲景所以为可贵也。

　　古验胎方，经三月不行者，用芎䓖细末，浓煎艾叶汤，空心调服二钱。觉腹内微动为有胎，不然是经滞。后人缘是以芎䓖动胎，孕妇遂不敢服。岂知仲景用于胎前之微义哉。夫水澄之则清，淆之则浊者，无源渟蓄①之水也。大江黄河一泻千里，无所为澄，亦无所为淆。卒之清浊并流，淤淀俱去者，气为之帅也。人身之血，何独不然？妇人经以月一行为常，既有身而不月，胎元之吸之者，始寡后多，不能一定。淤淀之患，由是生矣。《妊娠》篇十方，用芎䓖者四。四方之中，与当归同者三，惟白术散独用芎，且系之曰：心下毒痛，倍加芎䓖，良以心脾皆于血有关。血有病则藏之者固先受殃，肝受其殃，次遂及心及脾。故当归散、当归芍药散、白术散，咸有取于白术芎䓖，岂非以谷旺气行血遂不壅耶？血壅则胎病，血行则胎安，而行者尤当上通下达，故白术散不用当归，并倍芎䓖，则归之

---

① 渟（tíng 停）蓄：指水蓄积。渟，水积聚不流。《广韵·青韵》："渟，水止。"

横行，芎之上行，其功可识。横行者无论矣，上行者，因行血而除心痛，则向于酸枣仁汤，所谓治心非治肝者，不为臆说也。

黄　连

味苦。寒，微寒。无毒。主热气目痛，眦伤泣出，明目。《御览》引云：主茎伤。《大观》本无**肠澼，腹痛下痢，妇人阴中肿痛，**五脏冷热，久下泄澼脓血，止消渴，大惊，除水，利骨，调胃厚肠，益胆，疗口疮。**久服令人不忘。一名王连。**生巫阳川谷及蜀郡太山。二月、八月采。黄芩、龙骨、理石为之使。恶菊花、芫花、玄参、白鲜。畏款冬。胜乌头。解巴豆毒。

黄连苗高一尺，叶似甘菊，一茎三叶，凌冬不凋。四月开花黄色，六月结实似芹子，色亦黄，根有二种：一种粗而无毛，有珠如鹰爪坚实，色深黄；一种无珠，有毛而中虚，黄色亦淡。参《蜀本》《图经》《纲目》。

徐洄溪曰：苦属火，性皆热者，常理也。黄连至苦，而反至寒，则得火之味与水之性，故能除水火相乱之病。水火相乱者，湿热是也。是故热气目痛，眦伤泪出，目不明，乃湿热在上；肠澼，腹痛下利，乃湿热在中；妇人阴中肿痛，乃湿热在下者，悉能除之矣。凡药能去湿者必增热，能除热者必不能去湿。惟黄连能以苦燥湿，以寒除热，一举而两得焉。

黄连根株丛延，蔓引相属，有数百株共一茎者，故名连。其治亦多蔓延淹久之证，如浸淫疮，黄连粉主之是矣。夫名浸淫，则非初起暴得之疾，亦非一治可瘳①之候，故《伤寒论》《金匮要略》两书，从未有新得之病用黄连者。

黄连根黄、花黄、实黄，皆具土色，四月开花，六月结实，七月根紧。适逢太阴湿土、阳明燥金主令时，宜乎为入脾胃之药矣。乃仲景诸泻心汤以之为关键何欤？夫仲景溯诸泻心证之源曰：病发于阳而反下之，热入因作结胸；病发于阴而反下之，因作痞。结胸称热入，痞不称热入，可见所入之邪，非阳邪矣。阴邪结于阳位，心下痞硬，非心病而何？心自病不能燠土，土遂不运而干噫食臭②，干呕，心烦下利矣。腹中雷鸣者，心气被遏，不能上行，下走肠间也观《本经》桔梗、丹参之治可见。夫心之为体，于卦象离。今被邪逼，则外阳内伐，内阴腾沸。故半夏、甘草、生姜三泻心汤，治阴邪之未化者也；大黄黄连、附子二泻心汤，治阴邪之已化者也。阴邪已化，不逼心阳，则在内之沸乱略定，惟在外之邪气尚阻，则取二黄之泄热，荡去其邪，邪去正自安矣。恶寒汗出者，在上之阴邪才化，在下之阴气复逆。故轻取二黄之气，以荡热除秽；重任附子之威，以追逐逆阴，使之异趋同归，相成而不相背也。其未化者，阳馁朒③于阳位而恣肆于阴分，邪盘踞于清道而溃泄于下焦。非干姜、半夏、生姜之振散阴霾，不足以廓清心之外郭；非人参、黄连之养阴泄热，不足以安扰心之内讧。然则直谓之补心可也，

---

① 瘳（chōu 抽）：病愈。《诗·郑风·风雨》："既见君子，云胡不瘳。"朱熹注："瘳，病愈也。"

② 食臭（xiù 秀）：食物的气味。臭，气味的总称。《玉篇·犬部》："臭，香臭总称也。"

③ 馁朒（lěinǜ 磊衄）：不足，亏虚。馁，空虚，贫乏。《文心雕龙·事类》："有饱学而才馁者。"朒，不足，亏缺。《九章算术·盈不足》"盈不足"晋刘徽注："盈者谓之朏，不足者谓之朒。"

而曰泻心何哉？夫称谓当循其实。补者益其虚，泻者泄其实。今者明因邪气入伐，致心脏内讧，若曰补，则嫌于无邪矣。顾可乎？《本经》所谓肠澼，腹痛下利者，与此正同。盖肠澼腹痛下利，多发于夏秋湿热之交，盛暑之时。心气发舒，其验在汗，所谓汗为心液也。当此之时，或由口食寒腻，阻遏其发舒之气，或由乘风取凉，使汗不得畅。于是火郁于中，阴凝于外，因遂生湿，湿复生热。寒热与湿，辗转胶固，故后世所制香连、姜连等法，均仿此意为之。

　　伤寒胸中有热，胃中有邪气，腹中痛，欲呕吐者，黄连汤主之。少阴病二三日已上，心中烦，不得卧，黄连阿胶汤主之。二方皆以黄连为君，二证皆发于心。可见黄连为泻心火之剂矣。成无己曰：阴不得升，独治于下，为腹中痛；阳不得降，独治于上，为胸中热，欲呕吐。夫阴之升，其体由肾，其用由肝；阳之降，其源由肺，其责由心。然脾胃为升降之枢，脾提肾肝之气以升，胃曳心肺之气而降。故治阴之不升，必兼治脾；治阳之不降，必兼治胃。是于黄连汤又可参黄连为心胃之剂。呕吐为胃病，故后世治呕用黄连，其效最捷。盖上升皆火之变见。人身之火，惟欲其降，升则为病。即所谓诸呕吐酸，诸逆冲上，皆属于火者也。尤在泾曰：阳经之寒变为热，则归于气；阴经之寒变为热，则归于血。阳经之热，或有归于血者，惟阴经之热，则必不归于气。故三阴有热结证，不用调胃承气、小承气，而独用大承气。诸下利证不已，必便脓血，是其验也。心中烦，不得卧，热证也。至二三日已上，乃心中烦，不得卧，则非始即属热矣。始即属热，心中烦不得卧者，为阴虚。阴虚则不得泻火。今至二三日已上始见，则为阳盛，阳盛则宜泻火。然致此阳盛，亦必其阴本虚，故阿胶、芍药、鸡子黄，无非救阴之品，泻火则惟恃芩连。而芩止一两，连乃四两，此黄连之任，独冠一方，无可议矣。通二方而观，又可悟黄连一味，在黄连汤为温剂中寒药，在黄连阿胶汤，为补剂中泻药矣。五脏六腑之精气，皆上注于目而为之精。精之窠为眼，骨之精为瞳子，筋之精为黑眼，血之精为络，其窠气之精为白眼，肌肉之精为约束。裹撷筋骨血气之精与脉并为系，上属于脑，后出于项中。是故瞳子、黑眼法于阴；白眼、赤脉法于阳，阴阳合揣而为精明。以是知目疾非一经之病。黄连所主之目痛，必兼眦伤泣出，又须识其目痛眦伤泣出，必因于热气所为，乃为的对之剂。此何以故？如上文所云：痛有因于瞳子者、黑睛者、白眼者，则非矣。眦伤有因约束裹撷者，泣出有因风者、寒者、虚者，皆不得用矣。盖惟伤在胞之内，白睛之外，始为赤络之病，泣出随眵，始为湿热相搏。热者伤心，赤脉属心。《千金》《外台》诸方用黄连为君者，其所敷陈诸病，如大枣煎之目热眦赤，生赤脉侵睛；洗眼汤之目热痛汁出；乳汁煎之泪出眦赤痒；黄连煎之眼赤痛除热，莫不与《本经》相吻合，仍不外清心火、除湿热二者而已。

古书语简而意深，读之者慎勿草草。如此条所谓妇人阴中肿痛者是也。夫阴中肿痛，丈夫亦有之，何独于妇人？即妇人阴中为病，亦不止肿痛一端。《金匮要略》虽无明文，《千金》《外台》所胪列①者，如阴蚀、阴疮、阴中烂伤、阴痒痛、阴中有虫、阴下脱、阴挺，皆不用黄连，而独于肿痛则间用之。大抵阴中之疾，皆始于小便。小便不利，则湿壅热生。湿与热相

---

① 胪列：罗列，列举。清·袁枚《随园诗话补遗》：“诗家百体，严沧浪《诗话》胪列最详。”

傅①不得泄，则肿。妇人前阴，又为血潮汐②之常道，于是遂涉血为痛，理固然矣。黄连非能治肿痛也，阴中肿痛须用之者，盖阴中肿痛必由湿热。而燥湿之物，多足以助热；清热之物，多足以滋湿，惟黄连既能燥湿，又能清热。他处肿痛，有因风者，有因寒者，有因火者，不必尽由于湿，故《本经》独标出妇人也。虽然，丈夫阴中诸疾，亦无不由湿热。黄连之治，独标出妇人者何居？盖惟丈夫多不涉及于血。即使停湿生热，且涉及于血，亦宜通利，宜滋清，如导赤等方，而不宜燥。夫甘为湿化，苦为燥化。故凡味之甘者，虽性燥亦能壅气为湿；味之苦者，纵如黄连之寒，独不能因燥以激发其火耶。是知黄连之治湿治热，须分别观之。湿证之急者可用，缓者不可用。盖湿缓者热不盛，热不盛则恶黄连之气寒也；热证之缓者可用，急者不可用。盖热证急者湿不盛，湿不盛则恶黄连之性燥矣。又黄连之治血热，亦宜分别观之。盖惟气分之热涉及血者可用，血分自生热者不可用。以血似水，而性主流动，黄连之寒，恐其凝血，而其燥，又恐涸血也。

或问：黄连入心清热燥湿，子既言之凿凿矣，独不思乌梅丸、干姜黄连黄芩人参汤，任黄连皆重，而所治皆肝病乎？曰篇中凡言入某脏某腑者，解释其义如此耳，非凿凿言之也。试观《本经》《别录》，止言某药治某病，而不言入某脏某腑。解之者不推明某病关系某脏某腑，何由知其病之所以然。而仲景书亦止以某病属某经，某方主治某病，并不言某方治何脏何腑

①　傅：长年医局本、反经堂本亦作"傅"，疑为"抟"之误。
②　潮汐：此指妇人月经。

之病。譬如太阳病有恶风恶寒而喘，非肺病乎？心愦愦^①，心惕惕^②，心中悸，非心病乎？大义之所在，讲论之所及，原不可一途论也。子以乌梅丸、干姜黄连黄芩人参汤病为肝病，独不思厥阴之为病，气上撞心，心中疼热，能不关于心乎？是二方之君黄连，《别录》盖已确然言之矣。曰黄连主五脏冷热，久下泄澼脓血是也。夫冷热天渊，何能久相守而不相入？必也君主之火令不行，斯冷是冷，而热是热。冷是冷，热是热，斯一身所有津液，每日所增水谷，悉不化为精纯以上腾，而纷纷坠累而下。冷多者为泄，热多者为澼，澼甚者为脓血，冷轻者为痰饮。故乌梅丸治久利脓血，干姜黄连黄芩人参汤治寒格吐下，白头翁汤治热利下重，小陷胸汤治饮滞停中，无不有借于黄连。其病之轻重高下，系于冷热孰多孰少，故或配以附子、干姜、桂枝，或配以干姜、人参，或配以秦皮、黄檗，或配以瓜楼、半夏，不全借黄连。是可知黄连之治，未必在肝。乌梅丸证、干姜黄连黄芩人参汤证，未必不系心矣。虽然，五脏冷热，久下泄澼脓血一语，读之当字字较量。观下利圊谷^③者，与四逆汤；下利便脓血者，与桃花汤，皆不用黄连。又可知泄澼脓血之未久者，及久而但关乎五脏之冷，不关乎五脏之冷热相兼者，均与黄连不宜矣。

《千金方》之论消渴曰：凡积久饮酒^④，未有不成消渴。大寒凝海而酒不冻，明酒性酷热，物无以加。脯炙盐咸，酒客耽

---

① 愦愦：烦乱。《素问·至真要大论》："厥阴之胜，耳鸣头眩，愦愦欲吐，胃鬲如寒。"张介宾注："愦愦，心乱也。"

② 惕惕：惊恐之状。《素问·诊要经终论》："夏刺秋分，令人心中欲无言，惕惕如人将捕之。"

③ 圊（qīng青）谷：排泄大便。圊，排泄。

④ 酒：原作"洒"，义不通，据下文例及长年医局本、反经堂本改。

嗜，不离其口，三觞之后，制不由己，饮啜无度，咀嚼酢酱不择酸咸。积年长夜，醋饮不解，遂使三焦猛热，五脏干燥。木石犹且焦枯，在人何能不渴？《外台秘要方》述《古今录验方》曰消渴病有三：一渴而饮水多，小便数，有脂似麸片，甜者，消渴也；二吃食多，不甚渴，小便少，似有油而数者，消中也；三渴饮水不能多，但腿肿，脚先瘦小，阴痿弱，数小便者，肾消也。消渴者倍黄连，消中者倍栝楼，肾消者加芒硝。由《千金》而言，酒是湿热相兼之物，因酒致病，必系湿热为源，所以宜用黄连也。由《外台》而言，消渴略相似之病，有此三种，消中、肾消与黄连不宜，所以别乎可用黄连之的证也。反覆乎此二书，则庶几欲用黄连止消渴者，知有别择矣。

刘潜江云：说者谓黄连能除湿热，即是厚肠胃，然黄芩亦除湿热，何以不然？盖黄连性燥，故入心而燥，即寓味苦气寒中，足阳明胃、手阳明大肠，皆属燥金。同气相求，是即厚之意也。惟黄连苦寒而燥，黄芩虽苦寒而不燥矣，是以不得以厚肠胃属之。愚谓《别录》谓黄连调胃厚肠，不得混而称之曰厚肠胃也。夫肠胃中皆有脂膜一道，包裹其内，所以护导滓秽使下行者，若有湿热混于其间，则脂膜消熔，随滓秽而下，古人谓之肠澼。后人目为刮肠利，亦曰肠垢。胃体广大，容垢纳污①，虽有所留，亦未必剥及脂膜。故但和其中之所有，边际自不受伤，故曰调。肠势曲折盘旋，惟其曲折盘旋之处，更为湿气留聚，湿阻热益生，热阻脂膜益消。去其所阻，则消烁之源绝，而薄者厚矣，故曰厚。凡人所食之物，不论青黑白赤，至胃悉变而黄，不得谓不象黄连之色。又人之脏腑，有独治一

---

① 污：原作"汗"，据长年医局本与反经堂本改。

处者，有两相连属者，从无似大肠之于小肠，小肠之于胃，胃之于咽嗌，三腑相通，彻上彻下，连属无隔。如此者，不得谓不象黄连之形。是黄连之调胃厚肠，原广有意义，不必隘之以同气相求一语也。惟苦寒而燥一语，实足贯彻黄连功能。如胆中清之腑，为湿热所扰，则其中不清，故曰益胆。水湿流关节而生热，则骨骺不利，故曰除水利骨。是在用之者意会焉可已。

黄　芪

味甘。微温。无毒。主痈疽，久败疮，排脓止痛，大风癞疾，五痔，鼠瘘①，补虚，小儿百病。 妇人子脏风邪气，逐五脏间恶血，补丈夫虚损，五劳羸瘦，止渴，腹痛、泄利、益气，利阴气。生白水者冷补，其茎叶疗渴及筋挛，痈肿疽疮，**一名戴糁，** 一名戴椹，一名独椹，一名芰草，一名蜀脂，一名百本。生蜀郡山谷、白水、汉中。二月、十月采。阴干。恶龟甲。

黄芪十月种子，如种菜法。独茎而生，枝干去地二三尺，叶扶疏似槐叶而微尖小，又似蒺藜叶而稍阔大，青白色。开黄紫花，大如桃花，结小尖角，长寸许。根长二三尺，柔韧如绵。皮褐色，内层白，中心黄，紧实如箭簳者良。参《图经》《纲目》。

黄芪根茎皆旁无歧互，独上独下。其根中央黄，次层白，外层褐，显然三层界画分明。又其味甘，其气微温。直入中土而行三焦，故能内补中气，则《本经》所谓补虚，《别录》所

---

① 鼠瘘：指生于颈、腋部之瘰疬破溃难敛者。《灵枢·寒热》："鼠瘘之本，皆在于脏，其末上出于颈腋之间。"

谓补丈夫虚损五劳羸瘦，益气也。能中行营气，则《本经》所谓主痈疽、久败疮，排脓止痛，大风癞疾；《别录》所谓逐五脏间恶血也。能下行卫气，则《本经》所谓五痔鼠瘘；《别录》所谓妇人子脏风邪气，腹痛泄利也。《痈疽》篇：寒邪客于经络之中，则血泣①不通，卫气归之，不得复反，故痈肿。寒气化为热，热胜则肉腐为脓。《素问·风论》：风气与太阳俱入，行诸脉俞，散于分肉，与卫气相干，其道不利，故使肌肉愤䐜有疡；卫气有所凝，故肉有不仁；营气热腐不清，故使鼻柱坏而色败，名曰疠风。《生气通天论》：营气不从，逆于肉理，乃生痈肿。历历明征，莫非营卫之病。而营卫所以属三焦，三焦所以属中土者。《灵枢·营卫生会》篇：上焦出于胃上口，贯膈并咽，布胸中以发呼吸而行营卫，是为中气。中焦亦并胃中，出上焦之后，此所受气，泌糟粕，蒸津液，上注于肺，乃化为血，是为营气。下焦别回肠，济泌别汁，注于膀胱，是为卫气。三者皆本于水谷，是三焦为营卫之本，脾胃之蒸腐变化，又为三焦之本。黄芪一源三派，浚三焦之根，利营卫之气。故凡营卫间阻滞无不尽通，所谓源清流自洁者也。

　　黄芪，《别录》云利阴气者，何谓也？不识即前之行营气软？抑即逐五脏间恶血软？行营气，逐恶血，固亦是利阴气，而利阴气决非仅行营气、逐恶血也。《素问·生气通天论》：阴者，藏精而起亟也；阳者，卫外而为固也。阴不胜阳，则脉流薄疾，并乃狂；阳不胜阴，则五脏气争，九窍不通。亟，数也。精藏于阴，虽湛然常静，然为命火所温养，气遂蒸变而出，是

---

　　① 泣（sè 瑟）：通"涩"。《六书故·地理三》："泣，萱曰：又与涩通。"《素问·五脏生成论》："血凝于肤者为痹，凝于脉为泣，凝于足为厥。"王冰注："泣谓血行不利。"

气亟起，即阳之卫外为固者也。故曰：卫出下焦。而卫阳之升，实本于浊阴之降。黄芪送蒸腐之水谷，使归下焦，即还反生卫，与并出于上，下行迅，则起亟自迅。起亟迅则内外安和。是故阴不胜阳者，非黄芪所能为力。阳不胜阴，则阳不上而五脏气争，阴不下而九窍不通。盖阴之降，实本于脾胃之阳旺。故《总微论》①以黄芪一味治小便不通耳。李东垣云：内伤者，上焦阳气下陷为虚热，非黄芪不可。刘潜江云：治虚损，膀胱有热，尿血不止者，于蒲黄丸中用黄芪，固下焦之卫，然后，地黄、麦冬始得合而奏清热之功，亦借其升阳以达表。而水府之热，乃以投清寒而除，是可明于阳气下陷之义。盖阳不得正其治于上，斯阴不能顺其化于下，旨哉言矣。

仲景《伤寒论》绝不用黄芪，即如汗出阳亡，似与黄芪之强卫固表相宜，亦终不及，何也？盖阳加于阴谓之汗，其系卫阳盛，蒸逼营阴，阴气泄为汗者，用黄芪则既能使营阴充，不受阳蒸逼，又能使卫阳不蒸逼营阴可矣。若伤寒汗多阳亡，则系阴气逼阳外泄。必以附子振其阳，阴霾始散，汗乃得止。与黄芪之止汗适相反也。然亦有兼两义，如芪附汤者，则又别有故焉。夫阳被迫欲亡，虚固不待言矣。阴离位而迫阳，亦非循常度者也，不得谓之充裕。但伤寒则有外感阴邪相杂，杂病则无挟阴邪者，自宜外振威武，内清奸宄②。故四逆汤若用黄芪，谓之闭门逐贼。无阴邪者，乃阳先越而阴继之，故芪附汤若用

① 《总微论》：即《小儿卫生总微论方》，又名《保幼大全》，作者不详，全书二十卷，较系统地总结了南宋以前的儿科学成就。

② 奸宄（guǐ 鬼）：坏人，此代指邪气。《说文解字·女部》：“奸，私也。”《说文解字·宀部》：“宄，奸也。”段注：“奸、宄者，通称；内、外者，析言之也。凡盗起外为奸，中出为宄。”

干姜，是救焚泼膏也。故其用黄芪，非特借以固外，实恃以和阴，使不迫于阳。仲景治伤寒不用黄芪，义实在此。其后人止汗诸方，如当归六黄汤、黄芪建中汤、玉屏风散，亦莫不仿此为法，特阴阳屈伸之理既别，佐使自不同耳。

愚尝谓：湿、饮、水，三者相似而实不同，故《金匮要略》分为三篇。盖湿者弥漫雾露之气也，饮者贮于器中者也，水者洋溢四射者也。是故水、饮有质而湿无质，然有质者由生而化，无质者由化而生。化者化之，生者发之，其治固有别矣。然《湿病》篇云：风湿脉浮身重，汗出恶风者，防己黄芪汤主之。《水气》篇云：风水脉浮身重，汗出恶风者，防己黄芪汤主之。水与湿不侔，防己黄芪汤之治不异，其义何居？夫风激水而啮土，湿从风而颓土，为病者不同，受病者无以异。防己黄芪汤，白术守中，黄芪行外，防己除病，甘草调剂。其分数调剂居二，守中居三，除病居四，行外居五。所以然者，土主人身之肌肉，属脾。黄芪与白①术皆脾药也，用芪以自本而行标，用术因在标而防本。病正在标，自宜治标者三，治本者二。然但知守而不知战，则病何由去？此驱病之防己，所以介乎其中矣。要之风湿风水之为病，动病也。术静而芪动，故芪任重，术任轻。防己黄芪之为剂，汗剂也。黄芪能行而不能发，故芪之任非特重于术，且更以姜枣佐之。盖防己驱逐水湿，水湿势必下行，下行过急，仍恐土啮且颓。病既在表，不如发之，使近从表出为愈也。

风湿风水，脉浮身重，汗出恶风者，防己黄芪汤主之。皮水四肢肿，水气在皮肤中，四肢聂聂动者，防己茯苓汤主之。

---

①　白：原作"日"，据反经堂本改。

以是知黄芪非止汗者，特能行营卫中气。营卫中气行，邪气遂无以干，则汗自止耳。何以言之？夫水气在皮肤中，则从汗出为便。今去姜枣与术，加桂枝茯苓，则不欲其解于汗，欲其解于小便矣。本不汗出，且欲水气从小便解，而仍用黄芪，尚以黄芪为止汗耶。虽然，两方虽皆用黄芪，其旨终不同也。防己黄芪汤证，病本向外，则乘势壮营卫之气，使水湿从标而解，是用以厚表气，故分数甲于一方。防己茯苓汤证，病不向外，则通其水道，从本而解，是用以利阴气，故分数退居茯苓下，与桂枝并。防己黄芪汤，中焦之剂；防己茯苓汤，下焦之剂。从本从标，犹只在太阳膀胱，此异而同者也。或言四肢属脾，肌肉亦属脾，四肢聂聂动与身重，病皆本于脾，治法乃从太阳，何也？夫太阳秉寒水之气，水者克土，故病见于脾，非脾自病也。脾自病，则防己黄芪汤，应术多于芪；防己茯苓汤，不应去术矣。两方视芪重而术轻，以芪行脾之标，术崇脾之本。是以知风水、皮水，乃脾之标病，非脾之本病也。

黄芪非能降也，亦非能升也。营卫者，水谷之气。三焦受气于水谷，四肢禀气于三焦，营卫微则三焦无气，四属①失养，由是精微不化于上，阴浊独注于下。《金匮》云：营气不通，卫不独行。营卫俱微，三焦无所御，四属断绝，身体羸瘦，独足肿大，黄汗出，胫冷。假令发热，便为历节；若不发热，腰已上汗出，下无汗，腰髋弛痛，如有物在皮中状，身疼重，小便不利，此为黄汗。历节，乌头汤主之。黄汗，桂枝加黄芪汤主之。两者病皆在下，并治以黄芪，则似黄芪能降，乃其汗出并

---

① 四属：四肢。《金匮要略·中风历节病脉证并治第五》："荣卫俱微，三焦无所御，四属断绝。"

在上体，又似黄芪能升。殊不知黄芪专通营卫二气，升而降，降而复升。一日一夜，五十周于身。升即降之源，降即升之根。凡病营卫不通，上下两截者，惟此能使不滞于一偏，此即非升非降之谓也。黄芪非止汗也，亦非发汗也。止汗如所谓营卫和，汗自止是矣。发汗如诸黄家，但利其小便，假令脉浮，当以汗解，宜桂枝加黄芪汤。夫脉浮为病在营卫，既以桂枝汤和营卫矣。又加黄芪者何？盖桂枝能逐营卫中邪，不能益营卫中气；能通营卫之流，不能浚营卫之源。病暂者治其流则已，病缓者必追其源。是故发汗仍有桂枝汤，在其用黄芪，非助发汗也。

防己茯苓汤证，曰水气在皮肤中。桂枝加黄芪汤证，曰如有物在皮中状，是皮肤中病，黄芪皆治之矣。阳明病，反无汗，其身如虫行皮中状，何以不用？按此当辨其病根何在。皮水黄汗，病本在外，脾胃中气，无所堵塞。若阳明病，系胃家实，是内实外虚。彼用黄芪，是治内虚外实，与此适相反，不可用也。

第四卷

上品，草六味，木六味。

蒲 黄

味甘。平。无毒。主心腹、膀胱寒热，利小便，止血，消瘀血。久服轻身、益气力、延年、神仙。生河东地泽①。四月采。

香蒲春初生浅水中，出水时红白色茸茸然②，名曰蒻叶，似莞而褊③，有脊而柔，至夏抽梗于丛叶中，花抱梗端，如武士棒杵，俗谓之蒲槌，亦曰蒲萼。蒲黄即花中蕊屑也，细若金粉，当欲开时便取之。《图经》，参《纲目》。

凡生水中之物，皆以水为父，而听其消涨，以为荣枯。矧蒲黄又生于四五月大火得令时，能吸火气以媾于水，而成中五之色者，是能合水火之精以成土者也。人身惟水火不谐，方小便不利，而为心腹、膀胱寒热。蒲黄象土，本可防水，又生于水，用之使调和水火寒热，于以解小便，遂自利。柔化之功，可反速于刚制也。若夫热傍水势而迫血妄行，热阻水行而停血成瘀，则亦行者能止，瘀者能消，而均可无虑其梗而难制矣。

---

① 地泽：长年医局本、反经堂本均作"地泽"，《证类本草》卷七草部上品之下"蒲黄"条作"池泽"。

② 茸茸然：柔细浓密貌。清沈复《浮生六记·闲情记趣》："如石菖蒲结子，用冷米汤同嚼，喷炭上，置阴湿地，能长细菖蒲。随意移养盆碗中，茸茸可爱。"

③ 褊（biǎn 扁）：狭小。《小尔雅·广言》："褊，狭也。"

《金匮要略》用蒲灰散利小便、治厥而皮水，解者或以为香蒲，或以为蒲席烧灰。香蒲但能清上热，不云能利水。败蒲席《别录》主筋溢、恶疮，亦非利水之物。蒲黄《本经》主利小便，且《本事方》《芝隐方》皆述其治舌胀神验，予亦曾治多人，黍铢无爽，不正有合治水之肿于皮乎？夫皮水为肤腠间病，不应有厥。厥者，下焦病也。膀胱与肾为表里，膀胱以水气归皮，致小便不利，气阻而成寒热，则肾亦承其弊，为之阴壅而阳不得达，遂成厥焉。病本在外，非可用温。又属皮水，无从发散。计惟解心腹、膀胱之寒热，使小便得利，又何厥逆之有？以是知其为蒲黄无疑也。曰蒲灰者，蒲黄之质固有似于灰也，赵以德《金匮衍义》亦云。

五味子

味酸。温。无毒。主益气，咳逆上气，劳伤羸瘦，补不足，强阴，益男子精，养五脏，除热，生阴中肌。一名会及，一名玄及。生齐山山谷及代郡。八月采实。阴干。苁蓉为之使，恶萎蕤，胜乌头。

五味子春初生苗，引赤蔓①于高木，其长六七尺，叶光圆似杏叶。三四月开黄白花，类莲花状。七月成实，茎端作房，如落葵子，大如蘡子②，生青熟红紫，中有核似猪肾。以根种者，当年即旺，若二月种子，须次年乃旺。参《唐本》《图经》《纲目》。

---

① 蔓：原作"漫"，据《本草纲目》第十八卷草部"五味子"条改。

② 蘡（yīng 英）子：即蘡薁子。蘡薁，植物名，落叶藤本，枝条细长有棱角，叶掌状，有三到五个深裂，缘有钝锯齿，下面密生灰白色绵毛，果实黑紫色。俗称野葡萄、山葡萄。

刘潜江云：五味之皮肉，初酸后甘，甘少酸多；其核先辛后苦，辛少苦多。然俱带咸味，大约五味咸具之中，酸为胜，苦次之。而生苗于春，开花于春夏之交，结实于秋，是发于木，盛于火，告成于金也。气告成于金，酸味乃胜，是肺媾于肝也。肺媾于肝，肝因媾肺而至脾，脾仍合肺以归肾，是具足三阴之气，收之以降，阴亦随之矣。气依味至肾，肾非纳气者欤？此《本经》主治所以首益气，即继以咳逆上气也。第所云劳伤，补不足，强阴，益精者何？盖肾者主受五脏六腑之精而藏之，肺亦统五脏六腑之气而主之。肾气原上际于肺，肺气亦下归于肾，盖以一气自为升降者也。若六淫七情有以耗散之，致肺失其降而不归，不归则元气遂耗散以日虚，归肾则真气还其本源以日益。五味子能收诸气入肾，入肾即为五脏六腑之精，肾受而藏之矣。《阴阳应象大论》曰：气归精，精化为气。又曰：精食气，气生形。是非气盛则精盈之验乎？或曰：五味子治咳，何以举寒热皆得用之？曰：阳中之阴气，以能降为主。在热者，阳邪伤乎阴；寒者，阴邪伤乎阳。原亦病乎阴，故凉其阳邪而收阴。五味子之用，固最宜矣。散其阳邪以畅阳，能不寓收阴之义于其间耶。以肺固阳中有阴，其职同天气，且司降者也。王宇泰[1]曰：人知调气，调其阳而已。恶[2]知五运所主之病机，本一气变动而分阴阳者也？脏腑之气，何独不然？故凡治肺气之病，如嗽如喘，须先识阳中阴降之本，更审病机之所生。其

---

① 王宇泰：即王肯堂，明代著名医家。他博览医书，并结合自己的临证经验，长期搜集材料，编成《证治准绳》44卷。另著有《医辨》《医论》等著作，并辑有《古今医统正脉全书》。

② 恶（wū乌）：疑问代词。《左传·桓公十六年》："弃父之命，恶用子矣？"

为外淫，为内伤，或由阳而伤阴，或由阴而伤阳，适其所因以为治。如阳邪伤阴，此固的治矣，然阳邪方炽而遽收，不畏锢其邪乎？阴邪伤阳者，此固不宜矣，然阴邪已除，乃阳气因解散而虚，不当寓收阴于益阳中，使阳有所依乎？是五味子之用，在识其机，审其势，当其时，又何寒热之当分矣。

问：《伤寒论》中凡遇咳，总加五味子、干姜，岂不嫌其表里无别耶？曰：经云脾气散精，上归于肺。是故咳虽肺病，其源实主于脾。惟脾家所散上归之精不清，则肺家通调水道之令不肃。后人治咳，但知润肺消痰，殊不知润肺则肺愈不清，消痰则仅能治脾，于留肺者究无益也。干姜温脾肺，是治咳之来路。来路清，则咳之源绝矣。五味使肺气下归于肾，是开咳之去路，去路清，则气肃降矣。合两物而言，则为一开一阖。当开而阖，是为关门逐贼；当阖而开，则恐津液消亡。故小青龙汤、小柴胡汤、真武汤、四逆散之兼咳者皆用之，不嫌其表里无别也。

五味子所治之证，《伤寒》仅言咳逆，《金匮要略》则兼言上气。如射干麻黄汤之咳而上气，喉中水鸡声；小青龙加石膏汤之肺胀，咳逆上气，烦躁而喘也。夫伤寒有伤寒之关键，无论其为太阳、少阳、少阴，凡咳者均可加入五味子、干姜。杂证自有杂证之体裁，即咳而脉浮，厚朴麻黄汤主之一语，已通概全书大旨。试观《金匮要略》中有脉沉而用五味子者否？盖五味子原只能收阳中之阴气，余则皆非所宜。故收阴中之阳气者，必以附子、干姜；收阴气者，必以地黄、阿胶；收阳中之阳气者，必以龙骨、牡蛎。伤寒为阳病，则伤阳中之阴气为最易，故不必审其脉之为浮为沉，如真武汤病之脉必沉无疑也。杂证者或起于阳，或发于阴，则五味子之用，须审脉浮，断断不容孟浪。盖杂证之起于阳者多灼阴，起于阴者多消阳。灼阴而更以五味收其阴，则阴遂竭，消阳之阴，更以五味收之，是诚认贼作子矣。故射干麻黄汤、厚朴麻黄汤、桂苓五味甘草汤诸证，皆为上焦阳病，皆有停饮，则当执脉浮不渴为据，而后五味可用。其义见于桂苓五味甘草加干姜细辛汤下，曰：细辛、干姜为热药，服之当遂渴，渴反止者，为支饮也。此则与服小青龙汤已渴者，为寒去欲解；服小柴胡汤已渴者，为属阳明，同条共贯，无伤寒杂证之分也已。要之，小青龙汤证未必不上气，厚朴麻黄汤证原不言上气，故上气不上气，不足为用五味扼要，惟脉浮不渴乃其眼目所在耳。

或曰：子言咳逆上气而不渴，为用五味子的据，颇似近理，特《千金方》治消渴，偏有用五味子者，其说遂不可通矣。曰《千金方》论消渴，其源有四：一曰渴利，后人谓之上消；二曰内消，后人谓之中消；三曰强中，四曰消渴，此二种后人谓之下消。五味子之用，在强中者一方，曰治肾气不足，消渴，小便多，腰痛，增损肾沥汤。在消渴者二方，曰治虚劳渴，无不效，骨填煎；曰治虚热，四肢羸乏，渴热不止，消渴，补虚，茯神散。渴利内消者，绝不用及，亦可以知与治咳逆之在上者，风马牛不相及矣。夫咳逆在上，当防其有邪有火；若在下之火，正欲其引上焦阳中之阴以相济，奈何与在上者视同一例耶？

阅《本经》五味子主治，而后知古今之治病，大相悬绝也。古人治病，每于实病中求虚，虚病中求实。实病中求虚，如《伤寒论》所载是也。病机错杂，邪气方盛之时，才见一种虚象，便即人参、白术、阿胶、地黄，放胆用之。虚病中求实，如《金匮要略》所载是也。五劳虚极羸瘦，乃主以大黄䗪虫丸，且美其称曰：缓中补虚。今人治病则不然，见实治实，见虚治虚，自以为得之矣，而补之泻之，卒不能称吾意之所出。此无他，未能确切研究于农轩①、仲景耳。孙真人极深研几②于农轩、仲景者也。今以《千金方》核之，与《本经》、仲景其符合乃尔。何也？盖五味子之治咳逆上气，治咳逆上气之当益气者也；其治劳伤羸瘦，治劳伤羸瘦之当补不足者也。故其所列诸方，如治上气咳逆方，以苏子、麻黄、细辛、生姜、半夏诸温散之物，恐其不仅散阳中之邪，驱阳中之饮，并伤阳中之阴，用五味子以保之矣。治气上不得卧神秘方，杂五味子于橘皮、生姜、紫苏中，其命意亦同。安食下气，理胸胁，并治客热，人参汤，则人参、黄芪、甘草、大枣以益气，当归、芍药以和血，温者如干姜、桂心、半夏，凉者如麦门冬，利者如茯苓，下者如枳实，诚恐其补不胜泄，凉不胜温，故用五味子于中，使泄不伤正，温不劫津，则补自得力耳，此不与葶苈大枣泻肺汤之上气者异耶。至补下剂中，有治男子风虚劳损兼时③气方之用五味子；温补剂中，有治内劳少气，寒疝里急，腹中喘逆，腰脊痛，填骨万金煎之用五味子；润补药中，有通治百病虚瘠羸乏牛髓丸之用五味子；镇摄剂中，有补养肺气白石英丸之用五味子。其他如治男子五劳七伤之人参汤，治男子五劳六极之内补散，治虚劳百病之肾沥散。又有治男子五劳七伤八风十二痹方；补丈夫一切病不能具述，薯蓣散；治五劳六极七伤虚损，治诸虚劳百损，无比薯蓣丸；治男子女人虚损劳绝，头目眩，

---

① 农轩：指神农、轩辕黄帝。在此代指《神农本草经》《黄帝内经》。

② 研几：穷究精微之理。《易·系辞上》："夫易，圣人之所以极深而研几也。"

③ 时：原作"肺"，据《备急千金要方》卷第十二胆腑《风虚杂补酒煎第五》治男子风虚劳损兼时气方改。

骨节烦疼，饮食减少，羸瘦百病，大薯蓣丸者。指不胜屈，莫不各有五味子。可见于大黄䗪虫丸之虚劳者异矣。引而伸之，触类而长之，其广大乃尔，宜《本经》可以两言概之也。

强阴，昔之人多作益阴解，惟陈修园谓能治阴痿最是。益男子精，张隐庵谓女子不足于血，男子不足于精，故益男子精，最非是。夫不曰益阴气，而曰强阴，则为强宗筋无疑。若谓男子之精犹女子之血，则未闻女子血有特益之物。或曰然则女子之精与男子何以异？古人虽未及此，泰西家则言之矣。其略曰：质具之德_{西人称精曰质具}有二络，由周身大血络吸取归肾及睾丸。女人与男子无异，特女子睾丸在腹内，则距肾之道近，故其络短；男子睾丸垂腹下，则距肾远，故其络长。质具者，非吸引血络之时，即既成而藏之也。盖吸取归肾已后所行之络，皱而曲折以炼成。络短则益皱而曲折加甚，故质具易于备办。其自睾丸以上以及于阴，则为激发之络，携带质具至于阴，为传生之用。女人之阴缩于内，其形圆大中空；男子之阴出于上，其道挤紧狭窄。故激发之络，益有短长猛怯之殊；质具之体，遂有温暖缓燥之异。此其言未经先哲道，无可质其是非。第以《本经》五味子主强阴，益男子精，明其无与于女人而言，则亦有可通者。盖五味子之咸，贯于酸苦甘辛之中，则为自上而下，由肺归肾无疑者。既以其皮肉之甘酸咸，为敛五脏之气归肾，其核遂以苦发之，以辛窜之，甚有当于激发之义，其仅能强阴、益男子精，无与于妇人，以妇人无取乎苦辛激发也。世所常用压取酒醴豉汁者曰榨，泼水救火曰龙榨，以长圆木桶于端凿一孔，嵌竹管，承之以囊，盛其糟粕，置桶中，施盖于上，取可入桶为度，以巨木杠垂石压盖而挤之，则清汁自竹管出，囊仅存其滓矣。龙亦用长圆木桶熔镴①为肠，置于其中，其肠为镴筒二，低于桶口者三之一，下承以镴管，自桶底弯环而上，垂及桶口，遂汇为一，别以镴管螺旋而镶接焉，渐上渐窄，高倍于桶而止。其用之也，亦以巨木杠长三倍于桶者，中悬两杵，正如镴筒之分。杵端缠以布，才及镴筒之口而稍杀，满水于桶，旋浅旋增。杠之两端数十人持之，将杠一提，则镴筒水满。随即一抑，则杵入筒，水由弯环激出于上。随提随抑，则水下洒如骤雨，且加甚焉。其水之上泼，高者可及五丈，岩墙薄壁，才遇即倾。由是观之，质具之体，其始固同，待至挤紧激发之处，所经之途既殊，则其性有不能不异者。故《千金·杂补方》皆益肾者，方凡三十首，用五味者十六方，其男子女人并提者无一焉。则西人之言，或亦能得其情矣。

《千金》用五味子之最难解者，无如《吐血门》之治噫止唾血方；《膀胱虚实门》之治"膀胱虚冷，不欲饮食，面黑如炭，腰胁疼痛"方；《水肿门》之治虚满，通身肿，利三焦，通水道，猪苓散。然亦可绅绎②而得其旨者也。夫胃虚客气上逆则为噫。噫非重病也，且既止，何复唾血耶。可见其不当止而止矣。夫非重病，又止后复唾血，则噫已除，惟唾血，现在不必以噫止冠于唾血之上矣。窥其所用方，盖方胃虚客气上逆之时，适值肺家下降之力正雄，强压客气使不得上，上下相争，则非特伤气，兼且伤血矣。治噫止唾血方，即厚朴麻黄汤去细辛，以生姜易干姜也。彼治脉浮咳逆，是肺胀而气上涌。今治噫止吐血，是肺胀而气下坠。上涌故益细辛使之透达无余，下

---

① 镴（là 蜡）：锡铅合金，常用作制造器物。

② 绅绎（chōuyì 抽义）：引出端绪，引申为阐述。《汉书·谷永传》："燕见绅绎，以求咎愆。"

坠故以生姜易干姜，欲其横散，不欲其守中。又噎止唾血方中有一越婢半夏汤，仅少大枣、甘草二味。越婢半夏汤，治肺胀之剂也。是以知其病由肺胀而起矣。黑，水色也。黑而至于面，其势既不亚过颡在山，况如炭又黑之至，其尚能欲饮食耶。虽然，面黑如炭，不欲饮食，何以知其为膀胱虚冷，则以腰胁疼痛。故夫腰者，肾之都；膀胱者，肾之府。肾与膀胱，盖所谓阴阳、表里、上下、雌雄相输应者也，焉有膀胱病若此，肾之都会不震惊战惕哉？然肾固属水，何以面黑如炭？腰胁疼痛尚非肾病，而为膀胱病。夫亦以阴主形，阳主气，假使肾家水气泛滥若是，则必遍身浮肿、四肢厥逆矣，又何能仅仅不欲饮食、腰胁疼痛。今仅仅不欲饮食、腰胁疼痛，是以知为膀胱虚冷，水气腾涌耳。治形者应以实，实则宜温宜通；治气者应以虚，虚则导之，使归而已。磁石、白石英，是导肺家水气归，白术、茯苓是导脾家水气归。然归而气无所行，又必变生别故，故以黄芪使由下焦入卫，遍行于一身。犹恐其既归，随小便而尽泄也，故以五味子、杜仲监之，使当行者行，当留者留。是则病机治法，全以气为用，学者可以触无穷之悟。三焦者，决渎之官，水道出焉，属膀胱，是孤之府也。故三焦为病，多缘膀胱。膀胱不利为癃，不约为遗溺，虚满通身肿，膀胱不利之咎也。故利膀胱必利三焦，赤小豆、猪苓、泽泻，利三焦之药也；葶苈、大戟、狼毒，通三焦之药也；桂心、干姜、椒目，温三焦之药也；人参、甘草，和三焦之药也；防风、女曲①、元参，解利三焦之药也。然有利、有通、有温、有和、有解利，遂使

① 女曲：酒曲名。明·李时珍《本草纲目》第二十五卷谷部"女曲"条引苏恭曰："女曲，完小麦为饭，和成罨之，待上黄衣，取晒。"

三焦之气往而不返乎。故必有以摄之而后不当往者能返也。是故五味子摄上焦之药也，白术摄中焦之药也，苁蓉摄下焦之药也。统三者观之，以治气法治血之用五味子，恐气耗而血益无所依也；恐收气者耗气之用五味子，欲其复出于所当行之路也；欲于泻阴中收阴之用五味子，惧其倾尽底里，邪尽而元气亦随之尽也。三方皆用五味子，而五味子皆非君药，然益可见五味子监制成方之妙矣。

蛇床子

味辛，辛甘。平。无毒。主妇人阴中肿痛，男子阴痿湿痒，除痹气，利关节，癫痫，恶疮。温中下气，令妇人子脏热，男子强阴。**久服轻身，**好颜色，令人有子。一名蛇粟，**一名蛇米，**一名虺状①，一名思益，一名绳毒，一名枣棘，一名墙蘼。生临淄川谷及田野。五月采实。阴干。恶牡丹、巴豆、贝母。

蛇床三月于下湿地生苗，高二三尺。叶青碎作丛，似蒿枝，每枝上有花头百余，结同一颗如碎米，攒簇似马芹类。四五月乃开花，白色，似伞子状。子两片合成，黄褐色，有细棱如黍米，至轻虚。《图经》，参《纲目》。

卢子繇曰：蛇粟、蛇米、蛇床者，以蛇虺喜卧于其下，且喜食之也。蛇性窜疾，独居隐僻，禀风木善行数变之体用，与蛇床功用靡不吻合。设非气性相似，讵得为其所嗜耶。男子阴痿湿痒，妇人阴中肿痛，正厥阴隐僻之地气闭不通所致。蛇床宣大风力，鼓舞生阳，则前阴疏泄窜疾自如。并可伸癫痫之气

① 状：《证类本草》卷七草部上品之下"蛇床子"条作"床"，义长。

逆于脏，与关节之壅闭不开，真堪作把握阴阳之良剂也。

徐洄溪曰：蛇床生阴湿卑下之地，而芬芳燥烈，不受阴湿之气，故入于人身，亦能于下焦湿气所归之处，逐邪而补正也。

六气惟湿最蹇滞，惟风最迅疾。蛇床子生阴湿地，而得芬芳燥烈之性味，是为于湿中钟风化，能于湿中行风化，则向所谓湿者，已随风气鼓荡而化津化液矣。男子之阴痿湿痒，妇人之阴中肿痛，何能不已耶。至于肌肉中湿化而痹气除，骨骸中湿化而关节利，肤腠中湿化而恶疮已，皆一以贯之，无事更求他义也。惟治癫痫一节，则似正病乎风，而更助以风药者，殊不知风因痰生，人因风病。若变因痰而生之风，如湿中所钟风化，能鼓荡湿气，化津化液，则此痰此风，早将变为氤氲流行之生气，尚何癫痫之足虞。以是知化病气为生气，原非臆说也。

茵陈蒿

味苦。平，微寒。无毒。主风湿寒热，邪气热结黄疸，通身发黄，小便不利，除头热，去伏瘕。**久服轻身、益气、耐老、面白悦、长年。**白兔食之仙。生泰山及邱陵坡岸上。五月及立秋采。阴干。

茵陈二月因旧苗而生。其茎如艾，叶如淡色青蒿而背白，叶歧紧细而扁整。九月开细花，黄色，结实大如艾子。《纲目》。

风湿寒热，邪气新感者也；热，素有者也。新感之邪为素有之热结成黄疸，此证已所谓"因陈"矣。故《伤寒》《金匮》二书，几若无疸不茵陈者。然栀子檗皮汤证，有外热而无里热；麻黄连轺①赤小豆汤证，有里热而无外热；小建中汤证，小便

---

① 连轺（yáo 尧）：即连翘根。

自利；小柴胡汤证，腹痛而呕；小半夏汤证，小便色不变而哕；桂枝加黄芪汤证，脉浮；栀子大黄汤证，心中懊恼；消石矾石散证，额上黑，日晡发热。则内外有热，但头汗出，齐颈而还，腹满，小便不利，口渴，为茵陈蒿汤证矣。第腹满之治在大黄，内热之治在栀子，惟外复有热，但头汗出，小便不利，始为茵陈的治。其所以能治此者，岂不为新叶因陈干而生，清芬可以解郁热，苦寒可以泄停湿耶。盖陈干本能降热利水，复加以叶之如丝如缕，挺然于暑湿蒸逼之时，先草木而生，后草木而凋，不必能发散而清芳扬溢，气畅不敛，则新感者遂不得不解，自是汗出不止于头矣。故曰发热汗出，此为热越，不能发黄也。

王不留行

味苦，甘。平。无毒。主金疮，止血，逐痛，出刺，除风痹内塞①，止心烦鼻衄，痈疽恶疮，瘘乳，妇人难产。**久服轻身、耐老、增寿**。生泰山山谷。二月、八月采。

王不留行多生麦地中，苗高一二尺。三四月开小花，如铎铃状，红白色。结实如灯笼草子，壳有五棱，壳内包一实，大如豆，实内细子大如菘子②，生白熟黑，圆如细珠。《纲目》。

王不留行多生麦地，且其成实适与麦熟同时，故每杂于麦中。凡麦中有此，则面不能纯白，故须检去之。检之之法，垫漆几令欹侧，倾麦其上，以手抚之，则纷纷自下，以其形浑圆

① 塞：《证类本草》卷七草部上品之下"王不留行"条作"寒"。
② 菘子：白菜子。菘，通常称白菜。明·李时珍《本草纲目》第二十六卷菜部"菘"条："菘，即今人呼为白菜者。有二种，一种茎圆厚微青，一种茎扁薄而白。其叶皆淡青白色……燕京圃人又以马粪入窖壅培，不见风日，长出苗叶皆嫩黄色，脆美无滓，谓之黄芽菜，豪贵以为嘉品。"

也。凡物之浑圆者，皆转旋极速而不滞，王不留行名义，大率亦不外此。人身周流无滞者，血也。观《本经》《别录》，取治金疮血出，鼻衄，仍治妇人难产，可见其能使诸血不旁流逆出。其当顺流而下者，又能使之无所留滞，内而隧道，外而经脉，无不如之。则痈疽恶疮瘘乳，皆缘血已顺流，自然轻则解散，重则分消矣。血流于脉，风阻之为风痹，内塞血不流畅，血中之气内薄为心烦。能治之者，亦总由血分通顺，故并克取效也。仲景用治金疮，义盖本此，后人仿此义用之治淋，亦大有见解。

升 麻

味甘，苦。平，微寒。无毒。主解百毒，杀百精老物殃鬼，辟瘟疫瘴气。邪气蛊毒入口，皆吐出，中恶腹痛，时气毒疠，头痛寒热，风肿诸毒，喉痛口疮。久服不夭，轻身长年。一名周麻。生益州山谷。二月、八月采根。日干。

升麻春生苗，高三尺以来。叶似麻黄叶，并青色。四五月著花，似粟穗，白色。六月以后结实，黑色。根如蒿，根多须，外紫黑内白，紧实者佳。《图经》《纲目》。

中恶腹痛，毒之在下者也；时气毒疠，头痛寒热，风肿诸毒，毒之在中者也；喉痛口疮，毒之在上者也。升麻所以能解如许多毒者，盖以其根内白外黑，茎叶皆青，复花白实黑，是为金贯水中，水从木升，仍发越金气以归功于畅水也。水者何？严厉之寒气也。金者何？收肃之热气。以严厉之寒，包收肃之热，阳欲达而被阴束，是所以为毒也。使随木升而畅发焉，是即所谓解毒矣。观所胪诸证，虽得之不同其源，为病不一其状，归结其旨，均热收于中，寒束于外。在外者固是病，在内者亦未始非病。譬如伤寒中风，虽亦系外寒内热，然惟外寒是病，内热乃身中阳气。故时气及头痛寒热，皆与伤寒中风相近，而治此不治彼，则可以知之矣。

牡　桂

味辛。温。无毒。主上气咳逆，结气，喉痹吐吸，心痛，胁风，胁痛，温筋通脉，止烦出汗，**利关节，补中益****气，久服通神、轻身不老**。生南海山谷。

箘　桂

味辛。温。无毒。主百病，养精神，和颜色，为诸药**先聘**①**通使。久服轻身不老、面生光华，媚好常如童子。**生交阯、桂林山谷岩崖间。无骨，正圆如竹。立秋采。

《本经》桂有两种：有牡桂，有箘桂。诸家论之纷如，愚谓皆有所未确。盖古人采药，必以其地，必按其时，决不以非法之物施用。乃后世专嘐嘐②于此，不知古人每以形似名物。按：箘，大竹也。桂之本根，去心而留皮者象之，今所谓肉桂是也。牡对牝而言，门之轴所借以辟阖者，曰门牡。箘桂去心而卷似牝，则桂之尖但去粗皮而不去心者，象牡矣，今所谓桂枝是也。仲景书用桂而不云枝者二处：一桂枝加桂汤，一理中丸去术加桂。一主脐下悸，一主脐下筑，皆在下之病。东垣曰：气之薄者，桂枝也；气之厚者，桂肉也。气薄则发泄，桂枝上行而发

---

① 聘：《证类本草》卷十二木部上品"菌桂"条作"聘"。
② 嘐嘐（xiāoxiāo 消消）：形容志大而言夸。《孟子·尽心下》："何以谓之狂也？曰：其志嘐嘐然，曰'古之人，古之人'。夷考其行而不掩焉者也。"赵岐注："嘐嘐，志大言大者也。"

表；气厚则发热，桂肉下行而补肾，此天地亲上亲下之道也。刘潜江曰：亲下者趋阴也，以消阴翳而发阳光；亲上者归阳也，以达阳壅而行阴化。又曰：气之厚者亲下，即走里而入阴分，凡在里之阴滞而阳不足者，皆可治也；气之薄者亲上，即走表而入阳分，凡在表之阳壅而阴不和者，皆可治也。则桂枝、桂肉之用，岂不彰明较著哉？

凡药须究其体用。桂枝色赤，条理纵横，宛如经脉系络。色赤属心，纵横通脉络，故能利关节，温经通脉，此其体也。《素问·阴阳应象大论》曰：味厚则泄，气厚则发热，辛以散结，甘可补虚。故能调和腠理，下气散逆，止痛除烦，此其用也。盖其用之之道有六：曰和营，曰通阳，曰利水，曰下气，曰行瘀，曰补中。其功之最大、施之最广，无如桂枝汤，则和营其首功也。夫风伤于外，壅遏卫气，卫中之阳与奔迸相逐，不得不就近曳营气为助，是以营气弱，卫气强。当此之时，又安能不调和营气，使散阳气之郁遏，通邪气之相迸耶桂枝汤、桂枝麻黄各半汤、桂枝二麻黄一汤、桂枝二越婢一汤、桂枝加葛根汤、桂枝加厚朴杏仁汤、桂枝加附子汤、桂枝去芍药汤、桂枝去芍药加附子汤、葛根汤、葛根加半夏汤、麻黄汤、大青龙汤、小青龙汤、桂枝新加汤、柴胡桂枝汤、柴胡桂枝干姜汤、桂枝人参汤、桂枝附子汤、甘草附子汤、桂枝加芍药汤、当归四逆汤、当归四逆加吴茱萸生姜汤、半夏散及汤、瓜蒌桂枝汤、麻黄加术汤、侯氏黑散、风引汤、古今录验续命汤、白虎加桂汤、黄芪桂枝五物汤、桂枝加龙骨牡蛎汤、薯蓣丸、小青龙加石膏汤、《千金》桂枝去芍药加皂荚汤、厚朴七物汤、黄芪芍药桂酒汤、桂枝加黄芪汤、外台黄芩汤、竹叶汤、小柴胡去人参加桂汤。心为众阳之主，体阴用阳。其阳之依阴，如鱼之附水，寒则深藏隐伏，暖则踔跃①飞腾。古人谓有介类伍之，乃不飞越。故凡有风寒，汗之、下之、火之，或不得法，则为悸、为烦、为叉手冒心、为起卧不安。于是以桂枝引其归路，而率龙骨、牡蛎介属潜之也桂枝甘草汤、柴胡加龙骨牡蛎汤、桂枝去芍药加蜀漆龙骨牡蛎救逆汤、桂枝甘草龙骨牡蛎汤、炙甘草汤、防己地黄汤、桂枝芍药知母汤、四逆散。水者火之对，水不行，由于火不化。是故饮入于胃，由脾肺升而降于三焦膀胱。不升者，心之火用不宣也；不降者，三焦膀胱之火用不宣也。桂枝能于阴中宣阳，故水道不利，为变非一。或当渗利，或当泄利，或当燥湿，或当决塞。惟决塞者不用桂枝，余则多借其宣化。有汗出则病愈者，有小便利则病愈者，皆桂枝导引之功也茯苓桂枝甘草大枣汤、茯苓桂枝白术甘草汤、五苓散、茯苓甘草汤、木防己汤、木防己去石膏加茯苓芒消汤、防己茯苓汤、茵陈五苓散、茯苓泽泻汤、桂枝汤去桂加茯苓白术汤、桂枝加桂汤、理中丸。若夫赤能入血，辛能散结，气分之结散，则当降者自降桃核承气汤、乌梅丸、泽漆汤、桂枝生姜枳实汤、乌头桂枝汤、桂苓五味甘草汤、蜘蛛散、竹皮大丸、枳实薤白桂枝汤、四逆散、防己黄芪汤、桂苓五味甘草去桂加干姜细辛汤。血分之结散，则当行者自行。皆自然而然，非可勉强者鳖甲煎丸、桂枝茯②苓丸、温经汤、土瓜根散。至补中一节，尤属义精妙而功广博。盖凡中气之虚，有自馁而成者，有为他脏克制而成者。自馁者，参、术、芪、草所主，非桂枝可施。惟土为木困，因气弱而血滞，因血滞而气愈弱者，

---

① 踔（chuō 戳）跃：跳跃。踔，跳，跳跃。《后汉书·马融传》："陵乔松，履修樧，踔姅枝，秒标端。"李贤注："踔，跳也。"

② 茯：原脱，据《金匮要略·妇人妊娠病脉证并治第二十》桂枝茯苓丸补。

必通血而气始调，气既调而渐能旺小建中汤、黄连汤、黄芪建中汤、桂甘姜枣麻辛附子汤、《千金》内补当归建中汤。此其所由，又非直一补气可概也。

愚谓：窥古人用药之意，于加减间尤为亲切。今计两书中，除桂枝加桂汤、理中丸已具论外，其余小柴胡以不渴、外有微热加；四逆散以悸加；防己黄芪汤以上气加。其和营、通阳、下气之功，已显然无可疑矣。若夫服桂枝汤，或下之，仍头项强，翕翕发热，无汗，心下满微痛，小便不利者，桂枝汤去桂加茯苓白术汤主之；服桂苓五味甘草汤后，冲气低，反更咳，胸满者，桂苓五味甘草汤去桂加细辛、干姜，以治其咳满二条，前一条表证明明未罢而去之，后一条冲气仅低亦去之，颇为费解。殊不知甘能增满，则两条皆有胸满也。且病之互相牵属者，必并力解其一面，则所留一面，自无所依，不能为大患。如前条之表邪也，水饮也。是水饮为表邪之根，故去其饮，邪遂无所容。后条之上气也，支饮也。是上气由支饮而发，故但温宣其饮，上气可不论矣。可见治病用药，贵乎审其前后缓急，经服何剂，不得执一药之气味功能而遂用之。若二病者，非忌桂枝，实用桂枝后，权其不得更用，故不用也。

或问：桂枝与白虎，寒热天渊，安可兼用？且论中谆谆以表不解，禁用白虎。既可兼用，则何不加此，而必待表解耶？曰：表不解不可与白虎条，上文言脉浮发热无汗，乃麻黄证，非特不得用白虎，且不得用桂枝矣。白虎证者，脉大也，汗出也，烦渴欲饮水也。三者不兼，即非是。今云其脉如平，身无寒，但热时呕，皆非白虎证，亦未必可用桂枝。特既与白虎，则三者必具，再加骨节疼烦之表。则无寒不得用柴胡，有汗不得用麻黄，热证多又不得用附子，不用桂枝和营通络而谁用哉？

且古人于病有分部，非如后世多以阴阳五行生克为言。伤寒有伤寒用药之例，温疟有温疟用药之例。盖伤寒自表入里，故有一毫未入，则有一毫未化之寒，即不可与全入者并论。温疟自内出外，里既全热，但有骨节疼烦一种表证，即不得全认为热而单用白虎。则兼用桂枝，使之尽化，又何不可耶。是白虎加桂枝汤之用桂枝，不过和营，并无甚深妙义也。

水气不化之因甚多，利水之物亦甚多。当审其何因，观其所用何药，而后药之功能可见也。统观两书中：凡猪苓汤、茵陈蒿汤、栀子檗皮汤、真武汤、泽泻汤、己椒苈黄丸、小半夏加茯苓汤、十枣汤、栝楼瞿麦丸、蒲灰散、滑石白鱼散、茯苓戎盐汤、葵子茯苓汤、大黄甘遂汤等方莫不利水，皆不用桂枝。则或由热阻，或由血阻故也。桂枝之利水，乃水为寒结而不化，故用以化之，使率利水之剂以下降耳。是故水气不行用桂枝者，多兼表证如五苓散、茯苓甘草汤等是也及悸桂枝加桂汤、茯苓桂枝甘草大枣汤等是也、上气苓桂术甘汤、木防己汤等是也、振苓桂术甘汤、防己茯苓汤等是也等候，不如是，概不足与也。以是知用桂枝者，仍用其和营通阳下气，非用其利水也。

攻瘀之方，不皆用桂枝。浅言之，则云瘀因寒阻则用，因热阻则不用。殊不知有不然者。观《伤寒》攻瘀仅三方，除抵当汤、抵当丸品味相同外，其一则桃仁承气汤也。桃仁承气汤证，谆谆以表证未罢为不可用。抵当汤反有表证仍在之文，则可知因寒而用为不然矣。夫抵当汤丸似峻而实不峻，桃仁承气似不峻而实峻，何者？水蛭、蟅虫究为血肉之品，较之芒消、桂枝，反有去邪不伤正之能。故《金匮要略》诸方，凡瘀血之涉于虚者，皆不用桂枝，如大黄蟅虫丸、下瘀血汤可验也。其桂枝茯苓丸之有癥，温经汤之因瘀生热，皆非虚证。盖惟有余，故能成形且生火也。桃仁承气证云：血自下，下者愈；桂枝茯苓丸证云：妊娠血不止者，癥不去也；土瓜根散证云：少腹满痛，经一月再见。以此知非特血盛乃能结。惟其血盛，乃能既结而仍行，此桂枝专破血虽行而结自若者也。

或问：酒客不喜甘，故不可与桂枝汤。得汤则呕，则呕吐者，不可用桂枝汤矣。又凡服桂枝汤吐者，其后必吐脓血也。又呕家不可用建中汤，乃五苓散证、乌梅丸证、桂枝芍药知母汤证、茯苓泽泻汤证，皆有呕吐，皆用桂枝，何故？夫用药当审病之大端。大端当用，则不得顾小小禁忌。犹之大端不当用，不得以小小利益，遂用之也。大端不当用，如前之桂枝去桂加茯苓白术汤证、桂苓五味甘草去桂加干姜细辛汤证，不以桂枝和营下气之能，牵掣宣饮专一之力是也。大端当用，如桂枝汤证、桂枝芍药知母汤证，不当因其鼻鸣干呕，温温欲吐，而忘其和营通经之大力是也。若夫位居佐使，则自有主持是方者，为之弃其瑕而用其长，此乌梅丸所以用桂枝也。五苓散证、茯苓泽泻汤证亦然，二方淡渗多而甘缓少，又岂能使吐脓血哉。且《金匮要略》呕吐篇已发凡起例于前矣，曰先呕却渴者，此为欲解；先渴却呕者，为水停心下。呕家本渴，若有支饮，则得温药反不渴。于此见药随时用，虽不可犯其所忌，亦不可守禁忌而失事机，又不可不明君臣佐使间有去短从长之妙矣。

柏　实

味甘。平。无毒。主惊悸，安五脏，益气，除风湿

痹。疗恍惚、虚损吸吸①、历节、腰中重痛，益血，止汗。**久服令人润泽美色、耳目聪明、不饥不老、轻身延年**。生泰山山谷。柏叶尤良。柏叶味苦。微温。无毒。主吐血，衄血，痢血，崩中，赤白，轻身，益气，令人耐寒暑，去湿痹，止饥。四时各依方面采。阴干。牡蛎、桂、瓜子为之使，畏菊花、羊蹄、诸石及麦曲。

柏为百木之长，其树耸直，其皮薄，其肌腻。三月开花，其花细琐。八月结子，其贯成球状，如小铃。霜后四裂，中有数子，大如麦粒，芬香可爱。其叶扁圆尖锐不一，然皆西指。参《图经》《纲目》。

刘潜江云：凡木皆向阳，柏独西指，是木气与金气媾。夫金木者，生成之终始。木禀春生，金禀秋成，人之肝肺应之。肝合乎肺而化，则阴生而血之化源裕，于是阴降阳随，所谓金之降不穷，则木之升亦不穷也。肺合乎肝而化，则阳生而气之化源裕，于是阳升阴随，所谓木之升不穷，则金之降亦不穷也。其升降有穷，皆由于不相合以为化耳。柏之为物，阳合阴而化，阴由化而生，于是阴自降，阳自随，其功不同于苦寒之直折，故于逆顺之血类能治之。然其实与叶主治又有不同，何也？夫叶之四时不易者，木已化于金，为收降之气，故味苦而性燥。至实之花于春，成于秋，虽禀金气亦厚，然木之生气系焉，盖仅合于金而未化于金，为冲和之气，故味甘而性润。苦燥者象火，甘润者象水，甘润即孕于苦燥之中，所谓血源于水而成于火。血源于水而成于火，正借金以为用也。惟木能和于金，而

① 虚损吸吸：虚弱动则气喘。吸吸，呼吸急促貌。汉·刘向《九叹·惜贤》："望高丘而叹涕兮，悲吸吸而长怀。"

后金能和于火，俾真水之液，因鼓煽以化血焉。于是尽举益心血诸药遂无逾此者，是即《别录》所谓益血，而《本经》定惊悸、安五脏诸功，胥于是在矣。抑即继之以益气者何？盖心，离也。中之血既益，则外之气自充，心气充肺，乃得贯心脉而行呼吸，此所谓益气也。肝和于肺而心血生，肝即合于肺之阴，输血以归血海。肺和于心而心气畅，肺即合于心之阳，以归命门。是柏实于后天气血之化源，若有尽得其机缄①者，是即《别录》所谓：疗恍惚、虚损吸吸，腰中重痛者也。

《阴符经》②云：擒之制③在气。观于磁之引针，柏之西指，其气固然有非人力所能强者。揣其故，则曰：磁为铁母。则柏之西指，独不似子之向母乎。西为金方，人之身属金者肺，肺则主朝百脉，行治节者也。凡血得归经，自不溢为吐衄与利。柏叶之治吐血、衄血、利血，盖欲血受肺之节制，分布诸经，俾不溢耳。故《金匮》于柏叶汤著吐血不止句，以见血之不归经也。虽然烦喘，气火之向心肺也，乃竹皮大丸主妇人乳后中虚，烦乱，呕逆者，以此而加柏实，柏实非结于柏叶间者耶？何以柏叶能令血西指，柏实又能禁气西指？曰：是诚有故焉。夫实之于叶，犹叶之于西；气之与血，犹叶之与实也。请试以人喻，人之向母，本无时或已，迨有子，其心遂有所分注。柏之实，始而色青，久而色金黄，则仍木与金相媾而生者也。气

---

① 机缄：关键。黄远庸《政局之险恶》："盖彼中虽包罗万有，而能识今日之潮流及机缄所在，以勇于建言者盖亦鲜矣。"

② 《阴符经》：全称《黄帝阴符经》。旧题黄帝撰。一说为唐·李筌所伪托。分上、中、下三篇。合为一卷。有太公、范蠡、鬼谷子、张良、诸葛亮、李筌等六家注。内容多谈道家政治哲学思想，亦涉及纵横、兵家言和修养、丹术。

③ 擒之制：统摄、掌握万物的方法。擒，掌握；制，方法。

之与血，亦互相化，彼此相生。妇人乳后，中虚烦乱，呕逆，则血虚而气乱四射矣，射于心则烦，射于肺则喘。治之以柏实者，挽其西指之气，使其潆洄而化血耳。然则柏叶何以定为入血耶？夫纵横灿列而不比连，经纬有绪而不紊乱，任值何所而终向肺，则非经络而何？经络中之所有，又非血而何？是柏叶之治血脉，会其意兼取其形矣。惟其实三月已开花，延至八月乃结，则又有可深思者。盖凡花者，木之精神昌沛发荣于外者也；实者，气之凝结韫①藏于内者也。八月为金气昌沛②之时，木气已荣者，感之乃得媾而成实，故其为用咸在金木不媾之候。其性又润，金木媾而生润，则亦惟血耳。血之元既调，气自流转受益，五脏各得安和。病发惊骇者，其本在肝，以血不归肝也。风与湿著人皮肉筋骨，必其间血脉气机不咸。血脉气机咸，则凡著于阴者必出阳，著于阳者必出表，更以他风湿药治之，有何不解散者哉。

茯苓

味甘。平。无毒。**主胸胁逆气、忧恚、惊邪恐悸、心下结痛、寒热、烦满、咳逆、口焦舌干**，利小便，止消渴，好睡，大腹淋沥，膈中痰水，水肿淋结，开胸府，调脏气，伐肾邪，长阴，益气力，保神守中。**久服安魂养神，不饥、延年。一名茯菟**。其有抱根者，名茯神。茯神，平。主辟不祥，疗风眩，风虚，五劳，口干，止惊

---

① 韫（yùn 运）：包含，蕴藏。《集韵·隐韵》："韫，藏也。"
② 昌沛：旺盛，充沛。昌，兴盛。《广雅·释诂二》："昌，盛也。"沛，丰盛。《广雅·释诂一》："沛，大也。"

悸，多恚怒，善忘，开心益智，安魂魄，养精神。生泰山山谷大松下。二月、八月采。阴干。马蔺①为之使。得甘草、防风、芍药、紫石英、麦门冬，共疗五脏。恶白薇。畏牡蒙、地榆、雄黄、秦艽、龟甲。

茯苓出松树根下，在土底作块，大者至数斤，似人形及龟鸟者佳。皮黑，肉有赤白等色，无苗叶花实。或云：是多年松脂流入土中变成；或云：假松气于本根上生。今人采法：山中古松久为人斩伐，其枯折槎枿，不生枝叶者为茯苓。拨见之，即于四面丈余地内，以铁头锥刺地，如有茯苓，则锥固不可拔，于是掘土取之。其拨大者，茯苓亦大，皆自作块，不附著根上。其抱根而生者为茯神。然则假气而生者，其说胜矣。《图经》。

刘潜江云：茯苓本古松灵气沦结②成形。卢子繇谓：其精英不发于枝叶，返旋生气吸伏于踵，一若真人之息。则但视为利湿，殆有未然。盖松之凌冬不凋，非以其禀真阳之性耶。乃其气入土久而结茯苓，是其质成于阴，气禀于阳也。陶隐居曰：性无朽蛀，埋地中三十年，犹色理无异，不可见其坚贞哉？第淡渗之物，俱先上行而后下降，其说犹非始于李濒湖也。前乎此者，有谓味淡为天之阳，阳当上行，气薄为阳中之阴，阴主下降。后乎此者，有谓参天之阳，回返而团结于阴，其义为阳有余而下趋于阴。故其气专，专则从清阳以化浊阴，又为阳有余而下合于阴。故其气和，和则引至阴以归至阳。其说皆精确不磨，可证濒湖不安矣。且甘先入脾，淡主养胃，是其功在中土而升清阳，就其升阳即以为泄浊之用。故在上焦而同益气同

---

① 马蔺：《证类本草》卷十二木部上品"茯苓"条作"马间"。

② 沦结：沉降积聚。沦，沉降；结，积聚。

第四卷

一二三

驱痰，在下焦而同导水同健脾，莫不以是为升，即升致降，固未可徒以下渗概之。此《本经》主胸胁逆气、心下结痛、寒热、烦满、咳逆之义也。至其主忧恚、惊邪恐悸，非治心乎？主口干、舌焦、利小便，非治肾乎？则但谓其升清降浊，似尚未尽悉其物之理与其治之能者。夫清浊本之阴阳，阴阳兆于水火，水火属之心肾。心内阴外阳而位于上，肾内阳外阴而位于下。茯苓之用，能于阴中吸阳以归阴，又能于阳中引阴以归阳。是故在上者，阴宅阳中，则火有所主而下交于水，水中之火自从地气而蛰藏；在下者，阳宅阴中，则水有所主而上交于火，火外之水自从天气而发育。是所谓神足则气充，气充而精盈，精盈而气固。忧恚、惊邪恐悸、口干舌焦，又何自为患哉？故其升清降浊，特从阳吸阴，由阴归阳之余事耳。至若茯神入土较浅，故止能入心，以得阳厚，得阳中之阴不厚也。

大凡物之生，必阴阳相抱，若茯苓则水土之阴交于正阳而生者也。其摄于阳则有气无质，其钟于阴则有质无气，故能于无形中炼有形，有形中吸无形。无形中炼有形，则上焦之以气化阴也；有形中吸无形，则下焦之从阴引阳也。上焦之气能化阴，则所谓滓秽去而清光来，结者自开，逆者自降矣；下焦之阴能引阳，则所谓宇泰定而天光发，焦者自苏，干者自泽矣。《灵枢·决气》篇曰：上焦开发，宣五谷味，熏肤，充身，泽毛，若雾露之溉，是为气。于此见若焰、若烟、若霜霰、若霖雨，皆非气之正。故夫气以润而行，水以气而运，水停即气阻，气阻则水淤。茯苓者，纯以气为用，故其治咸以水为事。观于仲景书，其显然可识者。如随气之阻而宣水_{茯苓甘草汤}；随水之淤而化气_{五苓散}；气以水而逆，则冠以导水，而下气随之_{茯苓桂枝甘草大枣汤、茯苓桂枝白术甘草汤}；水以气而涌，则首以下气，而导水为佐桂枝五味甘草及诸加减汤；水与气并壅于上，则从旁泄而虑伤无过茯苓杏仁甘草汤、茯苓戎盐汤、茯苓泽泻汤；气与水偕溢于外，则从内挽而防脱其阳防己茯苓汤；气外耗则水内迫，故为君于启阳之剂茯苓四逆汤；气下阻则水中停，故见功于妊娠之疴桂枝茯苓丸、葵子茯苓散。凡此皆起阴以从阳，布阳以化阴，使清者条鬯①，浊者自然退听，或从下行，或从外达。是用茯苓之旨，在补不在泄；茯苓之用，在泄不在补矣。

　　四逆散证，小便不利者，加茯苓。理中丸证，悸者加茯苓。夫水不下行则必上壅，原属一贯。茯苓色白象肺，缘水土之阴吸阳气而成。故其治为自上及下，直浚其源，非开导而使之泄也。然则小柴胡汤证，心下悸，小便不利者，去黄芩，加茯苓；小青龙汤证，小便不利，少腹满者，去麻黄，加茯苓。其去黄芩何耶？其去麻黄又何耶？黄芩本治因热生湿，麻黄亦治因水阻气。湿，气也；水，质也。以湿而能使心下悸、小便不利，则有形矣，又岂得以黄芩治之。易以茯苓，直下其已化之水，非追讨其未化已前湿热也。麻黄治水，就其在上，横开毛窍以驱之。今水满于少腹，自当就其在下，引停畜水气并从小便而出。是皆因势而导之耳。虽然，诸证自有本源，水气特其条目耳。惟真武汤证，则以水气为正病，乃曰：小便利者去茯苓。岂小便利尚有水气为病者哉？盖真武证正病，固系水气，但水气之所被，不止在直道中。观其内自腹，外及四肢，上为呕咳，

---

　　① 条鬯（chàng 唱）：畅达。鬯，通"畅"。《汉书·律历志上》："指顾取象，然后阴阳万物靡不条鬯该成。"颜师古注："条，达也。鬯，与'畅'同。"

则小便不利者，亦其末病耳。是证主脑①在坎中之阳不能镇摄水气，非水道不利致病也。若仍用茯苓，则于横溢上逆者无干，反足以耗直道之津液，故去之耳。以是推之，茯苓之化气导水，止能在直道中矣。然则服桂枝汤或下之，仍头项强痛，翕翕发热，无汗，心下满，微痛，小便不利，及膈间支饮喘满，心下痞坚，面色黧黑，脉沉紧，服木防己汤愈，即复发者，病似不仅在中道，非茯苓主治也。胡为一主以桂枝去桂加茯苓白术汤，一主以木防己去石膏加茯苓芒消汤耶？此病固不仅在中道，病之根却据于中道，致使应证之方，宜效而不效，故即就其原治之方，增入披根之物，根荄②既动，枝叶自摧也。

　　用茯苓方，桂苓五味去桂加姜辛半夏汤、肾气丸、栝楼瞿麦丸，皆治渴；小半夏加茯苓汤、猪苓散、茯苓泽泻汤、五苓散、猪苓汤，皆治渴而兼呕，正合《本经》所谓口焦舌干、利小便矣。乃茯苓甘草汤、干甘苓术汤，则指明不渴乃用，何哉？夫水与饮本系两端，其大本大源处，仲景未尝不分之极严，如痰饮、水气之不同篇是也。至支流之所及，则仲景每混称之，如《痰饮》篇之水在心、水在肺是也。盖能排脏腑、廓肌肤之谓水；悬于一处、客于一隅之谓饮。水是已化之饮，饮是未化之水。茯苓能化，故能治饮，非以治水。而饮之所在，或留于中，或据于旁。留于中者，能渴能呕；据于旁者，不能渴不能呕。茯苓之行直道，则治留于中者，故兼呕兼渴者皆隶焉。他若虽在直道而不在中，如厥而心下悸，则病在上，不在中矣；

---

　　① 主脑：主旨。清·李渔《闲情偶寄·词曲·立主脑》："古人作文一篇，定有一篇之主脑。主脑非他，即作者立言之本意也。"
　　② 荄（gāi 该）：草根。《汉书·礼乐志》："青阳开动，根荄以遂。"颜师古注："草根曰荄。"

腰已下冷痛，腰中如带五千钱，则病在下，不在中矣。所以然者，水在上原足以润喉舌；水在下原无妨于中焦输化；惟其有时在中，碍脾之输，斯得竭肺之化。不能输、不得化，于何而不渴？渴则引水自救，水溢而化机仍窒，于何能不呕？呕与渴，本是证所波及，非茯苓所的主也。若夫《本经》所谓口焦舌干，则当于诸补益方参之。如肾气丸治男子消渴，小便反多，是用桂附蒸动下焦直行不化之水，使茯苓守于中以化之也；如酸枣仁汤治虚烦不得眠，是用知母益下焦之水，酸枣仁启而上之，亦使茯苓守于中以化之也。试观茯苓四逆汤、附子汤，未尝有水，亦并无渴，其用茯苓，又可以为疑乎？夫二汤所主之候，皆系阴壅阳微，故振其阳可愈。然徒振其阳，恐致求直反曲，阳虽转而阴液消亡，故用茯苓以转阳枢而化阴。又恐茯苓不足独当其任，故益以人参于阴中化津者为之殿①。于此见茯苓不特能使阴随阳化，并能使阳药不至耗阴，阴药不至抑阳，其斡旋之妙，有非他物所能并者。

卒呕吐，心下痞，膈间有水，眩悸者，小半夏加茯苓汤主之。姜能止呕吐，夏能开痞满，而欲其行水，则恐非所擅也。能行水而止眩悸者，其惟茯苓乎？况苓桂术甘汤、葵子茯苓散，皆以茯苓治眩。茯苓桂枝甘草大枣汤、茯苓甘草汤、理中丸，皆以茯苓治悸。即太阳病发汗，汗出不解，其人仍发热，心下悸，头眩，身𥆩动，振振欲擗地者，真武汤主之，方中茯苓之任亦甚重，宜茯苓为眩悸之主剂矣。乃桂枝甘草汤、小建中汤、炙甘草汤、四逆散之治悸，皆赖桂枝、半夏；麻黄丸之治悸，

---

① 殿：置于后。《春秋繁露·考功名》："考试之法……九分三三列之，亦有上中下，以一为最，五为中，九为殿。"

又赖半夏，何哉？夫悸之用桂枝与用茯苓，有心中、心下之分，其说见于饴糖；其用半夏与用茯苓，又有膈间、脐下之异，其说见于半夏。惟其治眩，则泽泻汤之因心下支饮而冒眩；葵子茯苓散之妊娠水气，身重，小便不利，洒淅恶寒，起即头眩，两者均系水气，一仗泽泻，一仗茯苓，其义自应有别。然身重、小便不利，自当属之下；心下有支饮，自当属之上，则茯苓泽泻之治眩，又显有上下之别矣。于此见悸与眩之病根在心已下者，皆为茯苓所宜，又可证茯苓之性为由脾及肺，而《本经》于忧恚，惊邪恐悸之下，著心下结痛一语，非无故矣。

奔豚、冲气，尽水气之所为耶，则不可为不用茯苓者解矣；奔豚、冲气，非水气之所为耶，则不可为用茯苓者解矣。或曰：奔豚、冲气，即《别录》所谓肾邪者也。肾邪之动，有挟水者，有不挟水者。挟水者用茯苓，不挟水者不用茯苓。此言是也，而嫌未推其所以然之故。发汗后，其人脐下悸者，欲作奔豚，茯苓桂枝甘草大枣汤主之，此用茯苓者也。烧针令其汗，针处被寒，核起而赤者，必发奔豚，与桂枝加桂汤，此不用茯苓者也。发汗后动水，烧针后不动水，其所以然安在？夫发汗动水，《难经·四十九难》所谓肾主五液，入心为汗者也；烧针不动水，《金匮要略》所谓从惊恐得之者也。病皆涉心，故茯苓可不用，桂枝不可不用。《灵枢·五色》篇曰肾乘心，心先病，肾为应是已。若夫冲气，则所谓伤寒，若吐若下后，心下逆满，气上冲胸，起则头眩，脉沉紧，发汗则动经，身为振振摇者，茯苓桂枝白术甘草汤主之；青龙汤下已，多唾，口燥，寸脉沉，尺脉微，手足厥逆，气从少腹上冲胸咽，手足痹，其面翕热如醉状，因复下流阴股，小便难，时复冒者，与茯苓桂枝五味甘草汤，治其气冲，亦俱用茯苓桂枝。第在吐后、下后，则因中虚，致水气上逆，故需术之堵御；在汗后，则水气先动，冲气随之，故需五味之降摄。然病终由肾，则缘证加减，只可去桂枝，不可去茯苓。而两证之标，其所以用茯苓者，仍不离乎悸眩，是悸眩究系用茯苓之眉目矣。

非水饮用茯苓，其责亦非轻者，尤不可不察也。夫茯苓之用，在气水转化之交，故补剂中用之，使脾交于肺薯蓣丸；风剂中用之，使阴从阳化侯氏黑散；上焦用之，则化阳归阴酸枣仁汤；下焦用之，则从阴引阳肾气丸。譬诸邮传之递接，过往之廨舍①，非是不足以济道路之穷，联远近之迹也。其显然可异者，尚有在上主气，在下主血之能。曰：胸痹，胸中气塞，短气，茯苓杏仁甘草汤主之；曰：妇人咽中如有炙脔②，半夏厚朴汤主之，两者脾气俱已上行，而肺为之阻。一则碍其直道，故升降不灵；一则碍其横络，故呼吸不利。病异方异，用意并异，茯苓之转升为降则同。曰：妇人宿有癥病，经断未及三月，得漏下不止，胎动在脐上者，桂枝茯苓丸主之；曰：妇人怀妊，腹中疠痛，当归芍药散主之，两者心肺俱已下行，而肝为之阻。一则滞气凝血，隔胎元之吸引，故当停反漏；一则流痰宿饮，混养胎之阴血，故虽动不漏。然茯苓之辟阻为通，则又无不同。其在上之功，则所谓通调水道，下输膀胱；在下之功，则所谓水精四布，五经并行。绝非治水，其功实附于治水。盖人身之

① 廨（xiè 谢）舍：官署，旧时官吏办公的地方。《集韵·卦韵》："廨，公舍。"

② 炙脔：干肉。此处比喻塞在病人咽喉中的痰涎，吐之不出，咽之不下。《医宗金鉴·订正张仲景全书金匮要略注·妇人杂病脉证并治第二十二》："妇人咽中如有炙脔，半夏厚朴汤主之。注：咽中如有炙脔，谓咽中有痰涎，如同炙肉，咯之不出，咽之不下者，即今之梅核气病也。"脔，肉块。

经衢①，惟气血为之运行，血自有营气之流转，气则赖津液以行故也。

酸 枣

味酸。平。无毒。主心腹寒热，邪结气聚，四肢酸疼，湿痹，烦心不得眠，脐上下痛，血转久泄，虚汗烦渴，补中，益肝气，坚筋骨，助阴气，令人肥健，**久服安五脏，轻身延年。**生河东川泽。八月采实。阴干，四十日成。恶防己。

酸枣即棘也，生坡坂城垒则小，生平地则易大。小者名棘，多刺，大则刺少。其木高及三尺便开花结子，大者至数丈，径围一二尺。木心赤色，理极坚细，皮亦细硬，文似蛇鳞。茎叶俱青。花似枣，八月结实，圆小而味酸。核微圆，仁稍长而扁。参《图经》《拾遗》。

古来于大枣、酸枣、棘刺、枣仁纷纷聚讼。或以为酸枣即大枣之酸者，或以为酸枣亦大木，或以为啖酸枣能醒睡，或以为服枣仁治不眠。殊不知皆是也，而皆非也。夫乔生曰枣，丛生曰棘，是一类二种。设使枣丛生，亦不得不为棘，棘即养而大之，终不得为枣。如橘年久则叶生刻②而变为枳，不闻枳得培植亦可变为橘，物类之性固如是耳。试以《本经》大枣主治与酸枣主治较之，惟其乔生则气力厚，惟其丛生遂气力薄。厚则甘，薄则酸。《阴阳应象大论》云：辛甘为阳，酸苦为阴。又曰：味薄则泄，厚则通，气薄则发泄，厚则发热。故大枣主心腹邪气，是振其中而使之外达；酸枣主心腹寒热、邪结气聚，

---

① 衢（qú 渠）：道路。《左传·昭公二年》："尸诸周氏之衢。"杜预注："衢，道也。"

② 刻：即缺刻，叶子边缘上的凹陷。

是疏其中而导之外泄。大枣主四肢重，是助其经气，使其转接之间，阻碍不生；酸枣主四肢酸疼湿痹，是鼓其经气，使其转接之间，留著解散。惟其力厚，则既助十二经之行，仍能使全气内转，故复补少气、少津液、身中不足。力薄则鼓荡经气使外达，遂不能复归，致卫气行于阳，不得入于阴，此陶隐居谓唉之能醒睡，不为无故矣。由此观之，《本经》酸枣主治，是酸枣之功能，非酸枣仁之功能。酸枣自醒睡，酸枣仁自治不眠，故《本经》于酸枣气味上，并不著"仁"字，而隐居亦不言唉其"仁"。可见《别录》主治，乃酸枣仁之主治，即其味甘而不酸可证也。杏为心果，其仁入肺而宣气；桃为肺果，其仁入肝而宣血，则枣为脾果，其仁入肾而宣水决矣。虽然，枣仁用酸枣之仁，不用大枣之仁，何也？盖大枣补而仁则泄，酸枣泄而仁则补。《别录》云：陈枣核中仁味苦，燔①之主腹痛邪气。酸枣仁则甘，以是酸枣仁之用广于大枣仁矣。烦心不得睡，水不上济于心也；脐上下痛，水不宣而停于所治也；血转久泄者，肝无所借而不藏；虚汗烦渴者，心无所资而不润。水气能涵木，木得涵而筋骨遂坚，筋骨坚而阴气有所守，阴气有所守，则阳亦充于外，而肌肉丰气力优矣。

心中烦，不得卧，黄连阿胶汤主之；虚烦不得眠，酸枣仁汤主之。同是心烦，同是不寐，两方无一味之同，岂不得卧、不得眠有异耶，抑心中烦与虚烦固不同耶？夫寐，谧也，静谧无声也《释名》。眠，犹瞑也《后汉书·冯衍传》注，《玉篇》：眠，瞑同，泯也，泯泯无知也《释名》。卧，犹息也《后汉书·隗嚣传》注，僵也《广雅·释诂》。是寐者能卧而未必安静，眠者

---

① 燔：炙。《广韵·元韵》："燔，炙也。"

且能熟寐而无知，不得卧则或起或寝，并不能安于床席矣。于此见虚烦不得眠，虽亦静谧，但时多扰乱也；心中烦不得卧，则常多扰乱，且不得静谧矣。夫寐系心与肾相交，能静谧而时多扰乱，乃肾之阴不继，不能常济于心；常多扰乱而不得静谧，乃邪火燔盛，纵有肾阴相济，不给其烁。况一为伤寒，本系急疾之病，且少阴病仅在二三日已上，其急疾抑又可想；一为虚劳，则本缓疴虚证，故其治法，泻火滋阴，相去霄壤。一以阿胶鸡子黄安心定血，而外并主以苦燥之芩连，开阴之芍药；一以酸枣仁茯苓启水上滋，而外更益以甘润之知母，开阳之芎䓖，岂可同日语哉。故后世用酸枣仁诸方，始终只治不睡，并无他歧相搅，乃立异者或以为生用能醒睡，是牵合陶隐居之说。以《简要济众》一方为据，不知其方用酸枣仁止一两，用蜡茶至二两，且以生姜汁涂炙，是以茶醒睡，用酸枣仁为反佐，若据此为醒睡之典，则麻黄汤中有治中风自汗之桂枝，亦可谓为止汗耶。或以为酸枣仁治不寐，乃治邪结气聚之不寐，是牵合《本经》之文，且谓未有散邪结气聚之物，能使卫气入脏而就安寝者，不思仲景用酸枣仁汤，明明著虚劳，虚烦不得眠之语。虚烦不得眠，犹可目为邪结气聚耶？虚劳亦岂邪结气聚可成者耶？纵邪结气聚亦可成虚劳，则此不得眠，且将与栀子豉汤证相比矣。若谓卫气不得归脏，又与半夏秫米汤相比矣，仲景又何别用酸枣仁汤为哉？

檗木[①]

味苦。寒。无毒。主五脏肠胃中结热，黄疸，肠痔，

---

① 檗木：即黄檗，也称黄柏。《说文解字·木部》："檗，黄木也。"段玉裁注："黄木者，《本草经》之檗木也。一名檀桓。"

止泄痢，女子漏下赤白，阴伤蚀疮。疗惊气，在皮间肌肤热赤起，目热赤痛，口疮，久服通神。**一名檀桓。**生汉中山谷及永昌。<small>恶干漆。</small>

檗树高数丈，叶似吴茱萸，亦如紫椿，经冬不凋。皮外白里深黄色，紧而厚至二三分。其根结块，如松下茯苓。《蜀本》《图经》。

凡草木之根成球结块者，其气必向下，纵苦^①寒而不泄。凡物之苦寒不泄者，其性必燥，能搜剔隐伏之热。檗木根结如茯苓，皮色鲜黄，味苦，气寒，性燥，故其为治，能使在内之伏热解，而肌肉、九窍之病尽除。第《本经》主治所谓五脏肠胃中结热者，当作五脏之热结于肠胃中解。若谓五脏肠胃中结热遍能治之，则檗之功似宜更广，所治之证必不若是之狭矣。惟其所主肠痔、泄利、女子漏下赤白、阴伤蚀疮，均系九窍，斯不可谓九窍不和，乃肠胃之所生病耶。刘潜江云：肾之阴气不足，则热自结于胃，胃壅结热，则湿土之阴气无从施化而还病于湿，此由肾及胃之征。率是推之，则肠胃因五脏热结，而病于湿热者不少矣，讵独在肾？况肠痔、泄利、女子漏下赤白、阴伤蚀疮，何一非挟湿为病，不仅是热耶？特《本经》所主，皆下窍之病，且俱属湿；《别录》所主，则上窍之病，俱不属湿，何哉？夫湿本下溜，火则上出，湿病于下，与火相合，但火能升，津不能升，故病于九窍之下者多涉湿，病于九窍之上者多联燥，理固宜然，无足怪也。第五脏之间，病连心与肝者必杂血，连脾与肾者湿尤剧耳。檗之治，解湿热之为病于肠胃，则其源之自五脏来者能清，其流之及九窍者皆罢。缘其色黄固

① 苦：原作"若"，据下文义及长年医局复刻本校刊记改。

入胃，气寒能胜热，性燥可已湿也。至惊气在皮间肌肤热赤，则肝家之气已入肌肉而化热，尚未碍津液之流行致化湿也，故尤能治之。则气之来自五脏，至于胃而热甚生湿，为更可信矣。

或曰：子治《本经》，证以仲景，大抵欲明药之所以用也。譬如檗皮，仲景以栀子檗皮汤治黄疸，用之于身黄发热者，则似檗皮于黄疸不离发热以为治矣，乃大黄消石汤中用之，则不必以发热也；其以白头翁汤治下利，用之于热利下重者，则似檗皮于下利亦不离发热以为治矣，乌梅丸中亦用之，又不必以发热矣，又何从确然指其所以哉。予谓：黄疸与下利之候甚多，而表里寒热错杂，其孰多孰少，不可不辨也。凡黄疸之属里属寒者不论，举其属表属热者言之，则麻黄连轺赤小豆汤证，其标见于太阳；小柴胡汤证，其标见于少阳；栀子大黄汤、茵陈蒿汤、大黄消石汤、栀子檗皮汤证，其标皆见于阳明。阳明者，有在经在腑之分。发热、懊侬、汗出，皆经证也；腹满、小便不利，皆腑证也。栀子大黄汤证，经多而腑少；茵陈蒿汤证，有腑而无经；栀子檗皮汤证，有经而无腑；大黄消石汤证，经少而腑多。试于栀子檗皮汤证，以黄疸为里，则发热为表；于大黄消石汤证，以腹满、小便不利为里，则汗出为表。是汗出为表和，则发热为里和。而檗皮之用，正在表里之间。湿热壅于肌肉，是胃中结热为疸者也，下利之所属尤多，然白头翁汤、乌梅丸证，只在厥阴一经，厥阴尤寒热错杂之所，则寒与热之多少，尚可循其数以证之也。其厥逆无脉、汗出身冷，纯属寒者无论。若兼烦兼呕，脉大脉数，谵语，欲饮水，则属热矣。试以脉大脉数，烦且呕者为寒热参半，则干姜黄连黄芩人参汤之寒差轻，乌梅丸之寒差重。若以谵语、欲饮水为纯乎热，则白头翁汤之热比于虚，小承气汤之热比于实。下利之虚者寒热参半，其寒多而参用温者，皆用檗皮。则檗皮之用，正在五脏间有以和其热，使其热不移于肠胃而已。要之，九窍之病，无不本于肠胃，肠胃之热，有不系五脏所移者，则非檗皮所主。统观黄疸下利二证之用檗皮者，皆比于虚，则檗之治热，必虚而挟湿者始为当耳。

干　漆

味辛。温。无毒，有毒。主绝伤，补中，续筋骨，填髓脑，安五脏，五缓六急，风寒湿痹，疗咳嗽，消瘀血、痞结，腰痛，女子疝瘕，利小肠，去蛔虫。**生漆，去长虫。久服轻身耐老。**生汉中川谷。夏至后采，干之。半夏为之使，畏鸡子，又忌油脂。

漆树如柿，高二三丈。皮白。叶似椿。花似槐。子若牛李。六七月以刚斧斫其皮开，钉竹筒其中承之，汁滴则成漆在筒子内。干者，黑如磐，坚若铁石者佳。《图经》，参《纲目》

漆，木液也，虽出自皮，而上自巅杪①，下及根荄，彻内彻外之液，无乎不具。且其质黏，其状若水，断者得之可续，离者得之能合。又必著于物，方有以施其用。此主绝伤，补中，续筋骨，填髓脑，取其形以为治也。一处既动，全身悉赴，行而不留，如此，又何患其五脏不安，或缓或急，致成风寒湿痹哉？此则取其意以为治也。形质者，物之体；气味者，物之用。漆为木液，已具木水之体，体之有益于人身，《本经》主治已尽之矣。而其味辛气温，又有合于金火之用。夫金者，既成物而

① 巅杪（miǎo 秒）：树梢。巅，泛指物体的顶端；杪，树梢。《说文解字·木部》："杪，木标末也。"

难坏，必得乎火方能改焉，此《洪范》①所谓从革者也。惟其质似水而味辛，故得为难成难败之液；惟其质似水而味辛，流行以趋于火而从革，不又似中焦受气取汁变化而赤者耶？故其为物，就温燥处则荡漾而常似水；就寒湿处则凝结而坚如石。不又似血之遇热则行，遇寒则凝耶？此仲景于大黄䗪虫丸取以治干血为得其用之神矣。虽然，信斯言也，则《本经》用其实处，应是干漆，仲景用其虚神，应是生漆。乃俱用干漆，何哉？夫用物之道，亦取其生机而已。漆非干不得炒，不炒则有毒，能害脏腑，如人闻生漆气则生疮，而居干漆室中未闻有生疮者。惟其炮制之当，斯能避害而获利。其机既动，气血自从，何得硁硁②为穿凿之见耶？且漆亦何尝终干，既为末而入于胃，亦随诸药为滓秽。惟其气其味，流转于脏腑筋骨间，以成其填补运化之功耳。然则干漆通血，宜随热药以为治，大黄䗪虫丸中均系寒药，岂不畏其遇寒则凝耶？夫热自在人身，故药得用寒。假使因漆而以热治，则漆之功效未见，药之为害已深。譬如蟹何尝不是寒物，漆若遇之，竟化为水，不复能凝，此又何故？特物性之相制有如是耳。说者或谓：蟹外刚内柔，其黄应月盈亏，为禀金水之质，故能败木火之用。或谓：漆辛温，蟹咸寒，寒能克温，咸为辛子，子从母化，则其气自解。或谓：蟹能逐血，漆之气化似血，故为之败。其然岂其然乎？

---

① 《洪范》：指《尚书·洪范》。

② 硁硁（kēngkēng 坑坑）：形容浅陋固执。晋·葛洪《抱朴子·逸民》："昔夷齐不食周粟，鲍焦死于桥上，彼之硁硁，何足师表哉！"

第五卷

上品，人三味，兽二味，禽三味，虫鱼三味，果二味，谷二味，菜三味。

发　髲①

味苦。温，小寒。无毒。主五癃②关格③不通，利小便水道，疗小儿痫，大人痓④，仍自还神化。合鸡子黄煎之消为水，疗小儿惊热。

乱　发

微温。主咳嗽，五淋，大小便不通，小儿惊痫，止血，鼻衄烧之吹内立已。

---

① 髲（bì 必）：假发。唐·段成式《酉阳杂俎·毛篇》："（狒狒）血可染绯，发可为髲。"

② 五癃：病名。《武威汉代医简》："治诸癃，石癃出石，血癃出血，膏癃出膏，泔癃出泔，此五癃皆同药治之……病即愈，石即出。"

③ 关格：大便不通名内关，小便不通名外格，大小便都不通名关格。《诸病源候论·关格大小便不通候》："关格者，大小便不通也。大便不通谓之内关，小便不通谓之外格，二便俱不通，为关格也。由阴阳气不和，荣卫不通故也。阴气大盛，阳气不得荣之，曰内关；阳气大盛，阴气不得荣之，曰外格；阴阳俱盛，不得相荣，曰关格。关格则阴阳气否结，腹内胀满，气不行于大小肠，故关格而大小便不通也。"

④ 痓（chì 赤）：痓病。《集韵·至韵》："痓，风病。"《素问·气厥论》："肺移热于肾，传为柔痓。"王冰注："柔，谓筋柔而无力。痓，谓骨痓而不随。气骨皆热，髓不内充，故骨痓强而不举，筋柔缓而无力也。"

发髲，乃剪髢①下发。乱发，乃梳枇②下发。《纲目》

发以血生，血由火成。心者属火而主血，以发还生其血，以血还养其心，此之谓仍自还。心合小肠，小肠者，受盛之府《本输》篇，下连膀胱。膀胱者，州都之官，津液藏焉，气化则能出矣《灵兰秘典论》。水火合德而化气，此之谓神化，所以能利小便水道也。肾之华在发《六节藏象论》，水出高原，发者，血之余。水者，血之类滑撄宁③注。涕、唾、泪、溺皆同源于肾，一涸则无不涸，一通则无不通，所以主五癃关格不通也。小儿之惊，责在心气之怯；大人之痉，责在脉络之空。咳嗽者，心失养而火上炎；鼻衄者，血为火挟以上出。烧为灰迎血至而吹之，亦可谓仍自还神化者矣。虽然，血与水既为同类，乃发遇血则止之，遇水则通之，何也？盖血与水同源于肺，其精者为心火蒸逼而赤，遂统于脾，藏于肝，则谓之血，以其行于阴也；其粗者，下三焦，归小肠膀胱，则谓之水，以其行于阳也。倘心火不精，蒸变无由，尽出于阳，水道何能不淤，血亦何能不少？此发之用，谓之血源浚而水自通。倘心火蒸逼，水液化血四出，水道何能不涸，血又何能不溢？此发之用，谓之水道利而血自止。仲景于猪膏发煎，所以荣血而利水；于滑石白鱼散，所以通水而和血。用发则一，命意自殊，非与《本经》同条共贯，不能如此随手更化也。

---

① 髢（dí 迪）：古同"鬄"，指假发。明·方孝儒《送李宗鲁序》："发不足者失髢则羞。"

② 枇（zhì 志）：梳篦的总称。《诗·周颂·良耜》："其崇如墉，其比如枇。"

③ 滑撄宁：即滑寿，字伯仁，号撄宁生，元末明初医家，曾著有《读素问钞》《难经本义》《十四经发挥》等。

人 尿

疗寒热，头疼，温气。童男者尤良。

李濒湖谓：人尿入胃，输脾，归肺，下通水道，入膀胱，皆其旧路，据此则能利水已矣。何以能疗寒热，头痛，温气也？盖中焦者，营卫所会，即水道之化源也。水道化源迟滞，阻营卫之交会，营病即恶寒，卫病即发热矣。头痛由乎温气，既忌散，又无从清，则导水下行之法，即降火下泄之法。仲景于脉微下利，与白通汤，应利止脉旺，乃反厥逆，无脉，干呕而烦，则上有浮阳，能合温剂而生火，下阳愈虚，浮阳愈猖矣。下焦之阴方逆，犹可稍用寒凉以助之耶。其加此于白通汤中，亦治头痛，温气类耳。后人扩充其旨，用治血因火逆，亦可谓善体古人者。

妇人裈裆①

主阴易病②。当阴上割取，烧末，服方寸匕。童女裈益佳。若女患阳易即须男子裈也。《本草拾遗》。

女病新瘥，男与合而染之，谓之阴易。男病新瘥，女与合而染之，谓之阳易。其证身体重，少气，少腹里急，或引阴中拘挛，热上冲胸，头重不欲举，眼中生花，膝胫拘急。病似甚重，何以用烧裈散即可愈耶？不知始病者既愈，本无甚大邪，

---

① 裈（kūn 坤）裆：裤裆。裈，满裆裤，以别于无裆的套裤而言。颜师古："合裆谓之裈，最亲身者也。"

② 阴易病：《备急千金要方》卷第十伤寒方下《劳复第二》论曰："妇人温病虽瘥，未若平复，血脉未和，尚有热毒，而与之交接得病者，名为阴易之病。"

不过余热未清，而染病者系无病之人，乃缘精气泄后，热由虚入，扰于精道，致使阻碍小便。小便既阻，热遂上行，而有阴中拘挛等候。其身重、少气、少腹里急等事，苟非强壮之人，房室后常有之，不出半日愈矣。主以烧裈散者，病从是来，即使之从是去也。或曰：条中并不言小便不利，此何以增之？盖溺管①即是精窍，若交接才已，小便随通，其热原得乘之而泄，其得热上冲胸，必系小便反为热气所阻，否则方下何以特注小便即利句，且曰阴头微肿则愈，岂非以来路作去路之证乎？于此见人身服物常著何处者，即与何处之气相吸引，推而广之，盖有无限妙用于他物矣。

龙 骨

味甘。平，微寒。无毒。**主心腹鬼疰，精物老魅，咳逆，泄利脓血，女子漏下，癥瘕坚结，小儿热气、惊痫。**疗心腹烦满，四肢痿枯，汗出，夜卧自惊，恚怒，伏气在心下，不得喘息，肠痈内疽，阴蚀，止汗，缩小便、溺血，养精神，定魂魄，安五脏。白龙骨疗梦寐泄精，小便泄精。**齿主小儿大人惊痫，癫疾，狂走，心下结气，不能喘息，诸痉，杀精物，**小儿五惊十二痫，身热不可近，大人骨间寒热，又杀蛊毒。得人参、牛黄良，畏石膏。角主惊痫瘈疭，身热如火，腹中坚及热泄，**久服轻身、通神明、延年。**生晋地川谷及泰山岩水岸土穴中死龙处。采无时。畏干漆、蜀椒、理石。

论龙骨者，纷纷异辞，彼此辨诘。予则谓：均不足信。何

---

① 溺管：尿道。

者？醢龙①龙毙，即古诚有是事，其骨亦决难入药。乃《图经》复证以《北梦琐言》，谓龙实有死者，若必待龙死乃得其骨，则千百年罕观之物矣。蜕骨之说，似属可信。然龙之骨岂诚如麋鹿之角、蛇之皮、蟹之螯耶？角可蜕，皮可蜕，螯可蜕，骨又焉可蜕？况凡骨必其中有空隙，今之龙骨无有也，是诚龙之骨耶？不知龙纯乎气之物，秋冬则随地皆蛰，是故滨海之区，龙蛰水底，无水之地，龙蛰土中，至春启蛰，则出土上腾，其所伏处，土遂黏埴②似石，而形实龙，人得之谓为龙骨，其理平实，又何异焉？或者疑雨为阴，谓龙能行雨，必与阴为类。不知龙阳物也，其能喷火，固阳之性，而雨则阳之所化，是故龙嘘气成云，必于上而不于下，其安居屈伏，则不于上而于下，亦可见阳之用虽在升，阳之体则宜伏，彼龙骨固盛阳伏而息焉之窟宅也。其本体是土，土为万物生长收藏之所本，若为龙所曾蛰之土，则更为水火发敛起伏之所由。敛甚者能起而发之，发甚者能敛而伏之，此其用之神，有非他物可比拟者。其在于人，火离于土而不归，则惊痫癫狂；水离于土而不藏，则溲多泄利；阴不附土而阳逐之，则遗精溺血；阳不附土而阴随之，则汗出身热。心下伏气、癥瘕坚结，蛰而不能兴也；夜卧自惊、恚怒咳逆，兴而不能蛰也。种种患恙，一皆恃夫龙骨以疗之，则其取义于土之能发敛水火，又何疑焉？彼谵妄狂易③、汗出、烦渴之不用龙骨，正以盛阳之结根于土也；下利圊谷，里寒外

---

① 醢（hǎi 海）龙：将龙肉做成酱以食用。《广雅》："醢，酱也"。

② 黏埴（zhí 直）：黏土。在此为使动用法，使土胶固成块。《说文解字·土部》："埴，黏土也。"

③ 狂易：精神失常。《汉书·外戚传下·孝元冯昭仪》："由素有狂易病。"颜师古注："狂易者，狂而变易常性也。"

热之不用龙骨，正以阴水之汩^①夫土也。因是知龙骨之用，固为水火不依土设，然又必水违土而有火之相迫，火违土而有水之相尾者，乃为恰合也。

阿　胶

味甘。平，微温。无毒。主心腹内崩，劳极，洒洒如疟状，腰腹痛，四肢酸疼，女子下血，安胎，丈夫小腹痛，虚劳羸瘦，阴气不足，脚酸不能久立，养肝气。**久服轻身、益气。一名傅致胶。**生东平郡，煮牛皮作之，出东阿。畏大黄，得火良。

诸家论阿胶者，于阿井水、黑驴皮津津言之，类多中窾^②，但以合之《本经》《别录》主治，《伤寒》《金匮》功能，殊有不尽符者。予则谓阿胶能浚血之源，洁水之流。何则？夫不因经产，非关六淫，而生血之所气溃败以不继，血奔溢以难止，内则五脏之气不凝，外则经络之血不荣，所谓心腹内崩，劳极，洒洒如疟状者，则仗其取肺所主之皮、肾所主之水，以火煎熬，融洽成胶，恰有合于膻中火、金、水相媾生血之义，导其源而畅其流，内以充脏腑，外以行脉络也。痰与饮皆为水属，血亦水属。水非热不浊，非挠亦不浊。水浊于中，则滓停于四畔及洼坎不流之处。所谓腰腹痛，四肢酸疼者，则仗其取气熏津灌之，皮假水火烹炼成胶。胶成之后，随亦水消火熄，恰有合于澄水使清，各归其所。俾外廓之气，悉会于中，中宫之津，得

---

① 汩：淹没；湮灭。汉严忌《哀时命》："弱水汩其为难兮，路中断而不通。"

② 中窾：谓切中要害。引申为恰当，合适。《庄子·养生主》："依乎天理，批大郤，导大窾。"窾，空窍。

行四末。流澈则源自清，外安则内自定也。云安胎，则定系妇人。治女子下血，为妇人安胎，亦疏其源以裕其流。云丈夫，则无与童稚。童稚天真，小腹无因火痛者，故惟治丈夫小腹痛，亦洁其流以通其源耳。其虚劳羸瘦，阴气不足，即心腹内崩所致。脚酸不能久立，即腰腹痛，四肢酸疼之互文也。肝藏血，血衰，则肝家之气失所恋而耗散；血复，则气得所养而充旺矣。

《千金翼》炙甘草汤之治曰：虚劳不足，汗出而闷。《外台》炙甘草汤之治曰：涎唾多，心中温温液液，皆胸中津不流也。黄连阿胶汤证无湿在中，何以用芩、连？黄土汤证无湿在中，何以用白术、附子、甘草、黄土？统是观之，阿胶固欲其澄水使清软？抑亦不止于是也。津液在中，蹇滞不化，则非激射外泄，必咳逆外吐。浚化血之源，俾有去路，则壅者自消，尚何激射、咳逆之有？名曰导液，实以益血，一举而两利存焉矣。火燔于上，有湿不足以济之，是以徒见火之燎原，不见湿之停伏，在今日不过烦扰难安，而他日下利脓血，即钟于是矣。湿郁于上，有火不足以宣之，是以徒见湿之下溜，而无火之熨煦，在今日不过便后下血，而他日土崩瓦解，已兆于是矣。阿胶随芩连，是化阴以济阳；随术附，是和阳以存阴。名曰益血，实以导液，亦一举而两利存焉者也。若夫邪气牢固，劫气血而结癥瘕，则用厚朴、乌扇、半夏、桂枝行气，而使人参防其太滥；用紫葳、牡丹、桃仁、䗪虫通血，而使阿胶挽其过当。羸瘦过甚，气血空而风气袭之，则用薯蓣、白术、甘草益气，以人参率之；用地黄、芎藭、芍药、当归和血，以阿胶导之。此鳖甲煎丸、薯蓣丸之任阿胶，亦不为轻矣。

阳明病，脉浮发热，渴欲饮水，小便不利；少阴病，下利，咳而呕渴，心烦不得眠，皆用猪苓汤，其中有阿胶，当以何者为用阿胶确证？两者所患绝异，惟渴则均有之，得毋缘渴而用之欤？殆非也。夫五苓散无阿胶亦能治渴。阳明病，猪苓汤证，有怵惕、烦躁不得眠。少阴病又有心烦不得眠，再证之以心中烦不得卧，黄连阿胶汤用阿胶，则阿胶当为不得眠设矣。然太阳病，虚烦不得眠，栀子豉汤，虚劳，虚烦不得眠，酸枣仁汤，皆不用阿胶，何也？夫固曰：阿胶治有津液有水湿不能化血之候，栀子豉汤证有火无阴，酸枣仁汤证阴虚有火，何可与用阿胶者比也？人卧则血归于肝，血以枯涩不归肝者有之，血为火扰不归肝者有之，若阿胶所主，则有化血之物停而不化，反致无血归肝者也。譬如猪苓汤证有发热，温经汤证暮即发热，白头翁加甘草阿胶汤证亦应有热，鳖甲煎丸证寒热不止，则发热亦可谓应用阿胶之证耶。温经汤证，至唇口干燥，且不言渴；黄连阿胶汤证，至用芩连，亦不言渴；炙甘草汤叠用滋补，并不言渴。渴者非用阿胶之据也。

血是水之淳①，水是血之醨②。血虽欲其流，不欲其泄；水但欲其泽，不欲其停。《经脉别论》所谓饮入于胃，游溢精气，上输于脾，脾气散精，上归于肺，此其共源也。所谓通调水道，下输膀胱，水精四布，五经并行；《决气》篇所谓中焦受气取汁，变化而赤，此其分源也。故血之病多在泄，泄则不流，化源反竭；水之病多在停，停则不泽，反能生火。水停而生火，则猪苓汤、黄连阿胶汤、炙甘草汤、白头翁加甘草阿胶汤、温经汤皆其治也。血不流而化源竭，若芎归胶艾汤所治之胞阻，鳖甲煎丸所治之疟母，温经汤所治之少腹瘀血，大黄甘遂汤所

---

① 淳：通"醇"。醇酒，此指血之浓稠。清·朱骏声《说文通训定声·屯部》："淳，假借为醇。"

② 醨：稀薄的酒，此指水之稀薄。

治之血室瘀血。一似用阿胶行血者，殊不知惟其流，是以生生不已；惟其生，是以畜泄有常，能不妄行。惟其妄行，是以畜泄无常而有瘀；惟其有瘀，是以不流而化源反不继。阿胶者，取千里伏流、不溃不决之济水，熬统护血肉之皮以成。皮者肺之合，火者心之合，水者肾之合，三合相聚，不正似血之化源乎。化源已续，斯瘀自行，瘀者行则决泄自止，犹可谓之行血乎。虽然，瘀之为瘀，有非阿胶所能通者，何则？如伤寒之畜血、虚劳之干血、产后之瘀血、带下之少腹满痛，所以不用阿胶者，良以阿胶止能浚血之源，倘中焦无汁可化，则非其所能任。他如因热邪而畜者，热邪去而畜自行；因舍空而留者，逐其所留，道自无阻。本无借于阿胶耳。玩大黄甘遂汤证，水与血俱结；温经汤证，已下利数十日，仍入暮发热，种种耗阴之候，乃仅唇口干燥，能终不渴。可知阿胶之用，属阴不亏而不化血者，不治血之化源涸也。

鸡屎白

微寒。**主消渴，伤寒寒热**，破石淋及转筋，利小便，止遗溺，灭瘢痕。**鸡子主除热，火疮，痫痉，可作琥珀，神物。**卵白，微寒，疗目热赤痛，除心下伏热，止烦满咳逆，小儿下泄，妇人产难，胞衣不出，醯渍①之一宿，疗黄疸，破大烦热。

小便非因火煎熬，不能成沙石；手足非因寒收引，不得为转筋。二病之本犹霄壤，其可以一物治之耶？夫石淋、转筋其

① 醯（xī 西）渍：以醋浸渍。醯，醋。《说文解字·皿部》："醯，酸也。"

流也，其源则有消渴、伤寒寒热在，何则？以伤寒而论，消渴是厥阴病，不得有寒热；寒热是少阳病，纵渴亦不得为消。二者本自难并，此文盖有朱黑误书之咎，非消渴至转筋全系《本经》，即全系《别录》，方有条理可寻，义致可疏也。夫淋者，小便如粟，小腹弦急，痛引脐中；转筋者，其人臂脚直，脉上下行微弦。两病者，消渴可兼有，伤寒寒热亦可兼有也。饮水多小便亦多，谓之消渴，水入不能化阴而已渴，是必其气横溢，横溢则气不得下而为淋，或筋胖胀、手足难以屈伸。伤寒，阴阳相争谓之寒热，争而得汗，其气乃泄，倘不得汗，亦遂横溢，小便为难，或挟有湿则成转筋。治之以鸡屎白者，兽有小便故无溏粪，禽无小便其粪多溏，然未有干溏杂出者。独鸡食精则便稀，食粗则便干，屎白则得于干者少，得于稀者多，惟其原消坚韧者为稀，是以能使本稀而结成坚韧者化。小便之如粟者，既化则横溢者自顺，水道自通，非特石淋可破，即转筋亦并可已矣。虽然饮水多而小便难，不出三五日，不成水肿，必为泄泻；伤寒寒热如不得汗，必至传经，岂能待而施治。殊不知下文云：利小便，止遗溺。盖惟遗溺，故小便不利。惟小便不利乃转筋，止遗溺原以利小便，利小便适以止遗溺，向之不水肿、不泄泻、不传经者，正以其遗溺。今之破石淋及转筋者，正以其小便利耳。不然，则《素问·腹中论》所谓鼓胀者，既心腹满矣，何以复能旦食耶？故惟清气能升，浊气乃降。旦则清明之时，心腹虽满，清气借此犹能升举，暮则浊阴用事，满必愈增，故能旦食不能暮食也。鸡食精则升降灵，遂涤荡浊阴而有白，食粗则横胀，浊遂里清而白不可见。不用其浊，乃用其清，原欲使其直达，直达正以救横溢也。在内结成如石者犹可消，则消在外之瘢痕，又何难之与有？

尝见鸡所抱卵未成而毙者，剖其壳观之，毛骨已具则白无有，腹未全则黄尚存，是他日之飞扬骞举①者皆白，饮啄遗育者皆黄。是白为其阳，黄为其阴，宜乎白性温、黄性凉矣。乃白微寒、黄微温，何耶？虽然白为毛骨，黄为腹脏，凡卵皆然，非特鸡也。白微寒、黄微温，则鸡乃如是耳。蒋汉房②先生云：鸡之似巽③不一，其冠上高厚广大，下则短小双垂，其鸣先发双短小声，继则高朗且长。所以然者，巽一阴居下浸长，二阳在上反衰休，故体质与众鸟同。飞骞不如众鸟之健，以阴方生之力厚也。夫然则卵黄非温，以气厚故；卵白非凉，以气退而将散故。于此见黄有涵淹孕育之功，白有解散浮阳之效。热火灼烂疮者，外有所伤，内火奔而赴之，两火相凑乃久烂难痊。痫痓者，在内凝固之阴为在外浮阳引动，且前且却也。鸡子之用，分而言之，则黄能固其内，白能清其外。合而言之，黄与白本同一气，原相和洽，内不助外，则外之浮阳自骞举飞越；外不牵内，则内之神魂自安定凝固矣。再析而言之，则白之主目热赤痛，心下伏热，烦满咳逆，及咽中伤，生疮，不能语言，声不出何？莫非内固而外不靖。黄之主心中烦不得卧、百合病吐后脓水不凝何？莫非外靖而中不安哉。白主小儿下泄者，因火而泄，恃血肉浑沦④之气清以解之，使其无苦寒清泄之伤也；主妇人产难、胞衣不出者，卵壳之内有膜，雏既出则膜亦即离

---

① 骞举：飞动貌。骞，通"骞"。清·朱骏声《说文通训定声·乾部》："骞，假借为骞。"

② 蒋汉房：即蒋其杰，字自兴，一字卓凡，又字汉房，万历三十四年（1606）举人。

③ 巽：八卦之一，卦形为"☴"。

④ 浑沦：浑沌，浑然不分明。鲁迅《南腔北调集·捣鬼心传》："我觉得最可怕的还是晋人所记的脸无五官，浑沦如鸡蛋的山中厉鬼。"

壳而出也。

石　蜜

味甘。平。无毒。微温。主心腹邪气，诸惊痫痓，安五脏诸不足，益气补中，止痛，解毒，除众病，和百药。养脾气，除心烦，食饮不下，止肠澼，肌中疼痛，口疮，明耳目。**久服强志，轻身，不饥，不老，**延年，神仙。**一名石饴。**生武都山谷、河源山及诸山石中。色白如膏者良。

蜂居山谷，蜜结石岩者，名石蜜；其居丛林，结树木上者，名木蜜。皆以色白如膏者佳。若人家作桶收养割取者，为家蜜，最胜。春分节后，蜂采花心之粉，置之两髀而归，酝酿成蜜，从上下垂，不著边际，其厚若指，故曰蜜脾。如遇牡丹、兰蕙之粉，或负于背，或戴于首，归以供王。蜂王所居层叠如台，有君臣之义。寒冬无花，深藏桶内，以蜜为食，春暖花朝后复出采花也。参《本草崇原》。

蜜之质如稠浆，具遇隙则下之体，其脾从上下垂，四旁及下皆无所著，又具决不可停之势。乃片片相比，虽不相连属，而厚薄短长整齐光洁，绝不下溜。推其用，当为固护阳中之阴，各安其分，不使泄降矣。顾此犹为蜜之未去蜡者言耳。考蜡之用，《本经》主下利脓血，补中，续绝伤，金疮，不饥，耐老。是其固津液之流，大都在蜡。蜡与蜜既已炼使相离，则蜜之用以其形体象脾，旁无倚著，为能益气补中；以其润泽丰腴，凝定充满，为能安五脏诸不足。酿蜜之所，风雨不能伤。蜂之酿蜜，虽常若扰攘，卒不乱其行。即有震而惊之，慴①而慑之者，亦旋乱旋定。此所以于心腹邪气、诸惊痫痉中，安五脏诸不足也。止痛、解毒者，甘醇之功；除众病，和百药，则缓中之效耳。第甘受和，白受彩②。蜜甘蜡淡，酿于一处，炼而别之，则甘者自甘，淡者自淡。不知为蜜不受和耶，抑蜡不受和耶。是诚有至理，当切究也。《阴阳应象大论》曰：辛甘为阳，酸苦为阴，咸为阴，淡为阳。统而论之，则甘与淡皆阳，析而言之，则淡之阳胜于甘，所谓白受彩也。是故蜡之用多在六腑，其辟谷止利俱有大验。蜜则主入五脏，其润泽滑利亦有殊功。虽然初成之蜜，未始不甘，既炼之蜡，毫无甘味，则为蜡不受和无惑矣。惟其受和，故性宽缓，能益能和，故性专一，能止能涩也。

《别录》：蜜主肠澼。仲景猪肤汤、甘遂半夏汤皆以治下利，则蜜者信可主下利欤？然不可为蜜煎导法言矣。蜜煎导法之滑润大便，非假借也。则蜜者信可滑润肠胃欤？然又不可为治下利之理中丸言矣。盖仲景之用蜜，旨虽甚广，其要实在蜜煎导法中，所谓津液内竭是也。夫津会于胸，液著于骨。在胸之津尽抟于饮，则饮去而津亦亡。故逐饮剂中驭之以蜜，使饮去而

---

① 慴（zhé 哲）：丧胆；惧怕。唐·慧琳《一切经音义》卷五十四："慴，怖也。"

② 甘受和白受彩：甘能受五味的调和，白色能接受各种颜料染色。甘，甘味；受，接受；和，调和；白，白色；彩，多种颜色，在此用如动词，有染色之义。《礼记·礼器》："甘受和，白受彩。忠信之人，可以学礼。"唐孔颖达解释"受和""受采"的本意为："甘为众味之本，不偏主一味，故得受五味之和。白是五色之本，不偏主一色，故得受五色之彩。以其质素，故能包受众味及众彩也。"

津不大伤也_{大陷胸丸、甘遂半夏汤}。在胸之津为阴所霾①，则熇②
其阴而津必耗。故温中之剂和之以蜜，使阴见晛③而津不耗也_理
_{中丸、薯蓣丸}。邪痹于液，或为骨节屈伸不利，或为牵引结急。
欲开其痹，转恐阂其液，则以蜜监之，使痹开而液无所与_{乌头}
_{汤、大乌头煎}。血，液属也。瘀而不行而欲开之，亦宜蜜之监，
使瘀去而新留_{大黄䗪虫丸、下瘀血汤}。若夫肠澼，亦惟久利，肠
胃液涸，滞转难通之一端耳，又岂能泛主诸利。不然，则猪肤
汤、甘草粉蜜汤仅猪肤、甘草一味之别，且止心烦心痛之不甚
异，并无下利之同，又可以为典据耶？是蜜者，能治津液不足
之心烦心痛，即《本经》所谓安五脏诸不足者。诸惊痫痓，即
可于是而测其用矣。

　　仲景诸法，有和蜜入药，化蜜入药，化药入蜜，化蜜入水。
四者之殊，和蜜入药者，泄药得之缓其泄，毒药得之缓其毒，
热药得之和其燥，寒药得之和其冽，补药得之俾留恋而不速行，
散药得之俾行徐而不尽量，如两书诸以蜜为丸者是也。化蜜入
药者，或固护其阴液，或滑泽其途径，或资其芳香润中以启脾
胃，或假其至甘以化阴火，如两书诸药成，更化入蜜者是也。
若夫化药入蜜，惟乌头汤、大乌头煎二方神矣。盖药之过燥，
使化为润，则无燔灼之虞；药之过健，使化为缓，则无孟浪之
患。以形而论，正似骨节屈伸泄泽之液；以用而论，则能驱风
寒湿杂合而成之痹。不然，蜜非治痹治疝之物，何用之而不爽
耶？至化蜜入水，惟大半夏汤为然，则更神矣。夫化蜜入水，

---

　　① 霾：遮掩。《水浒全传》第二十三回："景阳冈头风正狂，万里阴云
霾日光。"

　　② 熇（kào 靠）：烘烤。

　　③ 晛（xiàn 现）：日光。《广韵·霰韵》："晛，日光。"

欲水之不冲激也，扬之欲其水纵上涌仍就下也，以多水煎消其五之四，欲其纯化为气以嘘枯泽槁也，故用治胃反。胃反者，巢氏所谓营卫俱虚，血气不足，停水积饮在胃脘则脏冷，脏冷则脾不磨，脾不磨则宿谷不化，其气逆而成胃反。朝食暮吐，暮食朝吐，心下牢大如杯，往往寒热，甚者食已即吐，其脉紧而弦，紧则为寒，弦则为虚，虚寒相搏，故食已即吐，名为胃反。因知胃反非饮不成，化蜜①入水，扬之二百四十遍，以水一斗二升煮取二升半，皆所以治饮者也。

牡　蛎

味咸。平，微寒。无毒。主伤寒寒热，温疟洒洒，惊恚怒气，除拘缓，鼠瘘，女子带下赤白。除留热在关节、营卫，虚热去来不定，烦满，止汗，心痛气结，止渴，除老血，涩大小肠，止大小便，疗泄精，瘘痹②，咳嗽，心胁下痞热。**久服强骨节、杀邪鬼、延年。一名蛎蛤，一名牡蛤。生东海池泽。采无时。**贝母为之使，得甘草、牛膝、远志、蛇床良，恶麻黄、吴茱萸、辛夷。

牡蛎假水沫之依于面南石上而成，其首向东，有牡无牝，始生如拳，四面渐长，能至数丈，崭岩如山，磈礌③如房。房中有肉，大者如马蹄，小者如指面，潮来房开，潮退房合，合时纳小虫以充腹。剔去肉，用其壳，煮盐家取而煅之，以其灰

---

① 蜜：原作"密"，据上文义改。
② 瘘痹：《证类本草》卷二十虫鱼部上品"牡蛎"条作"喉痹"。
③ 磈礌（kuǐlěi 傀磊）：亦作"磈磊"。指像垒积不平的石块。南朝梁何逊《和刘谘议守风》："萧条疾帆流，磈礌冲波白。"《集韵·贿韵》："礌，大石貌。"

泥釜，云耐水火不破漏。参隐居，《图经》《纲目》。

刘潜江云：牡蛎，盐水结成，块然不①动，无情者也。然潮涨则开，潮落则合，极似有情者，何以故？宣伯聚《潮候图说》云：圆则②之运，大气举之；方仪③之静，大水承之。气有升降，地有浮沉。故月有盈虚，潮有起伏，是以盈于朔望④，虚于两弦⑤，息于朓朒⑥，消于朏魄⑦。月为阴精，水之所生；日为阳宗，水之所从。故昼潮之期，月常加子；夜潮之候，月必在午。卯酉之月，阴阳之交，故潮大于余月；朔望之后，天地之变，故潮大于余日。一晦一明，再潮再汐，月经于天，水纬于下，进退消息，相为生成，斯天地之至信也。牡蛎之结，缘水沫为潮所荡而依于石，因是渐渐生长。假无成有，幻泡作坚，因潮而生，斯情系于潮，其与潮为吐纳也固宜。夫水，阴

① 不：原作"下"，据反经堂本改。

② 圆则：即天。

③ 方仪：谓大地。《文选·卢谌〈时兴〉诗》："矗矗圆象运，悠悠方仪廓。"李善注："曾子曰：'天道曰圆，地道曰方。'在天成象；天地曰两仪，故曰方仪也。"

④ 朔望：即朔日和望日，农历每月初一日和十五日。《汉书·外戚传下·孝成许皇后》："其孝东宫，毋阙朔望。"朔，农历每月初一日，《释名·释天》："朔，月初之名也。"望，农历每月十五日。

⑤ 两弦：即上弦和下弦。农历每月初七、初八，月亮缺上半，为"上弦"；二十二、二十三，月亮缺下半，为"下弦"。《释名·释天》："弦，月半之名也，其形一旁曲，一旁直，若张弓施弦也。"

⑥ 朓朒（tiǎonǜ 挑衄）：月象，旧历月末月见于西方和月初月见于东方，在此指代月初和月末。清曹寅《雨夕偶怀桐皋僧》诗："千秋磐陀石，潮汐应朒朓。"朓，农历月底月亮出现在西方；朒，农历月初月亮出现在东方。

⑦ 朏（fěi 匪）魄：农历每月初三日的代称。宋·吴自牧《梦粱录·浙江》："是故随日而应月，依阴而附阳，盈于朔望，消于朏魄，虚于上下弦，息于辉朒，故潮有大小焉。"

中之阳；潮，则阳之动也。迎其涨则开以纳之，是召乎阳以归阴也；迨其退则合以茹之，是化其阴以清阳也。惟其召阳归阴，故阴得阳以化；惟其化阴以宅阳，故阳由阴而清。愚谓：人之生本于水，水之所以灌溉一身周流无滞者，又端赖夫火。假使水不纳火，则汪洋而无统摄；火不入水，则燔炽而能烬物。水火之相离合，阴阳之相激荡，必休作有时，消长有度，如伤寒之寒热，温疟之洒洒者矣。惊者气之散而不收，恚者气之愤而难达，怒气者气之欲达而不得畅。伤寒寒热温疟洒洒，象潮来之候；惊恚怒气，象潮涨之形。以牡蛎迎而纳之，消而息之，是知牡蛎非治伤寒寒热，温疟洒洒也，治伤寒寒热，温疟洒洒中之惊恚怒气耳。潮涨似缓，潮落似拘，牡蛎者偏能于缓时纳物果腹，以济拘时之饥，则其除拘缓之义可识矣。聚沫而成块礧，即钟生气于块礧中，比之聚痰而生瘰，遂致瘰中血脉不行动者，正相反也。使其中吐纳生气，鼠瘘自消，亦实理之所在耳。妇人带下，有胎产乳字等故，不比女子一皆由经水不调，但使天癸应时，如潮之起落不爽，又何赤白带下足虑耶？主伤寒寒热，温疟洒洒，惊恚怒气，所谓化阴以清阳也。除拘缓鼠瘘，则所谓召阳以归阴也。

《伤寒》《金匮》两书，用龙骨者七方，用牡蛎者十二方，龙骨牡蛎同用者五方，用龙骨不用牡蛎者二方，用牡蛎不用龙骨者七方。夫不参其同用，不足知其相联之奥妙；不参其独用，不足显其主治之功能。欲参其独用之最亲切有味者，在外感莫如蜀漆散、牡蛎汤之并治牡疟；在内伤莫如天雄散之治虚劳，白术散之养胎气。夫疟之发必由痰固于中，痰则水为火搏而成者也。邪火搏痰，身中之火与俱，斯外达无从，虽表间但患寒多，而不知正患热盛也。故仗蜀漆吐去痰涎，以铲其根；以云母、龙骨使阳返于土，邪达于外。当留者留，当去者去。倘若外更束寒，毛窍痹阻，则必用麻黄、甘草大开其外，以散其寒。然蜀漆之吐，仅使阳从土达，云母、龙骨引阳使还土而已，麻黄则使阳从水达。故当易以牡蛎，使当返本之阳归水中，而不得用龙骨矣。以是知龙骨之用，在火不归土而搏水；牡蛎之用，在阳不归阴而化气也。人之精气，禀于有生之先。既已损削，必赖后天方能生长。以故天雄于至阴中壮阳，白术于淖湿中助气。苟徒倚以入肾，适足以耗阴，乃欲其生气生精，无是理也。用龙骨是敛二物之气入脾，使脾充而气旺，气旺而精生矣。妊娠者，钟阴于下，吸阳于上，故每经信①乍阻，胎元尚稚，吸取不多，则阴阳交阻于上，为胸痛呕渴。笨者见此，未免用清，殊不知削其阳，正以伤其胎耳。岂若芎劳于血中出其不合盛之阳，白术于中宫扶其不合衰之土，蜀椒以降阳气下归，牡蛎以召入阴中之为愈乎？于是又知龙骨之引火归土，可借以化气生精；牡蛎之召阳归阴，可借以平阳秘阴矣。

龙骨、牡蛎联用之证，曰惊狂，曰烦惊，曰烦躁，似二物多为惊与烦设矣，而所因不必尽同，何也？盖惊怖火邪，皆从惊发得之。故太阳伤寒加温针必惊，少阳吐下则悸而惊。是知惊者不必泰山崩于前，见闻骇于骤也，随证可致，随处异源。善哉！《素问·举痛论》曰：心无所依，神无所归，虑无所定，数言括尽惊之状。是则心无所依，神无所归，虑无所定即可谓之惊，岂必别有他故也。然曰伤寒脉浮，医以火迫劫之，谓之亡阳，治以救逆。岂救逆汤遂可与四逆比耶？夫心也、神也、

① 经信：妇女月经。又称月信。明·叶宪祖《丹桂钿合》第五折："请问尊婆，可是经信迟留一月过？"

虑也，皆阳之作用也。无所依，无所归，无所定，是阳不守舍矣，非阳亡而何？虽然，阳之亡有别，以发汗而致者，先动其阴，后动其阳，故阳动而阴逆。惟止阴之逆，阳气乃得奠安。以惊而致者，先动其阳，仅曳动其阴，故阳虽动而阴不逆。则安其阳，召使归阴，自弭帖①矣。是故脉浮，更遭火迫以致亡阳，迥非发汗多或重发汗可比。桂枝去芍药加蜀漆牡蛎龙骨救逆汤，又岂可与四逆同日语哉？然此可为太阳温针、少阳吐下者言耳。若虚劳之桂枝加龙骨牡蛎汤、中风之风引汤，其可以是为说耶。夫桂枝加龙骨牡蛎之证，曰脉芤动微紧，男子失精，女子梦交。芤动者，阳之越；微紧者，阴之结。惟其阳不归阴，是以阴气为结。惟其阴愈结，斯阳愈不归。土者，生阴之源；水者，元阳之配。土不藏阳，水不摄阳，则阳之无所依、无所归、无所定，与因惊者不异矣。和其外之阳，使受摄于内；奠其阳之窟，使吸引于外。一转移间，安内攘外、强干弱枝之义备焉，绝不因惊与因惊之证无有不合矣。若夫风引汤之除热瘫痫，仍缘邪郁生惊，因惊而甚，其与柴胡加龙骨牡蛎汤，黍铢不爽者也。大率龙骨牡蛎，推挽②空灵之阴阳，与他发敛著物之阴阳者异。故桂枝、柴胡、承气汤无不可会合成剂，而摄阳以归土，据阴以召阳，实有联络相应之妙。此所以治内伤、治外感，均可随地奏功，无顾此失彼之隔阂也。

　　小柴胡汤、柴胡桂枝干姜汤，以胸胁满结而用牡蛎，所谓

---

　　①　弭（mǐ 米）帖：顺从帖伏。宋·周密《癸辛杂识别集·象油》："燕京昔有一雄象，甚大，凡伤死数人，官吏欲杀之，不得已，乃明其罪，象遂弭帖就杀。"弭，顺从。

　　②　推挽：语本《左传·襄公十四年》："夫二子者，或挽之，或推之，欲无入，得乎？"前牵后推，使物体向前。后泛指搬运，运输。

主伤寒寒热，温疟洒洒中惊恚怒气者。然惊恚怒气，所以为胸胁满结何故？夫当潮盛涨之时，其气正如怒而不泄，惟其怒而不泄，斯喷沫聚泡涌于水上，乃遂不与水化，而随水激荡，倘适与崖石相著，日久遂成有生之物，以与水相吞吐。人之阴盛涨而寒，阳盛涨而热，其飙举风发①之时，岂无怒气当先，如喷沫、如聚泡者？其混处寒热中者，仍随寒热为聚散，其适著于窔奥②之区，则遂凝结不散，而满且硬矣。治之以牡蛎，是欲致生气于其间，使仍与寒热相化而俱消也。然则腰已下水气，百合病渴不已，亦岂喷沫聚泡所可拟耶？是则不然，是皆病在下，而其源在上。牡蛎泽泻散证，水畜于下，上焦之气不能为之化，故类萃商陆、葶苈以从上下降；泽泻、水藻以启水中清气上行；栝楼、牡蛎则一以上济其清，一以下召其浊，而使之化耳。况栝楼牡蛎散证，原系百合病，既历久变渴，又弥久不瘥，则为上已化而下不化。用栝楼生上之阴，以和其渴；用牡蛎为下之橐籥③，吸已化之阳，使下归而化阴，济上之亢，通下之道，俾溺时得快。然百合病遂净尽无余，又何不可？惟侯氏黑散之治四肢烦重，心中恶寒不足，是阳气困于内，而浮越于四末。既以桂、术、细辛、干姜振作其中阳矣，召四末之阳使归于内者谁耶？则牡蛎之用可知矣。因是识召阳归阴非止一端，凡上为阳则下为阴，外为阳则内为阴，均可以是推之者也。

① 飙举风发：形容声势猛烈。飙，疾风，暴风；举，举起。

② 窔（yào 耀）奥：深奥。明·李东阳《萧芝庵墓志铭》："晚好医书，得其窔奥。"窔，幽深；奥，深邃。

③ 橐籥（tuóyuè 驼月）：古代冶炼时用以鼓风吹火的装置，犹今之风箱。《老子》："天地之间，其犹橐籥乎？虚而不屈，动而愈出。"吴澄注："橐籥，冶铸所以吹风炽火之器也。为函以周罩于外者，橐也；为辖以鼓扁于内者，籥也。"

文　蛤

味咸。平。无毒。**主恶疮，蚀五痔，**咳逆，胸痹，腰痛，胁急，鼠瘘，大孔出血，崩中漏下。生东海。表有文。取无时。

文蛤即海蛤之有文理者。大者圆三寸，小者圆五六分，即今吴人所食花蛤也。其形一头大，一头小，壳有花斑参《唐本》《梦溪笔谈》。《夏小正》：季秋之月，雀入于海为蛤。安氏曰名吉，无锡人，嘉庆中著有《夏时考》：雀，羽虫也。羽虫属火，火炎上，故鸟上飞，曷为入海而为蛤。盖九月火伏于戌，十月纯阴金水之令，故羽虫感之而化也。蛤属水，水性下，故下潜。秋冬水胜火，雀为蛤，象火之伏于水也。又离为火，为雉，为蚌，雀雉之类，蛤蚌之类，外刚内柔，皆离之变化也。因而思《伤寒论》病在阳，应以汗解之，反以冷水噀[①]之，若灌之，其热被劫不得去，弥更益烦。肉上粟起[②]，意欲饮水，反不渴者，非火厄于水而何？《金匮要略》云：吐后，渴欲得水而贪饮，微风脉紧头痛者，非火之溺于水而何。惟其火在水中而病，故以火入水中而生者治之。然厄于水者恶水，恶水则火与水未相浃也，故直以是使水中之火仍畅茂得生而可已。溺于水者喜水，喜水则火与水渐相浃矣，故必合麻黄杏仁甘草石膏汤加姜枣以清发之，乃能已也。恶疮者，火为津液所裹；五痔者，至阴之处为火所伏，生动其火，正欲其得出于水也。则夫咳逆、胸痹、腰痛、胁急、鼠瘘，义皆附此矣。夫血亦水属也，倘使火得入

---

① 噀（xùn 训）：含在口中而喷出。《古今韵会举要·原韵》："潠，喷水也。亦作噀。"

② 肉上粟起：皮肤上毛孔紧缩，突起如粟，俗称鸡皮疙瘩。

其中而迫逐焉，致男子为大孔出血，女子为崩中漏下，亦必令火有生气，乃能不与血为患也。

橘　柚

味辛。温。无毒。主胸中瘕热逆气，利水谷，下气，止呕咳，除膀胱留热、停水，五淋，利小便，主脾不能消谷，气冲胸中，吐逆，霍乱，止泄，去寸白。**久服去臭、下气、通神、轻身长年。一名橘皮。**生南山川谷，生江南。十月采。

橘树高丈许，其性直竦，枝叶不相妨。又畏霜，洞庭四面皆水，水气上腾能辟霜，故生是者为最佳。枝多刺，其叶两头尖，绿青色，面大寸余，长二寸许。四月著小白花，甚香。结实至冬黄熟，包中有瓣相向横砌，瓣中有核，圆白而微尖，种类不一，以不接而种成者为上。参《事类合璧》《嘉祐杂志》《文昌杂录》。

张隐庵曰：橘实形圆、色黄、臭香、肉甘，脾之果也。其皮气味苦辛，性主温散，筋膜似络脉，皮形似肌肉，棕眼如毛孔，乃从脾胃大络外出于肌肉毛孔之药也。若中宫浊气留聚，则假气成形而为瘕热逆气，则橘皮能达胃络之气出于肌腠，而中之留聚自通。若脾不能为胃散精布气，则水谷之气遂有壅滞而不利，橘皮著肉之膜，宛如脾胃相连之络，借其芳香辛苦以通达之，水谷自利矣。

刘潜江云：橘皮味苦辛，适均而气温，若但据其苦泄辛散温行，以为与他行滞气之物等则误矣。《本经》于此独取其利水谷。夫后天之气即水谷气，合于真气以充身者也。水谷利，则水谷之气畅茂，而真气得其助。卢氏谓：上焦开发，宣五谷味，熏肤，充身，泽毛，若雾露之溉，橘皮有焉。夫气生化于脾肺，本以流行为无病，寒热升降或愆常度，皆能滞著为病。橘皮则无间寒热、升降、补泻之剂，胥得合之以奏绩。而水谷之气所以充于身者，亦能尽其常矣。

愚按：二家论橘皮之所以然，善矣。特张氏仅及胸中气而未尽瘕、热、逆三字之义。夫瘕则有形，热则非寒，逆则上冲，必尽此三义，胸中瘕热逆气方确切也。瘕之为病，借气聚以成形，依物象而成质。迨气散物消，则形质亦随而消散。故仲景书有所谓固瘕者，有所谓癥瘕者，有所谓寒疝瘕者，皆其物在上，以瘕字足之。此则瘕在热上，亦可见因气聚而成瘕，因瘕停而生热，与中寒多食、大便不通之固瘕《阳明》篇，寒热整月不罢之癥瘕《疟病》篇，趺阳脉紧、腹中痛之寒疝瘕《水气》篇为不同矣。大率瘕之在下者多依寒，在中者多依血，故固瘕必大便初硬后溏，寒疝瘕下之方胸满短气，而癥瘕为寒热难止，与瘕热之在上者，多因气而其病为逆气者，又自不同也。因热而瘕，则其治在热；因癥瘕而热，则其治自应在气。气散则非特热解，即逆气亦随以平。不然，味辛性温之物，又岂治热治逆者耶？观仲景于橘皮仅用以治胸痹，胸中气塞，短气橘枳生姜汤，若干呕，哕，手足厥橘皮汤，若哕逆橘皮竹茹汤，而不以治瘕治热，亦良以瘕热由气积而成，其著象自仍在气，但得气通且平，即瘕之与热又何所容哉？

大　枣

味甘。平。无毒。**主心腹邪气，安中养脾，助十二经，平胃气，通九窍，补少气、少津液，身中不足，大惊，四肢重。和百药，**补中，益气，强力，除烦闷，疗心下悬，肠澼。**久服轻身长年、不饥神仙。**一名干枣，一名美枣，一名良枣。八月采。曝干。**叶覆麻黄能令出汗。**生河东平泽。杀乌头毒。

枣木赤心，有刺，四月生小叶，尖觥①光泽。其地须牛马履践令坚实，荒秽则生虫害枣矣。五月开小花，白色微青。时大蚕方入簇，以竹枝击其枝间，振去狂花②，花繁则不成实。六月结实，色青白，至八月全红，则撼而落之。以曝干者为上。正月一日日出时，反斧斑驳捶之，名曰嫁枣。不捶则花而无实，斫则子萎而落。参《齐民要术》《纲目》。

大枣木红生刺，实熟必丹，讵非全禀火德？而味甘、性缓、臭香，又纯乎属土，以是确为以火生土之物。夫火之生土，岂以凡火遇物辄令灰烬成土类哉？亦良以气相嬗③耳。盖枣本联木火之德成，合火土之用者也。夫以味甘性缓臭香之物，苟无火气运用其间，则能滞物而不能动物。惟有火气运用，则以补中遂能托心腹之邪，以安中遂能行十二经之气，以平胃遂能通九窍之出纳矣。是何也？寒邪著人，中气不足以逐之，缘少气也桂枝汤、小柴胡汤之类；热邪著人，中气不足以逐之，缘少津液也黄芩汤、越婢汤之类。脉结代，心动悸，十二经之气不足也；火逆上气，咽喉不利，津液不足，而胃气不平，九窍不和

---

① 尖觥（gōng 工）：长年医局本、反经堂本皆作"尖觥"，疑为"尖艄（shào 邵）"之误。尖艄，似角尖锐向上貌。明·李时珍《本草纲目》第十六卷草部"牛膝"条："其苗方茎暴节，叶皆对生，颇似苋叶而长且尖艄。"

② 狂花：俗言谎花儿。不会结实的花。北魏·贾思勰《齐民要术·种枣》："候大蚕入簇，以杖击其枝间，振落狂花。"

③ 相嬗：相演变，相转化。嬗，蜕变，演变。《史记·屈原贾生列传》："形气转续兮，变化而嬗。"

也炙甘草汤、麦门冬汤。推安中之极功，能使气之乱者收，则除大惊矣；推助十二经之极功，能使经气嬗代①者无留滞，则除四肢重矣。入散剂以安中养脾平胃，入补剂以助经气除邪气，则谓之和百药也，实与甘草之解百药毒殊，又与石蜜之和百药异矣。或曰：火土相合，则土燥而非生物之土矣。曰：此则言火土之相烁而非相合也。日，火之最盛；地，土之最盛。而土润溽暑，大雨时行，偏系日在北陆，与地对冲时。其时也，万物畅茂，草木森蔚，可谓土燥不生万物乎？枣肉厚含津，津液紧贴于肉，不能挤泌而分，非如他物可压而取汁也，不似土之润耶？即投于火而燔之，则液随火消而成烬，不似溽暑之湿在热中耶？而其时之气，云龙升降也，风雷激荡也。以愈闷而愈伸，不似枣之质滞腻而性疏通耶？则《别录》所谓益气，强力，除烦闷，心下悬者，亦已得其最奥之旨矣。肠澼者，津液败而流，不紧贴土中也，故亦能治之。

《伤寒论》《金匮要略》两书，用枣者五十八方，其不与姜同用者十一方而已。大率姜与枣联为和营卫之主剂，姜以主卫，枣以主营。故四十七方中，其受桂枝汤节制者二十四，受小柴胡汤节制者六。所以然者，桂枝、小柴胡俱调和营卫之剂也。桂枝汤治邪之轩轾②于营卫；小柴胡汤治邪之出入于营卫。曰：病常自汗出者，此为营气和，营气和者外不谐，以卫气不共营气和谐故尔，复发其汗，营卫和则愈，非邪之轩轾耶？曰：本

---

① 嬗代：更替。梁启超《俄罗斯革命之影响》："故谓民党必能以武力嬗代政府与否，非吾所敢言；若政府终不能以武力压服人民，则吾所敢言也。"

② 轩轾（zhì 至）：车前高后低叫轩，前低后高叫轾。引申为轻重。《明史·万士和传》："士和曰：'朝廷设二使，如左右手，非有轩轾。'"

柴胡证，反下之，柴胡证仍在者，复与柴胡汤。此虽已下之，不为逆，必蒸蒸而振，却发热汗出而解，非邪之出入耶？邪之轩轾，彼此轻重之谓也；邪之出入，则无彼此轻重，第不能御而阻之，任其欲来则来，欲往则往尔。其可同用姜枣，何也？盖营者，荣养也；卫者，捍卫也。荣养者非能御而阻之，欲其御而阻之，不望捍卫者而谁望？病常自汗出者，视其外似卫盛而营虚，究其实则营和而卫疏，故再进一步则曰发汗后，身疼痛，脉沉迟，则加生姜矣。蒸蒸而振者，浅窥之似营强而能托，深揣之则卫壮而能振，故再退一步则曰胁下痞硬，则去大枣矣，是何也？以邪在营卫之间，固欲其出，不欲其入也。然姜、枣之和营卫，姜优而枣劣欤？则又非矣。观夫不同姜用之方，若当归四逆汤、茯苓桂枝甘草大枣汤；同姜用之方，若炙甘草汤、橘皮竹茹汤皆用枣，较之柴胡、桂枝为重，则以能安中故尔。夫中不安则营乌能和？卫乌能振？且卫之振，正以营和之力，此实用姜、枣之界画①。枣之安中和营，尚不可见耶。果如是，则与姜同用之十七方不受桂、柴节制者，遂无与于营卫欤。此盖有二焉，皆有涉于营卫。一者营卫之气为邪阻于外，欲开而出之，又恐其散之猛也，则麻黄剂中加用之以防其太过大青龙、麻黄连轺赤小豆、越婢、桂甘姜枣、麻辛附子、文蛤等方；一者营卫之气为邪阻于内，欲补而达之，又恐其补之壅也，则人参剂中加用之以助其不及生姜泻心、旋覆代赭、吴茱萸、橘皮竹茹、炙甘草等方。防之于外者，欲其力匀称，故分数仍桂枝、柴胡之法；助之于内者，欲其和里之力优，而后外达能锐，故枣重于

---

① 界画：界线。清·魏源《圣武记》卷十四："聚则难周，分则易守，则界画不可不明也。"

姜，此实用姜、枣之权舆①，枣之功能尤于是足见者也。其他虽痈脓之在腠理，疼痛之在腹内，似诚无与于营卫矣，而欲排而出之，调而达之，则仍不能不借营卫之通行排脓、小建中等方，可曰用姜、枣者无涉于营卫哉？然则离姜论枣，当无涉于营卫矣。岂知转有以贴切于营气者。枣之为木，肌理腻致，体质坚嫩，宜为至静之物矣，乃令节元辰②，偏宜斧斤捶击之，非至静偏喜动耶？其花青白幽洁，繁茂星布，宜为至密之物矣，乃开放盛时，偏宜杖竹振而落之，非至密偏喜疏耶？故其实皮宽肉厚，味甘性缓气平，俱应乎静，偏能主病之动者，营之为气亦静矣。然其自中焦受气变赤以来，首于胸中行手太阴，以次而手阳明、足阳明，递至手足厥阴，复转于手太阴，潜行暗转，内遍脏腑，外彻骨节，无一息暂停，可谓与静而喜动有合否？其不宜盛不宜衰，须恰当其可。倘过盛则壅为痈脓，溢为吐衄，坠为崩漏，甚至结为癥瘕，滞为鼓胀，可谓与密而喜疏有合否？津液之为物，周彻上下，遍敷内外，实与营气通连。是故崩漏、吐衄，或至盈盆成桶而未止，人之血不若是之多也，其所以然者，则曳津液皆为血耳。人之汗出，或至衣被透湿，接连时日而未止，人之津液不若是之多也，其所以然者，则曳血皆为津液耳。夫枣配姜而论，则治血者也；离姜而论，则治津液者也。何也？夫血主于心，津液汇于腹。枣固主心腹不正之气者也，欲其外行，恐其太泄越，则以枣辅散发之物，使循

① 权舆：起始。此处指原因。《诗·秦风·权舆》："今也每食无余，于嗟乎！不承权舆。"朱熹集传："权舆，始也。"

② 令节元辰：此指"正月一日"。令节，佳节。清·方苞《台拱冈墓碣》："每当弟与兄忌日、生辰，及春、秋、伏、腊令节，吾母先期意色惨沮，背人掩涕，过旬犹不能平。"元辰，元旦，正月一日。晋·庾阐《扬都赋》："岁惟元辰，阴阳代纪；履端归余，三朝告始。"

经由轨，潜行暗达，无一往无前之决裂。欲其内守，恐其太凝滞，则以枣辅补益之品，使展布洒陈，不遗不滥，无壅淤泛滥之积弊。此枣之所以为枣，与他缓中补益之药不同者也。虽然枣之为枣，其功遂尽于此哉。上吐下利，仓皇奔迫，得此则守其津液之外驰<small>半夏泻心汤、甘草泻心汤</small>；水饮壅淤，势宜峻逐，得此则抑药性之太过，固元气之遗余<small>十枣汤、葶苈大枣泻肺汤</small>；水不化津，液不泽槁，下气上逆，得此则缓其迫促，调其冲激<small>苓桂甘枣汤、麦门冬汤</small>；邪气内横，欲越不达，欲泄不利，得此则驯其急躁，消其冲突<small>黄连汤、黄芩汤</small>。其他联补药散药之不和<small>薯蓣丸</small>，通病情治法之相梗<small>附子粳米汤</small>，具涵育①性情之标韵②<small>甘麦大枣汤</small>，其功伟矣，即反而溯其所以治营卫津血之故，又岂有他致哉？

　　小柴胡汤证，若胁下痞硬者，去大枣加牡蛎，甘草泻心汤、生姜泻心汤、旋覆花代赭石汤证，皆心下痞硬而用大枣，何也？夫《本经》固曰主心腹邪气，不曰主胁下邪气，正可见《本经》字字不苟，仲景丝丝入篚耳。且主心腹邪气者，岂谓泛主心腹间邪停气滞哉？必心腹间因邪气而中不安、脾失养，方是大枣所主。今三证之痞硬，特于甘草泻心条注云：此非结热，但以胃中虚，客气上逆，故使硬。是岂特于安中养脾有合，不又于平胃气有合耶？然则痞硬与痞满何别？小柴胡证多有胁下痞、胁下满，而不去大枣者又何故？夫痞满，阳邪也；痞硬，阴邪也。是故大黄黄连泻心汤之痞，曰按之濡，生姜、甘草两

　　①　涵育：涵养化育。唐·王维《送秘书晁监还日本国》诗序："乾元广运，涵育无垠。"
　　②　标韵：风韵，韵致。宋·陶谷《清异录·文用》："建中元年，日本使真人兴能来朝，善书札，有译者乞得章草两幅……笔法有晋人标韵。"

泻心汤之痞，曰痞硬。胸中，阳位也；胁下，阴位也。阴邪踞阳位，自必以体阴性动者辅正以祛邪；阴邪踞阴位，则当以体阳性静者治之矣牡蛎有牡片而无牝片，是为纯阳，而其体质如石，又为阴。若夫阳邪踞阴位，则犹之乎阴邪踞阳位也。是故胁下痞、胁下满非以枣治之也，特不如胁下痞硬之忌枣耳。枣之治自在中，《本经》之训可案也，然则火逆上气，非气之有余耶？悬饮内痛，非津液之有余耶？而麦门冬汤、十枣汤偏用大枣，何也？夫气不下归而上逆，津液不宣布而悬结，犹得为有余哉？惟其不足，故至是耳。且此两者，犹有不同处，未可一律论也。麦门冬汤是养脾气不足，平胃气上逆，欲使其由营气而流转一身。十枣汤是用药过峻，恐不特泄去其饮，将尽人之津液胥泄之，故以枣约束营气而存津液也。物之性岂拘拘于一偏，明者用之，自当任材器使，而不局不滥，斯可矣。

《金匮要略》曰：病有贲豚，有吐脓，有惊怖，有火邪，此四部病皆从惊发得之。据《本经》大枣主大惊，宜无不可用矣，而不必悉用，何哉？夫《本经》固言之矣，曰身中不足，大惊，不可截去身中不足，仅以大惊二字概之也。其有非身中本不足而用枣者，必缘误治，其义只在《伤寒论》曰：少阳不可吐下，吐下则悸而惊。是故柴胡加龙骨牡蛎汤，下后证也；桂枝加桂汤，发汗及烧针后证也；茯苓桂枝甘草大枣汤，发汗后证也。贲豚汤证则未经误治，故独不用枣。若夫《千金》风虚惊悸二十三方，用枣十一方。其方有用独活、细辛、羌活、白鲜皮、银屑、大黄、石膏、蜀椒、菖蒲、防己、铁精、麻黄者，即不用枣。于此见枣之治惊，但治实中之虚，虚中之虚，而虚中有实者，则其所不能任，若实中之实，又所不待言矣。

麻 子

味甘。平。无毒。主补中益气，中风汗出，逐水，利小便，破积血，复血脉，乳妇产后余疾，长发，可为沐药。**久服肥健、不老、神仙**①。九月采。入土者损人。生泰山川谷。畏牡蛎、白薇，恶茯苓。

麻子一类二种。斑黑者实饶而皮缕粗恶，名曰苴②；白色者无实而皮缕韧密，名曰枲③。其花谓之勃，苴黄枲白。苴以采实供笾豆④实⑤及作油，枲以剥皮析缕作布。皆欲得良田，不用故墟。夏至前布种出大科，长三四尺，茎方有棱，叶狭而长，如益母草。一茎七叶或九叶，宜以流水浇之，无流水而用井水，则宜曝之以杀其寒。六月放勃，随即结实。若欲采实，即宜拔去白花者，否则子不成实。实有壳极难去，当以帛包置沸汤中，浸至冷，出之，垂井中一夜，勿令著水，次日日中曝干，就新瓦上挼去壳，簸扬取仁，则粒粒皆完。参《齐民要术》《礼疏》《纲目》。

刘潜江谓：《尔雅翼》言麦黄种枲，枲黄种麦，是麻生于木

① 神仙：《证类本草》卷二十四米谷部上品"麻子"条为《名医别录》文。

② 苴（jū 狙）：指结子的大麻。北魏·贾思勰《齐民要术·种麻》："崔寔曰：'二三月，可种苴麻。'"原注："麻之有实者为苴。"

③ 枲（xǐ 喜）：大麻的雄株。只开雄花，不结子，纤维可织麻布。《说文解字·木部》："枲，麻也。"清·朱骏声《说文通训定声》："麻无实者，夏至开花，荣而不实，亦曰夏麻。"

④ 笾（biān 边）豆：笾和豆。古代祭祀及宴会时常用的两种礼器。竹制为笾，木制为豆。清·朱骏声《说文通训定声》："豆盛湿物，笾盛干物。豆重而笾轻。"

⑤ 实：容器内的物品。《易·归妹》："女承筐无实。"

火正旺之时，成于金水方饶之日。故麻子仁之为用，能于木火焦杀中，生金水柔滋之化；即能于金水滂沛中，成木火通明之功。惟其金水克谐，水火迭化，是以中土升清降浊之机栝①不愆，一身皆受其荫，《本经》谓其补中益气，久服肥健，良由乎此。是诚能揭麻子仁功用之要，泄农经奥突②之秘矣。特《别录》所载破积血，复血脉，乳产余疾，沐发长润，功能多半在血，谓皆由于气充血乃调。容或有未尽然者，夫中焦受气为血，《决气》篇不诬矣，不可为心主血之验乎？心为丁火，下交壬水而化为木，不可为益乙肝之气之证乎？乙肝受益，下交大肠而化为金，以行其柔滋之气而通降者不滞，是即血能行气之源，仲景制麻仁丸治脾约取裁之所在矣。《决气》篇又曰上焦开发为气。气不主于肺乎？肺为辛金，下交丙火而化为水，不可为益癸肾之血之证乎？癸肾受益，上交戊土而化君火，以行其明爽发越之气，而升者不滞，是即气能调血之源，仲景制炙甘草汤以复脉取法之所在矣。惟丁壬能化木则肝木泽，其所藏之血自行而不积，产乳自无余疾。惟辛丙能化水，则肾水强，其所藏之水自不至因气乖而肿，因气阻而溺塞矣。治风先治血，缘血不行招风取中者，尤宜仗泽血液之物。发乃血之余，缘血不荣心而枯短者，允当用复血脉之剂。此《别录》宣阐药物之详，确能补《本经》之未备者也。

麻仁与地黄，皆最能拔地力《齐民要术》所谓：种苴欲得良

---

① 机栝（kuò括）：弩上发矢的机件。比喻事物的关键。汉·应劭《风俗通义·过誉·司空颍川韩稜》：“稜统机括，知其虚实。”栝，箭末扣弦处。《集韵·末韵》：“栝，失栝筑弦处。”

② 奥突：指奥妙精微之义。清·恽敬《重刻脉经·序》：“若夫是书之精微博大，足以发轩歧之奥突，通天地之门户。”

田，不用故墟是也。故亦最能生阴津，其相比入炙甘草汤，则以地黄善宣阴津于阴分，麻仁善宣阴津于阳分也。其在麻仁丸与芍药同用，则以芍药善破阴结、布阳气，麻仁善行阳滞、布阴气也。入阴入阳者，物之生理，所谓性也；破结行滞，宣布阴阳者，物之能事，所谓情也。性之与情，犹舆马相辅而行，是何也？麻仁丸中有小承气汤，即不用麻仁、芍药、杏仁，不患其大便不通；炙甘草汤有人参、麦冬、地黄，即不用麻仁，不患其脉不复。然复脉、通便是二方作用之一端，不能会二病之全局。故麻仁在炙甘草汤为人参、麦冬、地黄之先声，以其气钟于至阳，易入上焦，引亢阳为生阳。人参继之为鼓元气之鞴①，麦冬继之以生胃脉之绝，地黄继之以行脉中之血也。其在麻仁丸，又为小承气汤之后劲，以枳实、厚朴锐而行气，大黄、芍药破而通血，皆举辔②疾驰，绝无停轨。治胃实之不大便有余，治脾约之大便难不足，非得杏仁之润降，麻仁之滑泽，脾必暂展而复约也。此是物之情。若其性则极柔之物，禀生气于至阳，原系物之常理。第麻仁不仅属阴，以其有雌有雄，雄之用在皮，雌之用在实，若概以根实升降之义，则其能伸阳于中、充阴于外无疑矣。若夫种苴须杂以枲，及当开花又将枲拔尽，是其初则能令阴阳相守，继则能令阴津长裕无疑矣。其叶之数，不以四、不以六，惟七之少阳、九之老阳是其用之所在。譬之于人，体气偏阴者嗜温，体气偏阳者嗜凉，禀阳刚者其作为爽直，禀阴柔者其作为廉静，以是知麻仁为物，其秉赋虽阴，

---

① 鞴（bài败）：皮鼓风囊，俗称风箱。《龙龛手鉴·革部》："鞴，吹火具也。"

② 辔（pèi佩）：驾驭牲口的缰绳。唐·慧琳《一切经音义》卷八引顾野王曰："辔，所以制御车中马也。"

功效悉在阳矣。至其壳之坚韧难去，须先迫之以热，乃再激之以寒，后复曝而干之，捋而去之易易耳，不又可知其所谓柔者必伏刚中，其所谓刚者必寒热交和而后化耶？善体物者宜识之。

饴 糖

味甘。微温。主补虚乏，止渴，去血。

饴，凡谷之黏者皆可为之。渍过蒸熟，每一石，用大麦蘗一斗八升，和水磨汁，倾入其中，少顷即生饴，如蜜而稀，色如胶，所谓胶饴是也。其稍干者谓之饧，其熬令干硬，牵而色白者，谓之糖。

卢芷园曰：蘗米作饴，宛似水谷入胃，酝酿作汁，出入未定之时也，可以澄饮，可以成血。然甘能缓中，投之不当，反致濡滞。

陶隐居云：酒与糖并米麦所为，而品分中上，良缘糖以和润而优，酒以醺乱而劣。愚谓：曲、蘗虽皆麦所为，然曲先屑粉而后盦①造，为拗折其生气；蘗浸令生芽而后磨粉，为引动其生机。然皆令消米质使成液也。酒酿久方成，糖片时便就。久酿者性反迅，速成者性反缓，何欤？夫拗折者，郁弥久而性益猘；生发者，萌旋达而气已畅。故酒为缓物之报使，糖实急剂之柔佐也。然虚烦、虚痞、虚肿、虚满俱有确证可指，其笼统言之者，有虚劳、虚损、虚羸、虚弱，能知熇热之为劳，传变之为损，尪瘠②之为羸，疲软之为弱。则乏之为乏，亦可拟

---

① 盦（ān 安）：遮盖或封闭有机物使变质发酵。胡式钰《语窦》引《琐碎录》："海棠花欲鲜而盛，于冬至日早，或以盦过麻屑粪土壅培根下。"

② 尪瘠（wāngjí 汪急）：瘦弱。尪，指屠弱，瘦弱；瘠，瘦，《玉篇·疒部》："瘠，瘦也。"

议得之。夫行而无资谓之乏，人身之行者非气血而何？夫反正为乏，非气血之当行不行而何？人身一天地也，嘘故纳新，环周不休，气之道也；十二经脉、十五大络，血之道也，其资皆禀于脾，则虚乏者不可谓非脾气不给矣。脾气不给，参、芪、术、草皆能助之资，此独何借于饴糖。夫补虚乏已下，遂继之以止渴、去血，则芪术者皆与渴无干，且术能去湿不能滋燥，芪能充外不能充内。参、草能充内且滋燥矣，又与血无干。以是见此虚此乏，断非参、芪、术、草所能补矣。虽然虚乏而气不能行且渴者固多，又何以知有当去不去之血？夫仲景用饴糖多在建中汤，建中汤证多有腹痛，此血当行不行之验也，是故饴糖非能去瘀血也，能治血当行不行为腹痛者耳，故《伤寒论》《金匮要略》用建中处甚多。然止云治腹痛，不云下瘀血。

或谓：本太阳病，医反下之，因尔腹满时痛者，桂枝加芍药汤主之，则治腹痛者，芍药之功，非饴糖之力也。此诚有辨焉，何则？伤寒阳脉涩，阴脉弦，法当腹中急痛者，先与小建中汤；虚劳里急，悸，衄，腹中痛，梦失精，四肢酸疼，手足烦热，咽干口燥，小建中汤主之；虚劳里急，诸不足，黄芪建中汤主之；妇人产后，虚羸不足，腹中刺痛，吸吸少气，或苦少腹中急挛①，痛引腰背，内补当归建中汤主之；妇人腹中痛，小建中汤主之。是知桂枝加芍药汤所主是满痛，小建中汤所主是急痛矣。桂枝加芍药汤，即小建中汤少饴糖耳。下后邪气内传为满痛是实，虚劳产后腹痛是虚，仅饴糖一味之转移，治证遂虚实不侔，犹不可见饴糖善补虚乏耶？桂枝汤在伤寒所治证

① 急挛：原作"急摩"。《备急千金要方》卷第三妇人方中《心腹痛第四》作"拘急"，据文义改。下同。

多矣，兹则吸吸少气也，咽干口燥也，里急腹痛也，腹中刺痛也，少腹急挛也，皆非桂枝汤所曾治，以是知即饴糖之功矣。盖土滞以木而疏，土虚以木而困。故少气、咽干、口燥是脾乏谷气，里急腹痛乃肝气侮脾，饴糖之柔润芳甘，正合脾家土德，而即以缓肝之急，以肝固罢极之本，虚乏之所从来也。是故桂枝加芍药汤，无饴糖即不名建中；桂枝加黄芪汤，不加芍药不用饴糖，即不名黄芪建中；而蜀椒、干姜、人参协以饴糖即名大建中，是知建中固以饴糖得名耳。然则其所谓大小者究何义耶？夫以势合、势分分大小，则小建中用芍药桂甘生姜①得十五两，又益大枣十二枚；大建中用人参、干姜仅五两，止益以蜀椒二合，乃同用饴糖一升，则饴糖在大建中汤独多而势合，在小建中汤体均而势分，此一说也。若以力专、力薄分大小，则辛甘为阳，酸苦为阴。大建中纯用甘辛，则力厚气专；小建中兼用酸苦，则力敌气薄，此又一说也。总之，两建中皆以饴糖为君，君尊而臣从命，则为大；君卑而臣擅命，则为小。此实大小得名之确指欤？而饴糖之所以尊，于此益可彻悟矣。

太阳病，小便利者，以饮水多，必心下悸，小便少者，必苦里急也。解此者谓：缘饮水多乃心下悸，故悸皆为饮水侵心。殊不思小建中汤所治之悸，亦可以水饮言乎？故夫悸有心中自动者，心液虚也；有他处动而连及心者，水饮也。而水与饮又复有别，则以下焦外连卫气，其地旷荡，水饮居之，则能上冲外薄，渺无涯际，故为水；上焦之约束严，水饮若在，终不能肆，故仅为饮。稽之《伤寒论》所谓伤寒，厥而心下悸者，当先治水，宜服茯苓甘草汤，却治其厥。不尔，水渍入胃，必作

---

① 生姜：原作"主姜"，据反经堂本及长年医局复刻本校刊记改。

利。太阳病发汗，汗出不解，其人仍发热，心下悸，头眩身𤖴动，振振欲擗地者，真武汤主之，是上焦之悸也。发汗后，其人脐下悸者，欲作贲豚，茯苓桂枝甘草大枣汤主之，是下焦之悸也。两者一曰心下悸，一曰脐下悸，皆系他处连及之文，故均为水饮。至伤寒二三日，心中悸而烦者，小建中汤主之；伤寒脉结代，心动悸者，炙甘草汤主之，不曰心下、脐下，而直曰心中，固可知为心之虚矣。盖心之用在阳而体属阴，故其取象，协于两阳外丽一阴内守之离。自动之悸，为内阴欲出而阳不安；连及之悸，为外阴内侵而阳不安。同为阳不安，而验于自动与连及，犹不豁然可睹耶？但炙甘草之悸与小建中之悸又何以异也？夫曰脉结代，心动悸，是阳之踬①；曰心中悸而烦，是阳之盛。阳踬者，当滑泽其道路；阳盛者，当开辟其途径。滑泽其道路，则地黄、麦冬之功；开辟其途径，则重用芍药之力。而其能使阴阳巽②而相入，在炙甘草汤，则麻仁、阿胶；在小建中汤，则胶饴之为功大矣。麻仁、阿胶能使水定而火凝，饴糖则能使火静而水生。此则烦与不烦为炙甘草汤、小建中汤界画者也。然观于发汗过多，其人叉手自冒心，心下悸，欲得按，用桂枝甘草汤，可以知心液虚之故，即可以知炙甘草、小建中皆用桂枝、甘草之故，特彼以汗后液随汗泄，此不注明治后，且独标二三日，可见为心液自虚耳。

冬葵子

味甘。寒。无毒。主五脏六腑寒热，羸瘦，五癃，利

---

① 踬（zhì 质）：阻碍。《广韵·至韵》："踬，碍也。"
② 巽（xùn 迅）：顺。《广雅·释诂一》："巽，顺也。"

小便。疗妇人乳难内闭。**久服坚骨、长肌肉、轻身延年。**生少室山。十二月采之。<small>黄芩为之使。</small>

葵 根

味甘。寒。无毒。主恶疮，疗淋，利小便，解蜀椒毒。叶为百菜主，其心伤人。

卢芷园曰：葵有多种，冬茂者曰冬葵，字从癸从冬，皆属于肾。其子易生，用治胎产，自然入神。其花向日而倾，有返顾卫根之义，观其能通小便，又能治多溺，盖可见矣。《外台秘要》：消中，日夜溺七八升，用冬葵根五斤，水五斗，煮三斗，每日平旦服二升《本经》主五脏六腑寒热，羸瘦，五癃，盖寒热虽欲其通，然过通则五脏六腑之气不藏，能致肌肉羸瘦；水气虽欲其藏，然过藏则溺道泣涩，能致小溲闭塞。葵性滑养①窍，能使藏者通；返顾卫根，使能通者藏。若病属久藏而发者，如淋，如带，如痘疹，如死胎，如丹石毒，如消渴，如痈肿没头，如肠痈胃疽，如肉锥怪证，皆有奇征。第有风疾宿病、天行病后、曾被犬伤者忌之。世人但知其能发宿疾，不知其能使宿疾不留，免他日卒中之虞，正其功耳。

凡物之生，各有至理。葵多子性滑，多子者归肾，性滑者利窍。又其花向日而倾，返顾其本，故仲景于妊娠有水气，小便不利，头眩，用葵子茯苓散。夫他物利水，径情直行，岂复返顾，则当防其导胎下坠。且小便不利在极下，头眩在极上，焉能联络为一？一味之用，具此两义，其精有如此者。至《别录》所主妇人乳内闭肿痛，亦取其滑以开闭，其色白卫根，仍

---

① 养：长年医局复刻本校刊记作"利"，义胜。

不外返顾血海之义。扩而充之，其功盖不止是二者而已。

瓜 蒂

味苦。寒。有毒。主大水，身面四肢浮肿，下水，杀蛊毒，咳逆上气，及食诸果，病在胸腹中，皆吐下之。去鼻中息肉，疗黄疸。生嵩高平泽。七月七日采。阴干。

甜瓜仲春种之，掊坑大如斗，纳瓜子四枚，大豆三枚，瓜既出土，生数叶，则掐去豆，以初生蔓弱，须假豆扶以出土，若豆长又恐搧①瓜也。地须多锄，则子饶引蔓延生长，或以丈计。叶大数寸，五六月开黄花，六七月瓜熟，形色不一。用瓜蒂须团而短、色青绿者良，收子须拌盐藏方不死。参《齐民要术》《纲目》。

卢子繇曰：瓜象实，在须蔓间也。蒂，瓜之缀蔓处也。性偏蔓延，末繁于本，故少延辄腐。《尔雅》云：其绍瓞②。疏云：继本曰绍，形小曰瓞。故近本之瓜常小，近末之瓜转大也。凡实之吮抽津液，惟瓜称最，而吮抽之枢惟蒂，是以瓜蒂具彻下炎上之用，乃蒂味苦而瓜本甘，以见中枢之所以别于上下内外，诚涌泄之宣剂、通剂也。

刘潜江曰：瓜以二月下种，蔓延而生，是由风木以达水；花于五六月，其色黄，是秉火气以致土，乃吐。花即有蒂，蒂味苦，实即结于蒂上而味甘，是又为达水气以至土，其所以舍甘而独用苦者，正以苦能达甘之用也。甘之用云何？盖不止达水以至土，更先能达水以至火也。故蒂之苦，其气本于火；瓜

---

① 搧（shān 山）：甩动。《水浒传》第四回："智深把皂直裰褪膊下来，把两双袖子缠在腰里，露出脊背上花绣来，搧着两个膀子上山来。"

② 瓞（dié 蝶）：小瓜。《玉篇·瓜部》："瓞，小瓜也。"

之寒，其气畅于水，观其末大本小，可知厚孕于水气。火原在水中，至夏而火毕达，火之毕达，正水之毕达也。夫土之甘本备四气，而以水火为用，至于水火毕达，则土之用乃得际于极上。胃气之至于肺，以布四脏，皆由此也。即是以思，则其疗诸证之功，如火能达，则风与热之为患者俱散；水能达，则湿与寒之为患者俱散。水火既达，土亦自达矣，何况湿热黄疸，其病原在土之体，又何不达之有哉？

观病如桂枝证，头不痛，项不强，寸脉微浮，胸中痞硬，气上冲咽喉，不得息者，此为胸有寒也，当吐之；病人手足厥冷，脉乍紧者，邪结在胸中，心中满而烦，饥不能食者，病在胸中，当须吐之，皆瓜蒂散主之。太阳病中暍，身热疼重而脉微弱，此以夏月伤冷水，水行皮中所致，宜一物瓜蒂汤。则知瓜蒂之治胸中实矣。观少阴病，饮食入口即吐，心中温温欲吐，复不能吐，始得之，手足寒，脉弦迟者，此胸中实，不可下，当吐之。若膈上有寒饮，干呕者，不可吐，当温之。则知虽胸中实，但兼干呕，遂不可用矣。观胸上诸实，胸中郁郁而痛，不能食，欲使人按之，反有涎唾，下利日十余行，其脉反迟，寸口脉微滑，此可吐之，吐之利即止，则知虽喜按下利，但胸中实而痛，即可用矣。观太阳病，当恶寒，不恶寒，关上脉细数，为吐之过，则知凡胸中未痞硬者，皆不可吐矣。所以然者，瓜蒂属火，为土防水之门阃，乃抽吮土气之物，非抽吮水气之物，故主吸地中滋润以益瓜。凡栽瓜者，必使其蔓不著田塍①。若田塍燥则蒂反浥瓜中脂液以救蔓，田塍有水则蔓烂蒂落，此

---

① 田塍（chéng 成）：田埂。塍，田间的土埂子。《说文解字·土部》："塍，稻中畦也。"

瓜蒂之仅能抽吮寒气、热气、湿气，而于水饮则忌之，于土之燥者益忌之。是吐后腹中饥，口不能食，不喜糜粥，欲食冷食所由见也。然则宿食在上者宜吐之，则非寒、热、湿而与水饮同为有形之物矣。此又当作何解？夫吐水多系虚证，吐食多系实证，以土著水则淖，非若他物之著土，但去其物，土犹夫故者比也。

瓜瓣即瓜子，《唐本》注称其主腹内结聚，破溃脓血，最为肠胃脾内壅要药。核之《金匮》治腹裹脓血之肿痈，《千金》治咳吐脓血之肺痈，若合符节。盖瓜之中裹大津液为瓤，子即依于瓤内，瓤善溃烂，子终不因之烂，则其能于腐败之中自全生气，即善于气血腐败之中全人生气矣。予尝仿是意，用治痰之浓厚色黄者多有效，由是推之，其可用处亦不少矣。

第六卷

中品，石三味，草七味。

雄 黄

味苦、甘。平，寒，大温。**有毒。主寒热，鼠瘘，恶疮，疽，痔，死肌。**疗疥虫蜃疮、目痛、鼻中息肉，及绝筋破骨、百节中大风、积聚、癖气，中恶，腹痛，鬼疰，**杀精物、恶鬼、邪气、百虫毒，胜五兵，**杀诸蛇虺毒，解藜芦毒，悦泽人面。**炼食之，轻身神仙。**饵服之，皆飞入人脑中，胜鬼神，延年益寿，保中不饥，得铜可作金。**一名黄食石。**生武都山谷，燉煌①之阳。采无时。

石为从土化金，雄黄尤松脆易解。是质仅似金，土性未除，且成块时赤如鸡冠，有光晔晔②。既研为末，则黄如鹅喙，黯淡无华。其能解土中浮火著于皮肤者何疑。凡土中之火，必湿与热久相酝酿乃成，故得以雄黄刚土性寒治之。而其味辛，辛生皮毛，故仅能主其在外者，即土中实结之火非所能治也。观《金匮》面赤斑斑如锦文者，名曰阳毒，则用之。若面目青者，名曰阴毒，则去之。可证雄黄能治中土之火著于外者，又即可证阳毒阴毒为由土中湿热酝酿而成矣。即雄黄善杀蛇，蛇独非

---

① 燉煌：同"敦煌"。《史记·匈奴列传》："自此之后，单于益西北，左方兵直云中，右方兵直酒泉、燉煌郡。"
② 晔晔（yèyè 夜夜）：光芒四射貌。唐·韩愈《独孤申叔哀辞》："濯濯其英，晔晔其光，如闻其声，如见其容。"

土中湿热酝酿以成者乎？巢元方云：鼠瘘者由饮食不择，毒物所化入于腑脏，出于脉，稽留脉内不去，使人寒热，又非由内及外，久蓄而成者耶？言恶疮、疽、痔、死肌而不及痈者，以痈裹大脓血，溃决而出不得，为死肌也。死肌不必尽由恶疮、疽、痔，恶疮、疽、痔不必尽为死肌。惟由恶疮、疽、痔而为死肌者，方是由中及外久蓄而成之毒，乃得以雄黄主之也。若有虫蚀肛，虽亦湿热所化，由内至外，第既在外而内无他患，则取此外治，熏而杀之，斯已矣。

石　膏

味辛，甘。微寒，大寒。无毒。主中风寒热，心下逆气，惊喘，口干舌焦，不能息，腹中坚痛。除邪鬼、产乳、金疮。除时气头痛、身热、三焦大热、皮肤热、肠胃中隔气。解肌发汗，止消渴，烦逆，腹胀，暴气喘息，咽热。亦可作浴汤。一名细石。细理白泽者良，黄者令人淋。生齐山山谷及齐卢山、鲁蒙山。采无时。鸡子为之使。恶莽草、马目、毒公。

石膏生于石中，大块作层，如压扁米糕。每层厚数寸，色白洁净，细文短密如束针，正如凝成白蜡，松软易碎，烧之即白烂如粉。《纲目》。

凡物重则应坚，泽则应韧，辛则多窜，寒则多腻。石膏体质最重，光明润泽，乃随击即解，纷纷星散而丝丝纵列，无一缕横陈。故其性主解横溢之热邪也。盖惟其寒，方足以化邪热之充斥；惟其辛，方足以通上下之道路；惟其泽，方足以联津液之灌输；惟其重，方足以摄浮越之亢阳。譬之溽暑酷烈，万物喘息仅属不敢自保，惟清飙乍动，肃降乃行，而化随爽洁，于是欣欣然始有有生之乐焉。人病中风而至心下逆气，惊喘，口干舌焦，不能息者，何以异是？病寒热而至心下逆气，惊喘，口干舌焦，不能息者，又何以异是？《别录》之治暴气喘、咽热，即《本经》所谓心下逆气，惊喘也；止消渴、烦逆，即《本经》所谓口干舌焦，不能息也；身热、三焦大热、皮肤热、解肌发汗，又所以明热之散漫充斥也。惟《本经》之腹中坚痛，《别录》之肠胃中结气及腹胀，似热不仅散漫矣。夫热邪既盛，内外相连，久延不解，焉能不与气结？故暂时散漫，继遂胀满而坚痛。然曰腹中坚痛，曰结气腹胀，明其尚未与滓秽相结，犹可解以石膏也。若不待解肌发汗而汗自出，腹中满痛，小便自利，则其热已与滓秽抟聚①，非承气不为功矣，石膏又乌能为？

心下有水气，肺胀、咳、上气而喘、脉浮，皆小青龙汤证也，多一烦躁，则为小青龙加石膏汤证。核之以大青龙汤之不汗出而烦躁，白虎汤之大烦渴不解，竹皮大丸之中虚烦乱，是石膏为烦设矣。但《伤寒》《金匮》用石膏者十一方，此才得其四，其不烦而用者何多也。夫阴气偏少，阳气暴胜，外有所挟，内有所亏，或聚于胃，或犯于心，乃为烦。烦之由来不一，本非石膏所主。化其暴胜之阳，解其在胃之聚，非治烦也。越婢加半夏汤候曰：肺胀，咳而上气，其人喘，目如脱状；小青龙加石膏汤候曰：肺胀，咳而上气，烦躁而喘；木防己汤候曰：膈间支饮，其人喘满，心下痞坚；麻杏甘膏汤候曰：汗出而喘，无大热，是石膏者，为喘而设欤？夫喘有虚有实，虚者无论，

---

① 抟聚：集聚。《医宗金鉴·订仲景全书伤寒论注·辨太阳病脉证并治中篇》"甘草泻心汤方"集注引程知曰："此为汗后，未经误下，心中痞硬，水饮抟聚者，立治法也。"

实者必邪聚于气，轩举①不降。然邪又有不同，兹四喘者，皆热盛于中，气被逼于上，则石膏所主，乃化其在中之热，气自得下，非治喘也。然则石膏气寒而形津润，《本经》以主口干舌焦，不能息，宜乎必治渴矣。乃《伤寒》《金匮》两书用石膏方并不言渴，越婢汤治风水，并证明不渴。白虎汤之治渴者，必加人参，其不加人参，证亦并不言渴，岂石膏之治热，必热而不渴者，乃为恰当乎？是可知石膏止能治六淫所化之热矣。故仲景用石膏者十一方，同麻黄用者六，同大黄用者一，同防己用者一，同桂枝、白薇用者一，可同人参用者仅二方，而一方可同可不同，惟竹叶石膏汤，却必与参同用。是石膏之治热，乃或因风鼓荡而生之热，或因水因饮蒸激而生之热，或因寒所化之热，原与阴虚生热者无干。其《本经》所谓口干舌焦，乃心下逆气、惊喘之余波，故下更著不能息为句。盖心下既有逆气，而遇惊辄甚，则其口张不翕，焉得不干不焦？然又当验其能息与否。能息则口尚有翕时，干与焦亦有间时矣。他如竹叶石膏证之欲吐，竹皮大丸之呕逆，皆适与用石膏相值。亦可知为热致虚，因虚气逆，解热气自平，气平呕吐自止，非石膏能治呕治吐矣。

说者谓麻黄得石膏，则发散不猛。此言虽不经见，然以麻杏甘膏汤之汗出而喘，越婢汤之续自汗出证之，则不可谓无据矣。麻黄为用，所以从阴通阳。然阳厄于阴，其源不一，有因寒凝，有因热壅，故其佐之者，不用桂枝，则加石膏。桂枝文理有纵有横，石膏则有纵无横，纵者象经，横者象络，经络并

---

① 轩举：高扬飞举。清·蒋景祁《伏波庙》诗："回翔竟不归，风云会轩举。"轩，上举，扬起。

通，与及经不及络者，其优柔猛烈，自是不同。况因寒者，所谓体若燔炭，汗出而散从丹溪章句，固其所当然也；因热者，乃阳猖而阴不与交，欲使阴交于阳，非泄热不可。第徒泄其热，正恐阴反肆而迫阳，故一面任石膏泄热，随手任麻黄通阴，使阴之郁勃者，随阳而泄，柔和者，与阴相交。是以石膏协麻黄，非特小青龙加石膏汤、厚朴麻黄汤、越婢加术汤、越婢加半夏汤、文蛤汤，其禁忌较之大青龙汤、麻黄汤为弛，即如所谓麻杏甘膏汤、越婢汤者，并有汗亦治之。可见其汗乃盛阳之加于阴，非阴阳交和而成，亦非营弱卫强而有矣。矧证之以《千金》用越婢加术汤治肉极①，热则身体津脱，腠理开，汗大泄，顾何谓耶？夫亦以热盛于中，内不与阴和，而外迫逐津液，与才所论者无异，特恐通其阴而阴遂逆，故凡兼恶风者，即于汤中加附子耳。尚不可信麻黄石膏并用，可治汗出耶？然则桂枝二越婢一证谓之无阳者，又当作何解？夫发热者，太阳之标；恶寒者，太阳之本。热多寒少，标盛本微矣，而脉反微弱，则非因阳不足，乃表阳内伏也。表阳之所以内伏，正为其本寒将尽，无事与相拒于外耳，故曰无阳。然阳者津液之所从化，汗之所由出也。不泄其标热，而从阴中通其内伏之阳，表气于何而和，营卫于何而调？故取桂枝之二以解外，取越婢之一以通中，此其义也。

风寒抟热，用麻黄、石膏泄热通阳，既知之矣。水饮与热，其不相入正同冰炭，何亦能合为患耶？不知寒与热犹本异而末

----

① 肉极：病证名。肌肉痿弱困怠的疾患。《备急千金要方》卷十五脾脏《肉极论第四》："凡肉极者主脾也，脾应肉，肉与脾合，若脾病则肉变色。又曰至阴遇病为肌痹，肌痹不已，复感于邪，内舍于脾，体痒淫淫，如鼠走其身上，津液脱，腠理开，汗大泄，鼻端色黄，是其相也。"

同，水与热更本同而末异，何也？夫寒在人身，被阳气激而化热，既化则一于热，不更为寒。水则本属太阳，原能盛热。是以寒既化热，热已而寒无存；水中挟热，热去而水尚在。其同用麻黄在寒化之热，止欲其通阳；在水挟之热，更欲其去水矣。虽然，水与饮固有分，且同为水，复有近表近里之分。曰风水，恶风，一身悉肿，脉浮不渴，续自汗出，无大热，越婢汤主之，此比于大青龙者也，故麻黄分数多。曰吐后渴欲得水而贪饮者，文蛤汤主之，兼主微风，脉紧头痛，此比于麻杏甘膏者也，故麻黄分数少。曰裹水，越婢加术汤主之，此则比于麻黄附子甘草汤矣，以其是水与热而非寒，故不用附子而用白术、石膏。是二证近表，一证近里，既彰彰然矣。若夫饮，则非如水之无畔岸可随处横溢也，则必著脏腑而后为患。曰咳而上气，此为肺胀，其人喘，目如脱状，脉浮大者，越婢加半夏汤主之，此著于上者也；曰膈间支饮，其人喘满，心下痞坚，面色黎①黑，其脉沉紧，得之数十日，医吐下之，不愈者，木防己汤主之，此著于中者也。著于上者，比于表，故用麻黄；著于中者，比于里，故不用麻黄，石膏则皆不可阙者也。然服木防己汤，虚者即愈，实者复发，则去石膏，加茯苓、芒消。夫曰实乃去石膏，不去人参，似其助实反在石膏矣。然膈间支饮，则喘满色黑，固其宜也，其关节②只在心下痞坚，脉沉紧二者，痞犹可以桂枝下之，坚则非芒消不为功矣。痞由于饮，犹可专以防己通之；饮而至坚，则非兼用茯苓不为功矣。其用人参、石膏，取义原与白虎加人参同。欲其泄热生津，为已病数十日，曾经

---

① 黎：古通"黧"，黑色。《尚书·禹贡》："厥土青黎。"
② 关节：关键，重要环节。唐韩愈《殿中侍御史李君墓志铭》："其说汪洋奥美，关节开解，万端千绪，参错重出。"

吐下也，屡经剥削，继得和养，自然立能应手，然终以痞坚而脉沉紧，非剥削已极之征？第初投之能获效，必饮中之热得清而解。其再发也，纵有热亦杀于前，况经再与前方不愈，则病虽不去而热未必复留矣。故于前方去石膏，加茯苓、芒消，不去人参者，一则尚缘剥削之余，一则所以驭防己、芒消之暴也。

凝水石

味辛、甘。寒，大寒。无毒。主身热，腹中积聚邪气，皮中如火烧，烦满，水饮之。除时气热盛、五脏伏热、胃中热烦满，止渴，水肿，小便痹。**久服不饥。一名白水石，**一名寒水石，一名凌水石。色如云母可析者良，盐之精也。生常山山谷，又中水县及邯郸。解巴豆毒。畏地榆。

凝水石生于卤地积盐之下，精液渗入土中，年久至泉结而成石，大块有齿棱，如马牙消，清莹如水晶，亦有带青黑色者，皆至暑月回润，入水浸久亦化。《纲目》。

水必死而后咸，借土为倚伏，则生气复著矣。其有受烹于火，日结为盐者，性遂转温。其有才经烹炼，自渗入地得成晶莹如石者，岁久火退，既未接乎黄泉，尚钟气于膏壤，以形体论则金也。然其源本水，其所趋亦水，故虽伏土中，遇水能化。陶隐居云：末置水中，夏月可使为冰。是其阴凝之甚，肃厉之严，纯乎寒化，似非他物能间。而其味乃辛，则仍能外达皮毛，非仅寒中一节已也。身热，腹中积聚邪气，是内为本外为标；皮中如火烧，烦满，是外为本内为标。均可以是化水饮之者。盖是物之生原，贯彻水土标本。当其为水之死，固已背阴向阳，迨与土化烹炼为盐，则转而温。乃不肯保其温，复溜于下以变为寒，仍与水化而味犹辛，则其假散而联为聚，即聚而复为散昭然矣。身热、皮中如火烧，散也；腹中积聚、邪气烦满，聚也。聚而能散，则在内者释散而终不能聚，则在外者已，又何必究其为标与本哉？风引汤入此于中，以治外热内满，亦可见其满之不仅为实，而热则已造其极。故与大黄、石膏、滑石伍以胜外热，而内之满终不能废干姜、桂枝矣。

干　姜

味辛。温、大热。无毒。主胸满，咳逆上气，温中止血，出汗。逐风湿痹，肠澼，下痢，寒冷腹痛，中恶，霍乱，胀满，风邪诸毒，皮肤间结气，止唾血。**生者尤良。**

生　姜

味辛。微温。主伤寒，头痛，鼻塞，咳逆上气，止呕吐。**久服去臭气，通神明。**生犍为①川谷及荆州、扬州。九月采。秦椒为之使，杀半夏、莨菪毒，恶黄连、黄芩、天鼠粪。

姜宜原隰沙地，四月取母姜种之，五月生苗，如初生嫩芦，高二三尺，叶如竹，两两对生，辛香可爱。秋社②前后，新芽顿长，如列指状，色黄尖紫，谓之紫姜，亦曰子姜，采食无筋，自此以渐充壮。霜后则老，谓之宿姜，即母姜也。姜恶沮洳③，

①　犍（qián 钳）为：古郡名，汉置，属益州，治所在今四川省宜宾市。
②　秋社：古代秋季祭祀土神的日子。宋·陈元靓《岁时广记·二社日》：“《统天万年历》曰：立春后五戊为春社，立秋后五戊为秋社。”
③　沮洳（jùrù 巨入）：低湿。《新唐书·韩全义传》：“遇贼广利城，方暑，地沮洳，士皆病疠。”沮，湿，湿润。《广雅·释诂一》：“沮，湿也。”洳，潮湿，《广雅·释诂一》：“洳，湿也。”

又畏日畏热，凡秋热则无姜，故六月间须作苇屋盖之。参《齐民要术》《图经》《纲目》。

作干姜法：取白净坚结者，水淹三日，去皮，置长流水中六日，更刮去皮，晒干，置瓷缸中酿，三日乃成。弘景。

物之燥者不恶湿，为恃其气足以御之也；物之湿者不畏热，为假其气足以助之也。姜则偏生沙燥之地，厌恶沮洳，且复畏日，至为盖苇棚以避酷暑，又曰秋热则无姜，是何故哉？盖四时递嬗，六气流迁，百物生长收藏其间，拈一物而谛审之，似若气依物为转旋。究其实理，则何物非因气触动也耶？姜以中夏发生，是感火气以动矣，故其性温；乃旋交湿令而姜枝叶长茂，根株横溢，是感土气以昌盛矣，故其色黄；于是金经一气以培以充，迨交燥令而气乃全，用乃具，故其味辛。统而计之，则火者其禀，土者其体，金者其用。贯而属之，则具火性于土中，宣土用于金内，姜之能事尽矣。盖土者，脾也，胃也，以厚德载物而敷布一身。金者，肺也，大肠也，以节宣诸气而泌清泄浊。假使中宫清气阻遏而不至肺，则气壅于上，胸满咳逆上气之病生；浊气扞格①而不至大肠，则气滞于下，肠澼下利之患作。原其所以阻遏扞格者非他，则以中土无火，故使土用乖，而金不效其节宣之职。火之所以生土，土之所以生金，考厥机缄，端在是也。虽然，肺为娇脏，既恶痰涎之裹，尤畏炎歔之铄，与姜之性诚有酷肖者矣。独肺喜清肃，姜非致清肃者也。以谓土之生金，其机在是，不更有说乎？夫仲景曰：太过可怪，不及亦然。论脉也，脏气何独不尔？姜之用，前固曰缘

---

① 扞格（gǎngé 感格）：抵触，格格不入。宋·苏轼《策略五》："器久不用而置诸箧笥，则器与人不相习，是以扞格而难操。"

火不生土，土遂不生金，此中土之火不及也。设土中之火太过，岂能保其不碍生金乎？病果如是，原非姜所能治矣。姜有生者、干者之别，前人谓姜之皮凉，故留皮者辛温差减，止能散发是已，而犹有未尽者。姜、桂之性，老而弥辣。干姜受气足，足则上达肺，下通大肠，外及皮毛，中镇沸逆；生姜受气微，微则仅能由中及上，故止散外感、止呕吐耳。不然，干姜所主，《本经》谓其逐风湿痹，《别录》谓其治皮肤间结气，其病咸在皮毛肌肉间，此何说耶？

以五味、干姜治咳，于五味子条详言之矣。犹有未尽，则用五味，不用干姜也，干姜分数不等也。用五味不用干姜，其旨在射干麻黄汤，曰：咳而上气，喉中水鸡声，是痰，非饮与水矣。观小青龙汤、小青龙加石膏汤、真武汤，皆曰心下有水，苓甘五味诸加干姜法，又皆隶于痰饮，则可见干姜所治，为在中之水饮，非在上之痰矣。至其分数之不等，是愈下则愈少，愈上则愈多，故用一两者，止真武汤，二两则小柴胡汤、厚朴麻黄汤、苓甘五味加姜辛半夏汤，余则尽用三两矣。虽然，真武汤本不用干姜，岂不因方中有生姜乎？小青龙、苓甘五味诸剂，其寒水之不化，正在胸中，合之《本经》干姜主治咳逆上气，前冠胸满二字，为不虚设矣，犹不可知姜为脾肺药耶。

或问伤寒，病之莫急者也。伤寒至阳亡阴逆，尤病伤寒之莫急者也。仲景用干姜，于干姜附子汤、茯苓四逆汤、白通汤、真武汤、四逆汤，皆用之至少，反于非伤寒之大建中汤、甘干苓术汤，用之最多，何也？曰：此正仲景神明不测处也。夫病根有深浅，用法有机势①，得其间，则批郤导窾，刃不伤铓②，当其锐，则高城深池，守犹难固。人伤于寒，则为病热，是固阴伤局也。乃不胜治法之紊，致阳越阴搏焉，岂诚阳之虚、阴之盛耶？故曰脉微、曰下利、曰烦躁、曰头眩身瞤，其阳之衰也骤，阴之横也飘忽而无所附，固不得仅用干姜，必并以附子。但干姜既得附子，一主其中，一主其下；一主守，一主走。若轻车，若熟路，风行雷动，所当必摧，所击必散。阴散斯阳归，阳归斯病已，又何恃乎用之重，重则不惧有后患耶？此其义见于论中，所谓下利、腹胀满、身体疼痛者，先温其里，乃攻其表。温里宜四逆汤，攻表宜桂枝汤者也。夫既用四逆治里矣，仍有桂枝治表在后。设使用姜附重，则向所未攻之表证，能保其不变为里证耶？惟伤寒少阴病，下利圊谷，里寒外热，手足厥逆，脉微欲绝，身反不恶寒，其人面赤色者，阳已浮于外，阴已逆于内，各自树势，两不相下，故仲景于通脉四逆汤，附子仍依四逆之数，干姜倍焉。何则？其势相侔，其锋相敌。病既植根中气之虚而中寒，自非倍其数不可。是仲景于回阳逐阴，又非轻用姜者比矣。若夫心胸中大寒痛，呕不能饮食，腹中上冲皮起，出见有头足，上下痛不可触近大建中汤证；身体重，腰中冷，如坐水中，形如水状，不渴，小便自利，饮食如故，劳辄汗出，衣里冷湿，久则腰已下冷痛，腹重如带五千钱甘干苓术汤证。其沉寒痼冷，一在于中，一在于下，一动而猖，一静而

---

① 机势：局势，形势。清·薛福成《出使四国日记·光绪十七年二月三十日》："俄之机势，大与秦类。盖积之愈厚，则基愈固；蓄之愈久，则势愈雄。"

② 铓（máng 忙）：刀、剑等的尖锋。《玉篇·金部》："铓，刃端。"

劲。动者四出剽掠①，其势向上为多，凡向上者虽阴，其中必有阳，实中必有虚，则既不得用附子为尾逐之师②。静者僻居一处，食饮二便尚娴③节制，然汗出至衣里湿，其寒不衰，是虽用附子攻冲之，亦决不能骤解。故大建中汤治动，乃镇以静，而抑之使平，是条侯坚壁于梁④。甘干苓术汤治静，乃抚其循良，销其梗化，是姬公毖顽于洛⑤。总之，前后诸方，皆从温中起见，而击乌合，则宜锐不宜多，讨积猾⑥，则宜围不宜攻。权衡其轻重，稽核其利钝，而治法可推；推治法之委婉曲折，而方义可识；识方义之丝联绳贯，而干姜之用，了然如在心目间矣。

　　然则白通、四逆等方，其于温中尽之乎？是殆非也。夫诸方注⑦意大半在于温下，故其所主证，下利及既吐且利者居多，则取法实兼《本经》之温中肠澼下利，《别录》之霍乱。特附

①　剽掠：击杀。此处指伤害机体。
②　尾逐之师：从后面追赶驱逐敌人的部队。此处指治疗之药物。尾，在后跟随。《广雅·释诂四》："尾，后也。"逐，驱逐。《广韵·屋韵》："逐，驱也。"
③　娴：安静。《龙龛手鉴·女部》："娴，静也。"
④　条侯坚壁于梁：原指条侯周亚夫派军队到达梁，坚守不出抵抗吴军。此处指大建中汤用蜀椒、干姜温中焦之寒，人参、饴糖辛甘之药，以缓治急，以静制动，助以阳气，以消阴霾。
⑤　姬公毖顽于洛：是说周公旦在平定了"三监"和"武庚"叛乱之后，建都洛邑，将殷遗民集中管制的史迹。引用于此，来譬喻甘干苓术汤病在肾而治之脾，病在下而治之中，暖土以胜水，主温中而不尽在温中的疏导与驯化之法。姬公即周公。毖，使安定。顽即"顽殷民"，殷人当中的上层分子。
⑥　积猾：犹"宿猾"。一贯奸猾不逞之人。此处代指沉寒痼冷。
⑦　注：聚集，集中。《周礼·天官·兽人》："及弊田，令禽注于虞中。"贾公彦疏："注，犹聚也。"

子以走下；干姜以守中。有姜无附，难收斩将搴旗①之功；有附无姜，难取坚壁不动之效。是干姜之治在温中，非诸方之治在温中也。大建中汤、甘干苓术汤，注意在温中矣。乃一则药协蜀椒，一则证原腰冷，是其微旨，仍不尽在中也。微旨尽在中者，其惟理中汤乎？理中汤所主，在《伤寒论》曰：既吐且利，寒多不欲饮水。在《金匮要略》曰：胸痹，心中痞，留气结在胸，胸满胁下逆抢心。一者由中而溃决四出；一者由上下而并凑于中，惟其中无所守。是以外者能内，内者能外，内外可以易位，生死不可遂判乎？方中参、甘气味柔和，能羁内出外入之驶，不能制内出外入之令；白术刚乎参、甘，能制其出入矣，犹不能不令出入。惟干姜味辛气温，能令外不敢入；性守不走，能令内不敢出。盖惟中虚，是以客气得入；惟中寒，是以不能逐而使出。故理中补虚，即其制出之权；其驱寒，即其制入之威。于是加以桂枝，则治内寒外热，内虚外实，心下痞硬，利下不止，表里不解桂枝人参汤证。杂以薯蓣，及诸补散，则治虚劳诸不足，风气百疾薯蓣丸证；间以半夏而去术、草，则治妊娠呕吐不止干姜人参半夏丸证；增以旋覆花、代赭石、半夏、大枣而去术，则治心下痞硬，噫气不除旋覆花代赭石汤证。莫非分理中之半，恃姜为却寒散满之长城，即对待以寒凉，如半夏泻心汤、生姜泻心汤、甘草泻心汤、黄连汤、干姜黄连黄芩人参汤。按而察之，犹有理中之参、草、干姜在其中，而恃干姜不浅矣。

太阳病，脉浮紧，不发汗，因致衄者，麻黄汤主之。吐血

---

① 斩将搴（qiān 牵）旗：斩杀敌将，拔取敌旗。形容勇猛善战。《吴子·料敌》："然则一军之中，必有虎贲之士，力轻抗鼎，足轻戎马，搴旗斩将，必有能者。"搴，拔取。《广雅·释诂三》："搴，拔也。"

不止者，柏叶汤主之。少阴病，下利，便脓血者，桃花汤主之。病金疮，王不留行散主之。妇人陷经，漏下黑不解，胶姜汤主之。夫云因不发汗，则知苟发汗，必不动血。云不止、不解，则知曾有以止之、解之而不应。云脓血，则与纯血有间。云下黑，则与鲜赤自别。云病金疮，则因去血而病，非因病而去血。盖失治者，其咎为养痈贻患，故病甚于此，能转攻于彼。误治者，其咎为无益有损，故非以已之，适以激之。而血之为物，遇寒则凝，遇热则散，抟于阳则得火之色，抟于阴则得水之色。推是而言，则凡病乎血，用姜以止之者，莫不有确据可寻也。其在于《经》①，则《荣卫生会》篇有夺血无汗，夺汗无血之文；《脉要精微论》有肺脉搏坚而长，当病唾血之文；《邪气脏腑病形》篇有肺脉微急，为肺寒热，怠惰，咳唾血之文；《脉解》篇有少阴所谓咳则有血者，为阳脉伤，阳气未盛于上而脉满，满则咳，故血见于鼻之文；《阴阳别论》有结阴者，便血一升，再结二升，三结三升之文，此皆可以姜治者也。其在《千金》，则凡妇人崩漏之少腹弦急，或苦绞痛慎火②草散、五脏空虚、失色黄瘦增损禹余粮丸、腰背痛、四肢沉重大牛角中人散、虚羸少气治崩中下血方者已上在四卷，吐血之胸中塞痛治吐血中塞痛方、上气面如土色柏叶汤、胸腹烦满疼痛干地黄丸者已上十二卷，血利之腹痛龙骨丸、五内绞切痛治热毒下黑血方、赤滞下血、连月不瘥白头翁汤、羸笃垂死茯苓汤、赤白利黄连汤者已上十五卷下，并用干姜。其诸病之兼寒热者、呕吐者，并用生姜，则姜之止血，可以循类而求，按证以施，又何疑于辛温也哉？

---

① 《经》：此处指《黄帝内经》。

② 火：原作"大"，据《备急千金要方·妇人方下·赤白带下崩中漏下》改。

生者尤良句，缀于主治之末，其意甚混，岂以凡治胸满咳逆上气等病，均生者优于干者耶？则何不直名之曰生姜，而标其目曰干姜也？抑以生者不便致远久藏，姜非随地皆产，故概之曰干姜，可为不产姜处法耶。则孔子曰：不撤姜食，常可为蔬。是随处皆产也。愚意生者有生者之功能，干者著干者之实效。仲景于生姜泻心汤中，生姜、干姜并用；真武汤，有生姜，又可加入干姜。以是知《本经》干姜主治，当分作两截读。曰干姜味辛温，主胸满咳逆上气，温中止血，为一截；出汗逐风湿痹，肠澼，下利，生者尤良，为一截。以是合之仲景之用生姜，凡桂枝小柴胡诸加减法，皆所谓出汗，桂枝附子汤、白术附子汤、桂枝芍药知母汤、桂枝黄芪五物汤、抵当乌头桂枝汤，皆所谓逐风湿痹，惟肠澼，下利无明文。然桂枝汤证、小柴胡汤证，多有兼下利者，焉知其不指此耶？推而类之，则《别录》之风邪诸毒、伤寒头痛鼻塞，即桂枝柴胡之用。其桂枝麻黄各半汤治身痒；白术附子汤治风湿相搏，初服其人如痹，继而如冒，又岂非去皮肤间结气耶？

仲景之用生姜，即承《本经》出汗之旨固矣。特《伤寒论》用生姜方，凡三十有五，而协枣者至二十有九。《金匮要略》用生姜方，除经见《伤寒论》者，犹三十有二，其协枣者亦一十有八，统而计之，其不同枣用者，仅十之三。生姜、大枣之相比，浅而言之，则枣甘姜辛，所谓辛甘发散是已。殊不知枣之主心腹邪气，通九窍，助十二经，补少气，则其注意不在甘缓，羁辛之驶也，《宣明五气》篇曰：辛走气，气病毋多食辛。凡邪中于表，必表气之虚也，但知去邪，不知崇正，邪去正伤，致生他患者不少矣，奚如随剿即抚之愈耶？且即枣之功用而论，亦已可知守中有走，姜之生者虽散，迨干则能守矣，是不可谓走中之守乎？故凡汗后表邪里邪未解者，多不忌姜，如厚朴生姜甘草半夏人参汤证、桂枝去桂加茯苓白术汤证、茯苓甘草汤证，皆曾有汗，甚至新加汤且加重焉，又可见姜之不纯乎散，协枣尤能治汗后虚邪势将入里者矣。玩生者尤良句，以见无生姜处出汗，亦可任干姜。即干姜亦可出汗，意其于通行经络中，寓走中有守，守中有走之义，又何疑哉？

近世论干姜、生姜者，多哓哓①置辨于去皮、留皮之别。予尝取生姜，刮去皮，曝而干之，则但存其筋，无所为姜矣。因是知姜非在地中至极老，不足为干姜；不去皮，不渍不酿，亦不足为干姜。盖凡曝物之道，难碎者易干，易碎者难干，以其有老嫩之殊也；莩甲②厚者易干，莩甲薄者难干，以皮受烁则引在内之津润以滋之也。若姜惟皮与筋为有形，其肉则遇水能化，故捣姜和水，去皮筋澄之，可以成粉。是干姜所以必去皮，必渍水，必盦酿，乃得曝干，而肉仍如故也。是生姜之走，干姜之守，系于老与嫩，不系于去皮、留皮。其去皮、留皮，系于使之任曝、不任曝，不系于使之守、使之走矣。盖尝细咀两姜，干者与生者，不特味有厚薄，即气亦有厚薄。《阴阳应象大论》曰：味厚则泄，薄则通。气薄则发泄，厚则发热。惟其发且通，斯能走；惟其泄且热，斯能守。非泄，何以能除胸满咳逆上气？非热，何以能温中止血？非发，何以能出汗？非通，何以能逐风湿痹？此生姜、干姜之分矣。特《本经》不言姜治呕，而《别录》以治呕属之生姜，仲景于呕，则或以干姜，或以生姜，是岂无故？盖尝检仲景两书，干姜治呕者，一十六方，

---

① 哓哓（xiāoxiāo 消消）：争辩声。唐·韩愈《重答张籍书》："择其可语者诲之，犹时与吾悖，其声哓哓。"

② 莩甲（fújiǎ 服甲）：植物茎杆里的白膜或种子的外皮。

生姜治呕方，亦仅与之相埒①。何以见治呕必系生姜？但注不呕而用干姜者，有干姜附子汤、柴胡桂枝干姜汤等方，生姜则无之。以呕而加生姜者，有黄芩加半夏生姜汤、栀子生姜豉汤、真武汤、通脉四逆汤、理中丸等方，干姜则无之。此足见干姜之治呕，为兼及他证而用，生姜则专治呕。其呕而不用生姜，则因与他证忌。夫亦以生姜得夏气多，故功主横散；干姜得秋气多，则功兼收敛。横散则上逆无力，收敛则气不四驰。然姜之体性，究系横生，则非特能禁其上，能禁其下。并能禁其既上且下。此生姜泻心汤、真武汤，所以干姜、生姜并用，为一定不易矣。

用生姜最重，莫如生姜半夏汤及当归生姜羊肉汤之寒多者，皆至一斤。夫胸中似喘不喘，似呕不呕，似哕不哕，彻心中愦愦然无奈，系寒邪挟饮，逼迫气分，或寒疝腹痛，或胁痛里急，或产后腹中疠痛。系寒邪乘虚逼迫血分。气分者，心肺为主，故病在上；血分者，肝脾为主，故病在下。饮为有形，故绞取有形之汁，少煎而使其锐；虚乃无形，故连质合煎，多煮而欲其缓，是又一用药法例，可概众药，不特施之生姜者也。其次莫如厚朴生姜甘草半夏人参汤、当归四逆加吴茱萸生姜汤，皆至八两。夫发汗后，腹胀满，是脾家津气不宣。手足厥寒，脉细欲绝，内有久寒，是肝家阴邪欲逆。盖既因发汗而增病矣，乃复重用生姜，生姜非散剂耶。阴邪横及四肢，于理宜行姜、附，乃仅用生姜、吴茱萸。生姜、吴茱萸，岂能代干姜、附子耶？原人身不外阴阳，邪气亦不外阴阳。病发于阳者，必客于

---

① 相埒（liè 列）：相等。《国语·晋语》："叔向、子产、晏婴之才相等埒。"

胸中，胸中以肺为都会，肺者体阳用阴，故受寒发热，仍不能不畏寒。麻黄汤宣达肺气，邪既得行，设肺气宣达，脾不与之灌输相续，肺遂不能节宣诸气，脾家津液横溢不升，用生姜者，岂非令继参、甘之益气、厚朴之下气，就其横以运津液、尽余邪耶？病发于阴者，必客于腹中，腹中以肝为都会，肝者体阴用阳，故虽因内有久寒，至手足厥逆，脉细欲绝，仍不能无消渴与心中疼热。吴茱萸降在上之热以就下，生姜散在下之寒而使之横达，不然，热就上为咳吐脓血，寒就下为下利厥寒，岂四逆辈启生阳于肾中可比耶？是生姜在上可以止逆，在下可以挽溜，在中又可以定倾颓、行津液，一皆取其横散之功。

　　于吴茱萸汤重用生姜，可以知生姜能治肝病；于桂枝黄芪五物汤重用生姜，可以知生姜又能治肾病。何者？吴茱萸汤证，阳在上而阴在下，食谷欲呕，吐利干呕，吐涎沫，头痛，呕而胸满，则阳尽在中，不能安于中，且欲上出矣，手足厥逆，烦躁欲死，则仅能扰于中，不得达于外矣。所以致此者，非在下阴邪搏之而何？然据于中而不越于上、泄于外，可知其阴自肝而不自肾矣。吴茱萸汤首吴茱萸，是导阳下达，然仅导阳下达，而不剿抚其阴，则阳虽下，阴仍得与之敌，是故参、枣所以抚定其阴，生姜则能使阴邪横散，不与阳为敌者也。然则生姜非治肝，乃散自肝上引之阴邪耳。桂枝黄芪五物汤证，则为阴外裹而在内之阳不振，身体不仁，如风痹状，阴邪也。寸口关上微，阳不振也。惟尺中小紧，方知受邪之所，在下而不在上中。桂枝黄芪五物汤，即和营卫、驱风寒之桂枝汤。以受邪不在中，而在中气之卫于外者，故易甘草以黄芪；以不头项强痛，身体不仁，则邪非上入而为横束，故倍生姜，倍生姜是不欲其上行下达，欲其横散也。然则生姜非治肾，乃逐在外之阴邪束缚，使肾阳外布耳。于此见凡系阴邪搏阳，当使阴横散，阳乃通畅者，生姜皆能主之，无论在下在上，但在上则任之轻，在下则用之重，遂可辟某药入某经之不广矣。

《金匮》附方、《千金》内补当归建中汤，若无生姜，以干姜代之，是生姜、干姜可混用也。《千金》治心实热，半夏泻心汤，客热以生姜代干姜；治小儿利，生金牛黄汤，嫌儿热者，用生姜代干姜，是生姜、干姜不可混用也。由诸条核之，则调中可混用，解外不可混用。《伤寒论》小柴胡汤，咳者去生姜，加干姜；生姜泻心汤，干姜、生姜并用；真武汤，下利者加干姜。《金匮要略》以姜、夏为剂，用生姜者，名小半夏汤、生姜半夏汤；用干姜者，名半夏干姜散。是干姜、生姜之条理明晰者也。当归四逆汤证，若其人内有久寒者，加生姜；理中丸，寒者更加干姜；厚朴七物汤，寒多者加生姜；当归生姜羊肉汤，若寒多者，更加生姜。《千金》治妇人虚损，甘草丸，胸中冷者增干姜；治诸风，金芽酒，冷加干姜；肝脏门巴戟天酒，腹中冷加干姜，先患冷者亦加干姜；肾脏门五补丸，冷加干姜，是干姜、生姜之不明晰者也。由诸条核之，曰寒者，多用生姜；曰冷者，多用干姜。寒与冷古今无异诂，以愚意度之，则散者曰寒，著物者曰冷。总而绎之，则干姜可代生姜，生姜不可代干姜。其故何也？夫调可常也，守可常也，散不可常也，走不可常也。呕者多用生姜，间亦用干姜；咳则必用干姜，竟不得用生姜，盖咳为肺腑病，肺主敛不主散也。

干姜，《本经》《别录》不言炮用，仲景则仅用于甘草干姜汤，盖其厥逆、咽干、烦躁、吐逆，及头眩，多涕唾，小便数诸证，皆上虚不能制下，但用干姜，尚嫌其横溢而肺益虚，故必炮用之，较小柴胡以咳而用干姜易生姜者，更进一筹矣。况生者味辛，炮者味苦，辛通而苦降，所以抑其性使下也。生者色黄白，炮者色黑，所以别自肺及脾、及肾也。此之谓以上制下。后人每每扩充用之。善夫！刘潜江之言曰，干姜有生用、炮用之异。生用者尽金之性，以全火之用；炮用者存火之体，以全金之性。盖气者火之灵，生于火而统于金，故生者，金之气畅，火之用乃畅；炮者，火之体守，金之气乃存，抑其能引血药入气分而生血也。夫心，阳中之太阳也；肺，阳中之少阴也。心中原有水，肾中原有气，肺得肾气之上至者，下降入心，火中之水得此，如红炉点化，合于胃中之鼓搧，其血乃成。所以炮用者，敛金之性，归火之用，使火中之水，借母气而生化耳。至止唾血利血而炮用者，盖火从水化，使浮阳不僭，以守中者入凉血剂中，使寒不凝，血乃和耳，故曰生者热而犹散，炮者热而善守也。炮姜又有黑、不黑之殊，不黑者治血分虚寒而无热，若产后血虚发热之类；黑者治中气虚而化热以伤血，如唾血利血之类，然治化热伤血者，须同童子小便炮为宜。

葛　根

味甘。平。无毒。主消渴，身大热，呕吐，诸痹，起阴气，解诸毒，疗伤寒中风头痛，解肌发表，出汗开腠理，疗金疮止痛、胁风痛。生根汁，大寒，疗消渴、伤寒壮热。**葛谷，主下痢十岁已上。**叶，主金疮，止血。花，主消渴。**一名鸡齐根，**一名鹿霍，一名黄斤。生汶山川谷。五月采根。曝干。杀野葛、巴豆、百药毒。

葛，春生苗，引蔓延长至数丈。紫色而有细刺，三尖如枫叶，面青背淡，七月著花成穗，累累相缀，红紫色，似豌豆花，结荚如小黄豆荚，亦有毛，其子绿色，扁如盐梅子核，生嚼腥气，深秋采之，《本经》所谓葛谷是也。根形大如手臂，外紫内白，有至七八尺者，以入土深者为良。参《图经》《纲目》。

葛与栝楼、土瓜同入土深而引蔓长，为使中气上达之物，但二物结实，聚而成瓜，葛则散而成谷，是其功能遂有专与普之分。又二物得酸苦涌泄之阴，葛得辛甘发散之阳，是其力之所至，有入内、入外之别。又二物之实似心，味苦亦应乎心，是其量仅及胸中；葛则根白、气平、味辛，无一不似肺，是其量可及肺。至心者通血脉，故彼二物有滑泽径道之功；至肺者开皮毛，故葛有散发腠理之效。《本经》三物主治，均以消渴为首，推其根抵①，概可想见矣。特三物皆自下而上，乃葛则散发阳邪，而曰起阴气，二物能润滑枯槁，反不曰起阴气，何哉？盖阳以引阳，阴以引阴，阴主形，阳主气，脾为阴，胃为阳，故二物者，止能引脾家有形之津液，不能引胃家无形之气，且阴宜升，阳宜降，胃气之升，不能自至于肺，必因于脾乃能至也，是其由胃入脾，遂曳脾阴以至肺，阴阳并至，津气兼升，故《本经》特书其功曰起阴气，不可诬也。身大热者，胃脘②之阳郁遏不能宣达。呕吐者，胃气不由于脾，自逆于肺。诸痹者，脾阴不得胃阳冲发而闭塞也。凡诸毒物中人，多假人元气作使而猖獗说见甘草，胃家正多气之乡，能助毒者莫此为便，亦莫此为甚，提开胃气，使由正道交于脾肺，毒势又焉能不孤，毒势孤，正气行，又何患其不解耶？诸痹诸毒，皆宜活看，譬如某物主寒湿痹，某物主风痹，某物主野葛毒，某物主鸩鸟毒，则为特指之词，此则凡痹、凡毒，皆可兼他药以治之云。

---

① 根抵：根抵即根柢，原指草木的根，在此比喻事物的根基、基础。"抵"通"柢"。清·朱骏声《说文通训定声·解部》："抵，假借为柢。"

② 脘：原作"腕"，音近而误，据文义改。

刘潜江云：《六微旨大论》曰：阳明之上，燥气治之，中见太阴。《至真要大论》曰：阳明不从标本，从乎中。从乎中者，以中气为化也。盖燥气为阳明之本，阳明为燥气之标，然却不从燥，而从太阴之湿土以化，故曰从中也。葛根之用，即《本经》起阴气一语，正合于从太阴之湿土，以行其化，提胃中郁热，鼓舞其阳，从以上行，观其首主消渴可知矣。《太阴阳明论》曰：脾主为胃行其津液。《阴阳别论》曰：所谓阳者，胃脘之阳。然阳必根于阴，故起阴气即达胃阳，能达胃阳，则胃之郁遏散，而头面肌肉腠理之表，凡因胃阳不畅，勾留不散者，均无不由汗解矣。其止胁风痛，又似能治肝者，盖阴气之起，固与厥阴风木无异，第达胃脘之阳，则木气亦畅，故治胁下风气作痛者用之，即由于悲伤烦恼，致肝抑郁而胁痛者，亦同诸药用之，则知其能发土气以达木气，极有妙理，岂徒在驱风以论其功哉？

葛根之用，妙在非徒如栝楼但浥^①阴津，亦非徒如升麻但升阳气，而能兼擅二者之长。故太阳阳明合病，自下利者_{葛根汤证}，太阳被下，利遂不止，脉促喘汗者_{葛根芩连汤证}，咸用之。盖两者之利，为阳盛于外，不与阴交，阴遂不固而下溜，起其阴气，使与阳浃，得曳以上行，则非但使利止，并能使阳之遏于外者，随胃阳鼓荡而散矣。又太阳病，项背强几几，无汗恶风者_{葛根汤证}，太阳病，项背强几几，反汗出恶风者，亦咸用之_{桂枝加葛根汤证}，斯二者又良以挠万物莫疾乎风，燥万物莫熯乎火，风不兼火，能疼痛不能牵强；火不兼风，能恶热不能恶风。惟其风挟火威，火乘风势，经络之间，阴液被耗，所谓

---

① 浥（yì 益）：湿润。《说文解字·水部》："浥，湿也。"

骨节屈伸泄泽者，遂不能如其常矣。然病之大体，究系太阳中风，本应项强，几几然即项强之尤者，只此一端萌芽是火，又何能舍其大体，但顾此微末哉？能鼓正阳驱逐邪风，又妙能曳带阴精、泽滋燥火者，舍葛根其谁与归？其有汗、无汗，则委麻黄之去取可耳。虽然，葛根汤亦治痉，痉之项背强几几者，反不用葛根，何故？夫栝楼桂枝汤所治之项背强几几，是柔痉也。以痉之燥，过于徒有风寒者，故用药遂较退一层，当用葛根汤者，降而用栝楼桂枝汤。若进葛根汤一层，即系大承气汤。夫刚痉者，胸满口噤，卧不著①席，脚挛急，齘齿②是也。今葛根汤所治之痉，无汗，且小便少，既不得外达，又不得下泄，其势不能不至气上冲胸，口噤不得语，气既冲胸，其去胸满有几，既已口噤，其去齘齿又有几，所争者，卧不著席、脚挛急一间耳。何况气既上冲，其脚已将挛急；口既噤不得语，其势亦将卧不著席耶，故曰欲作刚痉，欲作云者，犹言将成未成也。是葛根之解阳邪，即所以免枳、朴之破泄；其起阴气，即所以免消、黄之涤荡。名曰开发，实所以存阴。可见机势不同，治法遂表里殊异，争此一线机势，使里解化为表解，岂非暗保元气哉？或谓痉病，古人皆作挟湿，兹则以为挟燥，得无戾③欤？考谓痉挟湿始于孙真人，然验之《金匮要略》，则不容有湿。其论痉病之源三条：一曰太阳病，发汗太多，因致痉；一曰风病，

① 著：原作"著著"，据《金匮要略·痉湿暍病脉证治第二》改。
② 齘（xiè泻）齿：牙关紧闭。《医宗金鉴·订正仲景全书金匮要略注·痉湿暍病脉证并治第二》："痉为病，胸满口噤，卧不着席，脚挛急，必齘齿。注：必齘齿，牙紧甚也。"齘，牙齿相摩切。《说文解字·齿部》："齘，齿相切也。"
③ 无戾：不相反。戾，逆，违背。《淮南子·览冥》："举事戾苍天，发号逆四时。"高诱注："戾，反也。"

下之则痓，复发汗，必拘急；一曰疮家，虽身疼痛，不可发汗，汗出则痓。三者何处可搀入湿耶？要之，挟湿自有挟湿之痓，解仲景书，则不必阑入^①湿耳。

或曰：贲豚汤治气上冲，竹叶汤治喘，方中皆有葛根，适与治痓病之气上冲胸者合，且葛根气平主降，向谓鼓胃阳、泄脾阴，得毋犹有疵乎？曰：论方甚难，但举方中一味而论尤难，何则？一方所主之病不止一端，所用之药不止一味，欲以一味牵合一端，虽亦往往而符，然有求之他处卒不可通者。如子之所问，谓贲豚汤证、竹叶汤证正有合于葛根汤所治之痓，则极有至理，若以其有上气有喘，遂目葛根为降气之剂，则断断然不可矣。贲豚汤之证曰：贲豚，气上冲胸，腹痛，往来寒热；竹叶汤之证曰：产后中风发热，面正赤，喘而头痛，若项强，则附子用大者，是一则气上冲胸，一则面赤痓病，头热，面赤，目赤，项强，皆深有合于痓矣，而处方之旨，则不然。夫往来寒热，柴胡证也。气上冲胸，则可见肠胃中无结，不必用柴胡。腹痛，则知其血分必有结，而当比用芎䓖、当归、芍药，又腹痛去胁痛无几，则大枣宜去，虽不言心烦与否，然用李根皮之止烦逆，则又可知其必烦，人参亦当去矣。夫如是，则遂可谓葛根代柴胡为一方主哉？殊不知贲豚本气上冲之候，用柴胡更疏土气，则上冲之气道愈空，适足以增其热；用葛根则胃阳振，而能遏其冲，脾阴顺而不助其热，辛甘能散，寒热自除，肺气通调，冲逆自定，此其不可同日语者也。中风发热、喘而头痛，桂枝证也。若面戴阳则为下虚，遂不得用芍药，而宜加附子，

---

① 阑入：搀杂进去。清·黄宗羲《再辞张郡侯修志书》："一代有一代之制作，革命之际，每多忌讳隐语阑入，岂可不慎。是又不得不改者也。"

又阳不蠖屈①于下而蟠于上，则不能不以竹叶清之，桔梗开之，如火之既烟焰，不能复返于薪也。然既有先声，必有踵至，阳之离根而上者，未必遽因附子遂猝然止也。故用防风，使之随卫气外达而行一身，借其发散即借其捍护；用人参，使安辑②中气内顾根本，借为腹心③即借为御侮。夫如是，葛根又协桂枝为一方偏主矣。乃孰知桂枝之止逆、解肌，仅仅行血脉以和津液，其起脾阴、滋肺气，俾治节不失其常而降令流通，灌溉无缺者，又岂得以葛根与桂枝并列而言哉？是葛根乌得为降，特脾既散精上归于肺，肺又何能不和调四脏，洒陈六腑耶？然则虽谓之降，亦无不可。

栝楼根

味苦。寒。无毒。主消渴，身热烦满，大热，补虚安中，续绝伤④，除肠胃中痼热，八疸⑤身面黄，唇干口燥，短气，通月水，止小便利。**一名地楼，**一名果蓏，一名天瓜，一名泽姑。实名黄瓜，主胸痹，悦泽人面。茎叶疗中热伤暑。生宏农川谷及山阴地，入土深者良，生卤地者有毒。二月、八月采根。曝干，三十日成。枸杞为之使，恶干姜，畏牛膝、干漆，反乌头。

栝楼三四月生苗引蔓，叶如甜瓜叶而窄，作叉，背面俱有

---

① 蠖（huò 货）屈：形容像尺蠖一样屈曲之形。此处形容阳不妄动。蠖，尺蠖蛾的幼虫，生长在树上，行动时身体一屈一伸地前进。

② 安辑：安定。《汉书·食货志下四》："散币于邛、僰以辑之。"颜师古注："辑，谓安定也。"

③ 腹心：比喻重要的部分。此处形容中气的重要性。

④ 续绝伤：原作"绝续伤"，义不通，据长年医局复刻本校刊记改。

⑤ 八疸：即黄疸风、黄疸、谷疸、酒疸、女劳疸、胞疸、黑疸、湿疸。

白毛。六七月开花，似壶芦①花，浅黄色。实结花下，大如拳，生时碧如瓜，至九月黄熟，则如熟柿，内结重楼，子扁，攒簇楼中，壳褐色，仁绿色，多脂，作青气。根直下生，入土深者愈良，年久者至长数尺，大数围。秋深掘者有粉，夏月掘得便多筋络无粉，不堪用。参《图经》《纲目》。

卢芷园曰：《本经》栝楼主治，不分根实，《别录》推广实主胸痹，悦泽人面，遂有根、实之分。故《图经》别出天花粉，主②烦满消渴。夫烦满、消渴、胸痹，皆胸部病也。《释名》云：消渴者，肾气不周于胸也。《经》云：烦满、胸痛引背，胸痹也。病名虽异，因证则同，但所施略分轻重耳。肾气不周胸中，于肾为绝伤，于胸中为不安、为虚，则能使胸中肾气得周者，于外为除烦满、消渴、胸痹，于内为安中、补虚、续绝伤，又岂有二哉？

卢子繇曰：气味苦寒，能治火热；体质濡润，能治燥涸。故或因液燥涸致热结聚，或因热结聚致液燥涸，而身热、烦满，遂成消渴者，悉宜用之。胸中者，热搏则烦满；筋络者，燥涸则断绝。热搏者，热却则中安；燥涸者，濡润则连续。究之却热润燥，皆益液之功，故安中、续绝伤，必归本于补虚矣。根、实功用稍有异同，实主郁遏不能分解，根主消渴失于容平③，靡不以热为因，燥为证，顾天花、瑞雪④之名，则思过半矣。

---

① 壶芦：即葫芦。晋·崔豹《古今注·草木》："壶芦，瓠之无柄者也。"

② 主：原作"三"，据反经堂本改。

③ 容平：容貌平定。《素问·四气调神大论》："秋三月，此谓容平。"容，容状，容貌；平，平定，安静。

④ 天花瑞雪：栝楼根之别名。

张隐庵①谓：草木之根荄，其性上行，实则性复下降。栝楼蔓延，结实之时，根粉尽消，结实既成，根复生粉，是以根能启阴气上滋，实能导痰腻下降，此言最是得理。愚谓：凡物之根荄，骨肉浑成，即可使揭而开，亦不过如远志、黄芪、续断等物，肉是肉、骨是骨耳，未有如栝楼根，浸而捣之，则肉尽成粉，所余但存筋脉者，此之谓散质簇为聚质。凡瓜瓠之属，既已结子成熟后，或外皮成壳，子留于中，外内皆燥，其有脂液难燥者，又多连穰及壳，自内溃烂而出，未有如栝楼实之外皮成壳，内结重楼，子攒聚于其间而脂液附焉者，此之谓无形附于有形，散质簇为聚质，性复主升，故能使津液上潮，主燥涸之烦渴；无形附于有形，性复主降，故能裹痹著下溜，主黏腻之结痛。下者能上，上者还下，如环无端，造物之妙，于斯极矣。

栝楼根入土最深，且能久在土中，生气不竭，故岁岁引蔓，发叶开花成实，而味苦性寒，恰有合于脾脏之德，而能为效其用。其止渴也，则所谓脾气散精，上归于肺者也。肠胃皆隶于脾，脾阴效用，则肠胃中痼热，又乌能留？黄疸者，脾津被热约而不流，以致蒸盦而成者也，脾热既解，疸亦何能不除？短气，肺阴虚也。小便过利，肺火盛也。冲脉隶于阳明，为月水所从降，若因脾胃阴虚而血涸，或因热结而不流。得此凉润之剂，自然涸者滋、结者解，不通者转而能通。《别录》之治，固与《本经》理无二致矣。

栝楼根、实，诸本草家咸谓功用略同，稍有差别。愚则谓

① 张隐庵：名志聪。清代著名医家，浙江钱塘（今杭州市西）人。撰有《素问集注》《侣仙堂类辨》《灵枢集注》等著作。学术上强调以阴阳、五运六气之理论述伤寒、本草，注重药物之制化及升降浮沉等。

其大相径庭，何也？栝楼根主升，实主降，前且言之详矣。夫升即寓补，降即寓泻，故仲景用实，多治结、治痛、治痹阻、治逆抢，隐然一下药也。根则专治渴，凡阴虚火炽，肺肾津液不相交济者咸用之，此不可为一补一泻之验乎？甚者，同一小柴胡汤证，烦者加实去人参，渴者加根更加人参。夫人参之为物，和缓冲融，表未解者不用，里未虚者不用，乃一则与之为伍，一则不与之为伍，亦可以得其物之情矣。《五常政大论》曰：阴精所奉，其人寿；阳精所降，其人夭。故同一物也，升则为阳，降则为阴，阳则主生，阴则主杀。虽然，此亦以性寒者言耳，若气味温和，又不当作如是论矣。

虽然，栝楼实非能治实也，亦不治虚。观仲景之用栝楼实，在小陷胸汤曰：小结胸病，正在心下，按之则痛；在栝楼薤白白酒汤曰：喘息咳唾，胸背痛，短气。而其脉一则曰浮滑，一则曰寸口沉迟，关上小紧数，是皆阴中有阳，且踞于阳位者也。夫胸背痛较按之方痛则甚，痹则较结为轻。咳唾喘息，是其势为上冲；而居于心下，按之才痛，似反静而不动。此其机总缘气与饮相阻，寒与热相纠。热甚于寒者，其束缚反急而为结；寒甚于热者，其蔽塞自盛而为痹。是故结胸之病伏，胸痹之病散。伏者宜开，散者宜行，故一则佐以连、夏之逐饮泄热，一则佐以薤、酒之滑利通阳。栝楼实之裹无形攒聚有形，使之滑润而下，则同能使之下，自是治实之方，仅能使之下，不能使其必通，又非纯乎治实之道矣。何以知不能使之必通？盖有停饮痛甚，至不得卧，即当加半夏；若兼胸满，胁下逆抢心，则仍加枳、朴、桂枝。若竟能通，又何必如是哉？是知栝楼实之治，大旨在火与痰结于阳位，不纯乎虚，亦不纯乎实者，皆能裹之而下，此其擅长矣。

栝楼根亦非能治虚也，观小青龙汤、小柴胡汤、柴胡桂枝干姜汤中用之，皆不过以渴不得用半夏，而为之代耳。半夏非治虚者也，虽然，渴不得用半夏，何物不可用，乃处处代以栝楼根？盖胸中者，清虚之府，中气之所贮。中气者，精明纯粹，不寒不热，不湿不燥，不受纤翳之侵者也。体中受邪，胸中焉能毫无所犯，其所犯者，非寒即热，非湿即燥。寒且湿之动，为呕为哕；热且燥之动，为烦为渴。两者之不相兼，犹冰炭之不能相入也。是故呕哕者，用半夏以止逆，使寒与湿不与中气久混而难解；烦渴者，用栝楼根以滋液，使热与燥不与中气相烁而难复，所以栝楼根与半夏虽非相畏、相忌、相反，而始终不相并。此其旨在《伤寒论》《金匮要略》中，可寻绎而知者也。曰服小青龙汤已，渴者，寒去欲解也；曰服小柴胡汤已，渴者，属阳明也，以法治之。曰呕家，渴为欲解，其有支饮者，纵得热药，不渴，以是知半夏、栝楼根功用实相反而适相同也。其所以不得为补剂者，则以是物虽曰滋液，亦仅能启脾家阴津上潮，不能使肾家阴津灌注，以其入土能深，皮黄肉白，且其肉聚则成块，散则成粉，种种不离土象，是为能益液而不能浞其源，又乌得为补？然则诸汤之配药，何不取浞肾之物，直浚其源，而取乎仅启脾阴者也？夫烦渴之煎烁中气，其望阴液之滋，盖不啻岁旱之望云霓也，若待浚肾阴滋之，其何能及？且凡物之取给于近者易成亦易消，远者难待亦难解。假使胸中仅为无形之燥热所烁，远浞有形之肾阴救之，燥热既熄，汪洋之水继至，不虑其热病才已，寒病复起耶？

若是，则栝楼桂枝汤得毋亦与此同耶？栝楼桂枝汤与小青龙汤、小柴胡汤同有表邪，同宜解外，同有里热。其有不同者，小青龙、小柴胡证皆未经误治，栝楼桂枝汤证则因误治而致，一也；太阳病证备，脉反沉迟，为阳证见阴脉，非小青龙、小柴胡所有，二也。虽然篇中但言太阳证备，并不提及误治，阳证见阴脉，其病已危，乃用从容不迫之桂枝汤，此互文以见意也。篇中首述病状，旋订病源，缕缕可晰，其述病源不曰感受何邪，而曰太阳病，发汗太多，因致痉；曰风病，下之则痉，复发汗，必拘急；曰疮家，虽疼痛，不可发汗，汗出则痉。历叙三条，总因汗、下，其非感触即得，亦复何言？特痉者，方经汗下，内则阴液暴脱，外仍经络壅滞，以云乎阴液暴脱，且见阴脉，则外证不得仍备太阳。今太阳证仍备，且项背强几几然，则沉为阳不入交于阴，迟为脉道泣涩不前矣。夫阳欲入阴而阴不承，则阴与阳乌能交，则阴何自而化，阳何自而生？太阳证备，还治以治太阳之法，阴不承阳，则必取生阴之速者，以益上中之液，使得与阳交。生阴之速，益上中之液者，舍栝楼根其谁取耶？是知栝楼桂枝汤之用栝楼，盖使独当一面，其任较之小青龙、小柴胡，以渴而去半夏加入者为倍重，盖阴在内为阳之守，阳在外为阴之使，明乎此，则将作刚痉之用葛根汤，以起阴而泄阳，既作刚痉之用大承气，以存阴而承阳，一以贯之矣。

用栝楼根最索解不得者，无如栝楼牡蛎散，盖百合病不成内伤，又非徒外感，绝无五脏菀[1]热、八风五痹之实候，只在病人意中辗转不适，又不能明言其所以然，及从其草蛇灰线[2]

---

① 菀：通"蕴"。积聚，郁结。清·朱骏声《说文通训定声·乾部》："菀，假借为蕴。"

② 草蛇灰线：比喻事物留下隐约可寻的线索和迹象。《花月痕》第五回回末评论："写秋痕，采秋，则更用暗中之明，明中之暗……草蛇灰线，马迹蛛丝，隐于不言，细入无间。"

处迹而寻之，其理似亦有可穷者。夫欲卧不得卧，欲行不得行，饮食或有美时，或有不欲闻食臭时，如寒无寒，如热无热，得药则剧吐利，如有神灵等，全在不可捉摸处；口苦，小便赤，其脉微数，则在有形迹处。及至一月不解，而变成渴，则形迹遂大著，何况以百合汤洗之而仍不瘥，则病气为伤中、上之阴无可疑者。虽然仅曰渴，不曰欲饮水，且不烦不热，究竟病本无驻足处，仅渴之一端，为得所依借耳，于此见昔之百脉一宗，悉致其病者，今则上焦已化而在下者尚未化也。上焦已化，百脉之病已蠲①其半，百合遂无所用之；而下焦之未化者，不得不选用牡蛎，使之召阳归阴，而其主脑尤在治上焦之已化者，故方中配以从阳化阴之栝楼根。两物等分，标名则升栝楼于牡蛎之上，为一方之统摄也。是方也，最无意味之中意味萃焉，由是思之，则栝楼根之用，不得仅以治外感烦渴一端目之矣。

其次，牡蛎泽泻散之用栝楼根，亦甚不易解，以栝楼根多为渴用，牡蛎泽泻散证，则并不言渴也，虽然，此有说焉。栝楼瞿麦丸则渴而用栝楼根矣，又何以用附子，此固当与牡蛎泽泻散对待而观者也。夫牡蛎泽泻散之证曰从腰已下有水气，栝楼瞿麦丸之效曰腹中温。为知腰者在后，腹者在前，后者阳气所由升，前者阴气所由降，若为水气所隔，则当升者不升，当降者不降，阳不升，则下虽郁热，上仍不渴；阴不降，则上纵化热，下则仍寒。譬之冬月严寒，阳气伏于下，则井中水温，出井则冷；夏月酷暑，阴气伏于内，则井中水冷，出井则温。故牡蛎泽泻散证不渴，而比投寒泄；栝楼瞿麦丸证虽渴，而终用温暖。其并用栝楼根，一则以助上之阴，为寒泄诸药守御，

① 蠲（juān 娟）：去除。《广雅·释诂三》："蠲，除也。"

俾得有恃不恐；一则以安上之扰，使温暖诸药下达，俾无反顾之忧。于栝楼瞿麦丸，其功在正面，在正面，故其名居一方之首而不愧；于牡蛎泽泻散，其功在根柢，在根柢，故不居其名而无闷。于此又可见栝楼根之为物，既能应上焦假热之渴，又能应下焦真热之不渴，谓之能益阴津可，谓之能补真阴亦无不可。

苦　参

味苦。寒。无毒。**主心腹结气，癥瘕积聚，黄疸，溺有余沥，逐水，除痈肿，补中，明目，止泪，**养肝胆气，安五脏，定志，益精，利九窍，除伏热、肠澼，止渴，醒酒，小便黄赤，疗恶疮、下部䘌，平胃气，令人嗜食、轻身。**一名水槐，一名苦蘵，**一名地槐，一名菟槐，一名骄槐，一名白茎，一名虎麻，一名岑茎，一名禄白，一名陵郎。生汝南山谷及田野。三月、八月、十月采根。曝干。
玄参为之使，恶贝母、漏芦、菟丝，反藜芦。

苦参根黄色，长五七寸，大两指许，三五茎并生，苗高三四尺，叶碎青色，极似槐，春生冬凋，花黄白色，七八月结角，子生角内凡二三粒，如小豆而坚。《图经》《纲目》。

苦参能止溺有余沥，又能止泪，则是收摄水气之物，何以又曰逐水？盖苦参为物本乎土，而受疏于木者也。惟本乎土，故根色黄而三五并生；受疏于木，故茎干独而色青。与脾土之气结于中而为患于他处不一者，但得肝胆之气疏而逐之，使摄归脾土所当输泄之道，其理毫无以异，是所谓以收摄为流通者也。人身之属水者，血以流通经脉，津以荣养诸窍，液以滑泽骨节，湿以熏肤充身。假使血被火结而成癥瘕，津被火结而为积聚，液被火结而为痈肿，湿被火结而为黄疸，其咎皆在土之不能防水。苦参味苦气寒，正除火之附于水者，且复借肝之疏，成土之防，而为水之治，故美其功曰补中，非补中也，去中土所生之患，则中已受益也。然则苦参究竟为利水乎？为摄水乎？夫苦参非利水亦非摄水，而正与利水、摄水同，使水不为患于他处，是功同摄；使水归脾统领，复其输泻之常，是功同利。在仲景书湿热生虫者，苦参汤洗之，亦系摄水之效；妊娠小便难，当归贝母苦参丸主之，则利水之效矣。

当　归

味甘，辛。温，大温。无毒。主咳逆上气，温疟，寒热洗洗[1]**在皮肤中，妇人漏下，绝子，诸恶疮疡，金疮，煮饮之，温中，止痛，除客血内塞，中风，痓，汗不出，湿痹，中恶，客气虚冷，补五脏，生肌肉。一名干归。**生陇西川谷。二月、八月采根。阴干。恶䕡茹，畏菖蒲、海藻、牡蒙。

当归春生苗，绿叶有三瓣，七八月开花似莳萝，浅紫色，根黑黄色，以肉厚而不枯者为胜。《图经》。

凡用卉草，其发芽放叶时，可悟其力之所始；其吐花结实时，可知其力之所竟。以一岁配五脏，则冬肾、春肝、夏心、长夏脾、秋肺；以五脏配躯体，则肺皮毛、心血脉、脾肌肉、肝筋、肾骨。当归发芽于仲春，开花于仲秋，其功始于肝终于肺。始于肝终于肺，其物应升而反降者，则以体者其性，气味

---

① 洗洗（xiǎnxiǎn 显显）：寒栗貌。《本草纲目》第三十五卷木部"秦皮"条："秦皮，主治风寒湿痹洗洗寒气，除热。"洗，同"洒"。寒貌。

者其用。当归体滑润，故不能升，气厚为阳，味薄为阴中之阳，阴足以挠阳，用不能违体，故遂展转①牵率②，只能上至于肺，外达于皮毛矣。其专入血分，则以肝藏血，脾统血，心主血，皆在所部之内，又其体滑润象血之质，花嫣红象血之色，故其为用，一言以蔽之曰：治阳气蹶于血分尽之矣。阳气蹶于上焦血分，则呼吸迫促，为咳逆上气；阳邪蹶于营卫血分，则经脉争道，寒热洗洗在皮肤中；阳气蹶于下焦血分，则血海不安，漏下、绝子、中风、中恶、客气虚冷，皆气为血挠之所致也。冲脉上行，主血以时下，当归之气升体降似之，故治逆气里急；带脉之性，不升不降，横束一身，当归之体用相挠，只能横行者似之，故治腰溶溶如坐水中。

刘潜江曰：当归味甘，次苦，次辛，又复甘。苦为火而属心，归于血之所主矣。苦而有辛，是金火相合以孕水也。火因金而和于水，则气化；金孕水而亲于火，则血生。其始甘者，所谓谷入于胃，以传于肺也；其终仍甘者，所谓中焦并胃中，出上焦之后，此所受气，泌糟粕津液，化其精微，上注于肺，乃化为血是也。肺合于心而气化，为血脉之所由始；肺合于脾而血化，为经脉之所由通。故血所不足处，即有血之生气以裕之、润之；血所乖阻处，即有血之化气以和之、行之。既能养血，又能和血、行血，随所引而莫不各归其所当归。斯言也，实得古圣命名之微义，于是物之体性备矣，而其用亦不外乎是。盖血所不足，则气袭而居之，行其气而且裕之、润之，则血生

---

① 展转：反复。《战国策·赵策一》：“韩与秦接境壤界，其地不能千里，展转不可约。”鲍彪注：“展转，犹反覆也。”

② 牵率：牵缠。唐·张楚《与达奚侍郎书》：“加以物务牵率，形役徒劳。”

矣；血性常流行，而乖阻即气为之也，和之、行之则气不为血碍矣。气通利而血流行，则各归其所当归之谓也。

少阳之往来寒热，盖如《素问·论疟》所谓阴并阳则热，阳并阴则寒者，庶几是矣。厥阴之厥深热深，其亦犹此乎？而不知非也。夫仲景治少阳，一于和解，故热去寒亦解，寒解热亦除；厥阴之治，则有温有清，以是知热退避寒则厥，寒退避热则热也，然退舍之际，寒热何所匿耶？夫气阳血阴，阳不胜阴则寒匿于气分；阴不胜阳则热匿于血分。夫然，故治寒必仍照顾血分之热，此当归四逆汤以当归为君也；治热必仍照顾气分之寒，此白头翁汤以白头翁为君也。凡药能于气分中开阴气者多，能于血分中开阳气者少，故《厥阴》篇列六方，用当归者至四，而四方皆以治厥，则当归能开血分所郁之阳气可知矣。矧厥阴热证之极致，曰口伤烂赤，曰下利脓血，曰必发痈脓，无不关乎血分，他如赤小豆当归散之目赤如鸠眼，阳毒、阴毒之喉痛，亦与此类耳。然当归之短不可不知也，乌梅丸中有当归而主久利，则以退在偏裨也；麻黄升麻汤中有当归，则与他物权均力侔也。他凡大便不固者，究与滑润之物不相能，此则所宜深计也。

古人有治风先治血之论，岂漫然血药足以当之，盖必择辛甘发散者用之，风乃能解，则芎䓖、当归其物也。芎䓖治风陷于血，当归治风踬于血。欲血中之风上行而散者，宜芎䓖；欲血中之风旁行而散者，宜当归。以风性喜升、喜流荡故也。然仲景治风不用二物，即至厥阴亦仅用归不用芎者，则以二物能治羁留之风，不能治鼓荡之风。风虽阳邪，其骤也，止能扬血使沸腾，不能入于血；其缓也，方乘间抵巇①入之，其至厥阴，厥阴性本升，血分有热，正虑其升为喉痹、为口伤烂赤，焉得复用芎劳？要知当归四逆汤、乌梅丸、麻黄升麻等方用当归，亦止借其托出血分，即继以他药推送使解，不全委以驱除之任。即如桂枝附子汤、白术附子汤、甘草附子汤证至骨节烦疼，掣痛不能屈伸，邪亦未始不及血分，特以风本兼湿，湿忌滑润，故遂置之不用，则治血之言，非特不可漫听，即使宜于血分之物，如芎如归，尚不得浪用，概可见矣。侯氏黑散治大风，四肢烦重，心中恶寒不足者。虚劳诸不足，风气百疾，薯蓣丸主之。治风先治血之楷模，盖在乎此。菊花、防风、细辛、桂枝，是侯氏黑散中驱逐风邪物也；桂枝、防风、黄卷、柴胡、白蔹，是薯蓣丸中驱逐风邪物也。其侯氏黑散之芎劳，薯蓣丸之地黄、芎劳、芍药，是与当归并驾齐力者也，而菊花、薯蓣分数多至十倍，参、术、甘草亦不啻倍蓰②，明明以之督率众品、驾驭群才，若泥先治血一言，使以血药为长，则岂复成方耶？即如贲豚汤，芎、归、芍叠用，以治气上冲胸，腹痛，往来寒热，似乎其旨在和血祛风矣，不知祛风自有生葛、生姜，不过因其气上冲，必饮邪凭借厥阴风木之威，故臣以半夏、甘草之涤饮缓中，仍取芎、归与芍开解血分以和肝，实乃偏裨之资，不可与他物并论也。虽然，气机既已上冲，风木势难自屈，设不以芍之开结、归之解散、芎之升发，使不佐威煽虐，则散者虽散，

---

① 乘间抵巇：趁机钻空子。

② 倍蓰（xǐ喜）：数倍。《孟子·滕文公上》："夫物之不齐，物之情也。或相倍蓰，或相什百，或相千万。"倍，增加跟原数相等的数。《正字通·人部》："物财人事加等曰倍。"蓰，五倍。《集韵·纸韵》："蓰，物数也，五倍曰蓰。"

冲者自冲，不至元气竭尽不止，此叠用之意所在，不可不知者也。

《本经》当归治诸恶疮疡、金疮，《别录》主温中、止痛，皆得为阳踬血中，乃《金匮要略》治肺痈之葶苈大枣泻肺汤、桔梗汤、白散、苇茎汤，肠痈之薏苡附子败酱散、大黄牡丹皮汤，诸疮疡之排脓散、排脓汤，金疮之王不留行散，腹满痛之附子粳米汤、厚朴三物汤、大柴胡汤、大建中汤、大黄附子汤、大乌头煎，皆置不用，于此可见仲景之用药批郤导窾、悉中肯綮①之妙也。夫气阻血中必有致阻之由，知其由，遂拔其本、塞其源；若从血中通其阻，因出其被阻之气，是循流逐末之计矣。气上而不下，则阻于上；下而不上，则阻于下；壅而不宣，则阻于中；外而不内，则阻于外。上者下之，下者上之，壅者宣之，外者泄之，又何暇待当归？且痛多属寒，寒者阴气，更投滑润之物，徒足以泄阳光、致下利，如当归生姜羊肉汤，亦未尝不用，又何尝不以之为君耶？于此观之，当归于阳留血分，未与血相得者，能治之；已与血相得而成脓者，非其所司也。《本经》云云，殆其始尔，于阳踬血分之痛能治之，阴气结而痛者，亦非其所司也。

当归能治血中无形之气，不能治有形之气，故痈肿之已成脓者，癥癖之已成形者，古人皆不用，独于胎产诸方，用之最多，则以胎元固血分中所钟之阳气也。特既已成形，则月事不行，月事不行，则气滞于血者非一端矣。检胎产诸方，用当归者六方，其与他物并驾齐驱为领袖者，当归贝母苦参丸；当归

---

① 肯綮（qìng 庆）：筋骨结合的地方。比喻要害或最重要的关键。明·宋濂《故奉训大夫王府君墓志铭》："为定远县吏，出谋发虑，皆中肯綮。"

散一方，其肩随他物为督率者；芎归胶艾汤、当归芍药散、温经汤三方，其所主证，若气因血滞为胞阻、为疠痛，热因血郁为便难，气阻于血而生热，无非血分中无形之蓄聚，是以气行血即安；惟当归生姜羊肉汤之治男子寒疝腹中痛、胁痛里急，妇人产后腹中疠痛，全似阴寒结于血分，特疠痛与急痛有别，胁痛里急又与腹痛里急相殊，以是知为气阻血中，乃气之虚，非气之实也。

第七卷

中品，草十五味。

麻 黄

味苦。温，微温。无毒。主中风，伤寒，头痛，温疟。发表出汗，去邪热气，止咳逆上气，除寒热，破癥坚积聚，五脏邪气，缓急风胁痛，字乳余疾[①]。止好唾，通腠理，疏伤寒头痛，解肌，泄邪恶气，消赤黑班[②]毒。不可多服，令人虚。一名卑相，**一名龙沙，**一名卑盐。生晋地及河东。立秋采茎。阴干令青。厚朴为之使，恶辛夷、石韦。

麻黄春生苗，至五月长及一尺。稍上有黄花，结实如百合瓣而小，又似皂荚子，味甜，外皮红，里仁黑，根皮黄赤色，长者近尺余。《图经》。

麻黄之实，中黑外赤，其茎宛似脉络、骨节，中央赤，外黄白。实者先天，茎者后天。先天者，物之性，其义为由肾及心；后天者，物之用，其义为由心及脾肺。由肾及心，所谓肾主五液，入心为汗也；由心及脾肺，所以分布心阳，外至骨节、

---

　① 字乳余疾：妇女因生产而发生的疾病的总称。字乳，生育。汉王充《论衡·气寿》："所产子死，所怀子凶者，字乳亟数，气薄不能成也。"字，生育。《说文解字·子部》："字，乳也。"《广雅·释诂一》："字，生也。"乳，生子。《广雅·释诂一》："乳，生也。"

　② 班：通"斑"。清·段玉裁《说文解字·文部》："斑者……又或假班为之。"

肌肉、皮毛，使其间留滞无不倾囊出也，故栽此物之地，冬不积雪，为其能伸阳气于至阴中，不为盛寒所凝耳。夫与天之寒声相应、气相求者，于地为水，于人身为精、血、津液。故天寒则地中之水皆凝为冰而不流，人身亦然，精被寒凝，则阳气沸腾，鼓荡于外，为伤寒、温疟，邪热在表而无汗；津液被寒，则其质凝聚为水，而其中之气奔迸上迫，为咳逆上气；血被寒，则脉络不通为癥坚积聚。麻黄气味轻清，能彻上彻下，彻内彻外，故在里则使精、血、津液流通，在表则使骨节、肌肉、毛窍不闭，在上则咳逆头痛皆除，在下则癥坚积聚悉破也。

昔人泥于《伤寒》脉法篇脉浮而紧一节，遂谓寒必伤营，风仅中卫，附以伤寒无汗、中风汗出二语，以为麻黄、桂枝二汤方柄①，至大、小青龙二汤，则既不可隶之寒伤营，又不容隶之风伤卫，遂别立风寒两伤营卫一门，以为鼎峙。殊不知风则伤卫，寒则伤营，仲景之言也。风寒两伤营卫，非仲景之言也。夫寒非风，何以能及人之身？风非寒，何以能中人之卫？是风与寒、寒与风，一而二，二而一者也。柯韵伯曰：太阳中风，脉浮紧，不汗出而烦躁；阳明中风，脉弦浮大，不得汗。合而观之，不得以无汗为非中风矣。太阳病，或未发热，或已发热，必恶寒，体痛，呕逆，脉阴阳俱紧者，名曰伤寒，而未尝言无汗。太阳病，头痛发热，身疼腰痛，骨节疼痛，恶风，无汗而喘者，麻黄汤主之，此不冠以伤寒，亦不言恶寒。又，伤寒，脉浮，自汗出，微恶寒，合而观之，不得以有汗为非伤寒矣。今人但据桂枝证之自汗，不究伤寒亦有自汗者；但以麻黄证之无汗，不究中风最多无汗者。谓伤寒脉浮紧，中风脉浮

① 柄：根本。《广韵·映韵》："柄，本也。"

缓，不知伤寒亦有浮缓，中风亦有浮紧者。仲景之论，变动不居，后人偏为分疆画界，致使执滞难通。伤寒、中风之说拘，则麻黄、桂枝之用混，何如无汗不得用桂枝、有汗不得用麻黄直捷了当也。善夫！刘潜江之论麻黄、桂枝二汤也。曰麻黄既以主气名，然寒伤营者用之，营则属血也；桂枝既以主血名，然风伤卫者用之，卫则属气也。营在脉中，伤之则邪入深，是岂止营病，且并卫病矣，故麻黄汤驱营中之邪，使之发越，自卫而出；卫在脉外，伤之则邪入犹浅，然风邪干阳，阳气不固必由卫不与营和，斯汗出耳，故桂枝汤散表外之邪，引卫气与营气谐和。虽然，麻黄何以能由营通卫？《本经》谓麻黄苦温，夫苦为在地之阴，是发于阴出于阳矣，犹助以杏仁之疏卫，乃能遂其由阴达阳之用。桂枝何以能由卫和营？《本经》谓桂辛热，夫辛为在天之阳，是发于阳入于阴矣，且助以白芍之通营，乃能遂其由阳和阴之用。盖风寒既伤于外，营卫本皆乖戾，特伤之重者无汗，无汗则以麻黄从阴中达阳，营气乃通；伤之轻者有汗，有汗则以桂枝从阳中召阴，卫气乃和。谓桂枝不入营、麻黄不由卫，可乎？夫寒著人则水气郁，水气郁则由卫及营，其害有不仅至营而止者，非如麻黄之气味轻扬，出入无间，能使在地之水不凝、出地之阳亦不壅者，何以使血脉利、营气通耶？是营卫之义，不可不明，麻黄、桂枝之用，断不必泥于在营在卫，《脉法》篇所谓脉浮而紧，浮则为风，紧则为寒，风则伤卫，寒则伤营，营卫俱病，骨节烦疼，当发其汗者，不为虚设矣。

或谓麻黄治外寒固矣，然必谓外寒与身中水气相应为病，则不有佐使用寒药者乎？曰：凡用麻黄以寒药为佐使者，大青龙汤、麻黄杏仁甘草石膏汤、越婢汤、古今录验续命汤、文蛤汤皆用石膏，麻黄升麻汤用知母、石膏、黄芩，桂枝芍药知母汤用知母，千金三黄汤用黄芩。然大青龙汤、古今录验续命汤、千金三黄汤治风寒，越婢汤治风水，文蛤汤治水气，桂枝芍药知母汤治风湿，仍系外寒水气交关①为害，惟麻黄杏仁甘草石膏汤、麻黄升麻汤，外寒未尽，里已化热，绝不与水气相干。但一则曰汗下后，不可更行桂枝汤，汗出而喘，无大热；一则曰大下后，手足厥冷，咽喉不利，吐脓血，泄利不止，则皆已服他药。夫已服他药，何以知其发病时不系外寒与身中水气为病耶？且麻黄杏仁甘草石膏汤冠以不可更行桂枝汤，麻黄升麻汤冠以伤寒，则其始为外寒无疑矣，而服药后既已变证，仍不离乎伤寒、中风，此最当著眼者也。

有汗不得用麻黄，斯言信矣，然麻黄杏仁甘草石膏汤、越婢汤二证皆有汗出，汗出更用麻黄，独不畏其亡阳耶？虽然，汗多亡阳，为佐使用温药者言耳。夫寒邪外著，热气腾沸，原因身中阴气痹阻，不与阳交，故麻黄、青龙等汤义在使阴交于阳，阳气既和，遂和于外著之阴寒为汗。设服之过剂，则阳才外泄，阴即内争，此汗多亡阳之谓矣。兹二证者，既已有汗，阳犹甚盛，不与阴和，故或逼阴于外为汗，或逐阴于上为喘，或阳郁不宣为风水，或阻气于上为肺胀。故曰汗下后，不可更行桂枝汤；若汗出而喘，无大热者，可与麻黄杏仁甘草石膏汤；曰风水恶风，一身悉肿，脉浮不渴，续自汗出，无大热，越婢汤主之；曰咳而上气，此为肺胀，其人喘，目如脱状，脉浮大者，越婢加半夏汤主之；曰《千金》用越婢加术汤治肉极，热

---

① 交关：勾结。《后汉书·光武帝纪上》："收文书，得吏人与郎交关谤毁者数千章。"

则身体津脱，腠理开，汗大泄，厉风气，下焦脚弱，可见皆阴与阳争，不能胜阳，阳结聚而阴散漫，阳上薄而阴不下输。如是而不用麻黄发其阳，阳终不能布；不用石膏泄阳通阴，阴终不能归。故两方者，非特用麻黄，且多用麻黄杏仁甘草石膏汤，且倍用焉越婢汤。然终以阴阳不能相交，刻刻①虑其阴胜阳负，故越婢汤下云恶风者，加附子一枚，其中仍有生姜三两，可见虽发其阳、泄其阳，仍不忘夫亡阳矣。

然则大青龙汤用石膏倍麻黄，义莫比于此否？曰大青龙汤与越婢汤对待②，固可以知表气疏密；与小青龙汤对待，尤可以知里气虚实。夫麻黄由表实而用，用麻黄弥重者表弥实，用麻黄至六两已矣，乃大青龙之不汗出，与越婢之续自汗出，固可同日而语欤？夫皮毛者，肺之合，肺主卫，卫者一身极外之捍卫也，故表气实者不聚于营卫、皮毛，即聚于肺。心者，覆于肺下，表邪既聚于肺，心气无从发舒，故不汗出而烦躁者，大青龙主之。如盛寒之邪，聚于皮毛、营卫，虽至一身悉肿，在内之心气犹可发舒，故无大热，续自汗出者，越婢汤主之。聚于上则欲其通于营卫，为汗外泄耳；若在营卫、皮毛为肿，则不必桂枝之通，毋庸杏仁之降，此大青龙、越婢之殊也。若小青龙寒水之化聚于中，与大青龙之聚于上，又适相对照。盖聚于上能束缚胸中之阳为内热，聚于中则侵损胸中之阳为内寒。内热则烦躁，内寒则喘、咳、呕、哕，烦躁故佐以石膏，内寒

①　刻刻：每时每刻。《醒世恒言·白玉娘忍苦成夫》："大恩未报，刻刻于怀，衔环结草，生死不负。"

②　对待：对举。郭沫若《十批判书·古代研究的自我批判》："庐与瓜是对待着说的，下边统言剥言菹，可以知道庐必与瓜为类，断不会是居宅庐舍之庐。"

故佐以细辛、干姜。然热比于实，寒比于虚，实者治宜急，急者倍麻黄，不急恐石膏增寒于内；虚者治宜缓，缓者半麻黄，不缓恐麻黄、细辛亡阳于外，此又小青龙、大青龙所攸分也。

中风见寒脉，伤寒见风脉，此之谓风寒两伤营卫，主持是说者非一人。柯韵伯、尤在泾非之。今之说又与柯氏、尤氏所说者异，不合大青龙两条，比类而疏通之，则是说终为无据矣。大青龙扼要为寒水之化聚于上，寒水之化有风甚于寒者，有寒甚于风者。风性急疾，故脉紧急绞转；寒性凝重，故脉宛转不畅。风甚者，内侵亦甚，则不汗出而烦躁；寒甚者，障蔽亦甚，则身不疼而但重。充其类，风甚者能内为实热，寒甚者能外为肿胀，其源同则其治亦同，而其趋向少有不同，则其变必不能同，故急治之，急治之，故用麻黄至六两也。柯氏之说善矣，然于下条必增入发热、恶寒、无汗、烦躁句，其理始可通；尤氏之说亦甚当，然但疏加石膏，不及倍麻黄，于大青龙意义，终未为熨贴。今之说又遗却无少阴证句，亦未为全璧也，夫少阴证非他，烦躁是也。烦躁，非少阴证也。伤寒一日，太阳受之，脉若静者为不传；颇欲吐，若烦躁，脉数急者为传。是烦躁为太阳证矣。夫曰烦躁为传，烦躁乃多见于《少阴》篇，是以知烦躁者，实太阳、少阴两经接界证也。是上下两条者，皆针锋相对，无少渗漏，上条冠以太阳中风，乃脉浮紧，发热恶寒，不汗出而烦躁，则与太阳中风应服桂枝汤者异；下条冠以伤寒，乃脉浮缓，身不疼但重，且乍有轻时，又与太阳伤寒应用麻黄汤者异。惟其病属麻黄，证见桂枝；病属桂枝，证见麻黄，斯合两方为一方矣。中风证不应烦躁而烦躁，是风性善生热，亟亟①乎将入少阴，故不得不以石膏从阴通阳，从阳引阴，截于中道，使从太阳解。然不倍麻黄，则散发无力，恐阴既通阳，阳随阴化，热证未已，寒证复起，是适以害之也；伤寒证应烦躁而不烦躁，是寒性善凝聚，故身重而将入太阴，不得不倍麻黄以发其凝聚，然不加石膏则阴无所守，恐阳邪散，阴亦随之以竭，是适以杀之矣。观乎《金匮要略》之论饮，曰：饮水流行，归于四肢，不汗出，身体疼重，谓之溢饮；曰：病溢饮者，当发其汗，大青龙汤主之，亦可思身重之所以矣。

麻黄非特治表也，凡里病可使从表分消者，皆用之。如小续命汤、葛根汤之治风，麻黄附子细辛汤、麻黄附子甘草汤之治寒，麻黄加术汤、麻黄杏仁薏苡甘草汤之治湿，麻黄连轺赤小豆汤、麻黄醇酒汤之治黄，桂枝麻黄各半汤、桂枝二麻黄一汤、桂枝二越婢一汤、牡蛎汤之治寒热，则犹有表证，有表证者用麻黄，《本经》所谓发汗、去邪热、除寒热也；若乌头汤之治风，射干麻黄汤、厚朴麻黄汤之治咳，甘草麻黄汤、文蛤汤之治水，则无表证矣，无表证而用麻黄，则《本经》所谓止咳逆上气、破癥坚积聚者。然所谓从表分消者谓何？曰咳而上气，喉中水鸡声，曰咳而脉浮，是病聚于肺，肺者，皮毛之合，从皮毛而泄之，所以分消肺病也；曰里水，曰吐后渴欲得水，脉紧头痛，是病仍在上及皮毛，与风寒不殊矣。惟心下悸一证，绝不见可用麻黄踪迹，主以半夏麻黄丸，其义最为难释，盖悸者，水饮侵心，心气馁缩，固应半夏之治饮，然用麻黄通心，不用桂枝者，则以桂枝仅能通血脉，不能发舒心阳。然究病轻

---

① 亟亟：急忙，急迫。清·周亮工《朱静一诗序》："以视近人，亟亟传布，若不能待旦夕者，其浅深静躁为何如？"

药峻，不宜急治，故止服如小豆者三丸，日三服以渐去之，于此见用麻黄仍欲使之和缓有如此者。

凡用麻黄发汗治咳逆，皆可知其治肺矣。治心者，除半夏麻黄丸外，犹有可证者乎？然《伤寒》《金匮》除此却无明文，而在《千金》《外台》者可考也。《千金》治心热满、烦闷、惊恐，安心散；治心脉厥大，寸口小肠热，齿龋，嗌痛，麻黄调心泄热①汤十三卷；《外台》《删繁》②疗心劳，实热，好笑无度，自喜，四肢烦热，止烦，下气，麻黄汤；《删繁》疗脉极热，伤风损脉，为心风，心风状多汗无滋润，消虚热极，止汗，麻黄汤十六卷；《范汪》③疗心腹积聚，寒中疞痛，又心胸满，胁下急，绕脐痛，通命丸十二卷，皆以麻黄为君，则麻黄之通心阳、散烦满可见矣。然则在肾独无用麻黄者乎？是亦有之，《金匮》曰病历节，不得屈伸，疼痛，乌头汤主之；《千金》有治肾劳热，阴囊生疮，麻黄根粉方，又有治精极，五脏六腑俱损伤，虚热，遍身烦疼，骨中痟④痛，烦闷方十九卷；《外台》有《删繁》疗劳热，四肢肿急，少腹满痛，颜色黑黄，关格不通，鳖甲汤十六卷，皆有麻黄，则麻黄之于肾，盖治气闭精凝、虚热内作之证矣。且过者，功之对也，用麻黄而过，在肺则有厥逆，筋惕肉瞤；在心则有叉手自冒心，心下悸，欲得按；在肾则有脐下悸。循其过而稽其功，则前所谓麻黄下能通肾气，

---

① 调心泄热：原在"安心散"后，据《备急千金要方·心脏方·脉虚实第五》改。

② 删繁：即《删繁方》。南北·朝谢士泰撰，原书已佚，部分佚文见于《千金方》《外台秘要》及《医心方》等医籍中。

③ 范汪：即《范汪方》。东晋·范汪撰，原书已佚，部分佚文见于《外台秘要》等医籍中。

④ 痟（yuān 冤）：酸痛。

而上能发心液为汗，及除肺家咳逆上气者，为不虚矣。

　　《本经》谓麻黄除寒热，仲景亦有用麻黄治寒热之方，而治寒热主剂实为柴胡，是则柴胡所治寒热与麻黄所治寒热当必有别矣。《伤寒论》曰：太阳病，八九日，如疟状，发热恶寒，热多寒少，一日二三度发，脉微而恶寒，面有热色，身痒，宜桂枝麻黄各半汤；曰：服桂枝汤后，形如疟，日再发者，宜桂枝二麻黄一汤；曰：太阳病，发热恶寒，热多寒少，脉微弱者，宜桂枝二越婢一汤。夫柴胡所主之寒热，曰：往来寒热，休作有时，则与麻黄所主之寒热，一日二三度发、日再发者有别矣。且此则曰恶寒，小柴胡证则曰外有微热，可见寒热彼此皆有休时，惟柴胡证则不恶寒但有微热，麻黄证则无热而但恶寒，知此则两证之异昭昭然无可疑矣。

通　草

　　味辛、甘。平。无毒。主去恶虫，除脾胃寒热，通利九窍、血脉、关节，令人不忘，疗脾疸，常欲眠，心烦，哕出音声，疗耳聋，散痈肿，诸结不消及金疮，恶疮，鼠瘘，踒折①，齆鼻，息肉，堕胎，去三虫。**一名附支，一名丁翁。生石城山谷及山阳。正月采枝。阴干。**

　　木通蔓生，茎干大者至径三寸，茎有细孔，两头皆通，含一头吹则气出彼头，每节有二三枝，枝头有五叶，颇类石韦，又似芍药，二叶相对。夏秋开紫花，亦有白花者。结实如小木

---

　　① 踒折（wōshé 窝舌）：犹骨折。晋·葛洪《抱朴子·疾谬》："或麏以楚挞，或系脚倒悬，酒客酗訾，不知限齐，至使有伤于流血，踒折支体者，可叹者也。"

瓜，长三四寸，核黑瓤白，食之甘美。其茎亦有紫白二色，紫者皮厚味辛，白者皮薄味淡，实一物也。参《唐本》《图经》《纲目》。

张隐庵曰：防己、木通皆属空通蔓草。防己取用在下之根，则其性自下而上，从内而外；木通取用在上之茎，则其性自上而下，自外而内。此根升稍降，一定不易之理。后人用之利小便，须知小便之利，亦必上而后下、外而后内也。

刘潜江云：木通之用，世类知其通水道。《本经》所载主治，一若悉主于血，无与乎水者。殊不知《决气》篇曰：中焦受气是为血。则水乃血之母，血乃水之精，源同派别者也，且《本经》所载木通主治，核之《素问》《灵枢》，如所谓九窍为水注之气者，脉为血之府者，营为水谷之精气，和调于五脏，洒陈于六腑，乃能入于脉者，经脉所以行血气、营阴阳、濡筋骨、利关节者，并未尝水、血分言。然则踞①其源，治水即能治血，治血即能治水矣。矧又言津液已行，营卫大通，糟粕以次传下，一若水谷入胃已后，苟津液未行，营卫未通，其糟粕不能下者。盖胃中水谷之精气，上注于肺，肺泌其清中之清者，归于心以生血脉、营一身，泌其清中之浊者仍归于胃，以输降于小肠、膀胱。试取《本经》首言除脾胃寒热，次及通利九窍、血脉、关节，则知木通于肺胃之交，真能为之承接疏瀹②，使其气化通、血化利者，即其茎小孔中通、两头贯彻，不有合于主脉之心、化血之包络乎？不又有合于自胃而小肠、自小肠而

---

① 踞：依靠，在此有依据之义。

② 疏瀹（yuè 月）：疏浚，疏通。《宋史·神宗纪二》："河决害民田，所属州县疏瀹，仍蠲其税，老幼疾病者振之。"

膀胱绝无阻隔乎？诚使气化通、血化利，清者升、浊者降①，则在上之窍，自无碍神明之游行；在下之窍，自能济糟粕之输泻，则所谓通利九窍、血脉、关节者，与通利水道，又岂有别耶？是《本经》举其全，后世只得其一节耳。抑后人多谓木通泻小肠者何居？夫心主血脉而合小肠，小肠者，心脏传化之腑也，故先哲有云：小肠通利，则胸膈血散；膻中血聚，则小肠壅滞。是则血脉通利，即其通利小肠之本；小肠通利，正其通利血脉之功也。以是细参之，但在下则阳生阴中，在上则阴生阳中，其机无二，上而火中之水在小肠者既和而能化，则在下水中之火属膀胱者亦应之而能化，其机亦无二也。但不可谓其专司小肠，无与于膀胱，又不可谓其既入小肠，又入膀胱也，特病因于膀胱者，不得专主此耳。

然则仲景当归四逆汤之用木通也，为利水道设乎？为通血脉设乎？盖古人之用药也，宜于此不宜于彼者勿用，与他物不相和洽者勿用，功不两就者勿用。夫惟手足厥寒，脉细欲绝，岂无阴邪水饮阻隔阳气而然？且非水与寒勾②，不用细辛，即桂枝亦导饮下气之物，其与茯苓、泽泻同用者，不仅一处也，特化气化血，各有攸分。手足厥寒，脉细欲绝，气息之微极矣，斯时苟助阳壮气用附子、干姜等剂，原不妨厕③茯苓、泽泻于其间，使生者生，化者化，乃推其源不由气之不煦，而由血之不濡，则当归四逆汤者，既不能助阳壮气，反用茯苓、泽泻以化其气为水而通利焉，可不谓重虚其虚乎？是茯苓、泽泻于此

---

① 降：原作"隆"，据反经堂本改。
② 勾：勾结。此处指交结。
③ 厕：混杂。《汉书·礼乐志》："被华文，厕雾縠，曳阿锡，佩珠玉。"

虽宜于通利，不宜于气息之微，与细辛、桂枝洽，不与当归、芍药洽，昭昭然矣。然则通脉之物，不有人参、麦门冬乎？夫惟血脉之行固以气，亦有血不泽而气不行者，故古人于经脉流通，每比之风与水，用干姜、附子以振阳，犹之热盛而风生也；用当归、芍药、桂枝以生脉，犹之决渠以通道也。人参之通脉，为鼓其橐籥无论已。麦门冬之通脉，虽亦比于滑泽水道，然究协于土之焦枯而不通，终未洽乎源之不浚而不达。故浚血之源，非理心之用不可，欲通心之用于十二经十五络，非直探中焦受气取汁变化而赤之本不可，欲探其本，舍木通其谁哉？且人参、麦门冬能使其流，不能分其派也；能使其来，不能竟其委也，则所谓功克两就者，其又舍木通而奚属耶？

芍 药

味苦，酸。平①**，微寒。有小毒。主邪气腹痛，除血痹，破坚积、寒热、疝瘕，止痛，利小便，益气，**通顺血脉，缓中，散恶血，逐贼血，去水气，利膀胱、大小肠，消痈肿，时行寒热，中恶，腹痛，腰痛。一名白术②，一名余容，一名犁食，一名解仓，一名铤。生中岳川谷及邱陵。二月、八月采根。曝干。须丸③为使，恶石斛、芒消，畏消石、鳖甲、小蓟，反藜芦。

芍药十月生芽，正月乃长，出土色红，渐大渐转而青，作丛，茎上三枝五叶，似牡丹而狭长，高一二尺，夏初开花，其

---

① 平：《证类本草》卷八草部中品之上"芍药"条作《名医别录》文。
② 白术：《证类本草》卷八草部中品之上"芍药"作"白木"。
③ 须丸：代赭石的别名。长年医局本作"雷丸"。

色不一，结子。入药用根。参《图经》《纲目》。

芍药十月生芽，三月放花，破阴寒凝冱①而出，乘阳气全盛而荣，故能破阴凝，布阳和，盖阴气结则阳不能入，阴结破则阳气布焉，是布阳和之功，又因破阴凝而成也。特其味苦酸，苦者能降不能开，故凡阴冱之结于上，非开无以致其力者忌之；酸则能破能收，故凡阴结既破，不欲其大泄降者宜之，此则所宜分别者也。统计两书，用芍药者六十四方，其功在合桂枝以破营分之结，合甘草以破肠胃之结，合附子以破下焦之结，其余合利水药则利水，合通瘀药则通瘀。其体阴，则既破而又有容纳之善；其用阳，则能布而无燥烈之虞。虽必合他药始能成其功，实有非他药所能兼者，世之人徒知其能收，而不知其收实破而不泄之功也。

《素问·阴阳应象大论》曰：阳之汗，以天地之雨名之；阳之气，以天地之疾风名之。张子《正蒙》②云：阳为阴累，则相持为雨而降；阳在外不得入，则周旋不舍而为风。是故营阴结于内，卫阳不得入，则啬啬恶寒，淅淅恶风，翕翕发热；营与卫周旋不舍，则鼻鸣干呕；营与卫相持而终不相舍，则汗出矣。与桂枝汤，芍药、桂枝一破阴，一通阳，且佐以生姜，解其周旋不舍之维，使以甘、枣，缓其相持之势，得微似有汗，诸证遂止，此实和营、布阳之功，断断非酸收止汗之谓也。盖用阳药以破阴结，则有便厥、咽干、脚挛急之患；徒通阳气不

---

① 凝冱：结冰，冻结。晋·潘岳《怀旧赋》："辙含冰以灭轨，水渐轫以凝冱。"

② 张子正蒙：即张载的《正蒙》。张子，指北宋哲学家张载。《正蒙》，张载的哲学著作。"蒙"是《周易》的一个卦名，该卦象辞中有"蒙以养正"语。正，即订正；蒙，即蒙昧未明。正蒙即从蒙童起就应加以培养。张载言："养其蒙使正者，圣人之功也。"书名由此而来。

破阴结，则有汗多亡阳之祸，兹则芍药之功能，非他所克代矣。

芍药之任莫重于小建中汤，其所治若烦、若悸、若里急、若腹满痛，为阴气结无疑，惟其治黄，则有不可解者。盖小便自利，即不能发黄，仲景固言之矣，今云小便自利，何以得成黄耶？用小建中，夫是以知芍药能入脾开结也，胃能纳受，膀胱能输泄，水谷之道一若无恙，乃病于黄，则独为脾病矣。黄者，水谷之精郁于中而变见于外也。小便不利为黄，是水谷之气皆不化。水谷之气皆不化，是阴阳互结。阴阳互结者，其不得用芍药审①矣。今小便自利而为黄，是水气化，谷气不化。水气化而谷气不化，是阴结而阳不布。食入于阴，不长气于阳，与湿热成黄，盖有虚实之判矣，夫如是，焉得不用建中？焉得不重芍药？抑非特此也，《虚劳》篇之衄、失精、四肢酸疼、咽干口燥，似皆桂枝、芍药所宜，而不知皆由阴气结，阳不得入，故浮游四射耳。阴气开，阳气入，则浮火归元矣，非芍药之功哉？仲景于是篇著一小建中汤证，于《虚劳》篇著一大黄䗪虫丸证，可见实证中有虚，虚证中有实，学者最宜体察也。太阳病，下之后，脉促胸满者，桂枝去芍药汤主之；本太阳病，医反下之，因尔腹满时痛者，桂枝加芍药汤主之。同一满也，而芍药有去取之殊，何哉？芍药之用在痛不在满，亦以满为阳、痛为阴耳。夫然，故建中芍药最重，当归芍药散尤重，职②是故也。且皮有分部，脉有经纪，焉得上下无别乎？胸中者，阳之府，天气主之；腹中者，阴之府，地气主之。结于上者多属阳，结于下者多属阴，譬之肠胃中燥结则用承气，心下燥结则

---

① 审：明白，清楚。《公孙龙子·白马论》："是白马之非马，审矣。"

② 职：犹惟，只。表示主要由于某种原因。唐·柳宗元《天爵论》："然则圣贤之异愚也，职此而已。"

用陷胸。承气用硝、黄，陷胸亦用硝、黄，然必兼蠲饮如甘遂、葶苈之类，故腹中满痛多用芍药如《腹满》篇中大柴胡汤、抵当乌头桂枝等汤是也；心下满痛则在所不用如《胸痹》篇之桂枝生姜枳实汤、乌头赤石脂丸、九痛丸等是也，宜忌之旨，概可见矣。抑满者，气之盛也，阳气盛于阳位则满，阴气盛于阴位亦满，其见于内者，有上下之分，阳盛则脉促，阴盛则脉弦涩。据部位，按脉象，别痛否，则芍药当用不当用，岂不了如指掌哉？

小柴胡汤、通脉四逆汤、防己黄芪汤，皆以腹痛加芍药，前言不为谬矣。桂枝加芍药汤、脾约麻仁丸，则似用芍药为下药者，盖因阴结而地道不行，得此即可通降故也。乃真武汤则以下利去之，甘遂半夏汤则以下利用之，何哉？夫用芍药以开结尔。甘遂半夏汤证曰：脉伏，其人利反快。利而能快，留饮欲去，何必更用芍药、甘遂，惟心下续坚满，则开结行水，在所必须矣。真武汤何独不然，既利而水气行、腹痛止，则不必用芍药，若利而腹痛不止，则芍药尚在必用，此可意会而得者也。《太阴》篇云：脉弱，其人续自便利，设当行大黄、芍药者，宜减之。夫不曰不可用，而曰宜减之，则因阴结而腹痛，因腹痛而下利，不得不用芍药者在此。洁古制芍药汤治利，为有所本矣。

脉得诸芤动微紧，男子失精，女子梦交，桂枝龙骨牡蛎汤主之；火邪者，桂枝去芍药加蜀漆牡蛎龙骨救逆汤主之。二证迥乎不同，二汤相异仅芍药一味，其同其异，必能别之，而后芍药之用可著也。夫失精家，少腹弦急，阴头寒，目眩，发落，脉极虚芤迟，为清谷，亡血失精；太阳病，以火熏之，不得汗，其人必躁。到经不解，必圊血，名为火邪。其同亡血也，其异少腹弦急也。亡血之因甚多，此则阴不交阳，阳气四射，逼血外出，急变则亡阳，缓变则劳瘵。治此之法，当审其阴何以不与阳交。若少腹弦急，则阴结也，其不由阴结者，必因惊怖，阳气上出，阴气下流也。阴气下流，复用芍药，是为更虚其虚，必至阴气亦溢，追逐阳气，阳气无所驻足，拔队①外亡，不为牡蛎、龙骨而收，不为桂枝、生姜而通，不为甘草、大枣而缓矣。其由阴结者，则以阳不得入也，若用芍药，阴结既破，阳气遂布，阴阳和调，气日生而血自益，诸证遂不作矣，夫岂非一味之攸系耶？

天道下济而光明，是故阳欲其下；地道卑而上行，是故阴欲其升。阳不下济，则旁出四射；阴不上行，则坚凝寒冱。然有阳不交阴者，有阴不交阳者。阳不交阴，阴遂寒冱，法当引阳就阴，四逆、吴茱萸等证是也；阴不交阳，阳遂旁出，法当破阴布阳，附子、真武等证是也。是于用芍药、不用芍药，可以窥其际焉。不用芍药者，由阳气自离窟宅，可无论矣。用芍药者，又有水与寒之分。水性流动，故激射四出；寒性坚凝，故定止不移。动，故或咳、或利、或呕，则应之以生姜，使追逐四出之邪；不动，故身体疼，手足寒，骨节痛，则应之以人参，使居中而御侮。白术、附子之温燥，以布阳光、消阴翳，茯苓之通利，以开其出路，而赖芍药开通凝结则同，盖阴不开，阳不入，反足以助泄越者有之矣，讵非此一味为之枢机耶？

芍药能开阴结，湿痹之骨节疼烦、掣痛，水气之聚水成病，独非阴结耶？皆不用，何也？盖芍药外能开营分之结，不能解筋骨间结；内能开下焦肝、脾、肾之结，不能开上焦心、肺之结也。何以故？夫外而营分，内而肝、脾、肾，皆血所常流行

① 拔队：本指部队离开驻地，此指阳气全部离开所居之所。

宿止者也。芍药璀璨之色、馥郁之气，与血中之气相宜，不与水谷之气为伍，则能治血分之阴气结，不能治雾露水谷之阴气结，故湿痹、水气虽为阴结，非芍药所能开也。然则血瘀岂非阴结之尤者，而有用有不用，其义何居？盖芍药能治血之定，不能治血之动_{桂枝龙骨牡蛎汤、桂枝救逆汤、柏叶汤、黄土汤、赤小豆当归散、泻心汤、旋覆花汤，虽为血分之病，乃因阳气逼逐而然，不关阴结，故不用}；能治血中气结，不能治血结_{桃仁承气汤、抵当汤丸、下瘀血汤、大黄甘遂汤、矾石丸、红蓝花酒等证，皆为血结，非血中之气结，故不用}。辨此之法，气主煦之，血主濡之，不濡为血病，不煦为气病，是以芍药所主之血证，多拘急腹痛也。

太阴病，脉弱，其人续自便利，设当行大黄、芍药者，宜减之，以胃气弱，易动故也。夫芍药岂大黄之俦①欤？殊不知芍药开阴结，大黄开阳结，品物迥殊，开胃和中则同，故以相提并论耳。曰若胃气不和，谵语者，少与调胃承气汤，曰以小承气汤少与微和之，是视大黄不甚重也；曰若厥愈足温者，重与芍药甘草汤，曰防己黄芪汤证，胃中不和者，加芍药，是视芍药不为轻矣。曰发汗后恶寒者，虚故也，芍药甘草附子汤主之；不恶寒但热者，实也，当和胃气，与调胃承气汤，其寒热虚实之机，用大黄、芍药之义，不昭昭然若发蒙②乎？然则芍药甘草附子汤，芍药、附子孰为主，盖两物功齐力侔者也。芍药、甘草得桂枝汤之半，尽太阳未尽之风邪；附子、芍药得真武汤之半，抑少阴方兴之水气。太阳病热邪未除，将合少阳者，

---

① 俦（chóu 愁）：同辈，同类。《字汇·人部》："俦，众也。"

② 发蒙：启发蒙昧。《易·蒙》："初六，发蒙，利用刑人。"孔颖达疏："以能发去其蒙也。"

于芍药甘草汤中加黄芩；寒热未除，将入少阴者，于芍药甘草汤中加附子。以此言之，则发纵①指示者，芍药；其附子、黄芩不过追逐得兽之力耳。

瞿麦

味苦，辛。**寒。无毒。主关格、诸癃结小便不通，出刺决痈肿，明目去翳，破胎堕子，下闭血**，养肾气，逐膀胱邪逆，止霍乱，长毛发。**一名巨句麦，**一名大菊，一名大兰。生泰山川谷。立秋采实。阴干。蘘草、牡丹为之使，恶螵蛸。

瞿麦苗高一尺，叶尖小，青色，似地肤叶，又似初生竹叶。茎纤细有节，稍间开花，大如钱，红、紫、粉、白数色。根紫黑色，形如细蔓菁，子颇似麦，用其蕊壳。参《图经》《纲目》。

凡花色斑斓，味苦气寒者，大都为火化。瞿麦花开午月，又适得火令之正，但用其蕊壳，不用其实，是宜治火腑之病矣，乃其实凡至干燥，则迸出不留，故物之不当留者，皆能决而去之。小肠多血，为泌别水谷之腑，其所存，不过蓄血与宿水耳，此《本经》主治所以首关格、诸癃结小便不通，而以破胎堕子，下闭血为殿也。肉中之刺及痈肿、目中之翳，皆非所宜留者，遇此能不奔迫悉去耶？至《别录》膀胱邪逆、霍乱，仍是宿水停留为害，至养肾气、长毛发两语，则别有意义，盖无宿水搅混，则肾水清静，肾水清静则精气充强，古人谓：须下生属水，眉横生属木，发上生属火。瞿麦本从火化，而花色灿烂，是亦

---

① 发纵：亦作"发踪"，犹言指挥调度。明·刘基《次韵和石末公春晴诗》："将帅如林须发纵，太平功业望萧张。"

同气相求之意耳。

脉浮，小便不利，微热，消渴者，五苓散主之；脉浮，发热，渴欲饮水，小便不利者，猪苓汤主之；小便不利，有水气，其人若渴，栝楼瞿麦丸主之，夫均用利水，则皆有水气可知。且同为小便不利而渴，其用药殊异乃尔，何也？然此固有伤寒、杂证之分，亦即此可见猪苓、泽泻能治动而不化之水，瞿麦则能治停而不行之水矣。夫五苓散证，其上有太阳病，发汗后，大汗出，胃中干，烦躁不得眠之源，可见系胃干求助于水，水不行而为患，病自寒来，仍不能离辛甘发散之旨；猪苓汤证，其上有阳明病，脉浮紧，发热汗出，不恶寒，反恶热，身重之源，可见亦系胃热饮水而停，特以阳明属燥金，不比太阳寒水之化，故辛甘不用，改参入咸味，涌泄以除热也；栝楼瞿麦丸证，固系水停为患，特其方下注云：以腹中温为知，又可见其为本寒标热矣，本寒标热用辛甘则嫌于助热，用咸涌又嫌其助寒，故别出清上温下之法，以瞿麦、茯苓二味抉①作病之由，此固难与前两证并言者也，以是知水之动而不定者，非瞿麦所能治矣。

百　合

味甘。平。无毒。主邪气腹胀，心痛，利大小便，补中益气，除浮肿、胪胀、痞满、寒热、通身疼痛及乳难，喉痹，止涕泪。一名重箱，一名磨罗②，一名中逢花，一名强瞿。生荆州川谷。二月、八月采根。曝干。

---

① 抉：挑出，挖出。此处指去除。《说文解字·手部》："抉，挑也。"段玉裁注："抉者，有所入以出也。"

② 磨罗：《证类本草》卷八草部中品之上"百合"条作"摩罗"。

百合根如大匙，色白，数十百片相裹。以其瓣种之，三月生苗，高二三尺，一茎直上，四向生叶，似短竹叶色青，近茎处微紫，至四五月茎端开白花，长五寸，六出，垂红蕊，结实似马兜铃。此有数种，惟白花者入药。参《图经》《纲目》。

于邪气、腹胀、心痛之候，能利其大小便以愈之，似为通利之物矣，何以复能补中益气耶？不知惟于通利中能补中益气，方足为百合，而其用可明也。夫百合之根味甘色白，是土金合德也；其叶四指，其花六出，是金水相生也。花叶者，凡物发舒之气；根荄者，凡物复命①之源。今发舒者四指、六出而外射，复命者十百相攒而内抱，故曰百合，百者，推数之极也。小便者，化于肺而出于膀胱，金水之相接也；大便者，化于胃而出于大肠，土金之相接也。设使阳不化阴，大小便不利焉，其治固无与于百合矣；若阴不济阳，虽化而不能出，则舍百合其谁与归？然须审定其滴滴归源之故，未可谓大小便不利，凡缘阴不济阳者，皆可用百合也，且大便不通则气阻于下而腹胀，小便不通则饮停于上而心痛者，比比也，岂遂尽可以百合治之乎？虽然大肠燥热，大便不通，则小便必利；膀胱不化，小便不利，则大便必溏。故夫大小便俱不通，既腹胀复心痛者，方得为土不生金，金不化水，于是而百合遂为确然不可易之物矣。引土气以就金，导金气而下注，茯苓、猪苓、泽泻之功伟矣，而无与于大便；土郁夺之，金郁泄之，大黄、芒硝、枳实、厚朴之能事尽矣，而无与于小便。若大戟、芫花、甘遂、葶苈，能大小便俱通矣，而不能补中益气，能补中益气，复大小便俱

---

① 复命：回归本原，还复本性。《老子》："夫物芸芸，各复归其根，归根曰静，是谓复命。"

通，吾知无与百合并者矣。何则？根荄，其体也；花叶，其用也。其用外出，其体内抱，以是知其所通利者邪气，而正气仍不失内顾也。虽然，吾犹有说焉，凡通降之物直行者多，此则横行，何也？盖其叶四指而不昂，其花六出而下垂，其根千百相攒而横叠，善夫！《经脉别论》之论小便，曰：水精四布，五经并行，是知水气自肺抵膀胱，元非一线直行者也。

然则百合病治法，辗转不离百合。论中不言有邪气，何耶？夫此固不待言有邪而可喻者也。《伤寒论》凡言太阳病吐之后、下之后、发汗后则甚多，未有吐之后、下之后、发汗后更加一者字之例。曰吐之后者、下之后者、发汗后者，可见其病发于汗、吐、下后矣，倘不有邪，何以施汗、吐、下耶？玩百合知母汤，可以见汗则伤气，邪搏于气分，为消渴、热中也；玩百合代赭汤，可以见下则伤血，邪搏于血分，为血脉中热也；玩百合鸡子汤，可以见吐则伤上，邪扰于心，为烦懊不寐也；玩百合地黄汤，可以见不经吐、下、发汗，则系百脉一宗，悉致其病，无气血、上下之偏矣。所谓百脉一宗者何？《平人气象论》曰：胃之大络，名曰虚里，出于左乳下，其动应衣，为脉宗气，是最近于心，乃著邪焉。是以意欲食复不能食，常默默，欲卧不得卧，欲行不得行，饮食或有美时，或有不欲闻食臭时，如寒无寒，如热无热，皆心中辗转不适之状；口苦，小便数，身形如和，其脉微数，皆心中热郁气悗①之征，以此例之邪气腹满、心痛，盖有若合符节者，而治法始终不外百合，则以心本不任受邪，心而竟为邪扰，则不责将之谋虑不审，即责相之

---

① 悗（mán 蛮）：烦闷。《灵枢·五乱》："清浊相干，乱于胸中，是为大悗。"

治节不行。今邪阻于上而不下行，为肺之不主肃降无能遁矣，故欲征其愈期，亟宜验其小便，凡溺时必肺气下导，小便乃出，今气拄于头，即欲下行，上先有故，则肺形之轩举不垂、气之支结①不降，亦又何疑？乃头中之不适，复分三等，其最甚者，至气上拄而为痛，其次则不痛而淅淅然，又其次则因小便通而快然，即此验其轩举、支结之浅深微甚，既了然如指掌矣。况合之以百合地黄汤下云：大便当如漆；百合滑石散下云：微利者止服，热则除。则百合之能利大小便，又岂有殊于《本经》之旨哉？要之，百合病之邪是余邪，以其多在发汗、吐、下后也；百合所治之邪是虚邪，以其利大小便，仍不失返顾根本也。百合之性，从横行而下行，以其形也；百合之用，能使痰涎别于津液，以其渍之则白沫自出也。即《别录》所谓除浮肿、胪胀、痞满、寒热、通身疼痛、乳难、喉痹何？莫非邪阻肺气，能横不能下。止涕泪，又莫非津液能上不能下耶。百合之能事尽矣。

知　母

味苦。寒。无毒。主消渴、热中，除邪气、肢体浮肿，下水，补不足，益气，疗伤寒、久疟、烦热、胁下邪气、膈中恶及风汗、内疸。多服令人泄。**一名蚔**音岐**母，一名连母，一名野蓼，一名地参，一名水参，一名水浚，一名货母，一名蝭**音匙又音提**母**，一名女雷，一名女理，一名儿草，一名鹿列，一名韭逢，一名儿踵，一名东根，一名水须，一名沈燔，一名荨杜舍切。臣禹锡等谨按：《唐本》一

---

① 支结：谓体内感到有物结聚。

名昌文①。生河内川谷。二月、八月②采根。曝干。

知母形如菖蒲而柔润，叶至难死，掘出随生。四月开青花如韭花，八月结实。参隐居、《图经》。

陶隐居云：知母形似菖蒲，根白色，叶至难死，掘出随生，须枯燥乃已。则其具金之色，秉至阴之性，与土极相浃者。惟其具金质而与土浃，故阴气有余，遂能生水，此其入肺、肾、胃二脏一腑为不可易矣。刘潜江云：味甘而苦，苦复兼辛，虽苦居其胜，然以甘始，以辛终，且其四月花，则气畅于火，八月实，则气孕于金，是不谓其入肺、胃气分不可也。予按：主消渴，此其入肺也；热中，此其入胃也。夫然，故阳明火刑太阴，大热烦渴者，在所必需。第消渴之病，小便少者，古人谓之消渴；小便多者，谓之渴利。消渴者，多用知母而兼行水；渴利者，多不用知母而兼温通。盖小便少者，多由胃热，胃热则下焦反无阳，不能化水；小便多者，多由肾热，肾热则吸引水精直达于下，脏摄其气，腑泻其质为至速矣。两者审证之权衡，用药之精理也。

知母能益阴、清热、止渴，人所共知，其能下水，则以古人用者甚罕，后学多不明其故，盖水能为患，正以火用不宣也。火用不宣，更用知母，是以水济水，益增泛滥矣。不知病变之极难以常理论也。夫人之所恃以为生者曰气血，所以播迁鼓舞、使气血互相生化者曰阴阳，阴阳之征兆曰水火。无火则水汪洋四射，无水则火烁石流金者，其常也。然不有火盛水反不流者

---

① 昌文：《证类本草》卷八草部中品之上"知母"条作"昌支"。

② 月：原作"日"，长年医局本、反经堂本亦作"日"，据《证类本草》卷八草部中品之上"知母"条改。

乎？每土润溽暑、大雨时行之际，沟浍①多盈，及清风戒寒，水遂以涸。夫人岂无因热而渴，因渴而引饮，因饮多水不化而肿者，故《千金》《外台》两书，用知母治水气各一方，《千金》曰：有人患水肿，腹大，其坚如石，四肢细，少劳苦足胫即肿，少饮食便气急，此终身之疾，服利下药不瘥者，宜服此药，微除风湿，利小便，消水谷，岁久服之，乃可得力，瘥后可常服。其所用药，则加知母于五苓散中，更增鬼箭羽、丹参、独活、秦艽、海藻也。《外台》曰：古今录验泽漆汤，疗寒热当风，饮多暴肿，身如吹，脉浮数者。其所用药，则泽漆②、知母、海藻、茯苓、丹参、秦艽、防己、猪苓、大黄、通草、木香也。其曰除风湿，利小便，曰疗寒热当风，饮多暴肿，可见《本经》所著下水之效，见于除肢体浮肿，而知母所治之肢体浮肿，乃邪气肢体浮肿，非泛常肢体浮肿比矣。正以寒热外盛，邪火内著，渴而引饮，火气不能化水，水遂泛滥四射，治以知母，是泄其火，使不作渴引饮，水遂无继，蓄者旋消，由此言之，仍是治渴，非治水也。

　　于此见，凡肿在一处，他处反消瘦者，多是邪气勾留，水火相阻之候，不特《千金方》水肿，腹大，四肢细，即《金匮要略》中桂枝芍药知母汤，治身体尪羸，脚肿如脱，亦其一也。《金匮》方邪气水火交阻于下，《千金方》邪气水火交阻于中。阻于下者，非发散不为功；阻于中者，非渗利何由泄，此《千金方》所以用五苓散，《金匮》方所以用麻黄、附子、防风。然其本则均为水火交阻，故其用桂、术、知母则同也。桂、术

---

① 沟浍（kuài 快）：泛指田间水道。浍，田间水渠。《尔雅·释水》："水注川曰溪，注溪曰谷，注谷曰沟，注沟曰浍。"

② 泽漆：原作"泽泻"，据《外台秘要》卷第二十改。

治水之阻，知母治火之阻，于此遂可见矣。

或问：寒热者，气；水火者，质也。气有相阻，两不相下者矣；质则原相制克，两者相值，不火涸水，即水灭火，未有能相守不相贼者。今曰水火交阻，得无于理有不可通乎？曰气者，质之帅也。气至，质则随之。是故暴病之所至者，气；久病之所至，则质。且人身之气，本欲其相制，相制则两相守而不相离，故曰相火之下，水气承之；君火之下，阴精承之。今者，一则腹胀坚大如石而四肢细，一则身体尪羸而脚肿。盖病有标本，一处有病，则一身之气赴而救之。故本既病，延及于标，然本者其力必厚，既能为患于一处，复足以浮游四出，骚扰他处。如兹二证者，火之力尚优游，水之力仅足以相距①，且欲却焉，则但治其水，不治其火，病乌能已？不然，古人治病最不肯诛伐无过，既为水病，水病者惟土胜、火胜乃能愈，又安可投助阴之知母耶？二方知母分数，在《金匮》方居第二等，则以头眩，短气，温温欲吐，皆火为患也；在《千金方》居第三等，则少劳苦足胫即肿，为水稍能自立，于此见长沙、华原心心相印，有如此者。

贝 母

味辛，苦。平，微寒。无毒。主伤寒烦热，淋沥，邪气，疝瘕，喉痹，乳难，金疮，风痉，疗腹中结实，心下满，洗洗恶风寒，目眩，项直，咳嗽上气，止烦热渴、出汗、安五脏、利骨髓。**一名空草，一名药实，一名苦花，一名苦菜，一名商草，一名勤母。**生晋地。十月采根。曝

---

① 距：通"拒"。抵抗。宋·娄机《班马字类·语韵》："距，与拒通。"

干。厚朴、白薇为之使，恶桃仁①，畏秦艽、矾石、莽草，反乌头。

贝母二月生苗，叶随苗出，茎细青色，叶亦青，似荞麦。七月开花，碧绿色，形如鼓子花，斜悬向下，上有红脉，有子在根下，内心外瓣，瓣形如聚贝，黄白色，四方连累相著而有分解，苗枯则根亦不佳。《图经》。

刘潜江云：贝母八月采，取其受金气之专。其味苦胜辛，微辛在苦后，是苦合于气之微寒，以归于辛，皆二阴至肺之处也，况其色白象金乎？第苦合微寒，是在地之阴也，焉能遽至于在天之阳以治肺？则当参其叶随苗出之义，而体其但有直透，更无濡留②矣？但有直透能开热之结，更无濡留能达肺之郁，此言也，与说《诗》者③谓善疗郁结之疾合，以诸气愤郁固属于肺也。但予有说焉，阳性开发，阴性凝聚，阴聚之，阳且散之，今云在天之阳不得在地之阴，乃结热而成郁，则容或④有不然者，况《本经》所胪主治，均属阳为阴郁之候耶？是皆误于以贝母为其根，而遗却其附根以生，连累相著，且有分解一层矣。故以其叶随苗出，证其性之速而无濡留则可，以为能从地而直透于天则不可。若谓苗自此透，其性必升，则附子亦附根而生，苗自此出，且其味辛性温，气复雄健绝伦，遂可谓升之至者乎？若谓药物入胃，必借升始能及上，则性降者入胃，能不借胃气宣发，遂可直从胃降乎？试思伤寒烦热，淋沥，邪气，疝瘕，喉痹，乳难，金疮，风痉，何一非阴结而阳不舒散？

---

① 桃仁：《证类本草》卷八草部中品之上"贝母"条作"桃花"。

② 濡留：滞留。《字汇·水部》："濡，滞也。"

③ 说诗者：此指朱熹研究《诗经》的著作《诗集传》。《诗集传》："虻，贝母也，主疗郁结之病。"

④ 容或：或许，也许。《后汉书·朱浮传》："臣恐自今以往，将有所失。求之密迩，容或未尽，而四方之学，无所劝乐。"

故皆当得阴郁散而阳乃伸，此夫人能知者矣，故予以片言决之，曰：贝母善横解心胸间郁结之疾。何者？即物言物，则贝母固心微而瓣厚，心在中而瓣在旁，此所谓横解也。贝母固附根而生，连累相著，且有分解，以其入肺，故能治附肺而结之气，此所以不曰肺，而曰心胸间也。夫郁，积也《诗·晨风》"郁彼北林"传，聚也《汉书·扬雄传》注，滞也《左·昭二十九年》"郁湮不育"注，结束也《释名·释姿容》，缚也《文选·西京赋》"罝罗之所羂结"注，谓收敛之也《曲礼上》"德车结旌"注。无与有形，焉得为积、为聚、为滞？无与于阴，何者为束、为缚、为之收敛？且心胸间，阳之都会也。阳纵盛，无所谓郁与结。比之肠胃间，阴虽盛，只能痛能泄，不得为郁结，理正同也。故肠胃中善病阳郁，郁则成燥硬；心胸中善病阴郁，郁则聚涎唾。是故贝母者，治涎唾之药也。惟心胸间聚涎唾，斯阴不下降，而伤寒有烦热、淋沥之候；咽嗌间聚涎唾，斯有邪气者，阳难上达，而有喉痹之候；不化血归冲，而有乳难之候。疝瘕者，涎唾自心胸，阻任脉之行也；风痓者，涎唾聚心胸，督脉不得阴以灌溉也。惟金疮则无与于涎唾，然血出既多，阴匮而无以续，气聚而不及化，则反郁结于心胸间，为涎为唾者，有之矣。主以贝母使之速化，化则能变而赤也，或曰：涎、唾二字，在《金匮要略》则曰多唾口燥，在《千金方》则曰涎唾多，心中温温液液，而《说文》《玉篇》《广韵》，皆谓为口液，则《金匮》《千金》所指，当在口中之液，又乌得聚心胸间？纵使聚心胸间矣，其与痰、饮、水气何异？而《金匮》肺痿肺痈咳嗽上气篇、痰饮篇，咸不用贝母，何也？曰：口之液，固生于口中，即贮于口中者欤？抑亦分夫输脾归肺之津，而上以滋于口者也？生于口而即贮口，决无之理，则其生也，舍心胸间更在何处？惟其不随气以熏肤、充身、泽毛；不为液以注于骨，使骨节屈伸润泽；不为津使腠理发泄，汗出溱溱；不变为赤而入营中，以周行经脉。此所以为阴郁，此所以为阳不化耳。痰饮、水气则与是异，盖皆劫水之未化者为之。其被火烁而稠者谓之痰，其遇洼则停而稀者谓之饮，其漫无拘束而随处浸溢者谓之水气，与涎唾属已为肺化而不宣布者，自迥不相侔。如之何可以《肺痿》《痰饮》等篇之治？概贝母之用耶，未化之水宜化，故其治法，近外则散，著里即温，稍下则利；已化之水宜分，恐因其滓浊，而遂及其精微，此贝母之开解郁结，正以使清者归清，浊者归浊，护清而不留浊，去浊而不伤清。试证以白散之治，是护其清者，不使巴豆劫烁无余也；当归贝母苦参丸之治，是分其浊者，随苦参而泄入于下也。

黄　芩

味苦。平，大寒。无毒。**主诸热，黄疸，肠澼，泄痢，逐水，下血闭，恶疮，疽蚀，火疡，**疗痰热、胃中热、小腹绞痛，消谷，利小肠，女子血闭，淋露，下血，小儿腹痛。**一名腐肠，**一名空肠，一名内虚，一名黄文，一名经芩，一名妒妇。其子主肠澼、脓血。生秭归川谷及冤句。三月三日采根。阴干。得厚朴、黄连，止腹痛；得五味子、牡蒙、牡蛎，令人有子；得黄芪、白蔹、赤小豆，疗鼠瘘。山茱萸、龙骨为之使，恶葱实，畏丹沙、牡丹、藜芦。

黄芩苗长尺余，茎干粗如箸，叶从地四面作丛生，类紫草叶，细长，青色，两两相对，六月开紫花，根长四五寸，色青黄，老则中空。《图经》。

徐洄溪曰：金之正色，白而非黄，但白为受色之地，乃无色之色耳。故凡物之属金者，往往借土之色以为色，即五金亦以黄金为贵，子肖其母也。草木至秋，感金气则黄落，故诸花实中，凡色黄耐久者，皆得金气为多。愚按：人之脏腑中空者，惟肺与肠胃，黄芩中空色黄，恰有合于金与土之德。其生苗布叶，开花成实，皆当阳盛之时，则其性属阴；其气薄，其味厚，故又为阴中之阴。气薄则发泄，味厚则泄，故不为补剂而为泄剂。肺主气，泄肺者，无非泄气分之热；肠胃主通调水谷，泄肠胃者，无非泄水谷中湿热。血者，因气调而行，因气滞而阻，故凡气以热滞致血缘气阻者，得气之调则行，此黄芩之专司也。

刘潜江曰：黄芩主诸热、黄疸、肠澼、泄利、逐水，是《本经》固以治湿热。推之与张洁古所谓泻肺火、治脾湿者不殊矣。乃罗天益谓肺主气，热伤气，黄芩能泻火益气利肺，则其说不同，何欤？曰：黄芩专主上焦阳中之阴者也。盖惟下焦阴中有阳而气生，故阴恒由命门以升；上焦阳中有阴而气化，故阳恒由膻中以降。今者上焦阳实阴虚，则气无由化，气不化则热阻生湿，故《本经》所谓指阳实言也，洁古所谓指阴虚气不化言也。齐其本末，约其初终，皆为热搏于气，与罗氏所谓泻火利肺者岂有异耶？肺之热除，则阴下降入心，心气既和，斯恶疮、疽蚀、火疡悉消，于是膻中之阴，自和胃以浃于脾，脾得阴济，遂能复其健运，而黄疸、泄利能已；胃得阴和，遂能复其通降，而痰热、胃热自除，且能消谷。大肠者，肺之合；小肠者，心之合。上窍阻则下窍亦阻，上窍通则下窍悉通，肠澼、水气能不解耶？如此则黄芩能清气分之热是已，乃亦能治血分之病，何欤？盖黄芩所主血分诸病，本由乎气，上焦阳中之阴治，肺得降阴于心，血分之源浚矣，源既能浚则流自清，又何患血闭及淋露、下血耶？夫阳中之阴化，气化乃行，气化行，水道乃畅，故《本经》逐水下，即继之以下血闭，血与水一而二、二而一者也。虽然，黄芩于肺热属气虚者，即不可妄投，以气虚即阳虚，阳虚更用黄芩，是虚虚也。故黄芩治气分之热为专功，大肠次之，清心胃之热者，由肺而推及之，未有肺热心胃能清者也。小肠、膀胱又因心胃既治而推及之，未有心胃留热而血能和、血不和而水道能清者也。

仲景用黄芩有三耦①焉。气分热结者，与柴胡为耦小柴胡汤、大柴胡汤、柴胡桂枝干姜汤、柴胡桂枝汤；血分热结者，与芍药为耦桂枝柴胡汤、黄芩汤、大柴胡汤、黄连阿胶汤、鳖甲煎丸、大黄䗪虫丸、奔豚汤、王不留行散、当归散；湿热阻中者，与黄连为耦半夏泻心汤、甘草泻心汤、生姜泻心汤、葛根黄芩黄连汤、干姜黄芩黄连人参汤。以柴胡能开气分之结，不能泄气分之热；芍药能开血分之结，不能清迫血之热；黄连能治湿生之热，不能治热生之湿。譬之解斗，但去其斗者，未平其致斗之怒，斗终未已也，故黄芩协柴胡能清气分之热，协芍药能泄迫血之热，协黄连能解热生之湿也。

小柴胡证，腹中痛者，去黄芩，加芍药；心下悸、小便不利者，去黄芩，加茯苓。夫腹中痛未必非气血之结，而心下悸、小便不利亦何以决知其非气热而生之水？且《本经》明言黄芩能逐水，《别录》明言黄芩能除小腹绞痛，利小肠，而遽去之，何耶？殊不知治腹满痛、腹痛、绕脐痛、少腹疝痛有可用寒药者，惟腹中痛者必无中热之理，仲景是以于《厥阴》篇特标其旨曰：腹中痛，若转气下趋少腹者，此欲自利也。其他如真武

---

① 三耦：三对。此指三个药对。耦，一对，两个一组。《三国志·吴志·吴主传》："车中八牛，以为四耦。"

汤之腹痛、小便不利，小建中汤之腹中急痛，附子粳米汤之腹中寒气、雷鸣切痛，当归生姜羊肉汤之腹中痛及胁痛里急，抵当乌头桂枝汤之腹中痛、逆冷、手足不仁，致痛虽殊，治痛亦异，用温药则同。以是知腹痛下一中字，则与凡痛有别，用黄芩诸方，必无此矣。彼小腹绞痛者，乃热气迫血，血结少腹而痛，与鳖甲煎丸、大黄䗪虫丸、王不留行散之用黄芩不殊也。小便不利，原不必忌黄芩，小便不利而心下悸，则不容更用黄芩，何则？仲景云：太阳病，小便利者，以饮水多，必心下悸，小便少者，必苦里急也。彼虽论血结，此亦可借以喻气结。曰饮水多，而心下悸，则非热阻所化之水矣。热阻所化之水，可以黄芩逐。饮水而停蓄者，其可以黄芩逐之耶？盖水气凌心为悸，必寒水乃然，若热化之水气，则脾家上升弥濛之气、中焦变化取赤之汁，终日周流于膻中，而禀命于心君，若均能致悸，则无病人有不悸时耶？李濒湖言有人素多酒欲，少腹绞痛不可忍，小便如淋，诸药不效，偶用黄芩、木通、甘草三味煎服，遂止。王海藏言有人因虚服附子药多，病小便闭，服芩、连药而愈。大抵黄芩之用，凡气分有余，挟热攻冲他所者，乃为的对，若他所自病，不系热气攻冲者，则不可服，服之必益虚其气，他所之病，反足以攻冲于气矣。

　　或问：黄芩汤治何等证，其证腹痛与否，若腹痛何以用黄芩，若腹不痛何以用芍药？曰：其证身热不恶风，亦不恶热，或下利，或呕，腹则不痛。盖芍药、甘草、大枣，桂枝汤里药也，以不恶风，故不用姜、桂；黄芩、甘草、大枣，小柴胡汤里药也，以不往来寒热，故不用柴胡，以其常热，故不用人参，若不呕，则并不用半夏、生姜。至芍药，则并不因腹痛而用，以桂枝汤证原无腹痛也，亦不心下痞硬，以不去大枣也。夫芍药甘草汤治伤寒汗出，误服桂枝汤后，足胫拘急，已见其能破阳邪于阴分矣，加以黄芩，不益可见阳分之热甚盛，攻于阴分为利，非阴中自有愆阳①之结耶？仲景于《厥阴》篇云：伤寒，脉迟，与黄芩汤除其热，腹中则冷，不能食。可知黄芩汤证之脉必数，黄芩所治之热必自里达外，不治但在表分之热矣。黄芩治自里达外之热，《千金》历有明文，芍药汤治产后虚热头痛，若通身发热者加黄芩；慎火草散治崩中、漏下赤白青黑，腐臭不可近，热多者加知母、黄芩；道人深师增损肾沥汤治风虚劳损挟毒，脚弱疼痛，下焦虚冷，胸中有热，其热多者加黄芩，又可知阴虚气盛，热自内出者，黄芩亦能治之，而不但治感触所化蕴中达外之热矣。李濒湖自缘感冒咳嗽既久，且犯戒，遂病骨蒸发热，肤如火燎，每日吐痰盈碗，暑月烦渴，寝食几废，脉浮洪，遍服柴胡、麦门冬、荆沥诸药，月余益剧，皆以为必死，其尊人以谓李东垣治肺热如火燎，烦躁引饮，昼甚者，宜一味黄芩，以泻肺经气分之火，遂按方用黄芩一两煎服，次日身热尽退，痰嗽皆愈。于此益可知黄芩所治，必肺经气分之热。肺经气分之热，必昼甚于夜也。黄芩，《本经》主黄疸、肠澼、泄利，《金匮要略》及《伤寒论》发黄证皆不用，泄利证两书除诸泻心汤外亦绝不用。今以《千金方》参合而考之，亦颇有意义可寻也，《千金》治黄方，凡有黄芩者，多云一身面目悉黄，《金匮要略》中所载，有身体尽黄者，有额上黑者，有面青目黑者，可知疸证非一身面目悉黄者不可用矣。《千金》治热利、冷利、疳湿利、小儿利，用黄芩方多有壮热一语，可知

① 愆（qiān 千）阳：阳气过盛。愆，超过。《左传·昭公四年》："夫冰以风壮，而以风出，其藏之也周，其用之也遍，则冬无愆阳，夏无伏阴。"杜预注："愆，过也。谓冬温。"

泄利无热者不可用矣。大抵气主充周，无处不到，凡病有彼此不相侔者，必非气分之病，黄芩主气分之热，于此不可以相证乎？

《千金》治小儿核肿、壮热有实方；及治小儿热毒入膀胱中，忽患小便不通，欲小便则涩痛不出，出少如血，须臾复出地肤子汤；治小儿落床堕地，如有瘀血腹中，阴阴寒热，不肯乳哺，但啼哭叫唤蒲黄汤，皆有黄芩，考兹数证，均为气热攻血，亦彻其病本之治，《别录》所谓黄芩治小儿腹痛者，于此可明其旨矣，即其治小腹绞痛，亦当与此不异，盖《伤寒》《金匮》两书，仅有腹痛去黄芩之文，大率黄芩所治之小腹绞痛，必烦热，必口渴，必小便有异于常，舍此则非所宜矣。

紫　菀

味苦，辛。温。无毒。主咳逆上气，胸中寒热结气，去蛊毒、痿蹶，安五脏，疗咳唾脓血，止喘悸，五劳体虚，补不足，小儿惊痫。一名紫茜，一名青苑。生房陵山谷及真定、邯郸。二月、三月采根。阴干。款冬为之使，恶天雄、瞿麦、雷丸、远志，又畏茵陈蒿。

紫菀三月内布地生苗，其叶二四相连，紫色，本有白毛，五六月开黄白紫花，结黑子，根甚柔细。参隐居、《图经》。

卢芷园曰：菀，即古郁字，故治郁结，其色不一，取色紫味苦者，以治胸中寒热结气。夫胸中者，肺之部分也，肺中有火，内郁而为咳喘，肺热叶焦；外发而为痿躄，所以致五脏不安。用其色以行肺之用，用其气以散肺之结，用其味以顺火之性，而助肺之降，以诸气愤郁，皆属肺也，倘无结气而用之，未免亡走肺之津液矣。

刘潜江云：经曰：宗气积于胸中，出于喉咙，以贯心脉而行呼吸。是非金火合德，气乃行乎？夫肺为气主，胸中固肺所治也，然必贯心脉以行呼吸者，缘心为脉主，脉乃血舍，由离中有坎，故火出于水而气生，水至于火而血化，是元气呼吸之本，实下根于肾，上主于心，非肺气所能独治也。设使水不至于火而气不能化血，于是火遂不为金用而肺虚，肺虚则咳逆上气作矣，更火不合于金而刑于金，轻则喘咳，重则咳唾脓血，且有虚而成劳者矣。紫菀色紫质柔，为水与火合紫者赤黑相兼也。凡物煮之则柔，是为水火合德，其味苦胜辛劣，为火为金用，水既与火合，火既为金用，宁有胸中寒热结气不散、咳逆上气不除者耶？抑痿躄属何因，亦以紫菀疗之也？《痿论》曰：肺者，脏之长，心之盖也。有所失亡，所求不得，则发肺鸣，鸣则肺热叶焦，发为痿躄。夫有所亡失，则思所求不得则虑。举是二端以类推，其烦心、耗血皆能致肺之阴气消而叶焦举矣。《举痛论》曰：悲则心系急，肺布叶举，上焦不通，营卫不散，热气在中，故气消矣。是不可证肺之热而叶举者皆由于心欤？然则肺所以主气而行营卫、治阴阳者，岂徒恃有八叶，叶中有二十四空，行列分布，以行诸脏之气哉？盖亦以心主，其下有心包络之生血，不致因热郁蒸，令阳中之阴上与清虚之肺合，故能行营卫、治阴阳耳。知此，则紫菀之所以安五脏、疗痿躄者，固的系火为金用矣。虽然，紫菀所主治尚当推寻其故，使辅之者各得其当，乃收全功。如在上热壅，以致包络阴伤，则宜清热；在下阴伤，相火并于包络，则宜益阴。若肺之阴气不足，阳气益微，则宜补益，不得以切于治而徒手使之则善矣。

款冬花

味辛，甘。温。无毒。主咳逆上气，善喘，喉痹，诸

惊痫，寒热邪气，消渴，喘息呼吸。**一名橐吾，一名颗冻**①，**一名虎须，一名菟奚**，一名氏冬。生常山山谷及上党水旁。十一月采花。阴干。杏仁为之使，得紫菀良，恶皂荚、硝石、元参，畏贝母、辛夷、麻黄、黄芪、黄芩、黄连、青葙。

款冬花根紫色，叶似草薢，丛生，十二月于根畔开花，黄青紫，萼去土一二寸，初出如菊花萼，通直而无子。《图经》

刘潜江云：《易·系辞》曰：一阴一阳之谓道。《素问·阴阳应象大论》曰：积阳为天，积阴为地。故在天则阳为主而生阴，在地则阴为主而生阳，然天之阳不得阴和，则为亢阳，不能化阴以降；地之阴不得阳和，则为穷阴，不能化阳以升。人气应之，故肾为阴中之阳，能上际乎天；肺为阳中之阴，能下极于地。然肺必得肾气至而降，肾必得肺气至而升。肾不升则水气肿满之患作，肺不降则咳逆上气、喘息、喉痹之病生，是故咳逆上气、喘息、喉痹者，阴中之阳不上朝，以致阳中之阴不下降也。款冬②花气得天之温，味具辛甘发散，本为至阳之物，特当隆冬天地闭塞之候，以坚冰为膏壤，吸霜雪以自濡，且其花不丽于茎端，不缘于叶际，偏附近于赤黑相兼之根，则不谓其能在阳吸阴以归于下而从阴生阳不可。惊痫者，阳不依阴也；寒热邪气者，阴阳不和而相争也。治诸惊痫、寒热邪气，言凡阴阳不和，阳不依阴，阴不附阳之证，得此在阳吸阴、从阴生阳之物，则阴阳自相依附而和也。

紫菀、款冬花，仲景书他处不用，独于《肺痿上气咳嗽》篇射干麻黄汤中用之，射干麻黄汤，即小青龙汤去桂枝、芍药、

---

① 颗冻：《证类本草》卷九草部中品之下"款冬花"条作"颗东"。
② 冬：原作"东"，音近而误，据药名及长年医局复刻本校刊记改。

甘草，加射干、紫菀、款冬花、大枣也；小青龙汤，盖即麻黄汤、桂枝汤合方去杏仁、大枣、生姜，加细辛、五味、干姜，外以发表，内以下气消饮者。今咳而上气，喉中水鸡声，则为风寒混于气，水饮混于痰，痰碍其气，气触其痰，上焦心肺之间，势将郁而生火，故生姜易干姜以燠饮为散饮，紫菀易桂枝以通营为化营，款冬易芍药以破阴为吸阴，大枣易甘草以缓中为补中，加射干协五味以下气，仍是小青龙局法，已化峻为和，寓补于散矣。紫菀、款冬虽不得为是方主剂，然局法之转移，实以紫菀、款冬变，故《千金》《外台》凡治咳逆久嗽，并用紫菀、款冬者，十方而九，则于此方亦不可不为要药矣。然二物者，一则开结使中焦之阴化血，一则吸阴下归，究之功力略同，而其异在《千金》《外台》亦约略可见，盖凡唾脓血失音者，及风寒水气盛者，多不甚用款冬，但用紫菀。款冬则每同温剂、补剂用者为多，是不可得其大旨哉？

败　酱

味苦，咸。平，微寒。无毒。**主暴热，火疮，赤气，疥瘙，疽，痔，马鞍热气**，除痈肿、浮肿、结热，风痹不足，产后产痛①。**一名鹿肠**，一名鹿首，一名马草，一名泽败。生江夏川谷。八月采根。曝干。

败酱春初生苗，深冬始凋，初时叶布地，似菘菜而狭长，有锯齿，绿色，面深背浅，夏秋茎高二三尺而柔弱，数寸一节，节间生叶，四散如伞，颠顶白花成簇，结小实，其根白紫，颇

---

① 产痛：《证类本草》卷八草部中品之上"败酱"条作"疾痛"。

似柴胡①。《纲目》。

酱之为物，以谷蒸盫而成，已与生气绝远，然昼被日迫，夜吸露华，与天地之生气相吐纳，则又别著生趣，迨其陈且败，则虽未至臭秽，特于生意遂无丝发可系矣。是物之根，作陈败酱色，即其气亦复似之，偏生于早春，至深冬始凋，是无论生长收藏、温凉寒热，俱不能阂其欣欣向荣之性，所谓极无生气之中，偏具无限生机者也。人身血液津唾被寒热逼烁，至成一切痈疽疥痔，日渐败坏，此物偏能引致生气，俾寓于其中以渐化死为生，亦可为元②之又元矣。

余敏求曰：酱缘日逼而成，夏月成之尤速，俗传暑候酷日曝之之水有毒，取作浴汤，必生疮痈，则酱岂能无毒？是物能败酱中之毒，故以为名。《本经》取治火疮、赤气、疥瘙、疽、痔之因曝热而成者，其义正与此合。曝系日曝之曝，不作疾速解也。徽人以是物作齑，云食之不生疮疖。

紫　参

味苦，辛。寒，微寒。无毒。主心腹积聚，寒热邪气，通九窍，利大小便，疗肠胃大热、唾血、衄血、肠中聚血、痈肿、诸疮，止渴，益精。**一名牡蒙，**一名众戎，一名童肠，一名马行。生河西及冤句山谷。三月采根。火炙使紫色。畏辛夷。

紫参苗长一二尺，茎青而细，叶似槐。五月开花，色白，似葱花，亦有红紫似水莊者。根淡紫黑色，如地黄状，肉红白

---

① 柴胡：原作"紫胡"，据《本草纲目》第十六卷草部"败酱"条改。

② 元："玄"的避讳字，避玄烨（康熙）讳。下同。

色。《图经》。

古人于《本经》不置解释，经旨自明，近人于《本经》多为疏笺，经旨反晦。盖古人于经熟读，绅绎其意，自然贯串联络，而精粹处遂跃然心目间，近人则先有一种意见牢固于中，如所谓苦能降复能通，寒能胜热复能滑泄者，是以经文饰我意见，非以我学识破析经义、迎而悉之也。如紫参《本经》主治，即以前数语敷衍之，谁曰不可？然心腹积聚、寒热邪气，柴胡亦能主之；九窍，菖蒲亦能通之；大小便，大黄亦能利之，究亦何必紫参？此经旨所以晦也。若谓心腹积聚、寒热邪气以利大小便而可解，则近之矣。然以通九窍一语横梗于中，又属何故？岂在上之七窍亦可为心腹积聚、寒热邪气出路耶？是其旨仍晦，而无可与，于深思力索，心知其故矣。予盖因《别录》而有悟焉，夫紫参味苦气寒，必心腹积聚、寒热邪气既已化为大热者方得用之，以其能使从九窍泄也。夫肠胃大热，其势欲上行者，必过于通；欲下行者，必过于塞。故在上之病为唾血，为衄血，皆可证其过于通；在下之病，为肠中聚血，为痈肿、诸疮，皆可证其过于塞。过于通者，化其气而病自除；过于塞者，必去其质而后已，此所以云利大小便，不云利涕唾泗溲也。夫邪非本轻，决不上行；邪非重浊，必不下壅，各因其性而通利之，所谓适事为故耳。紫参根包紫黑，外深内浅，固已可见其入血，而花或白如葱，或赤如蓼，可见其遇血在上，能化其气以止之；遇血在下，能逐其质以通之矣。即如仲景用紫参两方，一则咳而脉沉，是病在上而征见于下；一则下利肺通，是病在下而急反于上，岂非用其既清化在上之标，即借其通在下之本耶？知此则凡病在血，而上下双当其患者，为紫参之的主，可一言决矣。

石 韦

味苦，甘。平。无毒。**主劳热邪气，五癃闭不通，利小便水道**，止烦，下气，通膀胱满，补五劳，安五脏，去恶风，益精气。**一名石䩾**，一名石皮。用之去黄毛，毛射人肺，令人咳不可疗。生华阴山谷石上，不闻水及人声者良。二月采叶。阴干。滑石《蜀本》作络石、杏仁为之使，得菖蒲良。

石韦生阴崖险罅①处，其叶如柳，长者近尺，阔寸余，柔韧如皮，背有黄毛而多斑点，凌冬不凋。参《图经》《纲目》。

卢子繇曰：石者，山骨，韦为之皮，秉水之用、火之体，从坚凝闭密中畅达敷布，故主劳热、邪气致五癃者。盖假石性之慓悍，宣通水道，捷于影响②。

石性至刚，纵使火煅金钻，能通其质，不能通其气。虽然，端溪之砚，蓄水不冰，此水之温气渍于石也；丹硫之穴，其水可浴，此石之温气贯于水也，故夫至柔方能驰骋至刚，老氏之言不吾欺矣。夫此犹为石温、水温久积渐使然者言耳，若石既禀阴刚之性，所处又阴崖险罅，水声人迹不经之所，宜乎为阴之尤矣，乃偏生极柔极韧之石韦，何哉？且其味苦属阴，气平复属阴，若论阴阳交和而后生气得钟，岂有此物生于此处之理？殊不知苦原火化，平本秋容，化于火而能柔，是以得钟生气于

---

① 险罅（xià 下）：险峭的裂缝。罅，裂缝，缝隙。唐·韩愈《县斋有怀》诗："湖波翻日车，岭石坼天罅。"

② 影响：影子和回声，多用以形容感应迅捷。《书·大禹谟》："惠迪吉，从逆凶，惟影响。"孔传："吉凶之报，若影之随形，响之应声，言不虚。"

至刚之处；出于夷而自险，是以能存危慄于巉仄①之区。意之所洽，即理之所在，理之所在，即功效之所自矣。热而曰劳，且附以邪气，则其内倚巉岩之骨可知。癃闭不通，兼五则因劳热而气化遂失其枢，致水气顽矿如石，可见此时若以寒剂泄其热，则水势愈涌，热仍不除；若以热剂通其闭，则适助其热，气化仍不能转。故必以禀阴气而萌芽于坚顽巉削之石中者，使附骨之阴气发生而劳热消，劳热消而气化遂得转，一举而无微不入、无患不除焉。古圣人之因物揣情，因情度势，因势除弊，又岂后人广络原野②、顾此失彼之智可同日语耶？

或问：五癃，唐已前人无疏及此者，后世多以五淋目③之，特五淋皆小便不通之候，古人文尚简，《本经》既曰五癃闭不通矣，复曰利小便水道，得无有复，而其间有剩义欤？曰：稽之《素问·宣明五气》篇膀胱不利为癃，《五常政大论》其病癃闭，王注癃为小便不通，则以五癃为五淋，盖亦未为非是。若更证之以《奇病论》之有癃者，一日数十溲，《甲乙经》之气癃虚则遗溺，似有漏义焉。盖热、冷、气、沙、劳五淋者，皆小便之不通，而别其源，征其象，有此五种也，若《灵枢·五癃津液别》篇之溺也，气也，汗也，泣也，唾也，则所该者广，五淋仅溺之一端矣。训诂之书，《说文》最为近古，其于癃

---

① 巉（chán 馋）仄：高峻狭窄。巉，险峻貌。《广韵·衔韵》："巉，险也。"仄，狭窄。清·朱骏声《说文通训定声·职部》："仄，本训当为狭隘。"

② 广络原野：指在广阔的原野上网罗动物。比喻用药多而力不专。《普济本事方·积聚凝滞五噎膈气》："若用群队之药，分其势则难取效，许嗣宗所谓譬犹猎不知兔，广络原野，冀一人获之，术亦疏矣。"

③ 目：原作"月"，据长年医局本与反经堂本改。

下不诂为小便不利，而诂为罢①病，亦可见癃之为病，非暴病、非实病矣。故夫癃之虚者，溺多、汗②多、泣多、唾多，气出而不返也；实者，溺秘、汗秘、目干、舌燥，气结而不解也。凡诊病之道，虚中当求其实，实中当求其虚，癃本罢病，罢病之中，又有虚实如此者焉。于此见《本经》石韦主治劳热为虚邪，气为实邪，气著于劳热，是虚中有实；癃为虚，闭不通为实，五癃闭不通亦是虚中有实。石韦之为物，惟其禀质柔软，是以能治虚热；惟其发生于刚悍，是以能通闭结；惟其性平，是以能下行，利小便水道之功为尤擅。于此又可见，凡气虚热结，目干、口燥、无汗、便闭者，石韦均能治之，而于通小便为最善，以是较之训五癃为五淋者，其义岂不广且博耶？即推之《千金》治血淋之石韦散，治虚劳渴无不效之骨填煎，及治五劳七伤、八风十二痹方，可以思矣！

白　薇

味苦，咸。平，大寒。无毒。主暴中风，身热，肢满，忽忽不知人，狂惑，邪气寒热，酸疼，温疟洗洗发作有时，疗伤中、淋露，下水气，利阴气，益精。一名白幕，一名薇草，一名春草，一名骨美。久服利人。生平原川谷。三月三日采根。阴干。<small>恶黄芪、大黄、大戟、干姜、干漆、山茱萸、大枣。</small>

白薇茎叶俱青，颇类柳叶，六七月开红花，八月结实，根黄白色，类牛膝而小，八月采。《图经》。

---

① 罢（pí皮）：疲劳，衰弱。《广雅·释诂一》："罢，劳也。"
② 汗：原作"汁"，据反经堂本及长年医局复刻本校刊记改。

中风而至身热、肢满、忽忽不知人、狂惑，决非一朝一夕之故矣，乃曰暴，岂暴中风者，固能如是乎？许学士曰：凡人平居无疾苦，忽如死人，身不动摇，默默不知人，目闭不能开，口哑不能言，或微知人，恶闻人声，但如眩冒，移时方寤，此由身汗过多，乃至血少气并于血，阳独上而不下，气壅塞而不行，故身如死状，气过血还，阴阳复通，故移时方寤，名曰郁冒，亦名血厥，妇人多有之，宜白薇汤。此正与《本经》主治同，少有参差者，惟《本事方》不言身热、肢满，可见一有邪，一无邪耳。夫有余而往，不足随之；不足而往，有余从之，故血暴虚而气代之充，液暴衰而阳袭以入，原理之常无足深怪。第当其时而偶中风邪，则更引动一身之气，倾国之阳以敌邪，名曰御外侮，实则内已竭。然究以其得病之暴，受邪必微，设使徒缘外状，不辨夙因，而施之以或散或清，是不异于操刀杀之矣。于斯时也，解外更无庸急，安内断不可缓，故须借白薇之遇春辄发者，一若使之专力解外，而不知正赖其味苦且咸，一径直下，纯乎降而绝无升者，以返其阳气于浮越失据矣。试参《尔雅》名之曰葽，曰春草，谓其绝无与于取透发之微，或弭乱之大，不可也。更参其根似牛膝，柔软易曲，谓其于导阳下返，尚系强制也，可乎？邪气寒热、酸疼，汗出后受湿也；温疟洗洗发作有时，汗出热乃盛也。故仲景于妇人乳中虚，烦乱，呕逆者，竹皮大丸中用此，而有热者更倍之。

艾　叶

味苦。微温。无毒。主灸百病，可作煎，止下利、吐血，下部䘌疮，妇人漏血，利阴气，生肌肉，辟风寒，使人有子。一名冰台，一名医草。生田野。三月三日采。曝干。作煎勿令见风。

艾二月宿根生苗成丛，其茎直生，白色，高四五尺。叶四布，状如蒿，分为五尖，丫上复有小尖，面青背白，有茸而柔厚。七八月叶间出穗如车前，细花，结实累累盈枝，中有细子，霜后始枯。五月五日连茎刈取。曝干。收叶。《纲目》。

张茂先曰：积艾三年后烧之，津液下流成铅锡，夫是之谓借阳通阴；又曰：削冰令圆，举以向日，艾承其影则有火，夫是之谓隔阴化阳。借阳通阴，以艾灸病之法也；隔阴化阳，以艾入汤之例也。《异法方宜论》曰：脏寒生满病者，其治宜灸炳；病生于内者，其治宜毒药。仲景于阴壅阳微者，每用灸法，而汤中入艾必挟寒剂，在《伤寒论》《金匮要略》可循其绪而推之也。曰脉浮热盛，反灸之，此为实，实以虚治，必咽燥、唾血；曰微数之脉，慎不可灸，因火为邪，则为烦逆，追虚逐实，血散脉中，火气虽微，内攻有力。此可见灸之为法，能治阳虚阴蔽，而追虚逐实，行血脉中者也。曰吐血不止，曰妇人有漏下，有半产后下血不绝，有妊娠下血，假令妊娠腹中痛为胞阻，柏叶汤有干姜、马通之温，柏叶之寒；胶艾汤有阿胶、地、芍之寒，芎、归之温，此可见皆以艾隔阴而化其阳矣。虽然，灸法犹易明也，隔阴而化阳奈何？盖阴蔽而格阳，阳浮而不入阴，斯时也，以阳药通阴，则助浮阳之焰；以阴药摄阳，则增阴滞之凝，设①非以此交而通之，承而化之，无十全法矣。譬如《别录》所列主治吐血、妇人漏血，其义既已可识，而下利、下部䘌疮，不谓之湿在中，而阳不得下，不可也！以是参之，然乎？否耶！

---

① 设：原作"许"，反经堂本作"计"，义均不通，据长年医局复刻本校刊记改。

第八卷

中品，草六味，木十一味。

王　瓜

味苦。寒。无毒。主消渴内痹，瘀血月闭，寒热酸疼，益气，愈聋，疗诸邪气热结、鼠瘘，散痈肿、留血，妇人带下不通，下乳汁，止小便数、不禁，逐四肢骨节中水，疗马骨刺人疮。**一名土瓜**。生鲁地平泽、田野及人家垣墙间。三月采根。阴干。

王瓜三月生苗，其蔓多须，叶圆如马蹄而有尖[1]，面青背淡，涩而不光。六七月开五出小黄花成簇。结子累累，壳亦粗涩。径寸长二寸许，上微圆下尖长。七八月熟，有红、黄二色。壳中子如螳螂头，人谓之赤雹子。其根即土瓜根也，如栝楼根之小者，于细根上又生淡黄根，三五相连，须深掘二三尺乃得正根，澄粉甚白腻。参《衍义》《纲目》。

王瓜与栝楼种种颇同，故其性情亦多相近者，特栝楼实中结楼，子攒楼上，故为启脾阴以奉极高之心肺；王瓜蔓上多须，根根叠接，三五相连，故为行脾精以输经络隧道。又栝楼之蔓光滑，王瓜之蔓粗涩；栝楼之子酸，王瓜之子酸苦。是其性有纯、驳之分，纯者主益，驳者主行，故栝楼功用多在滋养，王瓜则专事通行，似适相反，然亦有相并而不相背者。盖胸膈能干涸枯涩，经络间岂不能干涸枯涩？但胸膈缘枯涩而不行者，

---

[1] 尖：原作"光"，据《本草纲目》第十八卷草部"王瓜"条改。

二五八

必系燥痰凝结；经络间缘枯涩而不行者，必系瘀血败液，观其不但曰消渴，而曰消渴内痹，不曰血闭癥瘕，而曰瘀血月闭，寒热酸疼。又如《别录》所谓妇人带下不通，小便数、不禁，四肢骨节中水，并推挽①备见②之辞，可见其致病之源，皆有物留著，而其物仅能留而不能结，又乌可谓非缘所行之道枯涩不通，如舟之阻浅者耶？《经脉别论》所列饮入胃至下输膀胱，周回曲折乃尔，其经由之道，岂能不借滋溉而有所耗减者？乃消渴之为病，则饮水一斗，小便亦一斗，饮已即溺，是其必不回环而径情直行，不使他处得滋且溉可见矣，则向之所谓四布、并行之地，庸讵非因内痹而不纳耶？又庸讵非因不得滋且溉，而遂内痹耶？《五脏生成》篇诸血者，皆属于心，人卧则血归于肝，肝受血而能视，足受血而能步，掌受血而能握，指受血而能摄③。卧出而风吹之，血凝于肤为痹，凝于脉为泣，凝于足为厥。彼其风吹之能凝，则热烁之亦能涩，涩则太冲脉不通，月事遂不能应，然究系涩而非结，结则近在一处，涩则遍体皆然。在一处者，为癥，为瘕，为疝，为癖已耳；遍体皆然，则气道不利，阴阳相轧，而阴胜阳为寒，阳胜阴为热，湿阻为酸，热阻为疼矣。脾阴既周，径道滑泽，何涩不利？何阻不通？譬之行舟阻浅，纵纤挽棹④扬，百夫齐奋竭平生之力，不见其功，一朝水溢舟浮，踊跃欢腾，扬帆远引，舟中之人尽色飞神旺、意气百倍，而谓水溢为益气，又宁有愧词哉？愈聋亦愈气道不

---

① 推挽：前牵后推，使物体向前。此处指引用。

② 备见：常见。

③ 摄：用同"摄"。提起。清·黄遵宪《庚午中秋》："摄衣径上梯百尺，凭栏要到塔七尖。"

④ 棹（zhào 照）：船桨。《广韵·效韵》："棹，楫也。"

能滑利之聋，因泣涩而聪气不自肾上潮、声闻不自耳下达者耳，非老年精气衰竭之聋也。虽然，消渴、月闭之因不少矣，何以的知其为内痹、泣涩而致者？夫内痹、泣涩，亦必有外候可寻，如消渴则《病源》所谓大渴数饮，其人必眩，背寒而呕，《千金》所谓日就赢瘦，咽哽唇口焦燥，吸吸少气，不得多语，心烦热，两脚酸，《外台》所谓口干数饮水，腰脚弱，膝冷，小便数，用心力即烦闷钞《广济方》是也，月闭则《金匮要略》所谓带下，经水不利，小腹满，痛经一月再见是也，且血结则不能通，通则不得为结，血结月闭而发热者有之矣，未有血结月闭而寒热者，纵使有之，若酸疼则终非血之所能兼矣。总之，土瓜根之治，大率皆似通而实不通之候，故《别录》所载既云妇人带下，紧接以不通、四肢骨节间有水，小便仍利，与《金匮》所谓经水不利，月事一月再行者，若合符节，即阳明津液内竭，大便不通之不容下者，以此导之，则亦可知其旨趣之所在矣。

海　藻

味苦，咸。寒。无毒。**主瘿瘤气、颈下核，破散结气、痈肿，癥瘕坚气，腹中上下鸣，下十二水肿。**疗皮间积聚、暴溃、留气、热结、利小便。**一名落首，**一名薄。生东海池泽。七月七日采。曝干。反甘草。

海藻有二种，一种马尾藻，生浅水中，如短马尾，细黑色。一种大叶藻，生深海中，叶如水藻而大。《拾遗》。

凡水草皆钟生气于水中，特菖、斛之属，托根于水底之碎石；藻则托根于水底之泥。蒲、荷之属，托根于泥矣，其枝叶能出水；藻则摇曳水中，纵能及水面而不能出水。且藻之为物，其枝叶非两两对生，则节节连生，其茎柔而不脆，其叶碎而不乱。夫水者，象人之血及津液涕唾，水之中象身，水之上象头，石象骨，泥象肉。能出水者，其义为从血液涕唾而出行于清空；不能出水者，其义为仅通行血液涕唾中，而不能及头。至于两两相对，节节相连，柔而韧，碎而整，其义舍人身之经脉而谁拟哉？此犹凡藻皆同者也。若夫海藻，则魄力更大，气味更雄，且其气寒，寒则胜热，其味苦咸，苦则降泄，咸则涌泄，降而涌者，行水之术也。苦为火味，咸为水味，水火相结，最难解者无如痰，是以为治经脉间热痰郁结最宜之物。瘿瘤为气结，硬核为痰结，痛及痈肿为热结，《灵枢·寒热》篇黄帝问于岐伯曰：寒热瘰疬在颈腋者，何气使生？岐伯曰：此寒热毒气留于脉而不去者也。帝曰：去之奈何？岐伯曰：鼠瘘之本，皆在于脏，其末上出于颈腋之间，浮于脉中，未著于肌肉，外为脓血。是瘿瘤、瘰疬，虽根于五脏，其患止能及颈腋，不能上头者，正为海藻之所主，较之于荷、于蒲专治头目之疾者，可对待观矣。癥瘕为病，其因不一，其治之者亦不一，夷考《本经》禹余粮主癥瘕大热，龙骨主癥瘕坚结，鳖甲主破癥瘕，牡丹皮主癥瘕瘀血留舍肠胃，鳖甲主癥瘕坚积，蜚虻主癥瘕寒热，蜚廉主癥坚寒热，䗪虫主血积癥瘕，白垩主寒热癥瘕、目闭、积聚，附子主癥坚、积聚、血瘕，蜀漆主癥坚、痞结、积聚，雚菌主癥瘕、诸虫，巴豆主癥瘕、结聚、坚积。其余主癥瘕积聚者，有曾青、苦参、桑黑耳、鸢尾、葶苈、大黄、甘遂；主癥瘕血闭者，有太乙余粮、卷柏、紫葳；主癥瘕结气者，有阳起石、殷孽。今海藻所主者曰癥瘕结气，则可知非虫非血，无寒热，无积聚，在腹中而不在肠胃，在经脉而经脉不结，是为气而坚者矣。至腹中鸣，其因亦不一，在丹参，曰肠鸣幽幽如走水，在桔梗，曰腹满肠鸣幽幽。今海藻，则曰腹中上下鸣，夫幽幽者，其声细以暗，若但曰鸣，则轰轰然声大矣。且彼在肠，此在腹，肠中之声必曲折断续，腹中之声必硡訇①直遂。又一则如走水，是其瀖瀖②流渐之状可稔③；一则兼腹满，是其鸣鸣难达之意可知。而此上下于腹中，是其或由上而下，或由下而上，来往循环，相连不断，又可想矣。至十二水肿④，又有莞花亦下十二水者，但彼曰十二水，则十二经脉有水，非必肿也，观于小青龙去麻黄加莞花是矣。此则下十二水肿，可见必十二经脉有水，已经外见浮肿，乃可用矣。虽然瘿瘤、硬核但不上头耳，不能必结于经脉所至之处，即以经脉所至之处而起，及其渐大，亦不能不旁溢及他，癥瘕、腹鸣，则断断非经脉间病。十二水者，谓肿起于十二经之水则可，谓水但肿于十二经脉则不可，若此者又将何说以通之，即夫经脉必有起讫，《灵枢·经脉》篇历叙十二经脉始于手太阴终于足厥阴，曰肺手太阴之脉起于中焦，肝足厥阴之脉，从肝贯膈，注于肺，是脉之起讫，在中、下二焦。中焦者，结癥瘕之常所；下焦，则聚水之窟穴也。癥瘕若结于下，焉知其不涉及血；水若聚于中焦，焉知其

---

① 硡訇（hōng 烘）：象声词，大水声。南朝·陈沈炯《归魂赋》："其水则硡訇泙汩，或宽或疾，击万濑而相奔。"

② 瀖瀖（huòhuò 或或）：水流声。宋·文天祥《入山即事》诗："江流风瀖瀖，云薄雨丝丝。"

③ 稔：知道。清·李秀成《致征北主将张洛行书》："第兄与弟天各一方，未稔北路军情近来若何？"

④ 十二水肿：古代对水病分类明目繁多，《诸病源候论·二十四水候》："夫水之病，方家立名不同，有二十四水，或十八水，或十二水，或五水，不的显名证。"《诸病源候论·水肿病》将水分为风水、皮水、毛水、石水、疸水、水癥、水瘕、水癖、水蛊、水分、燥水、湿水十二种。不知此处为哪十二水肿。

不为呕且泄，犹可以苦降咸涌之海藻治之耶？中焦为阳之会，下焦为阴之归。气者阳，水者阴。阳病于阳位，阴病于阴位，理宜然矣，故仲景于海藻仅治腰已下水气，牡蛎泽泻散中用之，以伤寒暴病，水能坚，气未必能坚耳！

防　己

味辛，苦。平，温。无毒。主风寒温疟热气，诸痫除邪，利大小便，疗水肿、风肿，去膀胱热、伤寒、寒热邪气，中风手脚挛急，止泄，散痈肿、风肿、恶结、诸疬疥癣、虫疮，通腠理，利九窍。**一名解离。**文[1]如车辐理解[2]者良。生汉中川谷。二月、八月采根。阴干。殷孽为之使，杀雄黄毒，恶细辛，畏萆薢。

防己茎如葛，蔓延而甚嫩，苗叶小，类牵牛，折其茎，一头吹之，气从中贯而出彼头。根外白内黄如桔梗，实而香，内有黑纹如车辐解，其青白虚软，气腥，皮皱，上有丁足子者不堪用。参《药录》《图经》。

主风寒温疟热气，犹言但治此病之热气，以明倘有他气，当更兼他物以治之也。诸痫除邪，犹言但能为此病除邪，以明若有他故，亦当更兼他物以治之也。利大小便，犹言此热、此邪，用此物治，不从汗泄，不从吐越，必从大小便而出也。所以然者，防己味辛主通，气平主降，根白象肺，肉黄象脾，纹黑象肾，肺主皮毛，脾主肌肉，肾主水液，其纹象车辐之解，

---

[1]　文：纹理。《古今韵会举要·文韵》："文，理也。如木有文亦名曰理。"

[2]　理解：即解离，纹理分散。此处指其断面木质部射线的形状，如车辐解离。

内自中出，外不及皮，其义为病自肾出外抵肌肉者，凡所胪证悉能治之也。然则温疟与痫皆肾病乎？夫《疟论》曰：温疟者，得之冬中于风，藏于骨髓之间，因遇大暑，邪气与汗皆出，此病藏于肾，其气从内出于外，则所谓自肾及肌肉者非耶？《千金》曰：病先身热，瘈疭，惊啼，叫唤，而后发痫，脉浮者为阳痫，病在六腑，外在肌肤，犹易治也；病先身冷，不惊瘈，不啼呼，病发时脉沉者为阴痫，病在五脏，内在骨髓，极难治也。又曰：痫有三种，有风痫，有惊痫，有食痫。风痫者，缘衣暖汗出，风因入也，初得之时，先屈指如数物者，风痫也；惊痫者，起于惊怖、大啼乃发作也；食痫者，其先不欲乳，哺而吐，先寒后热，乃发痫也。盖非肾气上凌，不至卒倒无知；非肾气挟带痰涎，上蒙乎心，外贯血脉，不至手足搐搦，筋脉瘈疭，且阳痫外抵肌肤，阴痫内钟骨髓，犹可谓非内自肾、外及肌肉之病乎？至《别录》所谓伤寒，寒热邪气，通腠理，则犹之主寒热温疟之热气也；中风，手脚挛急，则犹之为诸痫除邪也；去膀胱热，利九窍，止泄，即所谓利大小便也。痫肿、恶结、诸㾭疥癣虫疮皆湿壅于肌肉而成，风肿、水肿，亦风水郁于肌肉之㾭，均《本经》主治之余波矣。

防己之为物，有黑纹贯于黄肉中，其用为治水侵于脾无惑矣。然仲景治风水、皮水，所谓身重，汗出，恶风，水气在皮肤中，四肢肿，聂聂动者，均与此合，以身重固系脾病，四肢为脾之合故也。独木防己汤之膈间支饮，己椒苈黄丸之肠间水气，一在上，一在下，似不关乎脾者，亦皆用之，何也？盖此上下尽病，治其中也。夫支饮不关乎下，何以用芒硝；肠间有水气不关乎上，何以用葶苈？故脉沉紧、面色黧黑，即病根于下之征；口舌干燥，乃病及于上之验。支饮之心下痞坚，肠间水气之腹满，虽于脾有略上略下之差，然究竟不得不为脾病。且病在上，吐之则愈；在下，下之则愈。吐下之不愈，病不在中而何在哉？此可见水饮等病，在经脉、肌肉者多虚，在胸膈、肠胃者多实，在胸膈者犹实中之虚，惟在肠胃乃为实中之实耳。然虚者反挟热，实者反挟寒，此其间则亦有故。盖惟其虚与热，斯飘于外，举于上；惟其实与寒，斯著于内，沉于下，此防己黄芪汤、防己茯苓汤所以用芪、用术，木防己汤所以用参，己椒苈黄丸所以用椒目也。

　　防己地黄汤地黄最重，防风、桂枝次之，防己、甘草最少，偏以防己名汤，且冠于地黄之上，何欤？夫固因证之主为之名耳。《灵枢·癫狂》篇曰：狂言、惊乱、善笑、好歌乐、妄行不休者，得之大恐，取手阳明、太阳、太阴。《素问·举痛论》曰：恐则精却，却则上焦闭，闭则气还，还则下焦胀，故气不行。今曰病如狂状，妄行，独语不休，不与精却而上焦闭者合乎？用地黄是治精之却也，用防己是治上焦之闭、下焦之胀也。曰无寒热，恐其误以为外感也；曰其脉浮，恐其直以为内伤也。夫气之乍动，上下拂逆颠倒，命曰伤，而实未有所去，命曰无所伤。则方之奉我生者，且倒戈反与我为难矣，然与我为难之气，终不能复奉我以生，如火之既烟焰，则不能复反于薪，而既烟焰之薪中非不有未燃者在也，故治之之道，以补为行，以行为补。以补为行，是地黄之润下①使得大便而已下焦之胀，即借以益精髓而安其居，使不却也；以行为补，是防己逐肾气之贯于肌肉、血脉者，使润其道而通且降。防风使气之可复反者还于卫，以布一身，则血脉、肌肉中得其常，不反攻以凌于

---

① 下：原作"上"，据长年医局复刻本校刊记改。

心也。如此又何能不以二物名汤，又安得不以防己冠地黄耶？《伤寒论》曰：发汗过多，其人叉手自冒心，心下悸欲得按者，桂枝甘草汤主之。彼因汗多心虚，胸中饮气凌心，此则血脉中水气凌心，然胸中之饮乃实有是物，血脉中水则但有其气并无其质，故一则实煎与之，一则以酒浸取汁，亦仅取其气也。

防己之茎如木，故名木防己，后世以其出汉中，故又名汉防己，非二物也。故仲景但以防己名汤，则曰木防己汤，连他物以为名，则除去木字，以便称谓耳。后人以茎为木，以根为汉，及治风、治水之说，均可弗论。

红蓝花

味辛。温。无毒。主产后血运[1]，口噤，腹内恶血不尽，绞痛，胎死腹中，并酒煮服，亦主蛊毒。

红蓝花冬月布种，至春生苗，叶如蓝，夏乃有花，花下作梂汇[2]多刺，花出梂上，乘露采之，采已复出，至尽而罢。梂中结实，白颗如小豆大。其花采得，熟捣，以水淘之，绞去黄水者再三，乃捏成饼，阴干入药，搓碎用。

红蓝花初捣，出水色黄，黄水去尽，方有红色，以染布帛，其红甚鲜泽，而味辛性温，其有力于行血固宜。《开宝》所胪产后血运，口噤，正与仲景六十二种风合，盖口噤非风不能成也。腹内恶血不尽，绞痛，又与腹中血气刺痛合，盖但瘀作痛，定而不移，曰绞，曰刺，仍是气为之也。治血者，因其始黄终赤，

① 运：通"晕"。眩晕。《金匮要略·五脏风寒积聚病脉证并治第十一》："肺中风者，口燥而喘，身运而重。"高学山注："运与晕同。"

② 梂（qiú 求）汇：植物包裹子实的球状外壳。《尔雅·释木》："栎，其实梂。"郭璞注："有梂汇自裹。"邢昺疏："梂，盛实之房也。"

德协火土，故能彻上彻下；治气者，因其味辛性温，辛则能散，温则能通。因是而思，则其有异于他物之通瘀矣。

牡　丹

味辛，苦。寒，微寒。无毒。主寒热，中风，瘈疭，痉，惊痫邪气，除癥坚瘀血留舍肠胃，安五脏，疗痈疮，除时气、头痛、客热、五劳、劳气、头腰痛、风噤、癫疾。**一名鹿韭，一名鼠姑。**生巴郡山谷及汉中。二月、八月采根。阴干。<small>畏菟丝子。</small>

牡丹于二月宿梗上生芽发叶，三月开花，五月结子，黑色，如鸡头子大，根黄白色，可长五六寸，大如笔管。《图经》。

心为牡脏，牡丹色丹属心，气厚味薄，为阳中之阴。心者体阴用阳，其所主血脉，今有物焉，入其体，调其用，而宣通其所主，则不谓其入心而何哉？味辛则能通，气寒则能降，是以不为补剂而为通剂。凡血之所至，气必至焉，血不宣则气亦壅，气壅则不能卫外而为固，于是阳与阴相争，气与血相薄①，而为寒热。血宣气行，外入者不解自去，此牡丹之首功，在鳖甲煎丸所由取重也。大抵牡丹入心，通血脉中壅滞，与桂枝颇同，特桂枝气温，故所通者血脉中寒滞；牡丹气寒，故所通者血脉中热结。桂枝究系枝条，其性轻扬，故凡沉寒痼冷，未必能通；牡丹则本属根皮，为此物生气所踞，故积热停瘀，虽至成脓有象，皆能削除净尽，此则非特性寒、性热之殊矣。牡丹有枝、有叶、有花、有实，皆所不用，独用其根者，则以凡物

---

①　薄（bó博）：搏击。《易·说卦》："天地定位，山泽通气，雷风相薄，水火不相射。"

有实，则生气系于实，根株遂朽，此虽成实，生条布叶之具①仍在于根，是其气全在根，非茎条花叶所能该耳。是其微义，不可不触类旁通者也。

尝读《素问·大奇论》而疑之，谓心脉满大，痫瘛筋挛；肝脉小急，痫瘛疭挛，肝、心同为血脏，满大小急之殊，不啻霄壤，何以发病正相同也？解之者曰：心属火，火有余则脉满大而血干涸；肝属木，木感寒则脉小急而气②窘迫。不知痫因于惊，惊则气血乱，气乱则入于经脉，心气为之满大；血乱则出于血室，肝气为之小急，是心之盛与肝之衰，理实相连，不可分也。虽然，此非牡丹所能治也。由惊而痫，由痫而瘛疭，或由中风而瘛疭，此则牡丹之所能治矣。《本经》言牡丹主中风瘛疭，惊痫邪气，明瘛疭有由于中风者，有不由于中风者，曰中风瘛疭，则与瘛疭之不由中风者有别矣；惊痫有有邪气者，有无邪气者，曰惊痫邪气，则与惊痫之无邪气者有别矣。再证之以《别录》所主时气，头痛，客热，五劳，劳气，头腰痛，风噤，癫疾，则凡风热之中血分者，为牡丹所专治无可疑矣。独是牡丹入心，通行血分，能行血中久痼瘀结，虽至化脓，亦所擅长。假如血结不流，不有血脉虚而纵弛者乎？不有脉随血聚而拘急者乎？不有因血结而热生，因热薰而惊痫者乎？由此以观，则牡丹之用，未为不广也。

巢元方曰：寒温失节，致脏腑虚弱，食饮不消，聚结在内，渐染生长，块段盘牢不动移者为癥，言其形状可征验也；又曰：冷热不调，饮食不节，积在腹中或肠胃之间，与脏相结，搏其

---

① 具：功能。旧题汉·李陵《答苏武书》："其余佐命立功之士，贾谊、亚夫之徒，皆信命世之才，抱将相之具。"

② 气：原作"既"，据长年医局复刻本校刊记及文义改。

牢强，推之不移，曰癥；又曰：产后脏虚，余血不尽，为风冷所乘，血则凝结成癥，由是推之，癥坚不必皆由瘀。特动者为在气，不动者为在血，故癥不能不谓为血分之病，则病癥坚者不必不有瘀，特瘀有不为癥坚者，故曰癥坚瘀血也。癥坚瘀血有舍于脏腑之隙者，有留于经络之交者，不能尽在肠胃，惟在肠胃者为牡丹所主，故曰治癥坚瘀血留舍肠胃也。何以知其在肠胃耶？盖在胃必妨食饮，在小肠必妨溲溺①，在大肠必妨大解②。气血既结，则不能流动之气血聚而归之，故腹中既有形兼呕血者、溺血者、下血者，皆为牡丹所宜，以此类推，百无一失矣。

仲景治癥坚瘀血用牡丹者，推桂枝茯苓丸、温经汤两方，两方所主之证，不得云在肠胃也，其亦有说欤？夫桂枝茯苓丸证，胎动在上，漏下不止，是为癥在小肠，故血从前阴下也；温经汤证，少腹里急、腹满、烦热、唇干、下利，是瘀在大肠，故谷道窘急而利也。且病有暂有常，自其同者观之，则热迫冲任而下血，滞积肠胃而肠澼，计亦不甚相远也；自其异者观之，则妊娠下血，必不久而胎堕，决不能按期自行自止至三月矣，肠澼暮即发热，不剧必瘥，未有常常如是能至数十日者，此何以故？则以下血、肠澼为暴病故也。若癥坚瘀血积久方病，既病亦不骤愈，故虽同在肠胃而有久暂之殊，遂使治有天渊之别。《本经》于癥坚瘀血在肠胃，必下留舍二字者此也。或谓瘀在

---

① 溲溺：小便。《史记·郦生陆贾列传》："沛公不好儒，诸客冠儒冠来者，沛公辄解其冠，溲溺其中。"司马贞索隐："溲即溺也。"
② 大解：大便。《二十年目睹之怪现状》第一○三回："及至次日，请了大夫来，凡老爷夜来起来几次，小解大解几次，是甚么颜色……只有他说得清清楚楚。"

大肠未必下利，或者阻碍水道，故小水入大肠而下利欤？非也，夫滞在大肠亦能下利，瘀何独不然？若小便则必不以瘀而碍。《伤寒论》云：小便不利者，为无血也。小便自利者，血证谛也。以小便由气化，气分无病，小便必调为可据矣。

温经汤证，暮即发热，手掌烦热，唇口干燥；大黄牡丹汤证，时时发热，自汗出，复恶寒，可知瘀血痈脓在大肠者，必兼表证，盖大肠与肺为表里，大肠病必延及肺，肺主皮毛则寒热矣。温经汤证，少腹里急，腹满下利，而不云小便不利；大黄牡丹汤证，少腹痞，按之即痛，如淋，小便自调，又可知大肠虽逼处膀胱，但气不病，终不为膀胱害也。牡丹《本经》主疗痈疮，《金匮要略》中排脓散、排脓汤、王不留行散皆不用，肠痈二方则一用、一不用，《千金方》治诸疔肿、痈疽、疮漏皆不用，肠痈三方毕用之，可知牡丹为物，非特主癥坚瘀血留舍肠胃，即痈脓亦必涉及肠胃方可用矣，然牡丹何以独能去肠胃中壅结瘀积也？盖心属火而主降，牡丹气寒，味辛微苦，辛则能开，苦则能降，故心交于肾而膀胱之化行，若有所隔碍者，牡丹在所必须，此肾气丸用之也。非特此也，胃者受盛之府，肠者传化之府，既受而盛，则非火莫化，既化而传，则非火莫行。牡丹非能助火之行也，凡火结不行者，牡丹能开降之，此所以专主留舍肠胃中癥坚瘀血也。

肾气丸之治，在《金匮要略》中有四，而皆涉及小便，与牡丹无涉者也，牡丹果何为者哉？《金匮真言论》云：北方黑色，入通于肾，开窍于二阴。《水热穴》篇云：肾者，胃之关，关门不利，故聚水而从其类也。夫肾兼畜水火，火不宣则水不行，水不行则火益馁，于是不行之水郁而生热，益馁之火暗而不燃。水中有热，则小便反多；火中有寒，则小便不利。水中有热，火中有寒，非牡丹色丹、气寒、味辛苦者，孰能治之？此附、桂之壮阳，地黄之滋水，虽能为之开阖，不能为转其枢，则牡丹之功不小矣。是方也，养阴之力虽厚，振阳之力亦雄。养阴之力厚，恐其水中之热延留，故必以牡丹泄阴中之阳者佐之；振阳之力雄，恐其燥急而难驯，故以山茱萸于阴中摄阳者辅之也。

白 前

味甘。微温。无毒。主胸胁逆气，咳嗽上气。

白前生洲渚沙碛①上，苗高尺许，其叶似柳，根白色似牛膝、白薇辈，但比白薇粗长坚直，脆而易断。参《开宝》《蒙筌》。

刘潜江云：《别录》白前主治首言胸胁逆气，夫胸中固肺所治，胁则阴阳升降之道路也。次言咳嗽上气，气升降之相随，即阴阳之分而合者也。升多降少，则或阴或阳，皆能病之，如下之真阴不足，即无以召上之阳而气不降；上之真阳不足，即不能生下之阴而气亦不降，此皆属虚，固非白前辈所能治。惟后天之病，外邪所感，如痰热上壅、贲豚上冲之类，所谓上实下虚，下实上虚者，随其所主而以是为先导，庶几近之。此其所当然，固如是矣。其所以然，卒未明也。予谓：白前与白薇形本相似，故其功能亦复相似。但一虽柔软，以其味咸苦，更加以气平，故力反能自上抵下；一则粗长坚直，绝似力益猛者，然脆而易折，究竟进锐退速，且味甘微温，自然降力觉缓，是其形质受牵制于气味，即遂其所欲诣，亦不过自上及中止矣。

---

① 沙碛（qì气）：沙滩，沙洲。碛，沙石积成的浅滩。

虽然，方其胸胁逆气、咳嗽上气之际，纵使咸苦而平、直达于下之白薇，终不能参一臂之助，以其柔软故也，而此则坚刚俊爽，一往无前，不过不能耐久，乘兴而行，兴尽即止耳。若如泽漆汤之治咳而脉沉，在上并以生姜之横散、紫参之下泄，在下并以桂枝之止逆、泽漆之收水，偏得成其治下之功，又可谓仅及中乎？剪裁之妙，辅相之宜，原用药之权衡也。

桑根白皮

味甘。寒。无毒。主伤中，五劳六极，羸瘦，崩中，脉绝，补虚，益气，去肺中水气，唾血，热渴，水肿，腹满，胪胀，利水道，去寸白，可以缝金疮。采无时。出土上者杀人。**叶，主除寒热出汗。**生犍为山谷。六月多雨时采。即曝干。

或曰：桑根白皮，《本经》以之主伤中，五劳六极，羸瘦，崩中，脉绝，补虚，益气，举天下之虚证几尽治之，宜补剂无与匹者矣，乃后贤视之，其功一若甚狭，何哉？予则谓不然，考《千金》于五脏之劳，大旨以《四气调神大论》中逆四时之气一节为主，因分析其辗转虚实致使关格、生劳，于六极则以《阴阳应象大论》天气通于肺至治五脏者半死半生为总论，分列《风论》《痹论》，五脏四时所受病，于筋、脉、肉、气、骨五极之下，以《脏气法①时论》五脏虚实见象缀之，惟精极，则以谓通主五脏六腑之病候，独归重于肾。是劳不尽属于虚，极有以异于竭，既有盛有衰，有虚有实，又有四时之邪绳贯其间，其为虚证已无几矣。况劳极之病，有由伤中者，有由伤外

---

① 法：原作"发"，据《素问·脏气法时论》改。

者，有羸瘦者，有不羸瘦者，桑根白皮之所主，仅伤中之五劳六极且羸瘦者，不既已不广欤？所以然者，桑根白皮为物，甘辛而寒，寒者其气下归于肾，甘辛者其味上达于肺脾。肺脾者，水津运化之通衢；肾者，水津归宿之庐舍。上焦运化不愆，则中之伤者以渐可瘳；下焦归宿有方，则外之羸者以渐能旺。且其物坚致韧密，洁净无瑕，剔其皮为纸，则牢固难败，以其叶饲蚕，则吐丝连续，故于崩中、脉绝之候，又能补虚、益气，明其于内崩则能补虚，而去者可复；于脉绝则能续气，而断者可联也。曰桑根白皮还瘦为丰，固有诸矣。《别录》以之去肺中水气，肺中有水必面浮，又以疗水肿、腹满、胪胀，非过不羸瘦乎？夫惟其不羸瘦，转有以知其羸瘦矣。水为有形之物，必其胸腹中有空隙乃能容之，如其肌肉丰盈，气道充满，则水更居何所？且脾肺之气化连属，水道之通降得常，所以治羸瘦者，正其所以治水，又岂有二致哉？惟其叶甘寒之外，不兼辛而兼苦，则有异于根皮，而清虚肃降之气过之。故主寒热病之汗出者，斯不得牵连前说耳。

竹叶（䈽竹叶）

味苦。平，大寒。无毒。主咳逆上气，溢筋急[1]，恶疡，杀小虫，除烦热，风痉，喉痹，呕吐。**根，作汤，益气止渴，补虚下气，消毒。汁，主风痉。**皮茹，微寒，主呕哕[2]，温气寒热，吐血，崩中，溢筋。生益州。

---

① 溢筋急：因津液阻滞，筋脉失养而发生的筋脉拘急。

② 哕（yè 叶）：干呕。《难经·十六难》："心痛，掌中热而哕，有是者心也，无是者非也。"滑寿本义："哕，干呕也。"

竹类甚多，入药惟取䈽竹①、淡竹、苦竹三种。䈽竹坚而促节，体圆质劲，皮白如霜。苦竹有白有紫。甘竹似䈽，即淡竹也。江河之南甚多，北则鲜有，冬春苞笋土中，闻雷则发，旬日间即落箨②而成竹。茎有节，节有枝，枝复有节，节有叶，枝必两，叶必三，愈近根则节愈促而管益厚。根有雌有雄，雌者多笋，当自根下第一节观之，只者为雄，双者为雌，其根喜向西南行，故必取根之西南者栽园之东北隅，耐湿耐寒，然不宜水淹，淹即死，故但得覆以泥而不可浇水也。《齐民要术》《图经》《志林》《纲目》。

忆闻诸蒋汉房先生曰先生名云，一蓉龛，侍御从孙诸生精于《易》，为博物穷理之学者震☳为苍筤竹，其取象为阳在下，奋迅振动，阴在上，飘零解散。又上坎下兑曰节䷻，其取象则根为阳，茎为阴，节为阳，管为阴，叶则阴之阴，根则阳之阳，故其出土时最有力。此义于竹之用，甚确切有味，何者？惟其阳出而阴散，阴既散而阳遂畅，阳既畅而天气清明，此非春夏雷雨之象乎？盖其先数日必有暴暖郁蒸，木津础润③，随继以翛④然之风，雷雨乃作，是故咳逆上气，不似阴为阳击，飘扬于上乎？溢筋急、恶疡，不似木石之津润，或遂溃烂乎？益气止渴、补虚下气者，阳振而能蒸津液以上滋也。主风痉者，使经脉不为湿热所攘而拘急也。夫阳不能畅，乃为郁蒸；阳之不畅，以阴为之累也，阴累阳者，或发其覆，或披其郤，然皆以清阳之

---

① 竹：原作"行"，据文义改。

② 箨（tuò 唾）：竹皮，即笋壳。《集韵·铎韵》："箨，竹皮。"

③ 础润：即地面反潮，预示大雨将至。《淮南子·说林训》："山云蒸，柱础润。"础，柱下石墩。

④ 翛（xiāo 消）然：迅疾貌。宋·司马光《馆宿遇雨怀诸同舍》诗："佳雨濯烦暑，翛然生晓凉。"

无力，阴翳之胶固，斯不得已而出此。若夫阳既有力，阴复轻微，徒割鸡而用牛刀，所累者虽散，岂不畏其所伸者遂倔强莫制耶？是故竹叶所主之咳逆上气，非风寒闭塞之咳逆上气，亦非气不归根之咳逆上气，乃微阴累阳之咳逆上气，譬如暑月行人在烈日之中反不喘，骤入林下，稍得凉爽喘反作者是也；其所主溢筋急，非寒则收引之筋急，亦非水渍胖胀之筋急，乃阳不伸而津阻之筋急，譬如郁蒸之令，筋胶诸物虽置高燥处，亦能横胀短缩者是也。竹叶为物飘萧，轻举洒然，微阴正欲解散之余，取其阳遂透、阴遂消。是故《金匮》竹叶汤治产后，中风发热，面正赤，喘而头痛，乃阳无根而上泛，复为阴翳所累，遂以桂枝、附子、人参、甘草、大枣、生姜回其阳，用竹叶率葛根、防风、桔梗以解散其阴，盖风寒所著之阴与为阳累之阴，固自不同，不得全仗葛根、防风、桔梗而能解也；《伤寒论》竹叶石膏汤治大病解后，虚羸少气，气逆欲吐，乃强阳既未全衰于中，微阴不能无扰于上，徒以石膏、人参、半夏、麦门冬、粳米、甘草安其中，又恐其阴随寒药入内，不如以柔润者和阳，轻清者散阴之为愈。盖正旺之阳与方衰之阳，原自有别，非若白虎汤证可径情直行也。至若皮茹，原系运输津液上朝之道路，其中虽有属阳之节为阻，其外实一线上行，并无留滞，内之阻正以外之通而得生，故治中气之有阻而逆者，如相激为呕哕，相争为寒热，相迫为吐血，相逐为崩中，何莫非以阳格阴，阴不流通、奔突外出之候，若在外得通，在内自可转旋，即不能自致通畅，更为或和其阴，或和其阳，亦自有力而少隔阂。如橘皮竹茹汤之治哕逆，乃于中宫用阳和阴；竹皮大丸之治妇人乳中虚，烦乱呕逆，乃于中宫用阴和阳，皆一举可平，故目其功能曰安中益气。以是知竹皮之功，全从在外转旋在内之气，比之竹叶从在上解阴翳而畅在中之阳者，又不侔矣。

吴茱萸

味辛。温，大热。有小毒。主温中，下气，止痛，咳逆，寒热，除湿血痹，逐风邪，开腠理，去痰冷、腹内绞痛，诸冷实不消，中恶，心腹痛，逆气，利五脏。**根，杀三虫。一名藙**①。生上谷川谷及冤句。九月九日采。阴干。
参实②为之使，恶丹参、硝石、白垩，畏紫石英。

吴茱萸木高丈余，皮青绿色，枝柔而肥，叶似椿阔厚而皱，紫色。三月开红紫细花，七八月结实于梢头，累累成簇而无核，嫩时微黄，熟则深紫，颗粒紧小。参《图经》《纲目》。

一岁气候，从温而热，从凉而寒，如晷③斯移，以渐而进，不容驻足，此其常也。独可异者，芒种以后，届乎小暑，自温转热之际，气候反寒，或者以为由于湿也。然湿亦何事独盛于是时哉？殊不知寒与热，由日道之发敛，从前岁冬至日，自南陆以渐北移，其气发扬昌明，递至夏至，行北陆已极，乃转移就敛而南。斯时也，气之发扬于外者，将收而不及骤就轨范，由是天地屡交，霆霖作焉。霆霖已后，气才就范，但尔时阳气尽浮于地，不得上升，又不能下降，以是酷热之时，气多弥漫不畅，《记》④曰：土润溽暑，大雨时行，正纪⑤此也，人气应

---

① 藙（yì 易）：吴茱萸的别名。
② 参实：《证类本草》卷十三木部中品"吴茱萸"条作"蓬实"。
③ 晷（guǐ 轨）：日光。《广韵·旨韵》："晷，日影也。"
④ 记：即《礼记》。
⑤ 纪：通"记"。《释名·释言语》："纪，记也，记识之也。"毕沅疏证引叶德炯曰："纪、记二字古通。"

此，由肾而肝，由肝而脾，脾为水谷之会，气至于是，必偕其精微以上行，苟有所阻，则非特上者不能上，并下者亦不能下矣。是其所由阻者，水谷之阴，阻而不得遂其升降，则阳气也。吴茱萸柔条绿树，开花暮春，俨然木火通明之秀质，乃花后直至七八月间，已过湿热气交之候，始结实焉，又必至季秋收敛已甚才熟，是其质禀于木火，用宣于燥金，偏于阴阳湿热交阻难分难解之处，批大郤，导大窾，因其固然，犹之以无厚入有间，恢恢乎若有余地，故能使水升火降，以复其运用之常。盖痛者，阻而不动也；咳逆者，因阻而上搏也；寒热者，因阻而相争也。内阻则外闭，故腠理不开，风邪得客也。则吴茱萸主治，所谓下气，止痛，咳逆，寒热，逐风邪，开腠理者，一由温中之功，以是而巍然冠于前也。虽然，除湿血痹者，亦岂由温中之力耶？夫血之所由生，非中焦受气变化而赤者乎？以湿困脾，遂无可取气，以变化血，痹而不化，脾乃转受其困，则非温中孰能治之？然湿血痹之证云何？大凡脾滞于中，斯食积、痰饮无不由此而阻，阻则气不行而血随之，故中焦有物，始无形而继有形者皆是也。虽然味辛气温之物于理固升，兹何以独谓其升阴而降阳？夫吴茱萸之辛，其中有苦，且以苦始，又以苦终，惟其苦转为辛，而知其能升阴；辛归于苦，而知其能降阳，原系理之常，无足怪也。

据仲景之用吴茱萸，外则上至颠顶，下彻四肢，内则上治呕，下治利，其功几优于附子矣。不知附子、吴茱萸功力各有所在，焉得并论。附子之用以气，故能不假系属，于无阳处生阳；吴茱萸之用以味，故仅能拨开阴霾，使阳自伸、阴自戢耳。历观吴茱萸所治之证，皆以阴壅阳为患，其所壅之处，又皆在中宫，是故干呕，吐涎沫，头痛，食谷欲呕，阴壅阳于上，不得下达也；吐利，手足逆冷，烦躁欲死，手足厥寒，脉细欲绝，阴壅阳于中，不得上下，并不得外达也。《伤寒论》中但言其所以，而未及抉其奥，《金匮要略》则以一语点明之，曰呕而胸满，夫不壅何以满？谓之胸满则与不满有间，可知不在他所矣。然则温经汤独不以吴茱萸为主欤？何以其满在腹，且云少腹里急也？此盖有在气、在血之不同，故所处之地亦不同，然其系于壅一也。夫手掌烦热，非太阴证所谓四肢烦疼乎？即其主证唇口干燥，核之《六节藏象论》所谓脾、胃、大小肠、三焦、膀胱为仓廪之本，营之居，而其华在唇四白者，亦岂能外于中土乎？惟其在血则不得不在下，是即《本经》所谓湿血痹者也。或曰：古之人皆以吴茱萸为肝药，今若子言则似脾药矣，不既显相背耶？予谓：中品之药以疏通气血而治病，乌得以五脏六腑印定之，且土壅则木不伸而为病，土气疏通，则木伸而病已，盖其施力之所在脾，所愈者实肝病也，谓之为肝药，又何不可之欤有？

栀　子

味苦。寒，大寒。无毒。主五内邪气，胃中热气，面赤，酒疱皶鼻①，白癞，赤癞，疮疡，疗目赤热痛，胸心大小肠大热，心中烦闷。**一名木丹，**一名越桃。生南阳川谷。九月采实。曝干。

栀子木高七八尺，叶似兔耳，厚而深绿，春荣秋瘁，入夏开小白花，大如酒杯，六出，中有黄蕊，甚芬芳，结实如诃子，生青熟黄，中仁深红可染帛，一云染栀子，花六出，虽香不浓

---

① 酒疱皶（zhā）鼻：即酒渣鼻。

郁。山栀子，花八出，一株可香合圃，入药用山栀子，皮薄圆小，刻房①七棱至九棱者佳，其树喜湿而畏寒，故园中宜穿井频灌溉之，冬月于北面厚夹篱以蔽风寒。参《图经》《山谷诗话》

卢②芝园曰：栀子有色，故主色变，凡苦寒之物能下、能坚，惟栀子反使坚结者解而上出，火空则发之义也，故并作涌泄之剂，如五内邪气、胃中热气，结而未实者，易于分解，已成燥坚者，非所宜矣。

五内邪气之后，继以胃中热气，则所谓邪者，未必尽热矣；胃中热气已前，冠以五内邪气，则所谓热者，未必有邪矣。栀子苦寒涌泄，其可治非热之邪、无邪之热耶？不知五内邪气而能为面赤、酒疱皶鼻、白癞、赤癞、疮疡，又乌得云无热？胃中热气乃竟致面赤、酒疱皶鼻、白癞、赤癞、疮疡，又决非劳伤虚热。仲景云：凡用栀子汤，病人旧微溏者，不可与服。则可见五内寒邪、胃中虚热乃非栀子可胜耳。据此则五内邪气、胃中热气，皆为面赤、酒疱皶鼻、白癞、赤癞、疮疡，述病由，而卢氏主色变之说遂不可易矣。夫卢氏之言诚无以易，第有当分析者，不可不知也。栀子味苦气寒，禀性严肃，乃偏开花结实于阳气极盛时，固有以知其体阴而效用于阳矣。其花白、蕊黄、仁赤，五色之中惟具其三，故所主面赤、酒疱皶鼻、白癞、赤癞，亦惟此三色，其他若青黑痣斑之类，概不能治，是亦与茜草、红花、苏方木色赤而治血者无异矣。然世俗捣栀子敷伤，经夕之后，敷处仅变青黑，不为黄白与赤，又曷故哉？夫栀子非能治伤，特伤之浅，未及筋骨仅在肌肉者，则或气阻生火，

① 刻房：翅状纵棱。

② 卢：原作"芦"，音近而误，据文例改。

第八卷

二七九

将变为紫、将变为赤，乃至阕血成脓，故急以解烦愠之物敷之，俾火不生而气行，竟无变赤、变紫之咎，则青黑者即胜夫赤、紫之色也，连类而推，则仲景以之治黄，均贯于此矣。

虽然，论色之义犹有当细意体贴①者。夫五气之递运，青而赤，赤而黄，黄而白，白而黑，黑而青，栀子则以白花而结黄实，黄实既成，中有赤心，是与四时之序适相逆也；五色之中独阙相属之青、黑，乃其叶当火、土、金主令时，则青黑光滑，届冬及春初，则萎黄而仍不凋，是与四时之色又适相逆也。与四时之序逆，不可附会收清肃之气于土中，以除其烦燠②乎？与四时之色相逆，不可附会于溽暑郁蒸中，偏能鼓荡其畅茂严肃之用乎？不然何以其木频喜溉沃，酷畏风寒也。仲景用栀子实具此二义，于热邪烦燠证，取其于土中收清肃之气以胜之，则栀子豉汤、栀子甘草豉汤、栀子生姜豉汤、枳实栀子豉汤皆是也。于湿热成黄证，取其于郁中鼓畅发之气而开之，则茵陈蒿汤、栀子大黄汤、大黄硝石汤皆是也。特于清肃中偏同豆豉之散发，于畅发中偏协大黄之荡涤，何欤？夫烦燠非特上焦阳盛也，盖下焦阴亦逆而阻阳之降焉，用豆豉泄其下焦之阴，使交郁蒸之阳于以供栀子清肃下行之化也。试即离豆豉未离栀豉局之栀子厚朴汤、栀子干姜汤观之，一以寒下而中宫气壅，则佐以枳、朴之开泄，一以温下而阳气不羁，则佐以干姜之守中，亦以凑栀子之清肃耳。发黄者，火迫于中，津液不能自行，则蒸盦而成焉，用大黄推其火以远于津液，即津液中火有未尽，则借栀子之严厉以畅其机也。试即不用大黄之栀子檗皮汤观之，

---

① 体贴：细心体会。
② 烦燠：闷热。《说文解字·火部》："燠，热在中也。"

则于黄疸中并兼发热，发热则其阳犹足达于外而结于内者未深，遂不必大黄之峻利，但用栀子清肃畅达之可耳。于此见栀子于烦懊之火，是化之而非析之；于黄疸之火，是畅之而非泻之也。

既曰凡用栀子汤，病人旧微溏者不可与服，又曰下利后，更烦，按之心下濡者，为虚烦也，栀子豉汤主之，何也？夫下利有热证、实证，便溏则一于虚寒而已，栀子豉汤治热证不治实证，下利后烦，可见非虚寒证矣，矧加一更字，益可见下利时本烦，及利止而烦愈甚，热证已定矣，然尚恐其属实也，故必按之。按之而硬者，小承气证也。必按之濡，始审为栀子豉汤证焉。是两条之义相去殊远非混也。然则便旧微溏者，误服栀子汤应何如？夫固曰栀子于热、湿、燥得令时，反能畅茂条达，而叶本青黑，于寒与风得令时，则蓄缩黄瘁，其遇中虚中寒，亦惟气萎败而伤土，增其下利已耳。然则同以栀、豉、枳实、大黄成方，治瘥后劳复挟宿食者，则曰枳实栀子豉汤；治酒疸、心中懊忱或热痛者，则曰栀子大黄汤。且枳实栀子豉汤枳实仅三枚，而反以名汤；栀子大黄汤枳实用五枚，而反让栀子居首，何也？夫治烦非治黄比，前固曰一取其清肃，一取其畅达耳。栀子大黄汤则并烦与黄悉治之，若仍用栀豉煎法，先煮枳实、栀子，后入豆豉，则嫌于治烦热，而非治黄，故不分先后，四味同煎，若别出方名，则嫌于治黄，不治烦热，故仍以栀子称首，曰栀子大黄汤，正以其不尽合栀豉法也。枳实栀子豉汤尽合栀豉法矣，以劳复加枳实，复以宿食加大黄，本无黄证可治，又有烦热可凭，讵可别出方名不谓之栀豉耶？譬如栀子厚朴汤、栀子干姜汤无豆豉，而仍以栀子冠方，为其子冠方①为其有烦也。茵陈蒿汤、大黄硝石汤何尝不治黄，何尝无栀子，而方名不出栀子，则栀子者，为治烦之要剂欤！

栀子为治烦要剂，仲景治烦不必以栀子，各有故焉。盖烦非一类，所当审察辨明，而后栀子之用可无误也。夫病在表有烦热，在里有烦躁，与栀子所治之烦天渊，固无庸辨。若夫小建中所治之烦悸，小柴胡所治之烦呕，瓜蒂散所治之烦满、饥不能食，黄连阿胶所治之烦不得卧，猪肤汤所治之下利、咽痛、胸满、心烦，乌梅丸所治之得食而呕又烦，桂枝所治之解后复烦，白虎所治之烦渴，亦与栀子所治之烦有别，而无庸辨。曰发汗、吐、下后，虚烦不得眠，若剧者，必反覆颠倒，心中懊恼，此方是栀子所治之烦，夫发汗、吐、下后，是阳邪内入也，阳邪内入，不因汗、吐、下后，则为里实，故曰阳明病，不吐不下，心烦者，可与调胃承气汤，若夫汗、吐、下后，有干呕烦者，有脉浮数、烦渴者，有胸满烦惊者，又非栀子所宜，则栀子所治之烦，必系误治已后，胸中烦满而不硬，不下利者，方为合剂也。

然则大柴胡汤证，为下后有烦、有呕，与栀子生姜豉汤证，究有何异？盖此中分别，相去径庭，亦何难辨？夫若呕之与呕不止，心下急之与虚满，郁郁微烦之与反覆颠倒、心中懊恼，已不啻天渊，况柴胡证仍在耶？且论病必先理其本末，柴胡证仍在句中，含无限兼证，呕不止所以别于喜呕，心下急所以别于胸胁满，郁郁微烦所以别于心烦、喜呕耳，岂得与烦满懊恼而或呕之栀子生姜豉汤比？若此可相比，则下后、汗后之昼日烦躁不得眠者，亦可相比乎？不揣本而齐末，此之谓矣。

---

① 为其子冠方：义不通，疑为衍文。

本经疏证

二八二

枳 实

味苦，酸。寒，微寒。无毒。主大风在皮肤中如麻豆，苦痒，除寒热结，止利，长肌肉，利五脏，益气，轻身，除胸胁痰癖，逐停水，破结实，消胀满，心下急，痞痛，逆气，胁风痛，安胃气，止溏泄，明目。生河内川泽。九月、十月采。阴干。

厚 朴

味苦。温，大温。无毒。主中风，伤寒，头痛，寒热，惊悸，气血痹，死肌，去三虫，温中，益气，消痰，下气，疗霍乱及腹痛胀满，胃中冷逆，胸中呕不止，泄利，淋露，除惊，去留热，心烦满，厚肠胃。一名厚皮，一名赤朴。其树名榛，其子名逐折。疗鼠瘘，明目，益气。生交阯、冤句。三、九、十月采皮。阴干。干姜为之使，恶泽泻、寒水石、硝石。

枳木如橘而差小，高五七尺，枝间多刺，叶亦如橘，但橘叶两头尖，枳叶有两刻耳。春生白花，至秋成实。八月采。《图经》。

厚朴木高三四尺，径一二尺，叶似槲叶，四季不凋，五六月开细红花，结实如冬青子，生青熟红，其中有核，七八月熟，甚甘美，皮鳞皱而厚，肤白肉紫，多液者佳。参《图经》《纲目》。

橘逾淮北变而为枳，即在江南，但年岁久亦叶生刻，遂不可食，故江南有橘有枳，淮以北则有枳无橘，是枳与橘本一类二种。橘乘阳明宣发之气，则味辛甘；枳秉阴冽敛降之气，则味苦酸。辛甘，故主胸已上逆气；苦酸，故主胸已下滞气，同为入中，有宣、泄之殊矣。夫人身之气，阳欲其下藏，阴欲其上朝，迨有病则阳上逆而阴下泄，若上逆、下泄皆不得透达，则中宫之病也。中宫之病，尚偏于有余者多，故病于上者，随其性以宣发之，气不能无伤，病则已去，是橘皮所以主瘕热、逆气、止咳呕、利水谷也；病于下者，亦顺其性以泄降之，是枳实所以主除寒热结、止利，且利五脏也。寒热结之义云何？人之受热感寒，乘于阳则发，乘于阴则结，比于表气则发，比于里气则结。发者，开之使出，宜解散不宜降泄；结者，导之使行，则宜降泄不宜解散，所谓病在阴应攻其里也。若久结不解，留于中则肌肉损削，溜于下则下利结滞。结滞能下，斯肠胃流通，气机畅茂，此枳实所以有止利、长肌肉之功也。利五脏之义云何？脾胃主行谷气于五脏，五脏禀谷气而后能周流无滞，脾胃滞则五脏皆滞，滞于中则痞痛、胀满，滞于旁则痰澼、停水，肠胃通则脾气宣、谷气行，此枳实所以有除胸胁痰澼，胁风痛，逐停水，破结实，消胀满，心下急，痞痛之功也。独大风在皮肤中形如麻豆，苦痒，世俗所谓风疹者，是宜解散，岂降泄所能愈，乃反推为枳实首功，何耶？试思风本流动之邪，皮肤中又营卫所在，为环周不休之处，两动相合，犹能为如麻如豆之形而不散，此非寒热结而何？夫形诸外必有诸内，皮肤中者，正肌肉之间，脾胃所主也。脾胃本有寒热，相结肌肉间，气自不能流转，风复袭之，于是内外相引，表里相通，屈伸进退，虽如麻如豆，而或起或伏，正以其根于内也。拔其根，枝叶又焉所附？治里之物，偏有此解表之能，不推之为首功可乎？

中风，伤寒，头痛，寒热，正三阳表证也，厚朴非表药，何以独推为首功耶？夫厚朴固非表药，惊悸，气血痹，死肌，又岂尽表证也，《本经》之旨，盖谓厚朴主伤寒，中风，头痛，寒热之或惊悸，或气血痹，且有死肌者耳。刘潜江谓草木能四时不凋者，或得于纯阴，或得于纯阳。如厚朴则所谓纯阳者，故取木皮为用，而气味苦辛，色性赤烈也。夫味之苦者，应于花赤皮紫，是味归形也；形色紫赤者，应于气温，是形归气也。苦能下泄，然苦从乎温，则不下泄而为温散，若苦从乎寒，则直下泄，如枳实是已。且气之生化在中土，此物虽味苦，苦后觉有微甘，所以直归中土而散结气，斯言也，可为治伤寒、中风根于中土者之确据也。夫伤寒、中风，变幻虽多，大旨不越乎伤阴、伤阳二者，伤阴为燥化则惊悸，伤阳为湿化则气血痹。惊悸实包谵妄、烦懊等候，气血痹实包胀满、呕泄等候，两候者皆与表邪连横，表以里为根柢，但散其表不究其里，则枝叶不能复生；里以表为应援，但通其里不究其表，则外邪因之内陷，此厚朴不必治伤寒、中风，而伤寒、中风内外牵连者必不可无厚朴，此所以推为首功欤！所谓死肌当与他死肌有别，后世论证有谓之麻者，有谓之木者，仲景无是也，在仲景书则麻曰虫行皮中，木曰不知痛处。麻为表气久虚之候，木为阳气拂郁之候，此条死肌当作木解，斯厚朴之用可无惑。

刘潜江云：枳实味苦而辛，苦多辛少，苦中又含酸意。夫苦酸涌泄，其气又寒，且结于降令，故本下行之性，乘降令之旺以就阴，最烈而速。厚朴始尝之苦，苦中微微有甘，最后有辛意，非辛也，乃苦温之余烈，俗所云麻味也。然则厚朴从苦温以散结者，不若枳实从苦寒以泄滞欤。夫气以温热为升为补，苦甚者转从升补以散之；以寒凉为泄为降，苦甚者转从降泄以导之。故厚朴之治，宜于寒或宜于湿；枳实之治，宜于热或宜于燥，各从其对待以投之，反是则厚朴施于燥热之结者，犹可借从治以奏功；若枳实误施于寒湿，是气本下而复降之，不惟无益且有害矣。

或曰：仲景于枳、朴每多联用，说者谓其善泄胸中至高之邪，乃今一断之曰治中，得无有戾于古人耶？予谓：至高之邪，决非枳、朴可治，何则？枳、朴所泄者气，上焦气分有病必兼停饮、宿水故也。夫上焦为化阴之所，其氤氲之气主变为津而下溉，下焦乃能化气，气于是乎为柔和不为刚烈，以上焦原系脾肺太阴所主，太阴本湿土之化也。若上焦不化阴，则氤氲之上凑者，咸壅遏而为痰、为水，故仲景治上焦多用杏仁、桔梗、葶苈、甘遂，陷胸等汤可按矣。若夫中焦虽水谷杂居，而传化物而不藏，譬土之于水，立能治之使尽，以胃与大肠俱属阳明，阳明本燥金之化也。苟中焦有壅滞不化，但以峻药导之，滞虽去而滞之所熏蒸留于肠胃者未去，则岂不能勾引新谷新邪，据旧滞之位以为患，故仲景治中焦，纵已投硝、黄，亦必协枳、朴，承气等汤可验已。两书中用枳实之方十有七，用厚朴之方十有四，而枳、朴联用者八方，八方之中与大黄同用者六，譬之西人之制火器焉，大黄则药，枳、朴则木炭也；譬之古人之制劲弩焉，大黄则矢，枳、朴则机栝也。故夫枳、朴联用，不同大黄者仅二方，曰枳实薤白桂枝汤，曰栀子厚朴汤。二证者，一由表邪方炽而误下，故心腹烦满，卧起不安，乃邪欲出表而不得，故方名但出厚朴，不出枳实，以厚朴之性原向表也；一由里气壅逆，故心中痞，留气结在胸，胸满，胁下逆抢心，乃气欲下归而不得，故方名但出枳实，不出厚朴，以枳实之性原向下也，于此可见枳、朴之同而异。发汗不解，腹满痛者，宜大承气汤；腹满不减，宜大承气汤；腹胀，不大便者，宜大承气汤；其热不潮，未可与承气汤；若腹大满不通者，可与小承气汤，微和胃气，勿令大泄下；病腹满，发热，十日，脉浮而数，饮食如故，宜厚朴七物汤；腹满，痛而闭者，宜厚朴三物汤；支饮，胸满者，宜厚朴大黄汤，是枳、朴明为胀满设矣。而方中分数，惟小承气汤枳、朴最少，厚朴七物汤、厚朴三物汤即小承气，惟以枳、朴多用易其名，且表证多者厚朴多，表证少者厚朴少，于此可见枳、朴之异而同。同异之间，枳实之所以泄满，厚朴之所以已胀者，可窥矣。

于枳、朴二味之不相联者，又有以见其用与表药连属者多，与里药连属者少也。盖两者一系木之皮，又味苦气温；一系橘之变种，又气疏峻而性泄降，辅里药则为发踪①指使，辅表药则为搜捕反侧②。发踪指使者，必谋之审而处之当，故宜联用；搜捕反侧者，必持以静而发以猝，故不宜联用。观夫表证方盛，里复不和者，恃以降泄其里而表亦和<small>大柴胡汤</small>；病属于阴，邪系夫阳者，恃以泄其阳而阴自达<small>四逆散</small>；病起由表，反覆由里者，恃以廓清其里而表方得开<small>枳实栀子豉汤</small>；气阻于上，不得升降者，恃以开泄而升降复常<small>橘枳生姜汤</small>；气逆于上不得下，反内逼者，恃以下其气而内不扰<small>桂枝生姜枳实汤</small>，此枳实之用与表药相联者也。麻黄、半夏、干姜、五味子、细辛，为小青龙汤；麻黄、石膏、杏仁，为麻黄杏仁甘草石膏汤，合二方更加厚朴，遂主脉浮而咳。夫脉浮为在表，二方本皆表剂，小青龙本主咳，必加厚朴，并以首冠方名者，则以散敛温凉欲各抵其所而不能，皆缘邪聚，致胸中逼仄，不有宽而廓之者，则诸药难尽其能，

---

① 发踪：亦作"发纵"。指挥调度。汉·王粲《反金人赞》："君子亮直，行不柔辟，友贱不耻，诲焉是益，我能发纵，彼用远迹。

② 反侧：反叛的人。清·王韬《淞滨琐话·金玉蟾》："内消反侧，外绝觊觎，远近晏然。"此处指表邪。

此首功之所在，纵首列其名，亦有何愧厚朴麻黄汤。或下或未下，桂枝证不罢而喘，仍与桂枝汤，但加厚朴、杏仁，以杏仁能使上冲之气达于络脉，厚朴能使上冲之气达于表分，所以联络桂枝之解肌，俾几陷肠胃之邪仍回营卫桂枝加厚朴杏仁汤，此厚朴之用与表药相连者也。虽然枳实、厚朴皆与桂枝相连，枳实则连柴胡，不连麻黄；厚朴则连麻黄，不连柴胡，何也？盖连桂枝者，欲其下气散饮，此枳、朴皆有之功能。连麻黄者，欲其横出开表；连柴胡者，欲其通中泄里，以枳实无横出之权，厚朴无直达之技也。

枳、朴二物，仲景不甚令与补剂并用，有之则所谓心中坚，大如盘，边如旋杯，水饮所作，枳术汤主之；发汗后，腹胀满者，厚朴生姜甘草半夏人参汤主之是也。两证者，一则中有形，外不言胀满；一则外胀满，中不言有形。参、术补中之辨，于此可测其奥；枳、朴之分，亦因可了然矣。夫两证之由，皆系中虚，而虚复有微甚之别，其候又有久暂之殊，枳术汤证缘脾气濡滞，所受于胃之精微，不能速化以上输，停于心中，日积月累，以至成形。厚朴生姜甘草半夏人参汤证，缘汗后肺气外薄，失于吸引脾津，致脾气随津横溢四出。若能聚而不散，犹是虚中之实；散而不能聚，允①系虚中之虚。惟其为虚中之虚，故纵重用泄满化饮，然必久煎使之气淳而力优柔厚朴生姜甘草半夏人参汤以水一斗，煮取三升；为虚中之实，故纵用补中而不重枳术汤，枳实用七枚，白术止用一两，且必少煎，使其气锐而力雄猛以水五升，煮取三升，而注之曰腹中软，即可见其患硬不患满

① 允：确实。《后汉书·文苑传上·赵壹》："允所谓遭仁遇神，真所宜传而著之。"

也。借此又可见古人治病，每因势利导，不加逆折。腹满者，其机横溢，故用厚朴随横溢以泄其满；中坚者，其机根固，故用枳实随根固而泄其坚。一横一直之间，即枳、朴至理之所在矣。

二物之用，厚朴偏于外，枳实偏于内，厚朴兼能治虚，枳实惟能治实，既言之详矣。若夫厚朴始终只在气分，枳实却能兼入血分，则于王不留行散、厚朴半夏汤、枳实芍药散、排脓散见之。盖金疮者，血去既多，自无瘀滞，故但流通血分、缝纫疮口、提去热毒，既皆有其物矣，惟疏导气机者，能不属之厚朴耶？咽中帖帖[①]，如有炙肉，吐之不出，吞之不下，乃气著于咽，惟其帖于旁，不哽于中，斯可用著表之疏气药，惟其有所帖，方足见为有形之痰，于是小半夏加茯苓汤遂与著表疏气之厚朴伍矣，此所谓只在气分者也。腹痛，烦满，不得卧，是小承气证，若在产后，则非特为气分壅结，血分且必有留滞。破阴结、布阳气，芍药能利血中之气；破热结、坠坚气，枳实能利气中之血。气利而满减，血利而痛已，此枳实芍药散制剂更狭于小承气，其效反有过于小承气者。若加桔梗、鸡子黄为排脓散，则内有物象形而托其脓<small>鸡子黄象脓</small>，外有以会意而达于表<small>桔梗味辛色白</small>，为归肺与皮毛，此所谓兼入血分者也。统而言之，厚朴利气，利气之著于外者也；枳实利气，利气之悬于中者也。厚朴除满，是除胀满；枳实除满，是除坚满。枳实除满而且除痛，厚朴治满而不治痛，不徒偏内、偏外，兼虚、兼实已耳。

---

　　① 帖帖：贴近貌。此指咽部如有物附着。唐·韩偓《雨中》诗："独自上西楼，风襟寒帖帖。"

秦 皮

味苦。微寒，大寒。无毒。主风寒湿痹，洗洗寒气，除热，目中青翳白膜，疗男子少精，妇人带下，小儿痫，身热。可作洗目汤，**久服头不白、轻身、皮肤光泽、肥大有子。**一名岑皮，一名石檀。生庐江川谷及冤句。二月、八月采皮。阴干。大戟为之使，恶吴茱萸。

秦皮其木小而高似檀，枝干皆青绿色，叶如匙头许而不光，并无花实，根如槐，其皮有白点而不粗错，取以渍水，水便碧色。《唐本》《图经》。

凡草木禀地力偏厚，锐欲接于天，则乔耸而瘦；禀天气偏厚，频资溉于地，则圆短而大；禀天地之气俱厚，则高大；禀天地之气俱薄，则丛生。凡物气禀乎天，味禀乎地，色与香则虽出于物，亦不能不囿于气味，故香丽于气，色丽于味。其入于人身，则得于天者行阳，得于地者行阴，所谓从其类也。虽然，气之寒者凉者，从阳入阴；味之辛者甘者，从阴入阳。色之青者赤者，不能不上行；臭之腥者臊者，不能不下降。秦皮者，高耸而小，味苦气寒，色青以碧，为禀阴气厚而行于阳。夫色之青碧，畅茂盛长之应也；气味之苦寒，严厉肃杀之应也。《本经》之于风寒湿痹，洗洗寒气，除热，是于严厉肃杀中行畅茂盛长之化也；仲景之于厥阴病治渴欲饮水之热利，是于畅茂盛长中振严厉肃杀之威也。而其用在皮，凡木之皮主抽吮津液以上行，故肝胆之火上行而水不继者，服之有功。其皮又青而有白点，皮者肺之合，目之白睛为肺所主，故白睛有青翳白膜者，服之亦有功。少精者，地气不吸于天也；带下者，阴精不返于阳也，引其阴以交于阳，致其阳以行于阴，即《阴阳应象大论》所谓精食气，精化为气者是也。

山茱萸

味酸。平，微温。无毒。主心下邪气寒热，温中，逐寒湿痹，去三虫、肠胃风邪、寒热、疝瘕、头风、风气去来、鼻塞、目黄、耳聋、面疮，温中下气，出汗，强阴，益精，安五脏，通九窍，止小便利，**久服轻身、明目、强力、长年。一名蜀枣，**一名鸡足，一名魃实。生汉中山谷及瑯琊、冤句、东海、承县。九十月采实。阴干。蓼实为之使，恶桔梗、防风、防己。

山茱萸木高丈余，叶似榆，二月开白花如杏，四月结实，未干时如酸枣赤，既干皮甚薄，中有核。《图经》。

李濒湖谓山茱萸、吴茱萸甚不相类，未审何缘同名？予则谓惟其同类，是以同名耳。盖至九十月之交，万象萧索，惟三种茱萸吴、山、食累然朱实，灿烂可观，且三物者荣茂最早，收成反迟，均为善物。朱者，丹也，臾者，善也《广韵》云，以是得名，讵不允协耶？且山茱萸于气交湿令，与吴茱萸俱有行所无事[1]之概，惟吴茱萸则既开花，而于是时不结实；山茱萸则既结实，而于是时不长茂，并作游行跌荡之态，故其主病关中上，且在心下者，尤为异曲同工。第结实于秋者，其性严烈，故辛审而峻；结实于春者，其性醇和，故酸润而温。惟其酸润而温，故气深稳而力优柔，不然则心下既有邪气寒热，在外复有寒湿成痹，譬如天下之事已至内外云扰，又何可以温中解之，

① 行所无事：语出《孟子·离娄下》："禹之行水也，行其所无事也。"指在紧急关头，态度镇定，毫不慌乱。此处指山茱萸与吴茱萸不随俗流。

以温中而能悉解内外云扰，必其秉疏通之智、具镇定之识、施练达之才、行敦厚之政者也。故山茱萸之主心下邪气寒热、逐寒湿痹也，以游行无碍于中土之资，入其中而据之，乃施其春和发越之令，俾出于外，则随汗而能泄，俾入于肠胃，则随下而能通，在于中者既行，闭于外者又安得而不动，是知所谓邪气寒热与寒湿痹者，必系肝以虚而失其疏通之职，土遂硗瘠①不能运邪，肌肉应之，亦为寒湿所著而痹阻，此《本经》之旨，皆论其困于中者耳。若夫《别录》则又参出阴虚而火浮于上、阳弱而水脱于下两节。夫阴以静为职，阳以密为功，故《生气通天论》曰：阴者，藏精而起亟也；阳者，卫外而为固也。阴不起亟，则徒火在上，而头风、风气去来、鼻塞、目黄、耳聋、面疱；阳不卫外，则小便多、汗出。惟得温和润泽之物镇于中，更以酸味招而收之，斯浮于上者回，脱于下者固，既回既固，气自含蓄于中，阴又安得不强，精又安得不固，阴强精固，五腑又焉得不安，九窍又焉得不开阖合节耶？总之，山茱萸之长，在结实于春而备受夏、秋、冬之气，不吐不茹②，能常保其酸温之气味，常布其煦育之清标③，在阴则能使阴谐而阳不僭，在阳则能使阳秘而阴不耗，山茱萸之功力毕于此矣。或言：山茱萸，濒湖谓五月采实，不得竟泥元古④之《别录》。夫自《别录》《千金翼》《外台秘要》至《图经》，均云九月、十月采，

---

① 硗（qiāo 敲）瘠：土地坚硬瘠薄。宋·陆游《蔬圃》诗："硗瘠才三亩，勤劬赖两奴。"

② 不吐不茹：形容刚正不阿，不欺软怕硬。《旧唐书·李大亮传论》："及高祖临朝，谏舞胡鸣玉，怀不吐不茹之节，存有始有卒之规，可谓危矣。"

③ 清标：清美出众。明·郎瑛《七修类稿·义理·四雪》："园林中植此四花，以四雪取名为亭，可谓清标之至。"

④ 元古：上古。唐·李白《古风》："圣代复元古，垂衣贵清真。"

惟《图经》载一云五月采，与此小异，明明别著一说，不可为凭，王摩诘①《山茱萸》诗云：朱实山下开，清香寒更发，幸与丛桂花，窗前向秋月，则于五月采之说更何如耶？

紫 葳

味咸②。微寒《大观》本作酸，微寒，《太平御览》引作咸，今尝此物味实咸，故从《御览》改正。无毒。**主妇人产乳余疾、崩中、癥瘕血闭、寒热羸瘦，养胎。**茎叶，味苦，无毒，主萎③蹶，益气。一名陵苕，一名茇华。生西海川谷及山阳。

紫葳，凌霄花也，野生蔓才数尺，得大木依附而上，即高数丈，年久者藤大如杯。春初生枝，一枝数叶，尖④长有齿，深青色，自夏至秋开花，一枝十余朵，大如牵牛，花头开五瓣，赭黄色，有细点，秋深更赤。八月结荚如豆荚，长三寸许，其子轻薄如榆仁、马兜铃仁，其根长亦如兜铃根状。秋后采之。《纲目》。

紫葳附木而生，直上颠顶，其象为入肝；其花先黄后赤，灿烂弥久，其象如血，故所主多肝家血分之疾。然其之治崩中也，止治产乳余疾之崩中；其治寒热羸瘦也，又止治癥瘕血闭之寒热羸瘦，且治癥瘕血闭矣。则其性似行血之物也，乃偏能治崩中，又善养胎，何也？夫紫葳性寒，寒则能凉血；味咸，咸则能凝血。盖尝见宰豕、羊、鸡、鹜者，必先取器贮水与盐，

---

① 王摩诘：唐代著名诗人王维。王维，字摩诘。

② 咸：《证类本草》卷十三木部中品"紫葳"条作"酸"。

③ 萎：《证类本草》卷十三木部中品"紫葳"条作"痿"。

④ 尖：原作"光"，据《本草纲目》第十八卷草部"紫葳"条改。

以承其血，搅和而煮之，则血凝为块，既能凉血复能凝血，又何患其不能养胎？产乳之余，血气溃乱剽疾，故为崩中，若他崩中，则不必血不凝矣，寒以凉之，盐以凝之，其能止不凝之崩中，亦易易耳。惟癥瘕为病，有血闭者，有血不闭者，然皆属里，与表无与，则不必有寒热，癥瘕血闭而有寒热且羸瘦，则必血与邪热相搅，血欲凝而不得，邪欲出而不能，因以内结癥瘕，外相凌薄，气日耗而肌肉日渐消瘦，若用紫葳，实一举两得焉。仲景鳖甲煎丸，行气消瘀，和中解外，各有其物，所以必用紫葳，正由此也。

猪　苓

味甘，苦。平。无毒。主痎疟，解毒蛊、疰、不祥，利水道，久服轻身耐老。一名猳猪尿[①]。生衡山山谷及济阴、冤句。二月、八月采。阴干。

猪苓生枫树下，其皮至黑，作块似猪矢[②]，肉白而实者佳。隐居。

松下有茯苓，竹下有雷丸，枫下有猪苓，则凡树下皆有苓，未为妄也。第凡树皆有寄生，皆有螵蛸，而入药必取在桑者张隐庵，则猪苓之必取在枫者，又何疑焉？然《本经》主治多有不必穿凿解者，如延年益寿、轻身神仙等无论矣，有谓能行水上者、与鬼神通者，则神圣之言，该括众理，非浅学所可强明，如此味所谓主痎疟，解毒蛊、疰、不祥，均有偏于鬼神之感应而言，测其意旨，岂不以猪苓出自枫下，而枫者泥之可以致雨

---

① 尿：《证类本草》卷十三木部中品"猪苓"条作"屎"。
② 矢：古同"屎"。粪便。《庄子·人间世》："夫爱马者，以筐盛矢。"陆德明释文："矢，或作屎，同。"

《尔雅疏》，岁久能生瘿瘤，遇暴雨骤雨能暗长三五尺，谓之枫人。越巫取之作术，有通神之验，取之不以法，能自化去《南方草木状》，老者能为人形《述异记》，化为羽人《化书》。而其木无风自动，天雨则止《物类相感志》，其瘿又有风神居之《埤雅》《述旧记》。既具此种种灵异，又系得其余气，生于幽隐之地下者，能不益著奇功，驱鬼魅之老疟，解邪惑之毒蛊与疰，而召休征①哉？独利水道一语，乃实理所在，有非迷离惝恍②之说所能解者。盖凡草木所生之物，入土即放芽发叶，其有不放芽发叶者，则感地下阴湿、溃烂无余，惟茯苓、猪苓得木气而生于地下，既不苗萌挺茎，又不溃腐消败，是其却湿可知，乃复久而不变，则非特能却湿，且能化湿气为生气矣。虽然，茯苓可利水道，猪苓亦利水道，则凡木之苓皆能利水道，是猪苓不必定以生枫下者，且茯苓、猪苓尽可混用，乃仲景书中茯苓、猪苓各自为功，又每相连为用，似若断难相混者，何哉？盖亦可察物理而知之矣。夫松之概，挺拔劲正；枫之概，柔弱易摇。松之理粗疏，枫之理坚细。松之叶至冬益苍翠而不凋；枫之叶至冬遂鲜赤而即落。是其一柔一刚，显然殊致。茯苓属阳，治停蓄之水不从阳化者；猪苓属阴，治鼓荡之水不从阴化者。是故仲景以猪苓名方者，其所治之证，曰阳明病，脉浮发热，渴欲饮水，小便不利者，猪苓汤主之；曰少阴病，下利，咳而呕渴，心烦不得眠者，猪苓汤主之；曰诸病在脏欲攻之，当随其

① 休征：吉祥的征兆。《汉书·终军传》："故周至成王，然后制定，而休征之应见。"颜师古注："休，美也。征，证也。"

② 迷离惝恍：形容说法模糊不清。迷离，模糊不明，难以分辨。《乐府诗集·横吹曲辞五·木兰诗》："雄兔脚扑朔，雌兔眼迷离。"惝恍，模糊。《楚辞·远游》："视倏忽而无见兮，听惝恍而无闻。"

所得而攻之，如渴者，与猪苓汤；曰呕吐而病在膈上，后思水者，猪苓散主之。统而核之，莫不有渴。若五苓散则其治有渴者，有不渴者，至茯苓入他方所治之病，则不渴者居多。盖渴者水气被阳逼迫欲得阴和而不能也，与之猪苓，使起阴气以和阳化水，譬之枫叶已丹，遂能即落也。或曰：猪苓之化水，与茯苓异，是则然矣。凡淡渗之物皆上行而复下降，泽泻亦其一也，所以与猪苓、茯苓异者，其旨安在？是其义已见泽泻条中，所谓泽泻能使水中生气上朝，二苓则能化之者是也，惟五苓散、猪苓汤用泽泻，使未熟之水就上矣，乃既用茯苓使从阳化，又用猪苓使从阴化，此则不能不剖其疑。夫水既曰生，则不使从阳化，何以令其熟，若使徒从阳化，又置渴于何所，此亦浅显易明，不劳深释者也。

第九卷

中品，兽二味，虫鱼五味，果一味，谷八味，菜三味。

马　通

微温。主妇人崩中，止渴及吐下血、鼻衄、金创血。

《史记》：大宛多善马，马汗血，其先天马子也。是知马之气最盛者，能使血随汗出，即劣亦能不使血停于中，散之以行脉络矣。然独用其通，何也？盖马通之治，治血之因寒而停，遇隙以溢者，何以知之？则以《别录》谓其微温，仲景用于柏叶汤知之。夫血缘火迫而溢，必不用性温者为治，且不使与干姜、艾叶为伍矣。马一身之物，非性寒即有毒，均非能钟生气于人身者，惟通则性温而为养马一身之余，纵使一切性寒有毒之骨肉脏腑，皆赖此以生长，则人之身其因寒、因伤而血停，因血停而吐衄、崩漏者，均能行以散之，不容其再停矣。然谓其止渴，何也？夫惟止渴一语，独隶于妇人崩中之下，亦可知其崩中，则一身津液随血而流，遂不足以上滋，固无与于吐衄、金创、小小下血者矣。

羊　肉

味甘。大热。无毒。主缓中、字乳余疾及头脑大风汗出，虚劳寒冷，补中益气，安心止惊。

论羊肉者，多以《金匮真言论》南方赤色，入通于心，其畜羊为证，谓火畜性热，可以已虚寒，又为血肉，可以补形之不足。若以《周官》六畜之分隶，司徒主牛，宗伯主鸡，司马主马及羊，司寇主犬，司空主豕而言，诚不得不谓之火畜。然马亦隶夏官，同为火畜，非无血肉，独不可已虚寒而补形乎？且贾子《胎教》篇①不谓羊为西方之牲乎？《淮南子·时则训》注不谓羊为土畜乎？不又谓羊为土木之母乎？《吕览·孟春》注不谓羊属土乎？是又当作何说矣？《易》：兑为羊，兑之为卦，二阳在下，一阴居上，阳牵于阴，虽奋而不刚，阴比于阳，柔和而力厚，象羊之性，抵狠难移《易》"夬"注，又《史记·项羽本纪》：狠如羊，贪如狼，羊之体驯扰②易制，为发于火，充于土，其究为适口可悦之物，故首主缓中，缓者，急之对。急即仲景所谓寒疝、胁痛、里急、产后腹中疞痛者。借其阳足以抉阴，而阴仍比阳，不受阳之伤也。西北弥寒，生羊弥丰肥，南方所生则瘠而味劣，故又能于虚劳寒冷中补中益气，借其气之生长宜于寒也。胎生之易者无逾于羊，故又主字乳余疾。字乳必伤血肉，乃有余疾，借血肉之充以补之也。羊目无神，反有远视《五行传》注：羊，畜之远视者，是其阳直达于上，以与阴济而能远烛，故又主头脑大风汗出，借其阳能和阴，不使阳加于阴也。安心止惊，则《无羊》之诗③所谓矜矜兢兢，不骞不崩④。驯扰之得宜，眠食之得所，固有与人相从而无忤者，亦取其意为虚弱之躯思患预防⑤之治耳。

---

① 贾子胎教篇：即贾谊的《贾谊新书·胎教》篇。《贾谊新书·胎教》："羊者，西方之牲也。"

② 驯扰：顺服。驯，顺。扰，顺。《广韵·小韵》："扰，顺也。"

③ 无羊之诗：指《诗经·小雅·无羊》。

④ 矜矜兢兢不骞不崩：形容羊群很整齐，一只只紧挨着走，没有失散的，一点不乱。《诗·小雅·无羊》："尔羊来思，矜矜兢兢，不骞不崩。"矜矜，小心貌；兢兢，谨慎貌；骞，指羊群亏损；崩，羊群溃散。

⑤ 思患预防：语本《易·既济》："君子以思患而豫防之。"想到会发生祸患，事先采取预防措施。

露蜂房

味苦，咸。平。有毒。主惊痫，瘈疭，寒热邪气，癫疾，鬼精蛊毒，肠痔。火熬之良。 又疗蜂毒、毒肿。**一名蜂肠，**一名百穿，一名蜂勒。生牂牁①山谷。七月七日采。阴干。恶干姜、丹参、黄芩、芍药、牡蛎。

露蜂房古人多谓须用如瓮如桶者，今肆中盖不多覯②，惟用木上者，大则如碗，小则如瓯，其形如莲房，十百攒簇，界画浑圆，大小均称，其质似纸，外包褐色，中管青白，其蒂以漆系于木枝而倒悬焉，大率皆木皮水土酝酿而成者也。三月诸花盛开时，蜂始营构，旋构旋生子于中，夏则子成小蜂，犹子母皆聚于是，深秋则蜂去，至明岁蜂来则别营他枝，不恋旧巢也。箸录。

巢氏云：小儿壮热者，是小儿血气盛，五脏生热，熏发于外，故令身体壮热，大致与温热相似而有小异，或挟伏热，或挟宿寒所致。若不歇则变为惊，极重者亦变痫，或摇头弄舌，或睡里惊掣，数啮齿③，是欲发痫，其已发者，或口眼相引，目睛上摇，或手足掣纵，或背脊强直，或颈项反折。十岁已上为癫，十岁已下为痫。《潜夫论④·贵忠》篇：哺乳太多，则必

---

① 牂牁（zāngkē 脏珂）：郡名。其范围大约包括今贵州省大部，云南省曲靖东南部、文山州和红河州的一部分，以及广西西部的右江上游一带。

② 覯（gòu 够）：遇见。《说文解字·见部》："覯，遇见也。"

③ 啮齿：咬牙切齿。

④ 潜夫论：东汉哲学家王符著，共十卷，三十六篇。王符，字节信。少好学，有志操，性耿介，一生隐居著书，讥评时政，揭露豪强地主的贪婪和残暴。著有《潜夫论》，是以其长期生活在民间，对东汉社会弊端的洞悉而作的政论。

掣纵而生瘛。由是而言，瘛疭即掣纵也。《说文》：瘛疭，小儿病掣，收引也；纵，弛放也。瘛疭者，热甚而手足一掣一纵，相连不已也。《素问·玉机真脏论》：疝瘕弗治，肾传之心，病筋脉相引而急，名曰瘛。则瘛为收引，又何疑焉？以是知《本经》露蜂房所主惊痫、瘛疭，小儿伏热、宿寒之所为也。寒热邪气、癫疾，成人受邪郁伏之所为也。是皆得于气血素盛之人，其以露蜂房主之之故，则有说焉。夫蜂房纵风摇而能常安常定，遇酷暑而偏以生以育，且其界限分明，秩然有序，其孔一直到底，并无歧互，似经脉、经筋所容之隙。是其于酷热之中，反钟生气，不畏生风，能约束一身秩然有序之孔道，使经脉间气血不至横溢，经筋自无引纵弛缩之患矣。虽然，巢氏不又云风痫者，由血气少则心虚，精神离散，魂魄妄行。因为风邪所伤，故邪入于阴成癫疾乎？则是物必又能于阴中拔出风邪也。夫蜂灵迅飞扬，色黄且赤，其物固应属阳，其所营之房，已却不能入内，惟生子于其间，迨子既成蜂，亦即出而不能入。风本阳邪，恰似蜂之飞扬不定，而钟其气于艰入难出之阴中，仍涵煦淹育①，使其所钟还象已之飞扬，外出不能复入，可不谓于阴中拔出风邪之验耶？要之蜂性自阳，蜂子自阴，故本草载诸蜂子皆言性凉。癫痫等疾，其根钟于内者属阴，其发见于外者皆阳。《素问·大奇论》曰：心脉满大，痫瘛筋挛；肝脉小急，痫瘛筋挛。又曰：二阴急为痫厥，二阳急为惊。可见惊病于上，痫病于下，今之所主，原因惊致痫，为由外而内，用露蜂房之意，在内则使之外出，在外则使其出有序，而不得乱行列也。

---

① 涵煦淹育：即涵煦滋育，指滋润养育。涵煦，滋润养育。唐·张说《大唐祀封禅颂》："菌蠢滋育，氤氲涵煦。"淹，浸渍。《玉篇·水部》："淹，渍也。"

用露蜂房之义止两端，一者病从外入，使仍从内出，此会意也，《别录》同蛇皮、乱发烧灰酒服，治诸恶疽、附骨痈，根在脏腑，暨历节肿，出疔肿、恶脉、诸毒是也；一者病客于灿然排历①之处，能除去之，此象形也，《外台》同细辛含，治牙齿风虫痛，《肘后》炙焦酒服，治鼻中外渣瘤是也。然仲景于鳖甲煎丸用之，为会意耶？为象形耶？夫亦两者皆兼之矣。疟病自经入，此为象形，而结根于内，此为会意。乌季韶②云：凡痘出点粒漫浑，颗界不明，用露蜂房，随即颗粒秩然。痘亦从内外出之候，欲其界画显明者即此，亦可悟其功能矣。

鳖　甲

味咸。平。无毒。主心腹癥瘕坚积、寒热，去痞、息肉、阴蚀、痔、恶肉，疗温疟、血瘕、腰痛、小儿胁下坚。肉，味甘，主伤中，益气补不足。生丹阳池泽。取无时。恶矾石。

鳖水居陆生，穹脊连胁，其甲四围有肉裙，故曰鳖肉裹甲，无耳，以目为听，纯雌无雄，与蛇及鼋③为匹，夏日生卵于涯，渡河隔水望之，卵自孵化而出，性畏隙光④，曝之日中无恙，置隙光之下辄死，又畏蚊，嘬⑤之经夕则死。《纲目》。

---

①　灿然排历：明显排列。灿然，明显；排历，排列。

②　乌季韶：晚清名中医，武进人，善幼科。著有《幼科问难》2卷，《痘科金针》4卷，均已佚。

③　鼋（yuán 元）：大鳖。《说文解字·黾部》："鼋，大鳖。"段玉裁注："今目验鼋与鳖同形，而但分大小之别。"

④　隙光：孔穴、缝隙中透过来的光。《说文解字·自部》："隙，壁际孔也。"

⑤　嘬（zǎn 攒）：叮咬。《庄子·天运》："蚊虻嘬肤，则通昔不寐矣。"

鳖无雄，以蛇为匹，蛇迅疾善窜，鳖则蹒跚不前而色青，是敛风于木也。鳖无耳，以视为听，是并水于木也。夫热不以①风不清，风不以雨不息，以热生风者，因雨而遂和，此其性谓之水木之化。肉者，柔也，阴也；甲者，刚也，阳也。以肉裹甲，此其形为柔中有刚，阴中有阳，水木之化，乃钟于柔中有刚、阴中有阳之内，是故癥瘕坚积之在心腹者可除，痞疾之外有寒热者可去。凡窍之能开能阖者，属阳，口、目是也；不能开阖者，属阴，耳、鼻、前后阴是也。鼻生息肉，后阴生痔核，前阴遭蚀腐，非柔中有刚、阴中有阳而何？故亦能去之。

仲景用药，在处②宗法《本经》，又在处别出心裁，扩充物理精奥，以启悟后学。如病于外，根据于内者，用鳖甲煎丸，煮鳖甲令泛烂如胶漆，然后同诸药熬令成丸，是化刚为柔法，欲使刚者不倚岩附险，随柔俱尽也；邪盛于中，达于上而不得泄，用升麻鳖甲汤，则鳖甲与诸药不分次第，一概同煎，是以刚摧柔法，欲使柔者随刚通降也。何则？虽结为癥瘕，所苦仍在疟之不止，则可知昔日之有外无内、今日之重外轻内者，他时必至重内轻外、有内无外也，故于外仍不离桂枝汤、大柴胡汤、小柴胡汤、大承气汤之治，其葶苈、石韦、瞿麦之通水，四虫③、桃仁、紫葳、牡丹之通血，犹不过随行逐队，去其闭塞，未有能使内者仍外、分者仍合者，故主以坚硬之物，煮令稀稠，统率众品，并归于外之寒热，寒热遂亦瘥也；热毒壅结，

---

① 以：通"已"。完结，停止。《正字通·人部》："以，与已同，毕也，止也。"

② 在处：处处，到处。唐·张籍《赠别王侍御赴任陕州司马》诗："京城在处闲人少，惟共君行并马蹄。"

③ 四虫：此处指鼠妇、䗪虫、蜂窠、蜣螂。

无论在阴在阳，皆咽与喉俱痛，惟验其面发赤斑，斑如锦文，且唾脓血者为在阳，面目青且身痛者为在阴，并用升麻鳖甲汤治之者，以其病虽由于气不得升降，其源实由于血壅结不行。升麻之通，通其气耳，故必以水木并化、自下而上、直通于目之鳖甲以并之，且其味咸性平，清血热而主降主开，但得喉中之结解，则上下通和，邪热自然透达也。于此更可悟血以热结不通，热以血阻更增者，并宜鳖甲主之，推之后人所谓补阴、补气、除癖行瘀，莫不由此矣。

蛴 螬

味咸。微温，微寒。有毒。主恶血，血瘀，痹气，破折血在胁下坚满痛，月闭，目中淫肤、青翳白膜，疗吐血在胸腹不去及破骨、蹉折、血结、金疮内塞、产后中寒，下乳汁。**一名蟦蛴，**一名坚齐，一名敦齐。生河内平泽及人家积粪草中。取无时。反行者良。蜚蠊为之使，恶附子。

蛴螬状如蚕而大，身短节促，足长有毛，生粪土中者，外黄内黑，生旧茅屋土者，外白内黯，以背滚行，乃驶于脚，春末夏初，辄缩短而壳硬，渐成蝉形，中夏已后，剖背而出，化为蝉。参《拾遗》《纲目》。

或问：《庄子》"户内之烦壤①，雷霆处之"，当作何解？夫亦当知春夏者，阳必畅而后宁，苟有遏抑，则激薄有声，是为雷霆。屋宇之下，天之阳与地之阳既艰于相接已，加以粪扫之秽积而不除，斯地之阳益秘郁难达，能不奋决砰訇，激射而出

---

① 烦壤：谓秽杂之物。《庄子·达生》："户内之烦壤，雷霆处之。"成玄英疏："门户内粪壤之中，其间有鬼，名曰雷霆。"

耶？夫是谓至阴之中必有至阳，由此推之，则理之所同然。盖有指不胜屈者，即蛴螬一物，亦所谓至秽之中，必有至清者也。夫粪壤秽气，抑遏清化，化为蛴螬，俄而为蝉，嘹喨①声清，吸风饮露，如是则蛴螬之用，宜乎下除秽浊、上透清阳矣。而《本经》云云，犹在中不在上、下，在血不在气，何也？夫未化蛴螬已前，固最秽浊，既蜕为蝉以后，始最清洁，当其为蛴螬则已杂乎浊，未至乎清，人身之有形可按，有迹可寻，已离乎浊未至乎清者，舍血更何似矣？血仍至清者也，恶血、瘀血、破折所伤之血则清而未离乎浊矣，况血生自中焦，胁下者方离中焦犹未甚远，正在化源所近，遂变浊焉，则不以离浊向清者治之而谁以？故曰主恶血，血瘀，痹气，破折在胁下坚满痛，月闭也。虽然以蛴螬泛治瘀血在中，不在上、下，犹非善计，何者？惟瘀血在中而痹气，致清气不上朝者，方为大合之剂，故下著目中淫肤、青翳白膜句。仲景所用通瘀不下一二十味，独于两目黯黑之干血证用蛴螬，后人循此而识之，蛴螬可无误用矣。

蛋 虻

味苦。微寒。有毒。主逐瘀血，破下血积、坚痞、癥瘕、寒热，通利血脉及九窍，女子月水不通，积聚，除贼血在胸腹五脏者及喉痹结塞。生江夏川谷。五月取。腹有血者良。

蛋虻大如蜜蜂，腹凹褊，微黄绿色，善啖牛马血。《衍义》。

---

① 喨（liàng 亮）：声音清远，响亮。宋·赵长卿《蓦山溪》："幽禽弄舌花上诉春光，高一饷，低一饷，清喨圆还碎。"

说见水蛭下。

䗪 虫

味咸。寒。有毒。主心腹寒热洗洗，血积，癥瘕，破坚，下血闭，生子大良。一名地鳖，一名土鳖。生河东川泽及沙中人家墙壁下土中湿处。十月曝干。畏皂荚、菖蒲。

䗪虫似鼠妇而大，形扁如鳖，甲有断纹似鳞，但自左及右，通连无直纹也，生鼠壤及屋壁下湿处，小有臭气。参《唐本》《图经》。

缪仲醇①云：䗪虫生下湿土壤中，得幽暗之气，故其味咸气寒，以刀断之，中有白汁如浆，凑接即连，复能行走，故今人用之治跌扑损伤、续筋骨有奇效。夫血者，灌溉百骸、周流经络者也。血若凝滞，则经络不通，阴阳之用互乖，寒热洗洗生焉。咸寒能入血软坚，故主心腹血积、癥瘕、血闭诸证。血和则营卫通畅，寒热自除，经脉调匀，月事时至，遂令妇人有子也。刘潜江云：仲景治畜血用水蛭、虻虫，治干血则复加䗪虫、蛴螬，为其能化血导血，助水蛭、虻虫以成功，而不济其悍以致决裂，为干血因于虚劳故也。试观鳖甲煎丸，止用䗪虫、蛴螬，而置虻虫、水蛭，则可知破血之功，不在䗪虫、蛴螬矣。产后瘀血腹痛，仍用抵当汤内之大黄、桃仁，却以䗪虫代虻虫、水蛭，其义亦可思矣。愚谓：参土瓜根散䗪虫之用，益可知也。夫经一月再见而曰不利，乃桂枝所主，所谓通中不通者也；满痛不在胁下、腹中，而在少腹，乃芍药所主，所谓阴结阳不布

① 缪仲醇：名希雍，号慕台，明代常熟名医。著有《神农本草经疏》《先醒斋医学广笔记》等。

也。二病者由于带下，则因带而经络泣涩，用土瓜根是滑泽其途径，用䗪虫是连络其断续也。且通而谓之不利，必其经脉仍通，泣涩则在络，土瓜根本治络中泣涩之物，䗪虫则治络中断续之物矣。陆农师[1]谓：䗪虫于申日过街，故名曰过街虫。夫曰过则从横穿可知，直行曰经，横行曰络，络固经之横者也。䗪虫之主络中泣涩断续，其亦取象于此欤！

梅 实

味酸。平。无毒。主下气，除热烦满，安心，止肢体痛，偏枯不仁，死肌，去青黑痣，蚀恶肉，止下利、好唾、口干。生汉中山谷。五月采。火干。

梅先众木而花，花似杏，其老干如杏，嫩条绿色，叶似杏，有长尖，树最耐久，性洁喜晒，浇以塘水则茂，忌肥水，其实亦如杏，初生青，至小满前脆嫩，过后则黄而烂。造乌梅法：以梅子核初成时摘取，筐盛，于突[2]薰之令干，即成矣。参《齐民要术》陆氏《诗疏》《广群芳谱》。

卢子繇曰：梅先春而花，吸冰雪以自濡，色青味酸，入厥阴肝，肝色青，肝味酸也，故主吮泄肾液，以润筋膜。《经》云：味过于酸，肝气以津。谈说酢梅，口中酸出，吮泄之力可征矣。是以对待水液焦涸，致热烦满闷，及上气令心不安，与偏枯不仁致肢体痛，及死肌、恶肉、青黑痣者，咸可濡以润之，

---

① 陆农师：即陆佃，宋朝学者。字农师，号陶山，山阴（今浙江绍兴）人。居贫好学，受经于王安石，宋徽宗时官至尚书左丞。长于礼家名数之学，著有《埤雅》《礼象》《陶山集》等。

② 突：即灶突，灶上的烟囱。《韩非子·喻老》："千丈之堤，以蝼蚁之穴溃；百尺之室，以突隙之烟焚。"

借子母更相生耳。

梅之花，苞于盛冬，开于先春；梅之实，结于初春，成于初夏。故梅之用，能吸寒水，以成制相火之功。其所以吸，则厥阴风木为之体；所以制，则少阴君火为之用。是何也？风木者，宣发之气，而其味酸，则主乎收；君火者，昌明之气，而属少阴，则主乎静。今夫因气逆乱不收为上气、为满，相火随之以逆为烦，皆缘心不静，不能御诸气而使之降，又不能使相火听命而定而不动也。梅之实，当君火主令时，安详不扰而毓①其真，遂以长而成，且至于熟。安于是时者，必见宜于是时，是以能致心之安，心安则诸气、相火咸惟命是听，上气、热烦满，均毋敢作矣。虽然，上气，肺病也；烦满，胃病也，梅非治肺、治胃者也，是又何说焉？夫肝属木，木得津润，遂畅茂条达，一身之壅塞皆除，其有不津，则气乱为逆，逆于肺则为上气，逆于胃则为烦满，治之以梅亦直探其源耳。水衰不能养木，内因也；火逼而致津枯，外因也，无间内外，皆可治以梅耶？然则梅能吸人之气以为津，不吸外来之寒湿，故因津枯而为烦为满，则内外因一也，亦又何别？特肾阴虚不能上济者，不得用此耳。其能治肢体痛，何也？是盖宜连下二句读，谓梅能主肢体痛、偏枯不仁之死肌也。夫死肌有肢体不痛、不偏枯不仁者，是津气凝滞，不主滑泽肤腠也，则有肢体痛偏枯不仁者，不可知为津气枯，肤腠不得滑泽耶？试观古今方书，有用梅治肢体痛、偏枯不仁之方否？此无他，肢体痛、偏枯不仁，是液枯，死肌则津枯也。夫液，所谓谷入气满，淖泽注于

---

① 毓：孕育。《国语·晋语四》："黩则生怨，怨乱毓灾，灾毓灭姓。"韦昭注："毓，生也。"

骨，骨属屈伸，泄泽补益脑髓，皮肤润泽者；津，所谓腠理发泄，汗出溱溱者。梅之为物，能撮气以为津，不能撮谷以为液，彰彰可见也，则其治止能吸气化津，通在外之死肌，又何疑焉？且证之以下文青黑痣，与死肌何异？其与在内之肢体痛、偏枯不仁，可强使之同耶！即此可以知梅之用矣。

　　《本经》菊花主皮肤死肌；术主风寒湿痹，死肌；细辛主风湿痹痛，死肌；雄黄主恶疮疽痔，死肌；枲耳主周痹，四肢拘挛痛，恶肉，死肌；白鲜主湿痹死肌，不可屈伸；厚朴主气血痹，死肌；矾石主鼠瘘、蚀疮，死肌；青琅玕主痈伤疥瘙，死肌；白及主痈肿，恶疮，败疽，伤阴，死肌；茼茹主蚀恶肉，败疮，死肌；地胆主鼠瘘，恶疮，死肌；斑蝥主恶疮疽蚀，死肌；蜀椒主逐骨节，皮肤，死肌；麋脂主痈肿，恶疮，死肌。由是观之，死肌之为物，因于疮痈十之六，因于风寒湿痹十之四，未有无因而致者也。有之，则藜芦之去死肌也。夫痈肿疽疮，血滞也；风寒湿痹，气闭也；藜芦之所去，痰停也。则津枯与三者，不如四维之恰相配合耶？然则化为津之物多矣，乃何独取诸梅？盖以渴者言及梅而津溢，化气为津，无有速于此者，且本有津而能致之者，他物或犹能之，若于最浊最涸之余，欲思甘露之滋，舍此诚无可他求矣。且麦门冬、天门冬、地黄非不生津，然其功也溥，欲令专至一处，而去些微之死肌不能也；人参、黄芪非不能行气致津，然其力也缓，欲其不助肢体痛而不可，又何能治偏枯不仁之死肌。譬之堪大受者，不得以小知使之。惟梅技有专长，效有偏至，恰于诸木凋残已极之候，独吐气而扬其英焉，是则因梅可以明死肌之故，因死肌可以见梅之用者也。

　　仲景用药，多紧贴《本经》，独于梅似若未尽其功能，而取以治厥治蛔，又非《本经》所载，殊不知只消渴、气上撞心，已该下气，而心中疼热，饥不欲食，又该除热烦满，安心矣。何则？梅实生青，半熟红，全熟黄，腌之则白，蒸之则黑，能具五色之全，而青时酸，红时甘酸，黄时甘多于酸，白者咸苦，黑者苦酸，五味又具其四，其所以用乌梅者，岂不以能从肝而媾心肾乎？夫黑而酸，水生木也，酸缘蒸熟而变苦，木生火也，故凡脉微而厥，肤冷，其人躁无暂安时，即非所宜，若病者本静，乃复时烦，须臾复止，得食而呕，又烦，斯为合用。是知厥为阳气不伸，吐蛔为阳气因不伸，内烁津气，致蛔无所吸受而上出，故曰蛔闻食臭出，厥非脏寒从《医宗金鉴》，其实仍是气上撞心，心中疼热之现据。其用梅仍是吸水以济火，非有他也，然则谓仲景用梅，但得《本经》之一节则可，若谓治厥治蛔非《本经》之旨，则误矣。扩而充之，后人以之治吐、治利，何莫非因仲景乌梅丸推类及之？若夫白梅之蚀恶肉，仍是去死肌、青黑痣之旨；黄梅浆之解暑渴，仍是安心，除烦满，下气之旨。特其变酸为咸苦，则致津之外，自有软坚去硬之功；变酸为甘，则致津之中，更有调燮阴阳之效。循是以思，梅之功盖犹未尽乎此，而所以启人元悟，尚是仲景用梅，有以诱之耳。

大豆黄卷

味甘。平。无毒。主湿痹筋挛，膝痛，五脏不足，胃气结积，益气，止毒，去黑皯，润泽皮毛。

大豆黄卷以黑大豆于壬癸日浸井华水中，候生芽，长五寸，取出阴干，或取皮用。《别录》，参《纲目》。

卢子繇①曰：大豆作黄卷，比之种于土而生芽者异矣。始生之日黄，黄而卷，曲直之木性备矣。木之为物，脏真通于肝，肝藏筋膜之气也，夫筋聚于膝，膝属溪谷之府，故主湿痹筋挛、膝痛者，象形从治法也。

惟稻与菽②，并喜于水中放芽，特稻喜水养，菽宜干燥，故种稻者浸水中，俟其有萌而后布种，菽则直种于土，以稻禀金水之气而成，菽饱火土之气而熟，性元不同，培养自宜异耳。湿痹者，生气为湿所闭，不能宣达也，闭于水中，畅发生气之物，宜乎能治之矣，乃不以稻蘖而以菽蘖者何？夫湿痹而筋挛、膝痛则为下部病矣，湿闭于下者宜升，禀金水之气者则降，故必以饱火土之气者升而散发之，湿不闭则筋自舒，筋既舒则膝自不痛，比之稻蘖善使痰湿、食滞下行者，正相对照耳。舒筋之物，有木瓜、薏苡、牛膝，何以兹独取大豆黄卷？夫木瓜治转筋，非治筋挛；薏苡治筋急拘挛，不治筋挛；牛膝治筋挛，能降而不能升，既治筋挛又欲其湿升者，舍大豆黄卷无别物矣。所以者何？湿流关节，关节之大者无如膝，而又最近于腹，湿既痹于此，势不能下，又不能升，与其逐而下之，仍无出路，莫若就近使上于腹，或从小便，或从汗出而解。仲景薯蓣丸治风气百疾，取此与柴胡、桂枝、防风、白蔹为伍，亦岂不以其能发耶？

赤小豆

味甘，酸。平。无毒。**主下水肿，排痈肿脓血，寒**

---

① 繇：原作"由"，音近而误，据人名改。
② 菽（shū 书）：豆的总称。清·朱骏声《说文通训定声·孚部》："未，古谓之未，汉谓之豆，今字作菽。菽者，众豆之总名。"

热，热中，消渴，止泄痢，利小便，吐逆，卒澼，下腹胀满。

赤小豆夏至后下种，苗高尺许，叶本大末尖，圆峭而小。至秋开花，淡银褐色，有腐气。结荚长二三寸，皮色微白带红，豆形紧小平顶，以赤黯色者入药，其稍大而鲜红、淡红色者，并不治病。《纲目》。

人身阳非阴不生，阴非阳不化。水火者，阴阳之征兆，故火贯水中，则水用宣；水藏火中，则火体靖。水用宣，则五液各归其所，而无水溢之患；火体靖，则诸气各由其道，而无煎灼之疴。痈肿脓血，火反灼水也；水肿者，火不行水也。虽然痈肿脓血是血分病，水肿是气分病，何以赤小豆均能治之？盖气血皆源于脾，以是知血与水同源而异派。浚其源，其流未有不顺者矣。谷气者归脾，豆又以象形为肾谷，赤小而紧，则又被心气于肾，所谓贯火气于水中，蓄水气于火内，乃其要，则在乎本归脾，能吸火精、防水溢也。吸火精，火生土也；防水溢，土克水也然凡物之于人，能抑其盛者，不必能起其衰；能起其衰者，不必能抑其盛。痈肿脓血为火之有余，水肿则火之不足，赤小豆两者兼治，既损其盛又补其衰，洵①神已乎！而不知有余而往，不足随之；不足而往，有余从之，故其凑于阴者，即不足于阳也。矧气血同以谷而化，化谷同以火为用，设使阴阳不平，火随化机而滞于血，则气分之火自衰，而为患于此，即不为患于彼，故气分为水肿，亟提血分之火，使转而和阳，则肿已；血分为痈脓，便摄其中之热，转随阳分而泄，则痈亦已，

---

① 洵：诚然；实在。清·俞樾《春在堂随笔》："数百年后，存此一钟，洵可宝贵。"

以同为脾家化气化血之火也。试观仲景之用赤小豆瓜蒂散，岂不以火入阴中，水无所借以行，遂结于胸乎？麻黄连翘赤小豆汤岂不以火蒸于中，不能化外之湿，湿盛于外，不得交在中之阳以相化乎？赤小豆当归散岂不以热迫于血，而阳分反无热乎？亦良以凡豆均钟生气于晚春，告成实于早秋，独此则布种生苗于中夏，成实必至秋尽，是其色红体小，禀气于火者，偏裴徊①凉风清露之中而成其质，则其偏能引火气达于火退之处，而拔火气之正盛以转就凉爽之区，又何疑焉？予以赤小豆治肿，凡阳水益见其功，因悟及此。

渴有虚实，渴而小便多者，虚渴也；渴而小便不利者，实渴也。两者均于消渴病见之，伤寒中仍有饮水不化，水停生热而渴者，尤实中之实，此其验当以脉浮数，或水入即吐，或自汗出为凭。盖肠胃之受盛有限，水入之无节难量，故满则泄、则溢矣，此则以伤寒而论。若杂病亦有水与热相搏而不相入者，则水不能化津，火适足以耗液，相搏则寒热，不相入则消渴，或阳结于上、阴溜于下为泄利，或不泄利为腹胀满，或反逆于上为吐，或入于幽隐成澼，皆可以利水已之。但察其水系未化者，以五苓散治之，使其上而后下；若其已化，则直以赤小豆通之可也。

酒

味苦，甘，辛。大热。有毒。主行药势，杀百邪恶毒气。

---

① 裴徊：亦作"徘徊"。流连。三国魏·曹植《上责躬诗表》："是以愚臣徘徊于恩泽，而不敢自弃者也。"

酒用稻米精凿①，浸七日，蒸成饭，摊一夕，每米一石，入小麦曲屑二斗，水一石，酵一小杯，端和密盖，二日性发，则其中如沸，然后揭盖，以木耙搅之，日二三次，候糟沉酒浮乃止，满百日，遂无完饭，压去糟，取酒煎熟盛瓮，泥封，愈陈久者愈佳。

世之于酒，不谓其引药性上行，即谓其引药性入血；不曰性热而驱寒，即曰性速能行气。然《别录》主治，不曰引药性、助药力，而曰行药势，岂不以是药本治是病，特其机势不张，借此以行之耶？不曰解散邪毒，而曰杀百邪恶毒气，岂不以邪与毒之躁烈者，受解散而不受杀。惟沉痼及积冷，非解散所能治者，必以此劫而行之耶？夫稻米之性，本热且滞而郁，而激之变濡迟为迅烈，观其隆冬冱寒之际，不假烹炼，自然如鼎之沸，使其质如粥之糜，以渐而消，不可谓其不行气散结也；以谷而竟消成汁，始则变白为黄，久则变黄为赤，其性复动荡不羁，不可谓其不行血去瘀也。而其大旨所在，则有不仅是焉。请以仲景之用酒言之，《伤寒论》《金匮要略》两书，凡水酒合煮之汤三，炙甘草汤，用酒七升，水八升；当归四逆加吴茱萸生姜汤，酒、水各六升；芎归胶艾汤，酒三升，水五升，即此可见补阴剂中，以此通药性之迟滞；散寒剂中，以此破伏寒之凝结，而用之复有轻重之差矣。凡以下丸者五，下散者六，薯蓣丸、肾气丸、天雄散，是借以行补药之滞；九痛丸、赤丸、侯氏黑散，是借以通邪气之结；大黄䗪虫丸、土瓜根散，是借以逐隧道之涩；当归芍药散、当归散、白术散，是借以和血脉

---

① 凿（zuò 坐）：通"糳（zuò 坐）"。舂糙米为精米。清·朱骏声《说文通训定声·小部》："凿，假借为糳。"

之壅矣。凡以洗药者三，则为抵当汤、调胃承气汤、大承气汤之大黄，是驶者复益之以驶，欲其过而不留，去病而不伤正耳？而去邪者，复有防己地黄汤之防己、防风、桂枝、甘草，渍四物绞取其汁，合地黄汁服之，不取其助补剂之行，反取其增散药之烈，是欲其合散药，随补药以驱邪，仍不伤正也。红蓝花酒之但渍一味，寓驱风于行血之中，即行血于驱风之内，是欲其血和风自灭也。其用意微而情最曲屈者，莫如鳖甲煎丸之煎鳖甲为胶，合诸药成丸，下瘀血汤之煮丸而服，一则用于最先，一则用于极后。是则破癥坚邪气者，欲其自内而外；去癥瘕积血者，欲其自上而下，故其所取，有在药内、有在药外之别也，能深研乎此，可以知行药势之说矣。

白酒，酒之新篘①者也，其色白，其味甘辛，其气轻扬，故为用在上焦之肺，而治胸痹，详见薤白下。

粳　米

味甘，苦。平。无毒。主益气，止烦，止泄。

许叔重谓：禾为嘉谷，二月生，八月熟，得时之中。又谓禾，木也。木王②而生，金王而死。则禾之实正与麦相反，何以能养人若出于一也？夫惟人原具中和之气，养之之物岂得一途，且粳与麦性不同，亦不但生熟之时，如麦喜干恶湿，粳则谷雨浸种，即在水中，迨三伏酷暑，天气愈热，则禾愈茂，引水愈多，甚至每株每日消水数升，一交立秋，必放去其水，曝

---

① 篘（chōu抽）：滤酒。宋·王禹称《今冬》诗："旋篘官酝漂浮蚁，时取溪鱼削白鳞。"

② 王：通"旺"，旺盛。清·朱骏声《说文通训定声·壮部》："王，假借为旺。"下同。

令土燥作坼，至处暑节，复淋以水，使之浸润，始渐渐从秀①而实，是其备得木土之生成、水火之烹炼，以就于金而成化育，较之于麦，盖有偏全之不侔。麦则外寒内温，粳则表里如一，更有纯驳之殊。故其功效益气，止烦，止泄，与麦略同，而麦之养肝气，止烦渴，消谷，止利，未免各有所止矣。盖五脏六腑皆有气，肺、心、肝皆能为烦，脾、肾皆能为泄，益则诸气皆益，止则诸烦诸泄皆止，惟其不言何脏之气，及何处所发之烦之泄，愈以见其用之普也。抑药物之性，有宜协于寒者，有宜协于温者，有宜协于补者，有宜协于泄者。惟粳则仲景用于寒剂中，如竹叶石膏汤、白虎汤、白虎加人参汤；用于温剂中，如桃花汤、附子粳米汤；用于补剂中，如麦门冬汤，独于泄剂中不用。为与甘草殊科，惟其与甘草殊科，是以不同甘草之滞中，不同甘草之壅气，得为日用寻常不可缺，取材尤富矣。

或问：仲景用粳米者六方，煮法凡分三等，于白虎汤、白虎加人参汤、麦门冬汤、附子粳米汤，则米药俱下，米熟汤成；于桃花汤，则先取煮米汁，后入他药；于竹叶石膏汤，则先煮药物，后方入米。其中亦具意义乎？曰：据《别录》称粳米益气，止烦，止泄，竹叶石膏汤证曰虚羸少气，是取其益气；桃花汤证曰下利，便脓血，是取其止泄；白虎汤证、白虎加人参汤证皆有烦渴，麦门冬汤之火逆上气，咽喉不利，附子粳米证之胸胁逆满，呕吐，不可谓无烦。是三等煮法，适合《别录》三件功能矣。然其所以先煎、后入，而取其止泄、益气，则又必有故，盖后入则所煮之时少，煮时少则得味寡而得气全；先煎则煮时多，煮时多则气散而味全。《阴阳应象大论》曰：阳气

---

① 秀：谷类抽穗开花。《正字通·禾部》："秀，禾吐华也。"

出上窍，阴味出下窍。夫虚羸少气固上窍病，下利则下窍病也。《至真要大论》曰：补上治上，制以缓；补下治下，制以急。急则气味厚，缓和则气味薄，以适其所至，是故桃花汤用粳米一升，竹叶石膏汤止用半升，非此之谓乎？若夫烦虽中央之病，然终近于上，故麦门冬汤用粳米三合，白虎汤、白虎加人参汤六合，附子粳米汤半升，未有如桃花汤数者。至其与药同入，不分前后，则又欲其同寅协恭①，各擅其事，无相夺伦，斯诚理纷治剧②之规模矣。

小 麦

味甘。微寒。无毒。主除客热，止烦渴、咽燥，利小便，养肝气，止漏血、唾血。以作曲，温，消谷，止利。以作面，温，不能清热止烦。

大 麦

味咸。微寒③。无毒。主消渴，除热，益气，调中。

造麦曲法：用小麦连皮，井水淘净，晒干，六月六日磨碎，以淘麦水和作块，楮叶包扎，悬风处，七十日可用。《纲目》。

李濒湖云：《素问》麦属火，心谷也；郑康成云：麦有孚

---

① 同寅协恭：语出《尚书·皋陶谟》："同寅协恭，和衷哉。"本指同僚恭谨事君，共成大事，此指粳米与药和合治病。同寅，犹同僚，宋·张镃《送赵季言知抚州》诗："同寅心契每难忘，林野投闲话最长。"协恭，勤谨合作，明·宋濂《进元史表》："于是命翰林学士臣宋濂、待制臣王祎协恭刊裁。"

② 理纷治剧：指处理纷乱、繁重难办的事务。理纷，整治纷乱；治剧，处理繁重难办的事务。

③ 微寒：《证类本草》卷二十五米谷部中品"大麦"条前有"温"字。

甲，属木；许叔重云：麦属金，金王而生，火王而死。三说各异，《别录》：麦养肝气，与郑说合，孙真人云：麦养心气，与《素问》合，夷考其功，除烦止渴、收汗、利溲、止血，皆治心病，当以《素问》为准。盖许以时，郑以形，《素问》以功，故立论不同。愚谓：此非确论也，夫感金气而生，其性不能不清凉收肃；得木气而长，其用不能不条达舒和，及火气通明，遂尔成熟，则其功能自然同气相求，归之于心矣，是何也？盖古人种麦之候，早则白露，晚则秋分《齐民要术》，今东南晚寒，概以霜降遍种，的为金气正王之时，既已下种，放芽田中，犹无妨腾踏，虽至折萌露根，无害也。才过立春，即勾拨田塍之土盖之，谓之削麦，削麦之后，满田皆土，不睹麦芽，斯时方行根入土，其基乃固，及至清明，麦苗尚仅寸余，自是日渐繁茂，然届立夏，尚不过尺许，既过立夏，遂勃然挺发，不及一月，已苗而秀，秀而实，实且绽满坚结矣。故夫迟重者，金性之验；挺发者，木用之兆；速成者，火体之符也。且为金为木，亦不必《礼疏》《说文》也，如《金匮真言论》东方青色，入通于肝，其谷为麦，犹不可谓之属木？《脏气法时论》肺色白，宜食苦，麦、羊肉、杏、薤皆苦，犹不可谓之属金？惟《五常政大论》升明之纪，其谷麦；从革之纪，其谷麻、麦；赫曦①之纪，其谷麦，是亦正以平气从其当，偏气借其助，即《六元正纪大论》所谓岁谷，闲谷者也。夫岁谷者，得其岁气之当而生，如升明之纪之于麦是矣，故食之者，以全其真、安其气；而闲谷则为他岁之气，宜能辅本岁之偏胜，故食之者，或赖以

---

① 赫曦：亦作"赫羲"。炎暑炽盛貌。三国魏·曹植《诰咎文》："炎旱赫羲，飙风扇发。"

第九卷

三一七

去其邪，或赖以保其精，或赖以避虚邪，是乃属火入心之的据矣。若更欲他援以证属金属木，则又不仅《礼疏》《说文》，《淮南·时则训》食麦与羊。注：麦，金谷也。《地形训》麦秋生，夏死，注：麦，金也。《春秋说题辞》麦之为言殖也。寝①生触②冻而不息，精舍刺直。故麦含芒，事且立也。即《说文》亦不止麦，金也，金王而生，火王而死一义，如来一来二缝，象芒束之形，又不可附会其为木乎？考《别录》所载小麦主治客热，烦渴，咽燥，小便不利，可谓其非肺病？漏血，唾血，可谓其非心病？养肝气，可谓其不入肝？溯仲景诸用小麦方，用白术散养胎，若心烦吐痛，不能食饮者，加细辛、半夏，若呕者，以醋浆水服，复不解者，以小麦汁服，是入心而其用在肝。咳而脉浮，用厚朴麻黄汤；妇人脏燥悲伤，欲哭数欠伸，用甘麦大枣汤，是入肺而其用在心。以麦粥下枳实芍药散主痈脓，是入肝而其用在心。若必欲求其所以入肺、入心、入肝之故，则既非影响、揣度所能得，并不仅其生长后速先迟所能该，盖犹之于人，五官百骸，外廓也；智巧勇力，内藏也。人之生也，五官百骸具于前，智巧勇力成于后，具于前者，承父母之体气；成于后者，效师友之作为。天之四时五行，万物所由禀受以生，效法以成者也。夫小麦既禀清凉收肃之气，以具其外廓，谓之入肺可已，而不知清凉则火不燔，收肃则木不肆，是其体入金，用在心、肝矣；及其勃然挺发，畅茂条达，以遂其长，谓之入肝可已，而不知畅茂则火用宣，条达则愤郁解，是

---

① 寝：通"浸"，逐渐。清·魏源《圣武记》："其国寝强，尽出驱元裔蒙古出境，恢复旧疆。"

② 触：遇到，遭受。《论衡·吉验》："舜得下廪，不被火灾；穿井旁出，不触土害。"

其体入肝，用在心、肺矣；乃至倏尔成实，圆浑坚绽，以底于成，谓之入心可已，而不知圆浑能和木，坚绽能益金，是其体归心，用仍在肺、肝矣。故后世有麸凉、麹平、面温之别，主治各殊，即《别录》亦谓作曲则性温，消谷，止利，作面则更温，不能清热止烦，皆可深思熟计者也。

或问：曲，《别录》只言其消谷耳，至后世乃以之消障翳、消瘀血、消胎气、消癥结者何？且仲景处方，专精画一，非如后世既欲其食，又畏其噎者也。乃薯蓣丸补剂复沓之中，更用消散，后人之智，岂作俑于此乎？曰：药物之专精者，诚非一端可尽，譬如解则无所不解，柴胡是也；散则无所不散，麻黄是也；下则无所不下，大黄是也；通则无所不通，通草是也。何独于曲疑之？夫曲之为物，原系日用寻常，培人生气之麦，乃拗折其性，使异于馈饪①之类，不能生人元气，又异于豉酱之类，不能发人郁遏，何则？以彼蒸熟，此生盦②也，故蒸熟者助人已化之元气，发人已化之郁遏；生盦者，以其能不化自化，是故《别录》著其功曰消谷，止利。夫谷不消而为利，正其病欲不化自行耳，得不化自化之曲，焉有不愈者哉？取此类推，则障翳也，瘀血也，癥结也，皆生气之不化而为患者，与胎气正同，有以别于凡障翳，凡瘀血，凡癥结之日引月长、牢固坚凝者，总以谷不消而利为准，则曲之性之用，可得而窥矣。若夫仲景处方补中有消，正其精义入神之处，如其以硝、黄之峻攻，为调胃承气而用益气之甘草；以诸虫、桃仁、干漆、大黄之通瘀，为大黄䗪虫而独重益血之地黄。假使薯蓣丸补气补

---

① 馈饪（duītuō 堆脱）：饼。

② 生盦：用盐、香料等浸渍食物以利保藏。盦，掩埋。清·胡式钰《语窦·盦》："掩埋曰盦。"

血之物无所不备，倘无散风消聚之药佐助其间，则脏腑填实，气血不行，又何以发生生之机为转旋阴阳之本？且其方原为虚劳诸不足、风气百疾设耶！方中薯蓣三十分为君药无论已，其参、苓、术、草、干姜、大枣之补气不啻倍于君药，其芎、归、地、芍、麦冬、阿胶之补阴仅四十五分，而桂枝、防风、黄卷、柴胡、白蔹之驱风至三十三分，可见其意之所在，为使血药佐风药以去邪，气药辅君药以扶正，扶正之物过多，未免嫌其不能灵活，故用十一分之杏仁、桔梗以开肺而出治节，更用十分之曲以启脾而纳粮储，岂如后人补则连篇填塞、运则累牍峻削之可比哉？

至于大麦播种之时与小麦同，及其收获早于小麦者半月，而性情遂种种不同。大麦芒甲连心贴肉，与小麦之稍振即离，异一也；大麦色青黄与小麦之色赤，异二也；大麦理疏质犷，屑粉粗脆，与小麦之肌粉肥腻，异三也；大麦味咸，与小麦之味甘，异四也。是其禀金水之气以生正同，迨接木令则勃然长茂为尤盛，盖不至火王，已自成熟，其为性寒气降，助木疏土，无异议矣，故其功效曰主消渴，除热。夫惟有兼热之消渴，不兼热之消渴，兼热者火虽郁遏而其机外向，故药用得金水之化者，仍不妨杂以木土之用，使清和之中具发越之义。不比不兼热者，一于阴竭阳亢，非特必取金水之清寒滋润，且当以助火蒸化津液之品为佐，使阴从阳化矣。又曰益气，调中，夫惟调中者，未必能益气，益气者多足以滞中，兹则具疏畅之德，究属谷气，终足以生中气和脾胃，明此所益之气为中气，与小麦之养肝气有别。仲景以大麦粥下白术散，治妊娠之渴，又以之下硝矾散，治女劳成疸，并于治肝肾剂中，偏寓和胃之义也。

或问：胎前宜凉，服白术散至渴，尚不转用凉剂，乃仅以大麦粥止渴，岂以大麦粥之寒能敌蜀椒之温耶？女劳成疸宜补，乃偏不用补，以大麦粥下硝矾散，岂以大麦之益气能胜硝矾之破泄耶？曰：胎前宜凉，为火下迫胎者言耳，曾谓胎火上浮，上热下寒者，亦可凉乎？女劳宜补，为恣纵伤阴者言耳，曾谓恣纵之后，有湿热乘虚袭入，犹可治以补乎？譬之初生之儿，绵裹不宜太厚，然又不可竟使冻也；房室已后，勿刺勿泄，未闻败精瘀血凝塞隧道，亦可补也。故徐忠可之论白术散，曰：取椒性纯阳，以阴为归者，使摄上焦气分之热下达，亦除腹中偶感之寒而使平。然犹入阴而不能养阴，故以牡蛎，气化纯雄性偏阴之物，使散凝结以和阴。其论硝矾散，曰：硝能散虚郁之热，体轻脱而寒不伤脾；矾能却水，所到之处邪不复侵，如纸既矾，即不受水渗。是二方者，一以化上逆之阳，一以御下侵之湿，一片神机，非寒热之可论，无补泻之可别，则亦当以寒不伤胃、补不滞中之大麦为粥饮散，而使之入胃以分布焉。彼散者仅服方寸匕，而粥极少亦饮一升，是其粥多散少，虽谓在白术散中能敌蜀椒之热，在硝矾散中能胜硝矾之泄，无不可已。

淡豆豉

味苦。寒。无毒。主伤寒头痛，寒热，瘴气，恶毒，烦躁满闷，虚劳喘吸，两脚疼冷，杀六畜胎子诸毒。

造淡豉法：以黑大豆六月内掏净，水浸一宿，沥干蒸熟，取出摊席上，候微温，蒿覆，每三日一看，候黄衣上遍，不可太过，取晒，簸净，以水拌干湿得所，以汁出指间为准，置瓮中筑实，桑叶盖厚三寸，密封泥，于日中晒七日，取出曝一时，又以水拌入瓮，如此七次，再蒸过，摊去火气，瓮收筑封，即成矣。《纲目》。

大豆为物，皮黑肉黄，故其用能致阴气于土，而贯土气于阴。观《别录》以之除胃中热痹，伤中，淋露，散五脏结积、内寒，尽之矣。然水不得土则漫溢不行，土不得水则不黏易溃，能使土遂黏而不溃，则《本经》以之涂痈肿是也；能使水得防而易行，则《别录》以之逐水气是也。其性本重，入水即沉，浸之水而使为黄卷，则益重而下行，善发极下之闭郁；蒸之火而使为豆豉，则变轻而上行，善发上焦之韫结。张隐庵曰：豆为肾谷，色黑性沉，署熟而成轻浮，主启阴藏之精上资是矣。故其治烦躁满闷也，非特由于伤寒、头痛、寒热者可用，即由于瘴气、恶毒者亦可用也，盖烦者阳盛，躁者阴逆，阳盛而不得下交，阴逆而不能上济，是以神不安于内，形不安于外，最是仲景形容之妙，曰：反覆颠倒，心中懊恼。惟其反覆颠倒，心中懊恼，正可以见上以热盛不受阴之滋，下因阴逆不受阳之降，治之不以他药，止以豆豉、栀子成汤，以栀子能泄热下行，即可知豆豉能散阴上逆矣。《生气通天论》曰：阳气者，静则神藏，躁则消亡，故阳与阴和，则相合相媾而不相离；不和则相击相拒而不相入，阴之所在，即阳之所在也。虚劳喘于吸，不喘于呼，此阴之拒阳；两脚俱疼而冷，此阴不含阳，散其阴之郁遏，使阳得达乎其中，此豆豉之秉土德宣水化，而轻扬导达之功为不浅矣。

曰：仲景用豆豉多于汗、吐、下后，何也？曰：豆豉之功，在除烦躁满闷，烦躁满闷非汗、吐、下后不多见也。虽然，汗、吐、下后兼烦躁兼满闷者不少矣，于何定其为栀豉汤证？夫汗后有亡阳证，则烦躁而不满闷；有内热证，有内实证，则烦而不躁。下后有结胸证，有痞证，则满闷而不烦躁。吐后有烦满而无躁。盖烦躁则非实，满闷则非虚，惟其虚实之间，斯为发越、泄降所宜用，于此犹不可定豆豉为开发上焦郁抑，宣导阴浊逗遛耶？然则葛稚川取葱豉汤治伤寒初起，非欤？夫稚川固言之矣，曰：凡初觉头痛身热，脉洪，一二日，便以葱豉汤治之。则其为热邪非寒邪，在阳明不在太阳，明甚，何则？寒邪应恶风、恶寒，此但言身热；寒邪当脉数、脉紧，此则言脉洪。证之以仲景所谓伤寒三日，阳明脉大者，讵非若合符节？且栀子与葱白，一系泄热，一系通阳，泄热者纵，通阳者衡。纵则能通上下之道，此所以宜于汗、吐、下后，表邪已减之时；衡则能达外内之情，此所以宜于病初起，卒难辨识之际。是在先在后，关栀子、葱白，不关豆豉，又可明矣。曰：栀子煎汤证，亦未见必有满闷也。此则论中所载多矣，曰胸中窒，曰心中结痛，非满闷之谓耶？特按之心下濡句，切宜著眼，究恐烦满为实热证也。

若论烦躁，则在阴者多，在阳者少。如少阴有吐利、躁烦、四逆者，有自利、躁烦、不得卧者，有吐利、手足逆冷、烦躁欲死者；厥阴有热少、厥微、指头寒、默默不欲食、烦躁者，有脉微、手足厥冷、烦躁者。皆以有脉微、四逆而无满闷，知其非阳经证，不得治以豆豉矣，然阳经之烦躁、阴经之烦躁，其因究有别也，应如何而审之？夫烦未有非阳盛者，躁无有非阴逆者，特阳经之烦躁是阴阳相搏，阴经之烦躁是阴阳相逐。相搏者其力足相敌而两不相下，相逐则阳既败北，阴复追之也。是故阳经之烦躁，虽轻扬之豆豉，散其阴逆有余；阴经之烦躁，即沉重之姜、附，辅其阳弱不足也。虽然，豆豉味苦气寒本属阴，以之治阴逆，则寒因热用、热因寒用非欤？夫气寒气凉，治以寒凉，行水渍之，此《五常政大论》文也。注家谓热汤浸溃，则寒凉之物能治寒凉，试检《伤寒论》诸用豆豉汤，皆不以生水煮，甚者枳实栀子豉汤先空煮清浆水，更入枳实、栀子，再下豉，仅须五六沸，即已成汤。如《金匮要略》栀子大黄汤，以治阳而非治阴，遂入药不分先后，是其秉经训何如严耶？又如瓜蒂散证，在太阳曰胸有寒，在少阴曰手足寒，脉弦迟，在厥阴曰手足厥冷，脉紧，更明明为寒，非如诸栀子豉汤证之并未言寒也，而瓜蒂苦寒，豆豉又苦寒，亦以热汤下豉煮汁，和瓜蒂、赤小豆末服，正与以寒治寒之旨相符，其证为邪与痰饮因阴阳相搏而结于胸中，断可识矣。

于此见阴翳之所在，即阳气之所阻，驱散其阴翳，阳气自伸，此豆豉之功。阳气既伸，其实者随即引而越之，使不经无病之所；虚者随即抑而下之，使不伤未败之气。此瓜蒂与栀子之力，夫故曰胸中实，曰虚烦而用豆豉，可并行不背也。说者谓仲景之六经是区分地面，所该者广，虽以脉为经纪，凡风寒湿热，内伤外感，自表及里，寒热虚实，无乎不包，《素问·皮部论》曰：皮有分部，脉有经纪。其生病各异，别其部分，左右上下，阴阳所在，诸经始终。此其立说之源也柯韵伯《六经正义》。观于《广济》疗骨蒸肺气，每至日晚即恶寒壮热，颜色微赤，不能下食，日渐羸瘦，方用豆豉、葱白、生地黄、甘草、童子小便；张文仲疗虚损，惨悴①不食，四体劳强，时翕翕热，无气力，作骨蒸方，用豆豉、栀子、杏仁、童子小便，服后四体益热，即服豆豉、葱白、生姜、生地黄、童子小便，仍不离阳明葱豉法《外台》十三卷；《删繁》疗胆腑实热，精神不守，

---

① 惨悴（cuì 翠）：忧伤憔悴。《南史·萧钧传》："钧字宣礼，年五岁，所生区贵人病，便加惨悴。"

泻热栀子煎，方用豆豉、栀子、甘竹茹、大青、橘皮、赤蜜；《千金》疗心实热，或欲吐不出，闷，喘急，头痛，泻心汤，方用豆豉、栀子、小麦、石膏、地骨皮、茯苓、淡竹叶，仍不离太阳、阳明栀豉法。信然以是类推，则《删繁》之以理中茯苓汤治脉实热极，血气伤心，使心好生赫怒①，口为变赤，言语不快，消热，止血气，调脉，以鳖甲汤治劳热，四肢肿急，少腹满痛，颜色黑黄，关格不通者，并用豆豉。甚者《千金》以豆豉、地黄二味捣散酒服，治虚劳冷，骨节痛，无力；崔氏枸杞酒，取豆豉，以枸杞汤淋秋麻子粉，煮汁，取半浸曲，取半浸米，和地黄蒸饭，酿成酒，治五内邪气，消渴，风湿，下胸胁间气，头痛，坚筋骨，强阴，利大小肠，填骨髓，长肌肉，破除结气、五劳七伤，去胃中宿食，利耳目、鼻衄，吐血，内湿风痹，补中逐水，破积瘀、脓、恶血、石淋，长发，伤寒瘴气，烦躁满闷，虚劳喘吸，逐热破血及脚气肿痹，亦悟《别录》虚劳喘吸，两脚疼冷之旨矣。盖上者阳之所治，下者阴之所治。阴翳于上，则阳与阴搏为烦躁；阴翳于下，则阴胜阳伏为疼冷。豉之为用，在上则取蒸罯已后之轻扬，在下则取其本体之色黑性沉，能于极下拔出阴翳，变沉伏为轻扬，其实一理也。

葱　实

味辛。温。无毒。主明目，补中不足。其茎葱白，平，可作汤，主伤寒寒热，中风，面目浮肿，能出汗，伤寒骨肉碎痛，喉痹不通，安胎，归目，除肝中邪气，安

---

① 赫怒：盛怒。汉·王粲《从军》诗："相公征关右，赫怒震天威。"《广韵·陌韵》："赫，盛貌。"

中，利五脏，益目睛，杀百药毒。葱根，主伤寒头痛。葱汁，辛①，温，主溺血，解藜芦毒。

　　葱之为物，其下层层紧裹而色白，其上空、中锐、末而色青，其实又含孕两者而白黑，若求象形，于人身舍目又谁似哉？则能补目中不足无惑矣。茎，葱之去叶者也；汁，捣全葱而绞出者也。茎性平，汁性温，则陶隐居白冷青热之说不虚矣。然其一主发表，一主止血者何居？夫其层层紧裹之中，莫不茎叶悉具，特既出为叶则温，未出内含则平，此其间自有精义，可容思索。盖内苞者为阳涵于阴，既已透达则纯乎阳矣。伤寒寒热、骨肉痛，是阳气外出，与所中之风寒争而不胜也；中风，面目肿，喉痹不通，是阳气为风寒所束缚，欲透达而不能也。葱茎中饱具从阴达阳之叶，直至根柢，其数难稽，跃跃欲透而仍未透，乃复中含稠涎，外包紧束，是其发表也，能使阳仍不离于阴，则与他物之发散异矣。血亦气之汁，从气而化，随气而行，内阴外阳，上顶下踵，周流灌溉，无有已时，此其常性也。乃或上而不下，则为吐、为衄，下而不上，则为溺、为利。设使邪火内停，正当中焦受气变赤之处，则迫气化血，迫津化血，就近则涌阳明为衄，就便则溜太阳为溺。葱汁正上下流通出阴贯阳之液，其辛温之性味，又足以驱散内停之邪火，使化者循常，行者复故，是以不特《别录》著其止溺血，后世且复阐其止衄血矣。肝者，阴中之阳。胎者，静中之动。不使阳羁于阴而肝家留邪，其用在葱之气；不使动阂其静而胎气不宁，其用在葱之液。能如是，则谓其安中、利五脏也，夫何恧②焉？

---

① 辛：《证类本草》卷二十八菜部中品"葱实"条作"平"。

② 恧（nù 衄）：自愧。《方言》卷六："恧，惭也。山之东西，自愧曰恧。"

葱至难死，任凭藏弆①，但置阴处，未曾沤烂②，临风日不至枯极，寸根著土即便森然。夫生气皆阳气也，死气皆阴气也，于死阴中得一线生阳，即可栽培扶植，使之回于黍谷，则仲景通脉四逆汤、白通汤用葱之义矣。盖病至下利圊谷，里寒外热，手足厥逆，脉微欲绝，身反不恶寒，面赤色一段，阴寒景象，仅仅外热，面赤，身不恶寒数事，可以知阳之未尽，然亦已离根而浮于外矣；下利，厥逆，无脉，干呕而烦，阳之尚不渐灭，亦只一线之烦，而阴寒下盛逼阳上越，已经昭著。乃均赖难死之葱茎，培种微阳，即以剔去阳中依附，揣情合理，于仲景微意不既确切而熨贴耶？特通脉四逆汤证，腹痛者，去葱加芍药，此则犹有说焉。夫阴经下利，无用芍药者，何则？太阴病，脉弱，其人续自便利，设当行大黄、芍药者，宜减之，以胃气弱，易动故。故真武汤证，若下利者去芍药加干姜。其他则仅有桃花汤证，腹痛而又下利，于此可见纯阴下利之候，本无腹痛也。盖阴之逼阳，有散有结，论其证则涣散者盛，结聚者微，故其治法，散者直随阳之所在而使生根，不然则阴阳遂离散矣；结则尚可破散其阴，冀阳得转而布于其间，较之随地培阳者为犹易也，此芍药与葱之异致，芍药与葱之性即可于此识之。

《本经》《别录》所载葱之目，有实、有茎、有根、有汁，是其用各有偏胜，而不得相溷。仲景用葱凡五处，在白通汤、白通加猪胆汁汤、旋覆花汤皆但曰葱，至言其数则曰几茎，亦

---

① 藏弆（jǔ 举）：收藏。《新唐书·胶东王道彦传》："神通未食，不敢先，即有所分，辞以饱，乃藏弆以待。"弆，收藏。唐·慧琳《一切经音义》卷十三："弆，藏也。"

② 沤烂：潮湿霉烂。明·唐顺之《户部郎中林君墓志铭》："而老仓曹方收粟时贪升斗之贿，不择美恶干湿，岁久沤烂。"

可知即《本经》之葱茎矣。而《本经》其茎已下，《别录》即紧注之曰葱白，则五方所用均葱白也，更夷考《本经》《别录》四目，则葱白者下不连根，上须去管，何则？以别著根而其名为白，则必不兼用其青也，乃今之用旋覆花汤者，动曰葱管，积习相沿，盖不知何人作俑矣。旋覆花汤之证，在《五脏风寒积聚》篇曰肝著，其人常欲蹈其胸上，先未苦时，但欲饮热，在《妇人杂病》篇曰寸口脉革，妇人半产漏下。夫革者，外兼有余，内纯不足也。常欲蹈，可见肝之著而气不得条达。不曰渴而曰欲饮，且所欲饮者不喜寒而喜热，更中插先未苦时句，则今欲蹈时，已不欲热饮，则肝之著非他，乃外寒内热，阴蓄阳，阳不得达耳。再证之以脉弦而大之革，亦为外阴逼迫，内阳虚惫，此犹不以旋覆花去其在外坚韧之阴、葱白通其在内敝疲①之阳，以绯帛之新者和其血络而谁恃哉？故葱之为用，仍是《别录》除肝中邪气一语，无他甚奥微义，则不用白而用青者，其意究何居耶？

薤

味辛，苦。温。滑②。无毒。**主金疮疮败，轻身，不饥，耐老**，归于骨，除寒热，去水气，温中，散结气，作羹食，利病人，诸疮，中风，寒水气肿，捣涂之。生鲁山平泽。

薤八月栽根，正月分莳③，最宜肥壤，数枝一本，则茂而

---

① 敝疲：衰弱。

② 滑：《证类本草》卷二十八菜部中品"薤"条无此字。

③ 分莳（shì 世）：分种。莳，移栽，分种。《说文解字·草部》："莳，更别种。"

根大。叶状似韭，韭叶中实而扁，有剑脊，薤叶中空似细葱而有棱，至滑泽，露不能贮，二月开细花，紫白色，根如小蒜，一本数颗，相依而生。五月叶青则掘之，否则肉不满也。参《衍义》《纲目》。

或谓金疮疮败有二义，一者金疮则肌肉既败而成疮，疮败则先疮而更败，是分疏《本经》之义；一者金疮因风寒而溃败，是附《别录》义于《本经》。愚意两说皆是，而究未能凿然指所以用薤之故也。夫薤味辛性温，体滑气熏，凡辛温者，类躁烈而不能滑泽，惟此滑泽之至，露且难留，故取其辛温以开之、滑泽以行之，温中散结四字，实用薤之主脑矣，以此义傅①之金疮疮败，遂可见金疮不败则非薤之所主，其所以败非更著风寒而何？《别录》更广其旨，即他疮之败由风寒者，莫不可治以是物，借其温中有行，盖血留而气不能行，无金疮、他疮之殊也，特他疮则血因滞阻，金疮则血方出骤止，为异耳。血留气阻，必生郁热，风寒又入之，斯寒热相搏而溃败，试思血气留阻、郁热昌炽之际，庸得以味辛性温者治之耶？故《别录》复申其义曰捣涂之，明其可敷而不可服，犹嫌辛温足以助火，为风寒在外，郁火在内也。寒热者，阴阳相搏；水肿者，水火相搏。阴阳、水火相搏而成寒热、水肿者多矣，当以何者为用薤之准耶？是则宜以《金匮要略》之栝楼薤白白酒汤、《伤寒论》之四逆散而究其归耳！夫胸痹，喘息咳唾，胸背痛，短气，寸口脉沉而迟，关上小紧数，可见其寒在上、热在中而不能相入；少阴病，四逆，泄利下重，可见其寒在中、热在下而不能相交。辛温散寒之中复有滑泽焉，足以使两不相下之气相交而相入，

---

① 傅：通"敷"。《说文通训定声·豫部》："傅，假借为敷。"

犹不可悟除寒热、去水气之旨耶？然则曰归于骨者，其义何居？夫骨以液之滑泽、利其屈伸之用，薤之为物滑泽极矣，又复有辛温之性，可驱内著之风寒，是其能归于骨，岂剩语哉？

薤之为物，胎息于金，发生于木，长成于火，是以其功用能于金中宣发木、火之气。金者，肺与大肠也，喘息咳唾，胸背痛，短气，非肺病而何？泄利下重，非大肠病而何？善夫！徐忠可之言曰：人之胸中如天，阳气用事，故清肃时行，呼吸往还，不愆常度，津液上下，润养无壅，痹则虚而不充，其息遂不匀，喘唾乃随咳而生。胸为前，背为后，中气痹则前后皆痛，上之气不能常下，则下之气不能时上而短。更验之以寸口沉迟，关上小紧数之脉，遂凿然为阳壅于脾而不布，阴凝于肺而不宣，用栝楼以踞脾，而流动凝结之阴；用薤白以踞肺，而招徕壅滞之阳，尤妙在白酒之为物，方从谷中泌出清液，味甘辛而色白，为自脾入肺、动荡不羁之品，使于脾、肺之间，疏通浚瀹，令阴阳巽而相入，盖以肺原娇脏，受柔不受刚故耳。泄利矣，则不应下重，既泄利而仍下重，是去者自去，留者自留，不得但以去者为病矣。矧四逆本系脾胃中阴寒凝结，不能布阳气于四末耶？是故四逆泄利为少阴病，而下重则当究其下焦有热。下焦之热，随泄而不能和中焦之寒；中焦之寒，徒泄而不能济下焦之热，此其间必有结滞在肠胃中，隔蔽阴阳使不能通也。虽然四逆散中柴胡疏肠胃中结滞，芍药开阴结、布阳气，重以甘草之和、枳实之破，不患其结滞不去、中下不交矣，又必重用薤白，何欤？盖方其两相拒，未必即能两相洽也。顺其滑泄之性，而其中仍寓辛温开解，于是阳之中得以纳阴，阴既入阳，又去其风寒附会为戾者，则阳亦伸而与阴浃矣。世之论胸痹之用薤白，曰滑利通阳；泄利下重之用薤白，曰滑可去著，而不知其间条理委曲周密有如此者。

苏

味辛。温。主下气，除寒中。其子尤良。

苏以二三月下种，或宿子在地自生，其茎方，其叶圆而有尖，旁有锯齿，面背皆紫者佳。八月开细紫花成穗，作房结子，细如芥子，色黄赤，叶以五六月采，茎、子以九月采。《纲目》。

卢子繇曰：详紫苏之色香气味、体性生成，致新推陈之宣剂、轻剂也。故气下者可使之宣发，气上者可使之宣摄。叶则偏于宣散，茎则偏于宣通，子则兼而有之。

张隐庵曰：庭前植紫苏，见其叶朝挺暮垂，因悟草木之性，感天地阴阳之气而为开阖者也。苏色紫赤，枝叶空通，其气朝出暮入，有如经脉之昼行于阳，夜行于阴。是以其叶能发汗者，血液之汗也。枝茎能通血脉，故易思兰①用其茎通十二经之关窍，治胸膈饱闷，通大小便，止下利赤白。予亦常用其细茎，不切断，治反胃膈食，吐血下血，多奏奇功。盖食气入胃，散精于肝，浊气归心，肝藏血，心主脉，血脉疏通，则食饮自化。阳络伤则吐血，阴络伤则下血，通其脉络，使血有所归，吐下自止。是言最有体物之致，但毗陵为紫苏之所产，其朝挺暮垂诚然，但缘日曝所致，非有他故，设其日天阴则不暮垂矣。且凡藿香、薄荷、豨莶皆然，不独紫苏也。其色紫中空能入血脉，则韪矣，然刘潜江之言，其入气分犹有进于是者，紫苏茎叶味辛有甘，辛胜甘劣，以二三月下种，八九月收成，而采其叶则

---

① 易思兰：即明末医家易大艮，临川（今江西抚州）人。著有《易氏医案》1卷，收入《医林指月》丛书。

于五六月当未吐花时，夫以大火之令而采味辛之物，岂不以全火之用金乎？金为火用则气化，以火原出水中，而金固为水母，阳不得阴不能化也，故其为用之大概，曰下气，除寒中，正以其色赤入心，心火固气之灵；味辛入肺，肺金固气之主，金火合德，其气温和，是心肺合而营诸阳也。若然，则自能归脾胃，所以其味辛后有甘也，乃子繇不特取其宣发，且有借其宣摄者，其义亦甚精当，盖肺为阳中之少阴，阳不得阴则气不化，金为火用则气化，气化则极其宣发，此易知也。惟阴为阳守，阳无阴则火僭而气亦不宣，金为火用则宣中有摄，究之摄亦所以成其宣耳。是以外而六淫可借宣而驱，内而七情亦可借宣而开，谓之温中达表，讵不然欤？此仲景于厚朴半夏汤用之，以治妇人咽中如有炙脔，确取其能宣气也。

第十卷

下品，石六味，水五味，草四味。

伏龙肝

味辛。微温。主妇人崩中，吐血，止咳逆，止血，消痈肿毒气。灶中对釜月下黄土也。<small>隐居。</small>

灶之体为土，其用则烹饪。烹饪之主在水、火，然水、火与釜金、薪木同受土范，则灶者悉具五行，而土为之纲者也。凡烹饪者，欲令水与物和，然必盛之以金，炼之以火，物始与水相浃焉。是成物之和在水，成水之用在火，蔽火之烁以金，资火之燃以木，而均禀节制于土，则是土者岂仅伍①生物之功，抑且攒簇五行，交媾水火，以全其用，而奉生人为最要矣。人身之水，其受化于火，范于金、土，而荫于木，以奉人身为最切者，舍血其奚似？是以妇人崩中、吐血，止咳逆，止血，胥赖之矣。虽然，灶中黄土治何等崩中、吐血，此所当急知者也。夫血主于心，统于脾，藏于肝。主，犹领也《史记·天官书》"太白主中国②"正义；统，犹本也《礼·祭统》释文，制，治也《荀子·强国篇》"然其所以统"之注；藏，怀抱之也《礼·学记》"藏焉修焉"注。是故不能领摄者，病在心，如《本经》心腹内

---

① 伍：交互错杂。《说文解字·人部》："伍，相参伍也。"
② 太白主中国：语出《史记·天官书》："是以秦、晋好用兵，复占太白，太白主中国。"指太白星主中原的福祸吉凶。太白，太白星，即金星。中国，泛指中原地区。《庄子·田子方》："吾闻中国之君子，明乎礼仪而陋于知人心。"

崩，崩中，脉绝等治是也阿胶、桑根白皮；不能制治者，病在脾，如《本经》崩中下血，崩中下血五色等治是也石胆、鮀鱼甲；不能怀抱者，病在肝，如《本经》崩中漏下，及凡言漏下赤白等治是也丹雄鸡。则灶中黄土所主，乃脾病而崩中者也。夫以土为血本者，如兴云致雨，必由于地；以土而制治血者，如江河之行，必循于地。苟地蔽其气，则生长无源；若失其防，则溃决四出，下则为崩、为泄，上则为咳、为吐。则灶中黄土之用，乃脾不能制治夫血也。土之所以不能防水者，或以土之不埴①，或以水力过猛，或以久湿泞淖②。观仲景黄土汤，治血在便后，与甘草、地黄、白术、附子、阿胶、黄芩并用，则灶中黄土之功，能于脾家调运水火者也。夫土得湿则泞，复暴以热则愤起③，比之于痈肿，恰无以异，以常燔而不伤之土气浥之，则向之愤者消矣，即此亦可并证血病者也。

铅　丹

味辛。微寒。主吐逆，胃反，惊痫，癫疾，除热下气， 止小便利，除毒热，脐挛，金疮，溢血。**炼化还成九光，久服通神明。** 一名铅华，生于铅。生蜀郡平津。

炒铅丹法：用铅一斤，土硫黄十两，消石一两，熔铅成汁，下醋点之，待沸时下硫一块，少顷下消少许，沸定再点醋，依

---

① 不埴：不黏。《尚书·禹贡》："厥土赤埴坟，草木渐包。"孔传："土黏曰埴。"

② 泞淖：泥泞。泞，泥泞。《广韵·径韵》："泞，泥泞。"淖，烂泥，泥沼。《说文解字·水部》："淖，泥也。"

③ 愤起：奋起。唐·韩愈《石鼓歌》："周纲陵迟四海沸，宣王愤起挥天戈。"

前下硫、消，待为末则成丹矣。若转丹为铅，则用连须葱白汁，拌丹慢煎，煅成金汁，倾出则还为铅。《纲目》述《丹房鉴源》[1]。

吐逆、胃反，阴随阳升也；惊痫、癫疾，阳劫阴乱也。其证迥异，其源同乎？是盖有同焉者矣。夫火之气胜则能消水，水之力厚则能灭火，假使火虽盛而水力不衰，水虽旺而火能驱迫，其相激荡、相追逐而彼此不相下，不至两败不已矣。吐逆、胃反者，火虽能激水于中，而下之阳既已无主；惊痫、癫疾者，阳虽能搅阴于外，而中之阳亦已散乱。病有在中、在下之不同，其源于两不相下则一也。铅丹之物，其妙在质本色黑属水之铅，以硫、消幻变成丹，则改属火，比之水为火激而升、阴为阳搅而乱无异也。但水本润下，以火迫故，遂喜升而不就下；阴本凝定，为阳搅故，遂拂乱而不向安，此其始固由于火与阳之驱迫，及其继不能不责水与阴之乐从，惟是物虽被硫、消威胁，熔炼成丹，然终能不失重镇下坠之性，一加煎沸，还复为铅，定静坚凝，依然故物，施之于水火、阴阳之相搏，其有不阳敛而阴复其位、火归而水遂其润乎？除热下气，总言其功能之所竟也。然惟阴阳、水火虽争，而两皆不亏、两皆未败者宜之，若施之于乏极而动，及一胜一负者，正亦祸不旋踵，故仲景用之，惟杂柴胡、承气之间，乃为当耳。

代赭石

味苦，甘[2]。寒。无毒。主鬼疰，贼风，蛊毒，杀精物、恶鬼，腹中毒邪气，女子赤沃漏下、带下百病，产

---

[1] 丹房鉴源：唐·独孤滔撰，撰年不详。凡三卷二十五篇，大抵言金石药物之产地、异名、形性、功能。

[2] 甘：《证类本草》卷五玉石部下品"代赭"条作《神农本草经》文。

难，胞衣不出，堕胎，养血气，除五脏血脉中热，血痹，血瘀，大人、小儿惊气入腹及阴痿不起。**一名须丸**出姑幕者名须丸，出代郡者名代赭，一名血师。生齐国山谷。赤红青色如鸡冠有泽，染指甲不渝者良。采无时。畏天雄。

代赭石体重质坚而色赤，确是金从火化。金从火化，非血而谁？僧赞宁曰：代赭石煮以酒醋，插铁钉于内，扇之能成汁，此其证矣。夫血者，流行经络，卧则归肝，于以分布五脏，洒陈六腑，而中焦金火之交媾，则其化源也。设金火交媾之际，乃有热焉，斯受气不清，迨归肝而日遗其热，积铢累寸，不至为腹中毒邪气不止，在女子则因是冲任不固，恶露绵绵，如沃泉之悬出而下漏。代赭石之质之色，正贴切其化源，而味苦气寒，能去其热，源清则流自洁，斯其所以为主治欤！夫肝为风木之脏而藏魂，其病发惊骇，其经入毛际，绕少腹，环阴器。贼风者，肝热盛而生。鬼疰、精物、恶鬼，则肝热而魂不安，幻为种种形象耳。即《别录》所谓带下百病、产难、胞衣不出、阴痿不起诸候，莫不在肝部分。血痹、血瘀，又莫非肝之运量不灵，而其最要是除五脏血脉中热一语，是一语者实代赭石彻始彻终功能也。仲景用代赭石二方，其一旋覆花代赭石汤，是邪在未入血脉已前；其一滑石代赭汤，是邪入血脉已久。盖同为下后痞硬于心下，则热虽在化血之所而未入脉。若入脉则其气散漫不能上为噫矣，惟其不见聚热之所而辗转不适焉，斯所以为百脉一宗，悉致其病也。玩百脉一宗，悉致其病，核之除五脏血脉中热，可不谓若合符节也哉？

戎 盐

味咸。寒。无毒。**主明目，目痛，益气，坚肌骨，去**

毒蛊，心腹痛，溺血，吐血，齿舌血出。一名胡盐。生胡盐山及西羌北地酒泉福禄城东南角。北海青，南海赤。十月采。

戎盐生河涯山坂之阴土石间，盖海潮浇山石，经久而凝著石上者，形块方棱成垛，明莹而青黑色。参《唐本》《图经》。

戎盐借水而结，嵌土石间，似目睛一；状如累棋，层叠包裹，似目睛二；卤水必浊，戎盐则莹，似目睛三；色惟青黑，似目睛四。咸能使火降，寒能使火清，是以允为明目、治目痛、清火降火之物矣。其坚肌骨，正与食盐同，而其所以异者，食盐则劫痰涎而使吐，戎盐则挽血液而使凝也。夫食盐未尝不能凝血，而终渗泄津液；戎盐未尝不渗泄津液，而终凝血者，良亦以食盐假火日烹炼，其成易，其化入津液亦易；戎盐自然而生，其成难，其化入津液则难。其为盐能凝血虽同，而伤津液、不伤津液则相径庭矣，故《别录》以之主溺血、吐血、齿舌血出，仲景以之利小便。止血者，止血之因火迫而散乱；利水者，利水之不归壑而漫于土也。然则戎盐所主之心腹痛，食盐所主之心腹卒痛，同乎？否乎？夫固可以一卒字而较二盐之情性矣。且凡心腹痛之宜于盐者，定系留痰停饮，惟其饮之稀，力能攻冲击撞，乍发乍止，故以食盐劫而吐之，饮去而卒者遂已；惟其痰之稠，势则凝固胶黏，久留不动，故以戎盐化而渗之，痰去而不卒者能已。若欲验诸其外，则除卒与不卒，尚有缓、急二者可凭，急者必有欲吐不得、欲下不能等状；缓者必有咳吐而仍留、泄利而不去等候①，不可不察也。

---

① 候：原作"侯"，形近而误，据文义改。

大 盐

味甘，咸。寒。无毒。主肠胃结热，喘逆，胸中病，**令人吐**。生邯郸及河东池泽。漏芦为之使。

食 盐

味咸。温。无毒。主杀鬼蛊、邪疰、毒气，下部䘌疮，伤寒寒热，吐胸中痰癖，止心腹卒痛，坚肌骨。多食伤肺，喜咳。

成盐之法不一，大率海盐乘潮渍土，取土承卤，煎炼而成，此长芦、登莱、两浙、闽广所同也；卤盐则刮土煎炼而成；池盐则引池水于卤地，恃南风吹结而成，此河北、山西所同也；井盐不经土，但取井水煎成，此滇、蜀所同也；两淮、海丰取卤与海盐同，惟不须煎炼，亦不恃风，以日晒而成；陕甘之间，盐生于崖，并不借煎炼、风、日矣。数者皆食盐也。

苏子瞻曰：江河、泉泽之水，凡通者皆甘，惟入海则咸。人身津液皆甘，惟溺则咸。以是知咸虽水味，然水至咸必往而不返，非通流之水矣参《天庆观乳泉赋》意。往而不返之水，死水也。煮盐者，无论池井与海，并取往而不返者，令其先与土洽，继以火熸①，则遂成盐，变水成金，易寒为温，此其概耳。盐不必尽以水也，凡斥卤之处，地中之气即可成盐。淮南取盐，惟择不毛之地，垦治成场，筑而坚之，洒以海水，令其透湿，上盖以灰，不一二日，运灰入池，沃之以水，卤遂漫出矣；盐不必尽以火也，淮北之成盐以日，河东之成盐以风，然日固火

---

① 熸（jiān 兼）：熄灭。《玉篇·火部》："熸，火灭也。"

气之宗，南风之烈，亦火气之化。大抵盐者非他，皆不能流通之水、不生草木之土，用火炙治以成。而其性温，则于人亦治水与土之顽矿而已。然观乎《别录》所主伤寒寒热、胸中痰癖、心腹卒痛，皆以吐而奏功，盐亦何自能令人吐哉？夫《图经》之言可信也，曰卤盛之候，秉炬以照，炬为卤气所冲，随即熄灭，其气上行，概可见矣。葛稚川曰：伤寒时气，温病头痛，壮热，脉大，取盐一升，以汤送之，腹中当绞而吐，更覆取汗，便瘥。又曰：卒腹痛，用食盐一大把，多饮水送之，忽当吐即瘥。又曰：取上好盐，先以大豆少许，含口中勿咽，须臾水当满口，至水近齿，更用方寸匕抄盐纳口中，令与水一时咽，疗暴得热病，头痛目眩，卒心腹痛及欲霍乱，痰饮宿食，气满喘息，久下赤白，积聚吐逆，乏气少力，颜色痿黄，瘴疟，诸风。以是察之，盐入人口，能令人津液升而裹之，于是复多饮水以激之，乃能作吐，非盐能令人吐也，其能耗精泣血，即在此矣。然则所谓下部䘌疮、坚肌骨者，亦当吐而获效耶？则仲景之言尤可信也，曰：头风，用大附子一枚，炮盐等分为散，沐了，以方寸匕摩疾上，令药力行，其为摩治亦概可见矣。《药性论》曰：下部蚀疮，炒盐布裹坐熨之。葛稚川曰：下利肛痛不可忍者，熬盐包坐熨之。《千金翼》曰：疮癣初生者，嚼盐频擦之。《外科精义》曰：溃痛作痒，以盐摩其四围即止。由是察之，盐摩人身，能令风火消除、肌肉坚固，不必其服之也。其能令人咳，肌肉胝皱，亦即此矣。陶隐居谓：以盐腌鱼肉则能经久不败，以沾布帛则易致朽烂，而未申明其所以然。陈切斋曰：是能使易朽烂者不败，反使不败者易朽烂也。夫盐入口则劫津液而聚之，聚之即所以散之矣。血肉之物能不败者，取其散去津液而受日曝火炙也；布帛之类能致败者，因其卤气湿浥，纵日曝火炙，益易朽烂也。是可见其功，亦可见其过矣。

锻灶灰

主癥瘕坚积，去邪恶气。

陶隐居云：锻铁灶中灰尔，兼得铁气，疗暴癥大有功。

案：铁有二种，铸钟鼎釜镬者曰生铁，作刀剑器械者曰熟铁。生铁被火则流，熟铁被火能软而不能流，故治生铁曰冶，治熟铁曰锻。而熟铁为器必以椎击去其落，欲其厚薄屈曲，亦须锥击乃就，故训诂书多以锻为椎击之义《广雅》释诂：锻，椎也。《庄子·列御寇》释文：锻，谓锥击之。是锻乃治熟铁之名，不得与冶混也。所以然者，冶能使铁流，锻能使铁柔，不可不分矣。铁灶畜火，古人用木炭，木炭之灰，今人谓之炉灰，以濯油污，炼生丝。矧锻铁者，元摧刚而令柔，使柔而不使流，益能化坚癥无疑矣，故《别录》以主癥瘕坚积、去邪恶气者，即浣垢污之义也。仲景鳖甲煎丸取和鳖甲与酒煮令泛滥如胶，是先消药之坚，然后消病之坚，理之中复有理焉，可谓神而明之矣。

浆水　潦水　甘澜水　麻沸汤　泉水　井花水

炊粟米熟，投冷水中浸五六日，味酢生白花，名曰浆水。煎枳实栀子豉汤、矾石汤，服蜀漆散、赤小豆当归散、半夏干姜散、白术散，皆用之。谷少水多，多从少变，其义为谷化于水，水行谷气，故凡病谷不从水化及水不能化物者用之。

暴雨骤降，未归洼下，漫流地面者，名曰潦水。此暂未归壑，非即刻就下，则不久自干。麻黄连轺赤小豆汤用之，取其湿热不久注于土，黄即愈也。

急流水置大盆内，以杓扬之，水上有珠子相逐，取珠子用之，名曰甘澜水。随激上泛，随停即消，凡水气不受土防而上逆者，取其润下之性，纵遭激扬，纵有形迹，亦即消散，复其就下之性也，故茯苓桂枝甘草大枣汤、大半夏汤以之。

煮水令沸如麻，名曰麻沸汤。水中之气正扬，取其得药物之气薄，且先上行而后就下也，故大黄黄连泻心汤、附子泻心汤所以解心下濡而痞，以假借气味应假病也。

凡水皆就土流，独泉水从土出而土不随之以汩，亦不随之以流。诸百合病皆溺时头有所苦，故以之煮诸百合汤，取其令溺时头不痛、不淅淅然、不眩也。

井中平旦第一次所汲为井花水。井水本留而不行，且以经宿之澄，尤清且洁，以至定至静之清寒，平至定至静之热瘫痪，此风引汤所以有取乎是也。

附　子

味辛，甘。温，大热。有大毒。主风寒，咳逆，邪气，温中，金疮，破癥坚积聚、血瘕，寒湿踒躄，拘挛，膝痛，脚疼冷弱，不能行步，腰脊风寒，心腹冷痛，霍乱转筋，下利赤白，坚肌骨肉，强阴，又堕胎，为百药长。生犍为山谷及广汉。冬月采，为附子；春采，为乌头。地胆为之使。恶蜈蚣，畏防风、黑豆、甘草、黄芪、人参、乌韭。

乌　头

味辛，甘。温，大热。有大毒。主中风，恶风，洗洗出汗，除寒湿痹，咳逆上气，破积聚、寒热，消胸上痰冷，食不下，心腹冷疾，脐间痛，肩胛痛不可俯仰，目中痛不可久视，又堕胎。**其汁煎之名射罔，杀禽兽。**射罔，味苦，有大毒。疗尸疰癥坚及头中风痹痛。**一名奚毒，一名即子，一名乌喙。**乌喙，味辛，微温，有大毒。主风湿，丈夫肾湿阴囊痒，寒热历节掣引，腰痛不能行步，痈肿脓结，又堕胎。生朗陵山谷。正月、二月采。阴干。长三寸已上为天雄。莽草为之使，反半夏、栝楼、贝母、白蔹、白及，恶藜芦。

天　雄

味辛，甘。温，大温。有大毒。**主大风寒湿痹，历节痛，拘挛缓急，破积聚邪气，金疮，强筋骨，轻身健行，**疗头面风去来疼痛，心腹结积，关节重不能行步，除骨间痛，长阴气，强志，令人武勇，力作不倦，又堕胎。**一名白幕。**生少室山谷。二月采根。阴干。远志为之使，恶腐婢。

附子每岁以上田熟耕作垄，十一月播种，春月生苗，其茎类野艾而泽，其叶类地麻而厚。其花紫瓣黄蕤①，长苞而圆，实类桑椹子，细且黑。九月采根，其品凡七，本同而末异，其初种之母为乌头，附乌头旁生者为附子，又左右附而偶生者为鬲子，种而独生无附，长三四寸者为天雄，附而尖者为天锥，附而上出者为侧子，附而散生者为漏蓝子，虽皆脉络贯注，相须而不相连。附子以花白者为上，铁色者次之，青绿者为下；其形以蹲坐正节角少者为上，有节多鼠乳者次之，形不正而伤缺风皱者为下。天雄、乌头皆以丰实盈握者为胜。杨天惠《附子

---

① 蕤：花蕊。《红楼梦》第五回："此酒乃以百花之蕤，万木之汁，加以麟髓凤乳酿成。"

记》，参《乘雅半偈》。

乌头，老阴之生育已竟者也；天雄，孤阳之不能生育者也；附子，即乌头、天雄之种，含阴苞阳者也。老阴生育已竟者，其中空，以气为用；孤阳不能生育者，其中实，以精为用。气主发散，精主敛藏。发散者能外达腠理，故主中风、恶风，洗洗出汗，咳逆上气；敛藏者能内入筋骨，故主历节痛，拘挛缓急，筋骨不强，身重不能行步。而味辛性锐两物略同，故除风寒湿痹，破积聚邪气之功亦同。附子则兼备二气，内充实，外强健，且其物不假系属，以气相贯而生，故上则风寒咳逆上气，中则癥坚积聚，血瘕，下则寒湿踒躄，拘挛，膝痛，不能行步，无一不可到，无一不能治，惟其中畜二物之精，斯能兼擅二物之长，其用较二物为广矣。凡物之性，虽曰水流湿，火就燥，然阳只能引而上，阴只能引而下，乃附子独能使火就下者，其义何居？盖譬之爇烛两条，使上下参相直，先熄下烛之火，则必有浓烟一缕自烛心直冲而上，比抵上烛，则上烛分火随烟倏下，下烛复烧。附子味辛烈而气雄健，又偏以气为用，确与火后浓烟略无殊异，能引火下归，固其宜矣。惟恐在下膏泽已竭，火无所钟，反能引在上之火升腾飞越耳，故夫膏饶则火聚，火聚则蒸腾变化，莫不由是而始。《生气通天论》曰：阳气者，静则神藏，躁则消亡。又曰：阳气者，精则养神，柔则养筋。此生气生血、贯百骸、运四末之所由也。曰：开阖不得，寒气从之，此癥坚积聚、血瘕之所由也。气通则积散，积散则火归，火归则腐熟五谷，以之泌别清浊，以之蒸腾津液，使薰肤充身泽毛，亦以之易阴霾为晴朗，转乖戾为太和，均无不以之矣。《元史》载蒙古人治金疮垂毙者，急剖牛腹裹其人于中辄活。假牛之热血以焊人之生气，其亦附子治金疮之遗意也欤！

刘潜江云：先哲谓附子能益火之源，以消阴翳。夫阴翳者，阳不足，阴不能运化也。故有真阳虚，则外来之寒邪以同气相感而病者，如三阴伤寒、中寒、寒疝之类；有真阳虚，本身之阴气不得合化而病者，如脾虚肿胀、脏寒脾泄之类。所因固殊，阳虚阴壅非异，故均可用附子助阳以逐阴，是即所谓消阴翳，是即所谓补虚散壅也。虽然，其补真阳，岂特以散壅为功？阳之虚而上浮者，即能于极上收之，如肾厥头痛之类；阳之虚而筋节缓，机关弛者，即能于筋节、机关强之坚之，如腰脚冷弱之类。种种为功，直似泽槁为润、转剥为复①者矣。更可思者，据其大辛大热，既恐其消阴，乃虚寒下血者，偏以之固血；又恐其助阳，乃阳淫化风者，偏以之散风。盖血橐②于气聚，气守而血自止；风淫于阳浮，阳归而风自散。功真理当，又何费解之有哉？特是物为入阴中之阳，如用于水虚火炽者，固祸不旋踵矣，即用于水不足而火不生者，谓非倒行逆施可乎？化原不滋，漫曰使阴生于阳，是混于阳中之阴之物而论，其为愦愦甚矣。

少阴四逆，泄利下重，用四逆散，若腹中痛者加附子；中风，手足拘急，百节疼痛，烦热心乱，恶寒，不欲饮食，用千金三黄汤，若先有寒者加附子；风水，恶风，一身悉肿，脉浮不渴，续自汗出，无大热，用越婢汤，若恶风者加附子；产后中风，发热，面正赤，喘而头痛，用竹叶汤，若颈项强者加附

---

① 转剥为复：由衰败转为复生。"剥"和"复"均为《易》卦名。剥卦，艮上坤下，一阳爻在上，五阴爻在下，是阴盛阳衰，没有生气的状态。复卦，坤上震下，一阳爻在下，五阴爻在上，是阳气复苏，万物萌动的状态。

② 橐（tuó 驼）：敛藏。《吕氏春秋·悔过》："过天子之城，宜橐甲束兵。"

子。附子之治风寒，非直治风寒也，阳气不荣，风寒侵侮，阳振而风寒自退。附子之利关节，非直利关节也，筋得寒则挛，得热则弛，筋弛而关节自舒，与麻黄、桂枝、茯苓、白术有异矣。心下有水气，干呕，发热而咳，用小青龙汤，若噎者去麻黄加附子；霍乱既吐且利，寒多不欲饮水，用理中丸，若腹满者去术加附子。附子之治水，非直治水也，水寒相搏为噎，是中寒非外寒也，去中寒而水无与搏矣。附子之治满，非直治满也，浊气上则胀，是阴逆非气盛也，阳见睨①则阴翳消矣，此又与甘遂、大黄有异也。腹痛自利，小便不利，四肢沉重疼痛，用真武汤，若呕者去附子加生姜。夫水本趋下，过颡在山，非其性也，必有激之使然。能激水使上，非阳不能，故呕病必胃中有火，胃中有火者，宜散不宜行，是又附子、生姜味辛性温同，而其用有不同也。

《伤寒论》用附子之方凡二十，可加入之方二，内用生附子者，惟干姜附子汤、茯苓四逆汤、附子汤、白通汤、通脉四逆汤、四逆汤六方。六方之中，干姜附子汤、茯苓四逆汤、四逆汤三证为表病误治而致，余皆少阴自病，而干姜附子汤、茯苓四逆汤、通脉四逆汤三证外皆有热，以愚观之，则凡用生附子者，无论有热无热，外皆兼有表证，何则？白通汤无表证，何以用葱白，即通脉四逆汤可推而知者也。若附子汤之身体痛，骨节疼，可谓非表证否？且背微恶寒者，对身有微热而言。夫手足逆冷，不待病人自言，他人可按而知者也；背恶寒，则病人不言，他人何从知之？若病人不有微热而遍身寒，譬之冬月严寒，但知畏之，不能指定何处矣。《本经》附子主风寒邪气，

---

① 睨：原作"睍"，形近而误，据文义改。

殆即生附子之用也。兼有表证者用生附子，宜乎合表药用者，皆生附子矣，而桂枝加附子汤、桂枝去芍药加附子汤、桂枝附子汤、白术附子汤、甘草附子汤、麻黄附子细辛汤、麻黄附子甘草汤、桂甘姜枣麻辛附子汤，并用炮附子，其犹有说欤！夫诸证者皆表病盛，里病仅见一端，故方中皆表药多，仅用附子以贴切其里；干姜附子汤、茯苓四逆汤、附子汤、白通汤、通脉四逆汤，则纯乎里证矣，纯乎里证，仅见表证一斑，故绝不用表药，惟附子用生者以示开导解散之义，谓嫌于无表药也。于是知权衡表里之道，重独见不重丛多，引而伸之，则寒热也，虚实也，上下也，皆可以此类推，生附子之用，又不可泥于专治表证一面矣。

病以伤寒名，宜乎以附子治之，最确矣。殊不知寒水之气，隶于太阳，既曰太阳，则其气岂止为寒，故其伤之也，有发于阴者，有发于阳者；其传变，有随热化者，有随寒化者，乌得尽以附子治之？惟其气为寒折，阴长阳消，附子遂不容不用矣。虽然气为寒折，阴长阳消，其为机甚微，而至难见，请以数端析之，知其机，得其窍，则附子之用，可无滥无遗矣。曰：下之后，复发汗，昼日烦躁不得眠，夜而安静，不呕不渴，脉沉微，身无大热者，干姜附子汤主之；曰：发汗，若下之，病仍不解，烦躁者，茯苓四逆汤主之。二证之机皆在烦躁，下条烦躁已外，不言他证，良亦承上而言，惟下条则昼夜烦躁，上条则入夜犹有间时，其他则不呕不渴、无表证、脉沉微，是可知无表证而烦躁，则附子必须用也。曰：太阳病，下之后，脉促胸满者，桂枝去芍药汤主之。若微恶寒者，去芍药，方中加附子汤主之。曰：伤寒，医下之，续得下利圊谷不止，宜四逆汤。夫不当下而下，其气不为上冲，必至下陷。上冲者仍用桂枝，以胸满恶寒故加附子；下陷者无不下利，但系圊谷，则宜四逆。若非圊谷，脉促，胸满而喘，乃葛根芩连汤证则下后阴盛，不论上冲、下泄，皆须用附子也。曰：太阳病，发汗，遂漏不止，其人恶风，小便难，四肢微急，难以屈伸者，桂枝加附子汤主之。曰：发汗后，恶寒者，芍药甘草附子汤主之。曰：太阳病发汗，汗出不解，其人仍发热，心下悸，头眩，身瞤动，振振欲擗地者，真武汤主之。夫发汗本以扶阳，非以亡阳也，故有汗出后，大汗出，大烦渴不解，脉洪大者；白虎汤证有发汗后，不恶寒，反恶热者已。调胃承气汤证今者仍恶寒、恶风，则可知阳泄越而阴随之以逆，于是审其表证之罢与不罢，未罢者仍和其表，已罢者转和其里，饮逆者必通其饮，皆以附子主其剂，是可知汗后恶风、恶寒不罢者，舍附子无能为力也。过汗之咎，是以阳引阳，阳亡而阴继之以逆；误下之咎，是以阴伤阳，阳伤而阴复迫阳。阳亡者表终未尽，故多兼用表药；阳伤者邪尽入里，故每全用温中，此又用附子之机括矣。其有不由误治，阴气自盛于内者，曰：伤寒表不解，心下有水气，干呕，发热，咳且噎者，小青龙去麻黄加附子汤主之；曰：少阴病，始得之，反发热，脉沉者，麻黄附子细辛汤主之；曰：少阴病，得之二三日，麻黄附子甘草汤微发汗，以二三日无里证，故微发汗也，是三者阴气盛而阳自困。曰：伤寒八九日，风湿相搏，身体疼烦，不能自转侧，不呕不渴，脉浮虚而涩者，桂枝附子汤主之；曰：若其人大便硬，小便自利者，白术附子汤主之；曰：若其人汗出短气，小便不利，恶风不欲去衣，或身微肿者，甘草附子汤主之，是三者阴湿盛而困阳。均之用附子以伸阳，用表药以布阳，不缘亡阳，其义实与亡阳为近，即《本经》所谓主风寒，咳逆，邪气，寒湿踒躄，拘挛，膝痛，不能行步者也。其附子汤、真武汤、通脉四逆汤、白通汤、白通加猪胆汁汤、四逆加人参汤、四逆加猪胆汁汤、四逆散等所主，皆系阳衰阴逆，均之用附子以振阳，用姜、草以止逆，不缘伤阳，其义实与伤阳为近，即《本经》所谓温中者也。总之，汗后、下后用附子证，其机在于恶寒否，则无表证而烦躁，未经汗下用附子证，其机在于脉沉微，是则其大旨矣。

干姜附子汤证曰：不呕不渴；桂枝附子汤证亦曰：不呕不渴；真武汤证曰：若呕者，去附子，加生姜，呕者胃热，渴者阴伤，胃热阴伤，宜乎不得用附子矣。然而白通加猪胆汁汤、通脉四逆汤证之干呕，四逆汤、乌梅丸证之吐，桂枝芍药知母汤证之温温欲吐，附子粳米汤证之呕吐，肾气丸证之消渴，栝楼瞿麦丸之渴，均不废附子，何耶？盖有声有物曰呕；有物无声曰吐；有声无物曰干呕。有声者有火；无声者无火。有物者实；无物者虚。实而无火者用之，《本经》所谓破积聚者也；虚而有火者亦用之，《本经》所谓温中也。是故非干呕、非吐、非呕吐者，仲景不用附子，以呕系实而有火，虽真武汤本宜用者且去之，此其验矣。渴之与呕，情本相违，故曰：先呕却渴者，此为欲解；先渴却呕者，为水停心下。于此见非但呕者不用附子，呕而渴者益不用附子矣。肾气丸证、栝楼瞿麦丸证之渴，非阴伤也，阳衰不能化阴也。夫人之身，水非火不能蒸腾，火非水不能蛰藏，肾气丸、栝楼瞿麦两证，水下溜而火逆冲，正赖附子之性温下趋，使水得温而上，火得温而归，非特与伤寒之渴不同，并与他证之渴均不同矣。

六气感人，不能纯一，其有相兼，又多殊致。故有相连比者，有相乖错者。相连比者，燥与火、湿与寒之类也；相乖错者，湿与火、寒与燥之类也。若夫湿与燥、寒与热，则终不能相兼，风则随气，皆可相混，故曰风为百病长矣，其有连比最广，近则为患最迫，远则为害最深者，莫如痹，盖痹以风、寒、湿三气相合而成，风以动之，寒以凝之，湿以滞之。动则目前有切骨之痛，凝与滞则刻下无举手之效，故仲景用附子，他处常不过一枚，惟桂枝附子汤、白术附子汤用至三枚，甘草附子汤、附子汤二枚，桂枝芍药知母汤二两，此其间不为无故矣。然身体疼烦，不能自转侧，脉浮虚而涩，且不呕不渴，或大便硬，小便自利，表证多而里证少；骨节疼烦，不得屈伸，近之则痛剧，汗出短气，与身体痛，手足寒，骨节疼，脉沉，及诸肢节疼痛，身体尪羸，脚肿如脱，温温欲吐，则表证少而里证多。何以附子之用反重于表轻于里耶？盖风、寒、湿之气，惟其在表，斯为尤猛，故诸肢节疼痛、不得屈伸、近之痛剧，皆犹有间时、犹有间处。若夫身体疼烦、不能转侧，则一身筋骨悉痹而无间矣，且惟其为表病，斯目前虽急迫，愈期反可早冀，何则？在里则入之深，入之深则出不能速。故桂枝附子汤、白术附子汤下注云：三服尽，其人如冒状①，勿怪，此以术、附并走皮内，逐水气未得除，故使之尔。而他方下则不言冒，可见两方取效，视诸证为捷矣。若夫湿中有热复有寒，则寒著气分，热著血分，气寒血热，则脾必下陷。凡痹气下陷，气血兼病，则必下血，气血既已分科，先后自当审察，故大便坚者必便在血后，大便泄者必血在便后，此可的知其先血后便为实，先便后血为虚矣。实者，利湿和血，病自可瘥；虚则必温凉兼用，燥润兼施，故黄土汤用附子、白术、黄土、甘草除气分之

---

① 冒状：神志不清的样子。冒，神智不清。《医宗金鉴·订仲景全书伤寒论注·辨太阳病脉证并治下篇》：“其人因致冒，冒家汗出自愈。”集注引程知曰：“冒者，神识不清，如有物为之冒蒙也。”

寒，地黄、阿胶、黄芩疗血分之热，其理自不可易也，然是方也，以黄土为君，而濡血三味，煦气三味，似乎任均力侔，而不知仲景于他味用三两为常事，惟地黄止用三两，附子用至三两，皆绝无仅有，则附子之甲于他物，不又可因此而识耶？制方之最奇者，无如附子泻心汤，然玩濡痞，恶寒，汗出之文，即可知真假对待之证，遂施以真假对待之治，又可知恶寒、汗出为附子之确治矣；配合之最不侔者，无如大黄附子汤，然玩胁下偏痛，发热，脉弦紧之文，即可知寒热对待之证，遂施以寒热对待之治，又可知驱寒不避虚实，为附子之确功矣。方相似，所治之病极不相似者，无如薏苡附子散、薏苡附子败酱散。然一则曰胸痹缓急，一则曰身甲错，无热，腹皮急，濡如肿，无积聚，脉数，此为肠内有痈。夫无积聚同也，无身热同也，而一痹于胸，一肿于腹。痹于胸者，有缓处，有急处；肿于腹者，其皮虽急，按之则濡。亦可见胸中为清虚之府，纵有留著，不过寒热痰涎，无结为痈脓之理；腹中则浊阴所归，气血痰滞无不可留著，遂结为痈。痈而成脓，其脉必数。是以胸痹不言脉，肠痈则言脉数也。又可见附子之除癥坚积聚、血瘕，必或缓或急，纵肿急而按之则濡，斯其有以异于他物矣。表里之错杂者，无如竹叶汤，然发热头痛，桂枝汤证，兼喘则桂枝加厚朴杏仁汤证，再兼一面赤，何遂不用杏、朴，并斥芍药，复入人参、附子之温补，桔梗之开提，葛根、防风之发散，竹叶之清热耶？不知面赤有表证有里证，表证者，二阳并病也，必微汗出，不恶寒，此为阳气怫郁在表；里证者，戴阳证也，必下利圊谷，手足厥逆，脉微欲绝，身反不恶寒，此为里寒外热。今者谓为表证则不得有喘，谓为里证则无厥逆下利。病由产后中风，里虚外实，若以里治则嫌于有表证，以表治又嫌于里虚，遂于通脉四逆汤以熟附易生附、以生姜易干姜，桔梗者仍是方中治咽痛之剂；于桂枝汤则去芍药之开阴结，易以附子之治阴逆，人参者仍合乎新加之义，更加竹叶、葛根、防风，使在表者为寒为热，净尽无余。浅视之为补散错杂之方，细揣之则通脉四逆汤、桂枝汤合方也。于此又可见附子主风寒、咳逆、邪气，自有治风寒、咳逆、邪气之道矣。用附子之方极平正通达者，惟肾气丸、附子粳米汤。而肾气丸之用甚广，附子粳米汤仅一用，此义亦不可不思也。肾气丸《金匮要略》中用者凡五处，其在《中风》篇则曰：脚气上入少腹不仁；在《虚劳》则曰：腰痛，少腹拘急，小便不利；在饮家则曰：短气，有微饮，当从小便去之；在《消渴》则曰：小便反多；在《妇人杂证》则曰：转胞不得溺。合五者而观，不言小便则言少腹，小便者聚于少腹，转输于膀胱。《灵兰秘典论》曰：膀胱，州都之官，津液藏焉，气化则能出矣。能化气者，非附子而谁？是肾气丸之用虽广，其因阳不足不能化阴，阴不足不能化阳，则一也。至于附子粳米汤之用虽隘，然亦不可不旁通而测识之，盖腹中雷鸣，胸胁逆满呕吐，甘草泻心汤证也，不下利，则泻心证不备，多腹痛，则可知其为寒；胸胁逆满，呕吐，小柴胡汤证也，无寒热，则柴胡证不备，多腹中雷鸣切痛，则可知其有里证，无表证，有寒证，无热证，于是温中之法，遂不能不施矣。然其温中不用理中而用附子粳米，是又必有故。夫理中守而不走之剂也，以干姜较附子，则此动而彼静，以大枣、粳米较参、术，则此和而彼补，又以半夏之能升能降，可滑可燥，主持于中，几何其不有天渊之异耶？

天雄，仲景书惟天雄散中用之，而天雄散又不言所主何病，但附于桂枝龙骨牡蛎汤后，实使人无以测知其故，虽然，细意绅绎上文，亦可得其概矣。夫云男子平人，脉大为劳，极虚亦为劳，以下凡六节，仅出一桂枝龙骨牡蛎汤，汤后即附天雄散方，岂不以六节之中，其证何者合用桂枝龙骨牡蛎，何者合用天雄散，令人自择之耶？夫曰男子，则不可以妇人混之矣；曰平人，则不可以病人混之矣。盖六节中有云阴寒精自出，酸削不能行者，有云精气清冷无子者，有云阴头寒者，是即天雄之所主欤！天雄乃附子之类，其性为阳气充实于中而不他化者，精之为物，遇阴则凝，遇阳则行，今阴既寒而精自行，又焉得不以阳气充实不泄者治之耶？以此推《本经》附子、天雄主治略同之处，凡欲其走者以附子为佳，欲其守者以天雄为善，大致亦可识矣。

乌头之用，大率亦与附子略同，其有异者，亦无不可条疏而件①比之也。夫附子曰主风寒，咳逆，邪气；乌头曰中风，恶风，洗洗出汗，咳逆，邪气。明明一偏于寒，一偏于风；一则沉著而回浮越之阳，一则轻疏而散已溃之阳，于此见附子沉、乌头浮矣。附子曰除寒湿踒躄，拘挛，膝痛，不能行步；乌头曰除寒湿痹，一主治踒，一主治痹。踒躄、拘挛是筋因寒而收引，阳气柔则能养筋，又何患其不伸；寒湿痹是气因邪而阻闭，阳气强则能逐邪，又何患其不开，于此见附子柔、乌头刚矣。夫惟其沉方能柔，惟其散则为刚，沉而柔者无处不可到，无间不可入；散而刚者无秘不可开，无结不可解，故附子曰破癥坚积聚、血瘕，乌头曰破积聚、寒热，于此可见其一兼入血，一则止及气分矣。

《金匮要略》乌头赤石脂丸，联用附子、乌头，治心痛彻

---

① 件：分别。《说文解字·人部》："件，分也。"

背，背痛彻心，其义最为微妙。沈明宗曰：邪感心包，气应外俞，则心痛彻背；邪袭背俞，气从内走，则背痛彻心；俞脏相连，内外之气相引，则心痛彻背，背痛彻心，即经所谓寒气客于背俞之脉，其俞注于心，故相引而痛是也。夫脏为俞气之所根，俞为脏气之所驻，谓其连属，则诸俞总在足太阳一经，经脉与脏并不相通也。故治俞者未必能及脏，治脏者未必能及俞，附子、乌头以气相属，系不相连，而同施并投焉。则可知两物为用，温脏之寒，即能外及俞之痛；治俞之痛，即能内及脏之寒，故方中蜀椒、干姜、赤石脂皆用一两，并附子、乌头二物，亦仅及其数，可见虽用二物，原若只用一味，而其感通呼吸之理，已寓于其间矣。引而伸之，触类而长之，则栝楼根、实并用，蘼芜、芎𦬖并用，蜀漆、恒山并用，古人皆必有意义于其间，所当深长思者也。

大乌头煎治寒疝，只用乌头一味，令其气味尽入蜜中，重用专用，变辛为甘，变急为缓，实乌头之主方矣。且篇中论脉甚详，尤在泾释之尤妙，曰弦、紧脉皆阴也，而弦之阴从内生，紧之阴从外得。弦则卫气不行，恶寒者，阴出而痹其外之阳也；紧则不欲食者，阴入而痹其胃之阳也。卫阳与胃阳并衰，外寒与内寒交盛，由是阴反无畏而上冲，阳反不治而下伏，所谓邪正相搏，即为寒疝，此用乌头之脉也。曰寒疝，绕脐痛，自汗出，手足厥冷；曰拘急不得转侧，发作有时，阴缩，此用乌头之证也。此外，用乌头之法犹有二证，一则曰病历节不可屈伸疼痛者，乌头汤；一则曰寒疝，腹中痛，逆冷，手足不仁，若身疼痛，灸刺诸药不治者，抵当乌头桂枝汤。乌头汤比于麻黄，抵当乌头桂枝汤比于桂枝，尤可知乌头为治阳痹阴逆之要剂矣。夫不可屈伸而疼痛者，阴之实强者也；逆冷、手足不仁者，阳之大痹者也。阴实强而仍知疼痛，则阳犹强而能与之对待；阳大痹而至手足逆冷不仁，则全乎阴用事，阳遂不能与之争矣。是故乌头汤用麻黄以兼泄其阳，抵当乌头桂枝汤则用桂枝以伸其阳。用麻黄者，仍辅以黄芪补气行三焦，欲令其阳气不伤；用桂枝者，仍辅以姜、枣和外，欲令其阴气不泄。麻黄为峻剂，峻则如大乌头煎法，使甘缓之蜜，变其锋锐之厉；桂枝为缓剂，缓则无事更缓，故令与桂枝另煎合服，以收相合而不相争夺之功，此用猛将之权舆，实使乌头之妙谛也。至赤丸治寒气厥逆，乌头之任，在茯苓、半夏之下，细辛之上，可知其病由饮作，饮停则阳痹，阳痹则阴逆，阴逆则寒生而厥矣，其用乌头亦不外如上诸方之旨矣。

半 夏

味辛。平，生微寒，熟温。有毒。主伤寒寒热，心下坚，下气，喉咽肿痛，头眩，胸胀，咳逆，肠鸣，止汗，消心腹胸膈痰热满结，咳嗽上气，心下急痛坚痞，时气呕逆，消痈肿，堕胎，疗痿黄，悦泽面目。生令人吐，熟令人下。用之汤洗，令滑尽。一名守田，一名地文，一名水玉[①]，一名示姑。生槐里川谷。五月、八月采根。曝干。

射干为之使，恶皂荚，畏雄黄、生姜、干姜、秦皮、龟甲，反乌头。

半夏二月生苗，一茎，茎端三叶，浅绿色，颇似竹叶而光，亦似芍药叶。根相重生，上大下小，皮黄肉白。五月采者虚小，八月采者实大。以圆白陈久者为佳。《图经》。

---

① 一名地文一名水玉：《证类本草》卷十草部下品之上"半夏"条作《神农本草经》文。

半夏味辛气平，体滑性燥，故其为用，辛取其开结，平取其止逆，滑取其入阴，燥取其助阳，而生于阳长之会，成于阴生之交。故其为功，能使人身正气自阳入阴，能不使人身邪气自阳入阴。使正气自阳入阴，则《内经》所谓卫气行于阳，不得入于阴，为不寐，饮以半夏汤，阴阳既通，其卧立至是也；不使邪气自阳入阴，则《伤寒论》所谓若能食不呕，为三阴不受邪，半夏则止呕专剂也。伤寒寒热，阳证也，伤寒寒热而心下坚，则阳去入阴证矣；咳逆，里证也，胸胀而咳逆，则表里参半证矣。头为诸阳之会，阳为阴格则眩；咽喉为群阴之交，阴为阳搏，则肿痛。肠鸣者，阳已降而不得入；气逆者，阳方升而不得降；汗出者，阳加于阴，阴不与阳和。凡此诸证，不必委琐求治，但使阴不拒阳，阳能入阴，阴阳既通，皆可立已。是故半夏非能散也，阴不格阳，阳和而气布矣；半夏非能降也，阳能入阴，阴和而饮不停矣。不容殚述之功，赘此数言，孰曰尚有遗义哉？

大小柴胡汤、柴胡加芒硝汤、柴胡加龙骨牡蛎汤、柴胡桂枝汤，治伤寒寒热、心下坚之剂也；小青龙汤、小青龙加石膏汤、射干麻黄汤、厚朴麻黄汤、泽漆汤、越婢加半夏汤、桂苓五味甘草去桂加干姜细辛半夏汤，治胸胀咳逆之剂也；小半夏加茯苓汤，治头眩之剂也；苦酒汤、半夏散及汤，治咽喉肿痛之剂也；半夏泻心汤、生姜泻心汤、甘草泻心汤，治肠鸣之剂也；葛根加半夏汤、黄芩加半夏生姜汤、竹叶石膏汤、麦门冬汤、大半夏汤，下气之剂也。《本经》主治惟止汗一语，仲景无专方，余则悉相印合。

或问：半夏，伤寒寒热非心下坚者不用，咳逆非胸胀者不用，以及咽肿、肠鸣，无不可属之下气。今以葛根加半夏、黄芩加半夏生姜等汤系之，岂治呕即所谓下气欤？曰：他物下气，未必不止呕，如《本经》橘柚、吴茱萸之类是也；他物下气，未必尽止呕，如《本经》旋覆花、杏核仁之类是也。半夏下气，未必尽因止呕，如心下坚、胸胀、咽肿、肠鸣是也；半夏止呕，又未必不尽因下气，如《金匮要略》厚朴七物汤、白术散、竹叶汤是也。盖非气逆则不呕，故《千金方·妇人虚损》篇远志汤，若其人心胸气逆者加半夏；淡竹茹汤，气逆者加半夏；竹叶汤，气逆者加半夏；小柴胡汤，胸中烦而不呕者去半夏。可见呕缘气逆，气逆由水与气相激，则半夏允为的对之剂矣。曰：然则《本经》著他物之功，凡曰上气者与此盖有别矣。其所以别者安在？曰：考《本经》菖蒲、五味子、牡桂、射干、芫花、杏核仁，皆著其功曰主上气，然未有不连及咳逆者，是知凡主上气之物，皆能使逆气自上焦而降。半夏等主下气，则仅能使气不自中焦逆，为其别矣。虽然《金匮要略》曰：火逆上气，咽喉不利，止逆下气者，麦门冬汤主之，论证则曰上气，论治则曰下气，又可见诸气凑于肺者，谓之上气，气自中焦上逆，虽不必至肺，即谓之上气亦无不可，特半夏主中焦气逆，不治诸气奔迫于肺也。且《本经》于杏核仁，既曰主咳逆上气，又曰下气，则又可见上气、下气终不可混。上气、下气终不可混，则半夏下气之功，断在中而不在上，又何可混耶？

问：小青龙汤渴者去半夏，小柴胡汤胸中烦而不呕者去半夏、渴者去半夏，岂烦而不呕、口渴者，遂尽无用半夏者乎？曰：是不然。盖证必有因，因水与气相轧而成者，皆不得有渴及不呕而烦。若其因有不同，则温经汤所主妇人下利，暮即发热，少腹里急，腹满，手掌烦热，唇口干燥，举一病三者胥犯之矣，何者？其病之因，缘瘀血在少腹故也。夫气主煦之，血主濡之，气留而不行，是气有余；血壅而不濡，是血有余。气有余便是①火，血有余亦生火。特气分之火能消水耗阴，血分之火不能消水耗阴。能消水耗阴者，见证在正面；不能消水耗阴者，见证只在侧面。故不曰身热心烦，而曰手掌烦热；不曰口渴引饮，而曰唇口干燥，则又何害其中宫水停气搏可用半夏哉？若夫气分之病，呕与渴本相背驰，故曰先呕却渴者，此为欲解；先渴却呕者，为水停心下，此属饮家。呕家本渴，今反不渴者，以心下有支饮故也，此属支饮。又曰支饮者，小半夏汤主之。半夏之治呕，其反复推明也如此，至呕、渴并见之候，如猪苓汤之咳而呕渴，五苓散之小便不利，渴欲饮水，水入即吐，均不用半夏，其严又如此。即呕家有痈脓，不可治呕，脓尽自愈一节，虽不言及半夏，而不用半夏之旨，已隐然阴寓于其中。盖半夏为治呕专剂，今者呕病中兼患痈脓，痈者脉必数，脉数者口必渴，则知其呕缘火气犯胃，非复气与饮搏矣。扩而充之，则非特呕而渴者不用半夏，虽谓之万病见渴则均不与半夏，相宜可矣。

　　青龙、柴胡、陷胸、承气、建中、半夏方名，皆有大小之称，将以寒凉为大耶？律之青龙则可，易而之他，则不可通矣。将以温热为大耶？律之建中则可，易而之他，又不可通矣。柴胡之大，不以能和；半夏之大，反以能和；陷胸之大，取以当病之急；承气之大，最忌用之不审。又他当用大者，不可先试以小，而承气独以是垂法；他既用小者，不可更继以大，而柴胡偏以是建功。既无一定之例可援，又无对待之义可审，是六

---

① 是：原作"自"，义不通，据文义及长年医局复刻本校刊记改。

方者将无偶粘以大小之名，竟无丝粟①意义于其间耶？是盖不然，夫青龙兴云致雨者也，陷胸摧坚搜伏者也，承气以阴配阳者也，建中砥柱流俗者也。是四方者以功命名，则当大任者为大，当小任者为小。惟柴胡与半夏则以药命名，以药命名，则柴胡主疏，主疏则疏之大者为大，疏之小者为小；半夏主和，主和则和之大者为大，和之小者为小。虽然，诸呕，谷不得下，未得为小；胃反呕吐，未必为大，而用大、小半夏汤，将毋倒置耶？是又不然，盖呕而谷不得下，病在胃，胃反呕吐，病亦在胃，第谷不得下之呕，是胃逆有火，可见胃犹有权，至于朝食暮吐，暮食朝吐，宿谷不化，胃几于无权矣。故小半夏汤劫散其火，胃中自安；大半夏汤则将转硗瘠为膏腴，用人参不足，又益以白蜜，即水亦须使轻扬泛滥，不欲其性急下趋，化半夏之辛燥为宛转②滋沮之剂。小半夏汤是耕耘顽矿而疏通之，使生气得裕；大半夏汤是沃润不毛而肥饶之，使生气得钟。于此见半夏之和，有大有小，可润可燥，不拘拘然局于化饮定中。又可见小半夏汤，所谓驷马驾轻车、就熟路，王良③、造父④为之先后者也。大半夏汤所谓何意？百炼刚化为绕指柔者也。

同以姜、夏二味成方，或为小半夏汤，或为半夏干姜散，或为生姜半夏汤，此姜、夏之殊性可测识，姜、夏之功能可循按也。夫姜、夏同以味辛为用，姜之性主于横散，夏之性主于

---

① 丝粟：比喻极小。唐·罗隐《谗书·杂说》："然珪璧者，虽丝粟玷类，人必见之，以其为有用之累也。"

② 宛转：变化。《庄子·天下》："椎拍輐断，与物宛转，舍是与非，苟可以免。"成玄英疏："宛转，变化也。"

③ 王良：春秋时期善驭马者。汉·王充《论衡·率性》："王良登车，马不罢驽；尧舜为政，民无狂愚。"

④ 造父：西周时期善御车者，赵之先祖。

降逆。呕也，哕也，喘也，莫非上逆之病，特呕者有声有物，干呕与哕皆有声无物。有物者为实，无物者为虚。干呕与哕又有虚、实之殊，盖干呕者气动而不宁，哕者气定而相搏，是干呕者虚中之虚，哕则虚中之实矣。观小半夏汤主诸呕，谷不得下，主支饮不渴，主黄疸小便色不变，欲自利，腹满而喘，因除热为哕；半夏干姜散，主干呕，吐逆，吐涎沫；生姜半夏汤主病人胸中似喘不喘，似呕不呕，似哕不哕，彻心中愦愦然无奈。一则气逆而实，一则气逆而虚。实者佐以走而不守之生姜，虚者佐以守而不走之干姜，又夏之性烈于姜之性，然姜适足以制夏之烈，故实者夏倍于姜，虚则夏、姜相等，此小半夏汤与半夏干姜散非特意义不同，抑且制剂迥别。实则多与而叠与焉，虚则仅服方寸匕，又用浆水煎之以和其性，固难并日语矣。若夫生姜半夏汤证，全在病人意中，而不见诸形象，迷闷之极，谅不能以降逆一途冀其发越，故倍生姜捣治取汁，先煎半夏而后纳之，使姜之气锐，夏之气醇，散力迅疾，降力优柔，其与小半夏汤用意正相胡越①，尤断断不能相提并论矣。凡以半夏下气者，须识此裁成辅相之宜，乃不贻胶柱鼓瑟②之诮。

半夏之用，惟心下满及呕吐为最多，然心下满而烦者不用，呕吐而渴者不用，前既言之详矣。其治咽喉，犹有在少阴喉痛外者乎？其亦有宜用不宜用者乎？夫咽中伤生疮，不能语言，声不出者，苦酒汤；但咽中痛者，半夏散及汤，此少阴证也。

---

① 胡越：指疏远隔绝的关系。《淮南子·俶真训》："六合之内，一举而千万里。是故自其异者视之，肝胆胡越，自其同者视之，万物一圈也。"高诱注："肝胆喻近，胡越喻远。"胡指胡地，位于北方；越指越地，位于南方。

② 胶柱鼓瑟：语本《史记·廉颇蔺相如列传》："王以名使括，若胶柱而鼓瑟耳。括徒能读其父书传，不知合变也。"鼓瑟时胶住瑟上的弦柱，就不能调节音的高低。比喻固执拘泥，不知变通。

咳而上气，喉中水鸡声，射干麻黄汤；火逆上气，咽喉不利，止逆下气者，麦门冬汤；妇人咽中如有炙脔者，半夏厚朴汤，此则非少阴证也。炙脔言其形；水鸡言其声；生疮，不能语言，声不出言其痛楚之状；不利，言其有所阻碍，于此可见半夏所治之喉痛，必有痰、有气阻于其间，呼吸食饮有所格阂，非如甘草汤、桔梗汤、猪肤汤，徒治喉痛者可比矣。非特其治咽喉有宜忌也，即其治眩、治肠鸣，亦莫不各有宜忌，如曰卒呕吐，心下痞，膈间有水气眩悸者，小半夏加茯苓汤；曰假令瘦人脐下有悸，吐涎沫颠眩者，五苓散，于此即可见眩因于水，乃为半夏所宜，然水在膈间则用，水在脐下则不用，此眩之宜忌矣；半夏泻心汤、生姜泻心汤、甘草泻心汤，皆有肠鸣，皆兼下利，则知肠鸣而不下利者，非半夏所宜矣。

发汗后，腹胀满者，厚朴生姜甘草半夏人参汤主之；先渴后呕，为水停心下，小半夏加茯苓汤主之；卒呕吐，心下痞，膈间有水，眩悸者，小半夏加茯苓汤主之；妊娠呕吐不止，干姜人参半夏丸主之；妇人咽中如有炙脔，半夏厚朴汤主之。伤寒固与杂证不同，表已解者亦与杂证不异，妊娠又与杂证不同，然有病者亦何能大异于无妊之病，是故四方者，其中皆有小半夏汤在，乃所治之病，迥不相侔，何耶？夫小半夏汤治中宫气水相忤，欲逆于上之剂也。水胜于气则加茯苓，气虚水逆则加人参，气水并盛结而阻阂胃脘则加厚朴、紫苏、茯苓，原理密相贯，半夏之功用并未异于常也。若夫伤寒表解里未和，其气既不上冲，又不下泄，徒胀满于胸中。不日晡潮热，不绕脐痛，不口燥咽干，不汗出，不小便自利，则不得为阳明而用承气；不手足自温，不脉缓，不时痛时止，则不得为太阴而用理中。然徒胀满，则于太阴为近、阳明为远，盖气无约束则胀，水无约束则满，既胀且满，又何能不上逆为呕、下泄为利耶？加理中之半于小半夏汤中，使半夏、生姜斡旋中宫，俾勿上逆；使人参、甘草填补中宫，俾勿下泄。然又恐其补胜于和也，故于承气中择厚朴之除满者，与补相对待焉，不得为补剂，亦不得为泄剂，又不得为汗剂，实为和中之剂，其著力处全在小半夏汤。半夏之用，神明变化极矣。

病发于阳而反下之，热入因作结胸；病发于阴而反下之，因作痞。所以成结胸者，以下之太蚤①故也。同为邪气自外至内，而结胸言热入，痞不言下蚤，可见病发于阴者之非热，始终不可下矣。始终不可下者，反蚤下之，则阴邪必自外入内。阴邪自外入内，其溜于下部者无论已，其窃踞于阳位者，治法舍半夏其谁与归？是故半夏泻心汤、生姜泻心汤、甘草泻心汤、旋覆花代赭石汤皆莫不有半夏，是半夏者，阴邪窃踞阳位之要剂也。

盖凡阴阳相协，乃成生气，故物性之热者，多生于沍寒；其性寒者，多生于暄暖。半夏生于三阳开泰之后，成于一阴才姤之时，则其钟阴气达初阳可知矣。能达初阳，则虽阴而不能润；惟钟阴气，故虽燥而仍能入阴，禀此阴阳相间之德、滑燥悉具之能，又何得不从阳入阴，治踞于阳位之邪哉？虽然，痞仍有不用半夏者，大黄黄连泻心汤、附子泻心汤是也；结胸亦有用半夏者，小陷胸汤是也。夫惟有所入则必有所挟，所入既有阴阳，所挟亦必有阴阳，设所入既为热，所挟又为热，两热相合，其锋必盛；所入既为寒，所挟复为寒，两寒相并，其凛必深。故治热不嫌大黄、芒硝之峻，治寒不厌人参、干姜之温。

---

① 蚤：通"早"。《说文解字注·虫部》："经传多假为早字。"下同。

特其所踞之地，不可不究，胸中虽阳位，实饮之所聚，故纵用消、黄，仍不能离甘遂、葶苈；即用参、姜，仍不失兼半夏、芩、连也。若夫所入系寒，所挟则热；所入系热，所挟则寒，于是不能不以轻锐无著之寒，泄其所挟之热；以寒温错杂之制，治其所挟之寒，此大黄黄连泻心汤、小陷胸汤之所以主也。譬之水性，河最横，淮次之，江则宽广安行者也。乃今日者，淮之地见夺于河，其水反入于江，则淮之地既为河所占，则不能不以治河之法治之；淮之当治者，以既入于江，反不必治矣。半夏之治，是阴邪踞于阳位，阳位之邪，无论其自外而入、自内而合，凡现在所见之证不属夫阴，则不得概用，于此不可见耶？

伤寒，发汗，若吐若下，解后，心下痞硬，噫气不除，旋覆花代赭石汤主之；伤寒，胸中有热，胃中有邪气，腹中痛，欲呕吐者，黄连汤主之，半夏之所与，其剽劲乃尔。伤寒解后，虚羸少气，气逆欲吐者，竹叶石膏汤主之；火逆上气，咽喉不利，止逆下气者，麦门冬汤主之；胸痛不得卧，心痛彻背者，栝楼薤白半夏汤主之；胃反呕吐者，大半夏汤主之，半夏之所与，又澹宕①如是。在剽劲中，正赖其驱饮醒中，不得侪卑贱卒伍②也；居澹宕中，尤仗其下气和脾，则允为监制剧职③矣。夫物贵因时，用须审势，诸汤所主，头绪虽繁，然撮其要，不过胸痞、呕吐、上气、心痛已耳。胸痞尚濡，宁用大黄黄连泻

---

① 澹宕（dàndàng 氮荡）：恬静舒畅。清·龚自珍《自春徂秋得十五首》："所以志为道，澹宕生微吟。"

② 卒（zú 族）伍：指士兵。宋·苏洵《兵制》："三代之时，闻有诸侯抗天子之命矣，未闻有卒伍叫呼衡行者也。"

③ 监制剧职：监督约束的重要责任。监制，监督约束；剧职，指重要职务。

心汤，不用半夏；呕吐至食入口即出，宁用干姜黄连黄芩人参汤，不用半夏；上气莫甚于肺痈，喘不得卧，乃葶苈大枣泻肺汤，不借有此；心痛最剧，是心痛彻背，背痛彻心，乌头赤石脂丸，岂借加兹。以是而论，则半夏遂可无用乎？殊不知半夏之妙，正在不用处有以见其用耳。合乎温燥队中，见烦则不用，见渴则不用，合于清润队中，偏为烦与渴之良剂，如竹叶石膏汤、麦门冬汤，虽不言烦渴，用清甘若是其多，则岂尽能无，而大半夏汤中，人参、白蜜以补以润，决非绝无烦与渴者，审乎此，则为刚剂中锋锐，柔剂中断制，其功岂可泯耶？

第十一卷

下品，草十九味。

大　黄

味苦。寒，大寒。无毒。主下瘀血，血闭寒热，破癥瘕积聚，留饮宿食，荡涤肠胃，推陈致新，通利水谷，调中化食，安和五脏，平胃下气，除痰实、肠间结热、心腹胀满、女子寒血闭胀、小腹痛、诸老血留结。一名黄良。生河西山谷及陇西。二月、八月采根。火干。得芍药、黄芩、牡蛎、细辛、茯苓，疗惊恚怒，心下悸气；得消石、紫石英、桃仁，疗女子血闭。黄芩为之使，无所畏。

大黄正月内生青叶似蓖麻，大者如扇。根如芋，大者如碗，长一二尺，其细根如牛蒡，小者亦如芋。四月开黄花，亦有青红似荞麦花者。茎青紫色，形如竹。根黄色中贯赤纹，切之有黄汁。参《唐本》《图经》。

卢芷园曰：大黄称将军，将军者，所以行君令、戡祸乱①、拓土地者也。味大苦，气大寒，似得寒水正化，而炎上作苦，苦性走下，不与上炎者反乎？《参同契》②云：五行相克，更为父母。《素问》云：承乃制，制则生化。是故五行之体，以克为用。其润下者，正炎上之用乎！则凡心用有所不行，变生疢难

---

① 戡（kān刊）祸乱：用武力平定祸乱。戡，平定。《尔雅·释诂上》："戡，克也。"
② 参同契：《周易参同契》的简称，东汉·魏伯阳著。全书3卷，为道教炼丹术重要著作。

者，舍同类之苦巽以入之不能彰其用矣。盖心主夏，主热火，主神，主血脉，主病在五脏，主心腹部位。若肠胃之间，心腹之分，夏气热火之郁，神情血脉之结，瘀闭宿留，致成癥瘕积聚，变生寒热胀满者，皆心用不行。大黄能荡涤之，是谓推陈。推陈者，正所以行君之令。辟土地，安人民，阜生物，是谓致新。致新者，正所以调中化食，安和五脏者也。或曰：开土地，涤肠胃，利水谷，皆脾所司，何为行火用也？曰：火有用而灵，正当生土；火无用而息，正当泻土。顾其名，自得之矣。

　　大黄之用，人概知其能启脾滞、通闭塞、荡积聚而已。予以谓卢芷园行火用一语，实得火能生土之机括，何者？大黄色黄气香，固为脾药，然黄中通理，状如绵文，质色深紫，非火之贯于土中耶？《千金·诸风》门仲景三黄汤，心中热者加大黄；《肝脏》门犀角地黄汤，喜忘如狂者加大黄；《解五石毒》门人参汤，嗔盛者加大黄。以此见土气必得火气贯入，而后能行；火气必得土气之通，而后能舒。火用不行，则积聚、胀满、癥瘕遂生；土气不行，则烦懊、谵妄、嗔恚并作，两相济而适相成，胥于此识之矣。或谓：如是则《本经》首推大黄通血，固不妄矣。乃仲景偏以承气，何哉？曰：自金元，人以顺释承，是理遂不可通尔。试以《六微旨大论》亢则害、承乃制之义参之，则承气者非血而何？夫气有余即是火，而火不徒燃，必著于物，是故津、液、精、唾、便、溺、涕、洟、留饮、宿食及血，皆火之膏也。因火盛而膏耗，膏耗则火愈燃，火愈燃则膏更易竭，故必增膏以配火，斯火复而膏亦复，然其所著不一，故为病亦不一。治之者，黄芩、知母、门冬、地黄皆所以增膏靖火者也。其所著之物不一，则其所著之处亦不一，故黄芩主著肺与脾者，知母主著肺、肾与胃者，门冬主著心、肺与胃者，然诸味所治，皆火仅著津、液、精、唾，未必涉血。其同为著于血，又同归心与脾者，惟地黄与大黄为然，特地黄气薄味厚为阴中之阴，大黄气味并厚为阴中之阳，故地黄所主是血虚火盛，大黄所主是火盛著血。缘血虚而盛者，究系无根之火，故能著血，能著津、液、精、唾，不能著留饮、宿食，若夫火盛而能著血，则无处不可著矣。故著隧道则为血闭寒热，著横络则为癥瘕积聚，著肠胃则为留饮、宿食。大黄通血闭，贯火用于土中，在隧道则隧道通，在横络则横络通，在肠胃则停滞下。《本经》著其功曰：荡涤肠胃，推陈致新，通利水谷，调中化食，安和五脏，讵有滥欤！乃或者以其推逐迅疾，斤斤然计较其不可用之处，累牍连篇，殊不知执定缘火盛著物，非缘阴虚阳亢二语，又岂有他歧之误耶？

桃核承气汤、抵当汤、抵当丸、下瘀血汤，下瘀血者也；柴胡加龙骨牡蛎汤、鳖甲煎丸，除血闭寒热者也；大黄䗪虫丸、大黄牡丹汤，破癥瘕积聚者也；大陷胸汤、大陷胸丸、己椒苈黄丸、大黄甘遂汤、桂苓五味甘草加姜辛半杏大黄汤，祛留饮者也；厚朴七物、厚朴三物汤、厚朴大黄汤，推宿食者。火有微盛，著有浅深，宜缓宜急，为汤为丸，审而处之，而后知用大黄之慎也。

血、液、津、溺、涕、唾，人身已化之水气也；饮，人身未化之水气也。火气著于血、液、津、溺、涕、唾，则血、液、津、溺、涕、唾结而不行，遂不能泄泽骨节，滑利诸窍。用大黄去结于血、液、津、溺、涕、唾之火，使血、液、津、溺、涕、唾得复其用可已。未化之饮，非血、液、津、溺、涕、唾比也，火亦著之，仍可以大黄去其结耶？是则不然。盖大黄之用，惟在火结于人身实有之物，饮之为饮，虽已在人身，未与人身淡，则犹在虚处，未在实处也。未在实处之物，纵为火著，即以大黄去火，火去，饮能仍留为患，故大陷胸汤丸、己椒苈黄丸、大黄甘遂汤，皆有借乎甘遂、葶苈，不全恃大黄已。然则湿热发黄者，亦用大黄。夫湿又非饮比，乃弥漫雾露之气也，又何能与火结？而茵陈蒿汤、栀子大黄汤、大黄硝石汤，均不离大黄之峻且速耶？是又不然。盖发黄之湿，非外感之湿所谓弥漫雾露者也。考《伤寒》《金匮》所载疸证，一则曰但头汗出，余处无汗，剂①颈而还，小便不利，则当发黄。再则曰发热汗出，此为热越，不能发黄。夫汗即津也，小便乃溺也，所谓湿乃缘津与溺，外不得越、下不得泄而生，则仍是人身实有之物，反非如饮之未化者矣。虽然观所谓谷疸者，曰：食饱则微烦，头眩，小便难；曰：风寒相搏，食谷即眩，谷气不消，胃中苦浊，浊气下流，小便不通，阴被其寒，热流膀胱；曰：食即头眩，心胸不安，是谷疸者兼有食而非徒湿矣。酒疸曰：小便不利，胸中热，足下热；曰：腹满欲吐，鼻燥，脉沉弦；曰：心中懊憹，或热痛，是酒疸之热之盛，又非谷疸可比矣。于此见大黄之用火不盛者，必滞兼实滞乃为得当也。

　　或曰：柯韵伯云：厚朴倍大黄为大承气，大黄倍厚朴为小承气。是承气者在枳、朴，应不在大黄矣。曰：此说亦颇有理，但调胃承气汤不用枳、朴，亦名承气，则不可通耳。三承气汤中有用枳、朴者，有不用枳、朴者；有用芒硝者，有不用芒硝者；有用甘草者，有不用甘草者，惟大黄则无不用，是承气之名，固当属之大黄。况厚朴三物汤即小承气汤，厚朴分数且倍于大黄，而命名反不加承气字，犹不可见承气不在枳、朴乎？

---

① 剂：齐，齐平。《尔雅·释言》："剂，齐也。"

夫气者血之帅，故血随气行，亦随气滞，气滞血不随之滞者，是气之不足，非气之有余，惟气滞并波及于血，于是气以血为窟宅，血以气为御侮，遂连衡宿食，蒸逼津液，悉化为火。此时惟大黄能直捣其巢，倾其窟穴，气之结于血者散，则枳、朴遂能效其通气之职，此大黄所以为承气也。不然，验其转矢气，何以反赘于小承气下，不责之倍用枳、朴之大承气耶？

本经疏证

三六八

柯韵伯谓：凡药之生者，气锐而先行；熟者，气纯而和缓。故大承气之用，仲景欲使芒硝先化燥屎，大黄继通地道，而后枳、朴除其痞满，此言是也。夫缓则久留，锐则退速，故大陷胸汤先煎大黄，后入他物。茵陈蒿汤，先煎茵陈，后入大黄、栀子。一以结胸热实，按之石硬，且脉沉紧，从心下至少腹硬满，痛不可近，是上下皆痹，虽用甘遂、芒硝之锐，犹恐其暂通复闷，则反使大黄当善后之任，变峻剂为缓剂；一以湿热不越，瘀热于里，渴饮水浆，小便不利，是内外皆痹，究之一身面目悉黄，势必不能一下皆退，故为内急外缓，则大黄、栀子当前茅，茵陈为后劲。峻者任其峻，缓者益其缓，一物而处以权，则其物应之而适当病情，更可知药之性固所宜究，用药之巧尤所宜参矣。惟《伤寒论》以泻心汤治心下痞，《金匮要略》以泻心汤治心气不足、吐血、衄血。痞者，实证，大黄用麻沸汤绞汁；吐血，虚证，大黄与他药同煮。岂不以实非真实，故锐药锐用，能使其无所留恋，虚则真虚，故锐药缓用，能使其从容不迫耶？然究两证之源，似皆不得指为实热，而并用大黄者，其义何居？魏念庭[1]曰：病本阴邪入里，何以反用寒药？

---

① 魏念庭：即魏荔彤，清代医家，字念庭。栢乡（今河北赵县）人。幼读儒书，通天文历算，兼通医术，钻研张仲景之学。撰有《伤寒论本义》、《金匮要略本义》等书，对仲景之学有所发挥。

盖关上脉浮，其阳勃勃欲动，是阳为阴格也，故名之曰气痞。气痞，阳也，若以阳药济之，阳益浮于上，不几成关格乎？惟急泻其阴，阳亦随之以降，阴邪凝结者去，真阳于是流布矣，此《伤寒论》之义也。卢芷园曰：泻心者，泻血分有余之邪，使之相平乎不足之气也。心有不足，血无所主，兼并旧畜之瘀，郁遏盛甚，而致暴焚，载血上行，仓皇荐妄^①，非下有形，安克效哉？顾苦寒下法，似乎降火，不知火之成患，正在不得上炎，有形者去，火空斯发，心气无虞不足矣，故知心气不足之从来，实在坚凝闭密之寒，火得疏通，安问坚凝闭密者乎？则奚为治火，实是治寒，此《金匮要略》之义也。二者，一以气分虚痞，故取其气不取其味；一以血分瘀结，故气味兼取焉。一方而气血虚实之转旋咸备，明乎此则用药遂无滞义矣。

仲景用大黄，每谆谆致戒于攻下，而于虚实错杂之际，如柴胡加龙骨牡蛎汤、鳖甲煎丸、风引汤、大黄䗪虫丸等方，反若率意者。今之人则不然，于攻坚破积则投之不遗余力，而凡涉虚者则畏之如砒鸩。殊不知病有因实成虚，及一证之中有虚有实。虚者宜补，实者自宜攻伐，乃撤其一面，遗其一面，于是虚因实而难复，实以虚而益猖，可治之候，变为不治，无怪乎医理之元^②，今人不及古人远甚也。柴胡加龙骨牡蛎汤、风引汤，涩剂也。涩剂用大黄似乎相背，不知仲景用药必不浪施。夫柴胡加龙骨牡蛎汤为证暴，风引汤为证缓，暴病既以柴、桂解外，人参、姜、枣益中，龙、蛎、铅丹镇内，则大黄似可不用矣。然解外，可以已一身尽重不可转侧；益中镇内，可以已

① 荐妄：一再妄行。荐，再，重。《集韵·霰韵》："荐，再也。"
② 元：根源，根本。《文子·道德》："夫道者，德之元，天之根，福之门，万物待之而生。"

烦惊。胸满谵语，非大黄不为功；小便不利，非茯苓乌能通？是大黄、茯苓，实一方之枢纽，必不因此碍龙、蛎之涩矣。缓证既用桂、甘、龙、蛎，又益之滑石、石膏、赤白石脂、寒水石、紫石英，于五脏间似亦网罗良备矣。然瘫痫而曰热，必其风聚热生，挟木侮土，故脾气不行，积液成痰，流注四末，如上诸物止及肺、心、肝、肾，作病之本最要在脾，舍脾何以行气四旁，故大黄者，所以荡涤脾家所聚，而干姜之守而不走，实以反佐大黄，使之当行者行、当止者止，是大黄、干姜，又一方之枢，不阂夫涩者也。鳖甲煎丸、大黄䗪虫丸，攻剂也，攻剂用大黄，似乎适当其可。不知二证者，一由外感，一由内伤，然皆有所结。内伤者，自血以及气，故先有干血而延及气；外感者，自气以及血，故寒热不止而后为癥瘕，皆有所聚，又皆聚于血。故大黄率诸飞走灵动之物以攻坚则同，但自于气者，穷其源，以人参、干姜益之；自于血者，探其本，以芍药、地黄济之，亦非径情直行，孟浪以投之者也。大黄固将军，随所往而有所督率，乌得以卒伍卑贱视之哉？后之人鉴乎此，则知大黄实斡旋虚实、通和气血之良剂，不但以攻坚破积责之矣。

大黄之用，至赜①而不可恶，于四方见之矣。他如六气之中，风引汤治风，大黄附子汤治寒，茵陈蒿汤、大黄硝石汤、栀子大黄汤治湿，调胃承气汤、麻仁丸治燥，大陷胸汤丸、大黄甘遂汤治水；六经之中，调胃承气汤、大陷胸汤丸治太阳，大小承气汤、茵陈蒿汤、麻仁丸治阳明，大柴胡汤治少阳，桂枝加大黄汤治太阴，大承气汤治少阴；气血之中，大小承气汤、

---

① 至赜（zé 则）：极其深奥微妙。《易·系辞上》："言天下之至赜而不可恶也。"赜，幽深玄妙。《小尔雅·广诂》："赜，深也。"

厚朴七物汤、厚朴三物汤、厚朴大黄汤治气，桃仁承气汤、抵当汤丸、鳖甲煎丸、大黄䗪虫丸、大黄牡丹汤、下瘀血汤治血，亦可谓至动而不可乱矣。虽然，于此中犹当举一以反三焉，如厚朴三物汤、厚朴大黄汤、小承气汤，药味同而方名异；茵陈蒿汤、大黄硝石汤、栀子大黄汤，均治黄而佐使殊，皆不可不辨其所以然，得其所以然，而用大黄之精意愈显矣。原夫三物成汤，其制方之意岂不以大黄通其阴，枳、朴通其阳乎？然就通阳之中，又有朴通上、枳通下之别，小承气汤较之大承气汤，大黄之分数同，厚朴得大承气四之一，枳实得二之一；厚朴三物汤则与大承气同。在承气汤，则曰其热不潮，未可与承气汤。若腹大满不通，可与小承气汤微和胃气，勿令大泄下。在厚朴三物汤，则曰痛而闭。夫痛而闭与腹大满不通，亦非大相径庭，何以阳药之多至于此极？盖阴主痛，阳主满，言满不言痛，是阳病阴不病；言痛不言满，是阴病阳不病。病者为不足，不病者为有余，重泄其有余以就不足，轻泄其不足以配有余。观小承气之三物同煎，则欲大黄之有余力；厚朴三物汤之先煎枳、朴，后纳大黄，是欲大黄之无余威。非特小承气用大黄多，厚朴三物用枳、朴多，且可证惟其治血，乃为承气矣。若夫厚朴大黄汤之治是饮，饮在阴而阳亦滞，不能为之运动，与诸结胸证不殊，故大陷胸汤用大黄六两，大陷胸丸用大黄八两，此亦用六两，为非无因矣，明乎此，方可知大黄分数之宜慎。栀子大黄汤之候曰：酒疸，心中懊憹，或热痛；茵陈蒿汤之候曰：谷疸，寒热不能食，食即头眩，心胸不安；大黄硝石汤之候曰：腹满，小便不利而赤，此表和里热。懊憹，太阳证也，故佐以栀、豉；谷疸，阳明经证也，故佐以茵陈；表和里实，阳明腑证也，故佐以硝石、黄檗。腑证者倍大黄，阳明经证半之，太阳证又半之，明乎此，又可知大黄佐使之宜。择斯二者，俱了然豁然，则大黄功能庶几无余蕴矣。

问：《金匮要略》呕吐篇既曰病人欲吐，不可下矣，又曰食已即吐，与大黄甘草汤，不自相矛盾乎？按此盖当分别观之，夫欲吐者，其人意中欲吐，仍未得吐，不由食与不食；食已即吐，可见不食则不吐矣。王太仆曰：内格呕逆，食不得入，是有火也；病呕而吐，食久反出，是无火也。食久反出，且为无火，何况欲吐仍无所出耶？是其一有火，一无火。有火者实，无火者虚，实者宜下，虚者不可下，章章①明矣。然则《伤寒论》之食入口即吐，本篇诸呕吐，谷不得下，与此正同，何以一用干姜黄芩黄连人参汤，一用小半夏汤，此独用大黄之峻重耶？然食入口即吐，食才入口，未尝及咽也；呕吐，谷不得下，能入咽而不能下也；食已即吐，能及食竟，则已下矣，而不能留也。三者，一系寒热相格，内外交斗，故应机病发，不待及其锋锷②；一系停饮在中，内方盛满，纳物即溢，故可入不可下；一系下脘为物壅塞，无从传化，故不能留而反出焉。然此与反胃亦无以异，乃胃反呕吐诸条，何以仍不用下？盖胃反是脾不磨，故朝食暮吐，暮食朝吐；此是胃气不纳，故食已即吐。夫胃能纳，脾不能运，其病犹缓，胃且不纳，定不能游溢精气，上输于脾，所谓胃气生热，其阳则绝者，讵不势迫且切，而急以大黄泻阳以救阴耶？大凡峻药多治急病，急病在人身，每伏于不可见知之处，如此证之用大黄，亦其一也。他如柴胡加龙

---

① 章章：昭著貌。唐·韩愈《争臣论》："若阳子之秩禄，不为卑且贫，章章明矣。"

② 锋锷（è 饿）：剑锋和刀刃，喻指锋芒。汉·王符《潜夫论·德化》："投之危亡之地，纳之锋锷之间。"

骨牡蛎汤证，仅以胸满谵语而用；少阴大承气汤证，仅以口燥咽干而用；大黄䗪虫丸证，仅以肌肤甲错、两目黯黑而用；苓①甘五味加姜辛半杏大黄汤证，仅以面热如醉而用。皆其机甚微，其势甚猛，如卤莽草率，鲜不以为不急之务而忽之。

葶苈

味辛，苦。寒，大寒。无毒。**主癥瘕，积聚，结气，饮食，寒热，破坚逐邪，通利水道**，下膀胱水、伏留热气，皮间邪水上出面目浮肿，身暴中风，热痱音沸痒，利小腹。久服令人虚。一名丁历，一名革音典蒿，**一名大室，一名大适**。生藁城平泽及田野。立夏后采实。阴干。得酒良。榆皮为之使，恶僵蚕、石龙芮。

葶苈冬即萌芽，初春生苗，叶高六七寸似荠，根白色，枝、茎俱青，三月开花微黄，结角，子扁小如黍粒，微长，黄色。《图经》。

葶苈根白子黄，味辛气寒，恰合从肺至脾之用，其萌芽于寒水，得润下之性；长茂于风木，具通达之能；收成于火令，擅速急之长。从肺及脾，自上抵下，通达速急，又何忧乎癥瘕不消、积聚不散、结气不化、饮食停滞得为寒热哉？然此犹上脘、中宫之患也，其最切近于肺，为极上之害者，尤莫如水。《水热穴》篇曰：夫水其本在肾，其末在肺，故肺为喘呼，肾为水肿，肺为逆不得卧，分为相输，俱受者，水气之所留也。盖水虽就下，满则必溢，溢则盛于皮毛，攻其所合而反上动下宁，若欲循其本从下泄之，其留于上与外者，必不能随之顺流而下，

---

① 苓：原作"芩"，据《金匮要略·痰饮咳嗽病脉证并治第十二》改。

故当从上泄之，此《本经》主治所以及破坚逐邪、通利水道，《别录》主治所以及皮间邪水上出面目浮肿也。《淮南子》云：大戟去水，葶苈愈胀。于此可见肿而不胀，非上气喘逆者，非葶苈所宜矣。

肺痈，喘不得卧；肺痈，胸满胀，一身面目浮肿，鼻塞清涕出，不闻香臭酸辛，咳逆上气，喘鸣迫塞；支饮不得息者，皆与葶苈大枣泻肺汤。水证胃家虚烦，咽燥欲饮水，小便不利，水谷不化，面目手足浮肿，与葶苈丸下水。则葶苈之用，前说不可云不售①矣。惟是牡蛎泽泻散治腰以下水气，鳖甲煎丸治疟母，己椒苈黄丸治肠间水气，其病皆不在上，又何以用之？殊不知葶苈《本经》原主癥瘕，积聚，结气，破坚逐邪，通利水道，故凡水气坚留一处，有碍肺降者，宜用之。如腰下水气、疟母条中，原不具证，惟肠间有水气者，明摘腹满、口舌干燥为据，犹不可识肠为肺合，为水所留，能使气阻化热，致口舌干燥，则葶苈之功，不难即此窥之矣。矧大戟、芫花、甘遂等，非不治坚癖难下之水，特其水皆汪洋四射，不比葶苈所治之水直上不下，故古人多以泄气闭目之也。

尤在泾曰：大陷胸之治在胃，大承气之治在大小肠。大承气专主肠中燥粪，大陷胸并主心下水食。燥粪在肠，必借推逐之力，故须枳、朴；水食在胃，必兼破饮之长，故用甘遂。愚谓：甘遂仅著驱饮之效，葶苈更兼荡食之功，故大陷胸汤但用甘遂，大陷胸丸并用葶苈也。

---

① 不售：没有应验。《资治通鉴·汉武帝元鼎五年》："五利妄言见其师，其方尽多不售，坐诬罔，腰斩。"

桔 梗

味辛，苦。微温。有小毒。主胸胁痛如刀刺，腹满，肠鸣幽幽，惊恐，悸气，利五脏肠胃，补血气，除寒热，风痹，温中，消谷，疗咽喉痛，下蛊毒。一名利如，一名房图，一名白药，一名梗草，一名荠苨。生嵩高山谷及冤句。二、八月采根。曝干。节皮为之使。得牡蛎、远志疗恚怒，得硝石、石膏疗伤寒。畏白及、龙眼、龙胆。

桔梗春生苗，茎高尺余，叶似杏叶而长垂，四叶相对而生，夏开小花，紫碧色，颇似牵牛花，秋后结子，根大如指，白色。《图经》。

《素问·皮部论》曰：在阳者主内，在阴者主出，以渗于内。气海、肠胃之气，在阳者也；五脏间出纳之气，在阴者也。在五脏者，肺主出气，肾主纳气，肺不出气，则气逆乱于气海而肾无由纳；肾不纳气，则气逗遛于肠胃，而肺愈无由出。胸胁痛如刀刺，是气海中气不行也；腹满，肠鸣幽幽，是肠胃中气不行也。气海、肠胃之气皆不行，于是惊恐与悸作焉。惊者，气乱也；恐者，气下也；悸者，气不行，则水内侵心也。桔梗色白，得肺金之质；味辛，得肺金之用，而苦胜于辛，苦先于辛，辛者主升，苦者主降，已降而还升，是开内之滞、通其出之道也。六腑之气舒，五脏之气达，上焦之痛，中焦之满，下焦之鸣，何患不一举而尽除？三焦之患除，又何患其气之乱，且下饮之聚哉？惟气怫于内，故邪留于外。寒热，邪留于阳也；风痹，邪留于阴也。五脏肠胃既利，气血既和，在外之邪又乌能容？故可不著意而自除，气通则阳旺阴消，故纳谷自加、蛊毒自下矣。

海藏、东垣、丹溪皆谓桔梗入肾，岂不以仲景治少阴喉痛耶？殊不知桔梗主喉痛，仍是治肺，非治肾也。夫足少阴直者，从肾上贯肝膈，入肺中，循喉咙，挟舌本，支者从肺注心中。肾家邪热循经而上，肺不任受，遂相争竞，二三日邪热未盛，故可以甘草泻火而愈。若不愈，是肺窍不利，气不宣泄也，以桔梗开之，肺窍既通，气遂宣泄，热自透达矣。虽然，此举其暂者言耳，曰咳而胸满，振寒，脉数，咽干不渴，时出浊唾腥臭，久久吐脓如米粥者，非气停即饮停，饮停即热生，气血为之溃腐耶！亦主以桔梗汤，而注其效曰再服则吐脓血，岂非火清则热行、气宣则腐去也？由此而推，谓肾家之热为肺所阻者，其一端也。肺家有热，气不宣泄，何独不能阻肾之气，使热复生于下哉？又曰亦主血痹，血痹之脉，寸口关上微，尺中小紧，是病亦关于肾。盖血痹由于气痹，气开则血开，上窍通，下窍自通也。通脉四逆汤，咽痛者去芍药加桔梗，利止脉不出者，去桔梗加人参。芍药开阴结，止腹痛下利；桔梗开阳结，亦止腹痛下利，可知戴阳之候，有结于阳，有结于阴，桔梗、芍药之用，隐然相对待矣。利止必腹痛先已，腹痛已则结已开，无所事芍药，并无所事桔梗，况结既开，正嫌其虚，又乌可复用开泄，人参之补肺，桔梗之开肺，又隐然相对待矣。于此知桔梗之苦先于辛，苦归于辛，苦者以开提肠胃畜积，辛者使从肺泄为出路，诸家谓为升提，谓为舟楫，似矣，其实又有故焉如此者。

寒实结胸，无热证者，治以白散，散中用桔梗为疏通气分之主。夫开导胸中之气，仲景于大承气汤、小承气汤、栀子厚朴汤，莫不用枳、朴，此偏不用，何哉？盖病有上下，治有操纵。结在上者，宿痰、停饮也，故凡结胸，无论热实、寒实，宁用甘遂、葶苈、巴豆，不用枳、朴，如大陷胸汤丸、白散是也；结在中、下，始热与实浃，气随热化，则于荡涤邪秽中，疏利其与邪为伍之气，大小承气等汤是也。况桔梗之用，使气上越而不使气下泄，今病在至高，固宜操上而纵下，不使中、下无过之地横被侵凌，故曰病在膈上必吐，在膈下必利也。热邪与停饮结，治以瓜蒌，而佐之者反用半夏、黄连；寒邪与停饮结，治以巴豆，而佐之者反用桔梗、贝母，于寒因热用、热因寒用之中，反佐以取之，可谓精义入神，以致用者矣。

排脓散即枳实芍药散加桔梗、鸡子黄也；排脓汤即桔梗汤加姜、枣也，排脓何必取桔梗？盖皮毛者肺之合，桔梗入肺，畅达皮毛，脓自当以出皮毛为顺也。散之所至者深，汤之所至者浅。枳实芍药散，本治产后瘀血腹痛，加桔梗、鸡子黄为排脓，是知所排者，结于阴分、血分之脓；桔梗汤本治肺痈吐脓喉痛，加姜、枣为排脓汤，是知所排者，阳分、气分之脓矣。二方除桔梗外，无一味同，皆以排脓名，可见排脓者必以桔梗，而随病之浅深以定佐使，是桔梗者排脓之君药也。

旋覆花

味咸，甘。温，微温。冷利。有小毒。主结气，胁下满，惊悸，除水，去五脏间寒热，补中，下气，消胸上痰结，唾如胶漆，心胁痰水，膀胱留饮，风气湿痹，皮间死肉，目中眵䁯①，利大肠，通血脉，益色泽。一名戴椹，一名金沸草，一名盛椹。其根主风湿。生平泽、川谷。五月采花。日干，二十日成。

---

① 眵䁯：眼眵。《说文解字·目部》："䁯，目眵也。"

旋覆花二月生苗，多在水旁，大似红蓝而无刺，长一二尺，茎细，叶似柳，六月开花如菊，圆而覆下，七八月采花。《图经》

蕲阳李氏谓：旋覆花俗传露水滴下即生，盖亦不然。新城王氏名象晋，著有《群芳谱》则谓花梢头露滴入土，即生新根，尝斸①地验其根，果不相联属。是说也，予亦亲试之矣。凡花梢露本从根出，而帖于上以敌日曝，比之水从肾而布于五脏为五液者，何异？其还下滴得土而别生根，比之五液下注，而或渗于膀胱，或行于卫气，或入于营气者，何异？况黄通于脾，咸先入肾，恰合水随低洼而归壑、气由三焦而下行之义。以是则称之曰补中，下气，除水，去五脏间寒热，讵不可也？第补中之物必味甘性平，旋覆花则咸。咸者，水之去而不返者也。故其为用惟堪俾从小便出。所谓补中，不过为其必归于土，任土之宣布输送，不若甘遂、葶苈辈，一往无前，有伤中气而已。两胁者，阴阳之道路，升降之要枢。水不归土而结滞于气道，则为惊为悸，主结气及胁下满、惊悸，即下气、除水之功也。然则仲景以之治在上之心下痞硬，噫气不除，在下之半产漏下，何也？盖水能从下行，则气道可畅，而参、甘、大枣得以施其补中之力；气能下返，则血源遂裕，而葱与新绛得以逞其通络之功，络通则血泽，气顺则痞除，原无甚深妙义也。

藜 芦②

味辛，苦。寒，微寒。有毒。主蛊毒，咳逆，泄痢肠

---

① 斸（zhú逐）：掘，挖。《齐民要术·种槐柳楸梓梧柞》："明年斸地令熟，还于槐下种麻。"

② 芦：原作"卢"，据下文例改。

癣，头疡，疥瘙，恶疮，杀诸虫毒，去死肌，疗哕逆，喉痹不通，鼻中息肉，马刀烂疮。不入汤。**一名葱苒，一名葱菼，一名山葱。生泰山山谷。三月采根。阴干。**黄连为之使，反细辛、芍药、五参，恶大黄。

藜芦三月生苗，叶青似初出棕心，又似车前，茎似葱白，青紫色，高五六寸，有黑皮裹茎，似棕皮，根似马肠根，长四五寸许，黄白色。二月、三月采根，阴干。《图经》。

青紫为心、肾、肝、胆之色，黑为肾色，黄、白为脾、肺之色。青属木，于病应风；紫为赤黑相兼，属水火，于病应痰与热；黑属水，于病亦应水。以青紫黑裹之茎，采于二月、三月，正当茎槁，大气返于黄白之根，将透发而未透发，其象为举肝、胆、心、肾之风、水、痰、热，尽从脾、肺而宣，自下而上，自内而外，非吐剂而何？咳逆者，风、水、痰、热之客于脾也，举肺、脾之风、水、痰、热而尽除之，又何忧乎咳逆与肠澼泄利哉？头有疡及疥瘙、恶疮，是风、水、痰、热在上，病关乎肺，非上涌之品不为功。虫系风、水、痰、热酝酿而成，其病关脾气之在内者；死肌系风、水、痰、热渐渍而致，其病关脾气之在外者。脾家风、水、痰、热被藜芦一扫而清，则诸病焉能不瘳耶？不入汤用者，汤则降，散则升，又汤取气，散取质，用质则应病速而去亦亟，汤则恐其气味留连肠胃间，其毒足以累人元气耳。

藜芦味辛入肺去风，气寒除痰热，而性主涌吐，故凡风痰之壅于上者，用之可令随病除病，无诛伐无过之咎。仲景以藜芦甘草汤，治手指臂肿动，其人身体瞤瞤者，夫手指臂为手阳明、太阴两经经由之地，肿则为湿，动则为风，谓非风与痰壅于肺部可乎？瞤者，动之微；动者，瞤之著。瞤则惟己独知，动则人皆可见，当其风痰上壅，其所主之经既已跃动昭彰，人身之气血脉络无不应之，盖亦将自腘而动矣。吐去风痰，肺家已治且安，所主之经络自然通畅，一身之与相应而欲效之者悉除矣。

徐洄溪曰：凡有毒之药，皆得五行刚暴偏杂之性以成。人身气血，乃天地中和之气所结，故服毒药者，往往受伤。疮疥等疾，久而生虫，亦与人身气血为类，故人服之有伤气血者，必能杀虫。惟用之得其法，乃有利无弊，否则必至两伤，不可不慎也。又云：毒药解毒各有所宜，如燥毒之药能去湿邪，寒毒之药能去火邪，辨证施治，神而明之，非仅以毒攻毒四字可了也。

射　干

味苦。平，微温。有毒。主咳逆上气，喉痹咽痛，不得消息，散结气，腹中邪逆，食饮大热，疗老血在心脾间，咳唾，言语气臭，散胸中热气，久服令人虚。**一名乌扇，一名乌蒲，**一名乌翣①，一名乌吹，一名草姜。生南阳川谷、田野。三月三日采根。阴干。

射干春生苗，叶似蛮姜而狭横长，疏如翅羽，故一名乌翣②。其中抽茎，高二三尺，似萱草而强硬，疏长正如长竿。六月开花六出，或黄，或紫，或红，而以紫色者为胜，状如蝴蝶，瓣上有细文，其色白，故名紫蝴蝶花，花后结房大如拇指，

---

① 翣（shà霎）：扇。《周礼·少仪》："手无容，不翣也。"陆德明释文："卢云：翣，扇也。"
② 翣：原作"霎"，据《本草纲目》第十七卷草部"射干"条改。

房四隔，一隔十余子，大如胡椒，色紫极硬，咬之不破。参《图经》《纲目》。

射干紫花六出，上界白文，恰似水火相结于金之界域，所用又其还原反本之根，而味苦主降，气平复主降，降之甚者，非特下行，且能横散，故其所主，首为咳逆上气，喉痹咽痛，不得消息。盖既有喉痹复兼咽痛，且无止息之时，则非水火相结于肺之部位而何？肺属金，火者，金之所畏，水者，金之子，能泄金之气。《易通卦验》① 云：冬至射干生，可知因水气盛而动之物，则必能动水气。其开花以四月，又可知因火气盛而舒展之物，亦必能舒展火气。乃至七月即茎叶尽槁，其气复返于根，则可知其动水气、舒火气，均能使从金之界域各归其所自来，此所以治咳逆上气，喉痹咽痛，不得消息也，此所谓散逆气也。腹中者，大肠所居，大肠亦属金，腹中邪逆，明逆气自大肠而上也。食饮大热者，水谷之气不下行，又不旁出，壅于胸中为患，即《别录》所谓因胸中热气而咳唾、言语气臭，得此亦能下行且解散也。夫胸中水谷之气，本系精微，原供上奉以敷布五脏、洒陈六腑，若上有肺部之结，则不能引其清者于上；下有大肠之逆，则不能传糟粕于下。于是胸中之气，清不得为清，浊不得为浊，居清虚之位，偏化为重浊之味，暂则但涉气，久则将涉血，凡似此者，非咎肺不降、大肠不宣而谁咎哉？上窍不通则下窍亦不通，上窍通则下窍自通，即用射干之微旨也。

《别录》疗老血在心脾间一语，最是耐人思索，将主统之

---

① 易通卦验：即《易纬通卦验》，易纬的一种。系基于天人感应之说，通过卦气来占验吉凶。

不善而有所留耶？则主血、统血云者，调剂运量之谓，非若肝之实有所藏也，恶乎得有所留？将经之不留转而有所留耶？则手少阴从脏走手，足太阴从脏走足，不在脏间则在手足间，皆非留血之地，纵手足间有老血，又决非射干之所能治也。将络间有所留耶？则横行曰络，即有所瘀，亦决非射干直行者所能治。盖读仲景《金匮要略》而后知心脾间即《内经》所谓募原者也。夫心气自左而降，脾气由中而升，升降交错之间，正受气变赤之地，设升降之源不清，则所受之气自浊，或不能变，聚为痰涎，或既变赤，不能敷布洒陈，于是凝结脏腑空隙之所、脂膜之间，其处在中之左，左之中，则非左胁而谁？故《素问·疟论》曰：疟间日发者，由邪气内薄于五脏，横连于募原也。其道远，其气深，其行迟，不能与卫气偕行，不得皆出，故间日乃作也。《金匮要略》曰：疟当瘥不瘥者，此结为癥瘕，名曰疟母，用鳖甲煎丸，其中正有乌扇，二者与《别录》射干疗老血在心脾间正相吻合，于此见心脾间老血由于结气，气之结由于腹中邪逆，腹中邪逆由于饮食大热，饮食大热之见于外者为咳吐、言语气臭，其见于内者为胸中热气。是致病之由，诊病之法，悉举无遗，《本经》《素问》《金匮要略》均一以贯之矣。

喉中水鸡声，比之喉痹咽痛，不得消息，同乎？否耶！盖气必因痹而阻，喉中必由阻而有声，且其声不他似，独似水鸡，则决可知为气与水阻矣。气与水阻之候，其正治在小青龙，特无表证而又不肿，故以射干、紫菀、款冬花、大枣易桂枝、芍药、甘草，俾散为和，以收为降，虽紫菀、款冬大擅其功，然号无邪而实有饮，谓涉虚尚属实，终不能不仗射干降气开结之猛力，故其名独冠一方之首，是亦可悟射干与麻黄合而名方之义矣。善夫！徐忠可曰：肺痿，有咳，有涎沫，无上气喘逆。则凡遇上气喘逆及有臭痰者，为肺痈。无臭痰，只水鸡声者，为火吸其痰，然水乃润下之物，何以逆上作声，近见拔火罐者，以火入瓶罨人患处，立将内寒吸起甚力，始悟火性上行，火聚于上，气吸于下，势不容已，上气水声亦此理耳。此非泻肺，何以愈之？故治此病，以加射干开结下水为上也。

蜀　漆

味苦[①]。平，微温。有毒。**主疟及咳逆，寒热，腹中癥坚、痞结、积聚，邪气[②]，蛊毒，鬼疰**，疗胸中邪结气，吐出之。生江林山川谷及蜀汉中。常山苗也。五月采叶。阴干。栝楼为之使，恶贯众。

常山汴西、淮浙、湖南州郡出者，茎圆有节，高者不过三四尺，叶似茗而狭长，两两相当，二月生白花，青萼，五月结实青圆，三子为房。海州出者，叶似楸叶，八月有花，红白色，子碧色，似山楝子而小。蜀漆，是其茎也。八月、九月采之，其草曝燥、色青白者可用，若阴干便黑烂郁坏矣。参《唐本》《图经》。

凡药物非鳞介飞走，未有云气腥者，惟仲景用蜀漆必注曰洗去腥，则可见其气之恶劣异于他草木矣，而以二月生，九月收其花，又色白萼青，故其功能为自肺及肝，凡恶劣之气结为病者，皆能从而入之，所谓同声相应、同气相求也。人身恶劣之气钟为病者，在肺无如痰涎，在肠胃之间无如募原之邪，在

① 苦：《证类本草》卷十草部下品之上"蜀漆"条作"辛"。

② 邪气：原作"飞气"，义不通，据《证类本草》卷十草部下品之上"蜀漆"条改。

肝胆之间无如积聚。故痰涎之发为咳逆、寒热，募原之发为疟，积聚之凝为腹中癥坚与痞，蜀漆并能治之。在上、在中者以吐而除，在下者以利而解，亦各从其类也。杨仁斋[1]云：常山治疟，人皆薄之，疟家多畜痰涎黄水，或停潴心下，或结澼胁间，乃生寒热，法当吐痰逐水，岂容不用？水在上焦则能吐之，水在胁下则能破其澼而下其水，但须有所佐助，必克收功，其有纯热发疟或蕴热内实之证，投以是物，大便点滴而下，似泄不泄者，须得大黄为佐，泄利之而愈矣。则知是物之用，正欲其吐且下，今人每每欲以他物制之使不吐，未免违其所长，然虽不吐，终能直抵病所，激之使动，则亦未可厚非也。

疟病之本，由夏伤于暑热，气盛藏于皮肤之内、肠胃之外、营气所舍之处，遂令人汗空疏，腠理开，因得秋气，汗出遇风，及或以浴，水气舍于皮肤之间，与卫气并居，卫气行至蓄邪之所，则两邪相薄。先则阳邪从阴为寒，继则阴邪并阳为热。先寒后热，此为寒疟。其有先中之邪舍之深者，内薄于五脏，横连于募原，则其道远，其出迟，不能日与卫气相从，故有间日作者，有间两日作者。甚有病因与是反者，则先热后寒，为温疟。有阳邪独发，不返于阴，则但热不寒，为瘅疟。大率邪之深者痰涎必多，痰涎愈多则寒益盛，故《金匮》用蜀漆散治多寒之牡疟，更加蜀漆则治温疟，附外台牡蛎汤方亦治牡疟，即三法以观蜀漆之用及用蜀漆之法，均可窥矣。盖痰涎深伏幽隐，非蜀漆和浆水涌吐之法无以发越，更须龙骨、云母，使不当去之火有所归，斯阳从龙起，阴随涌泄，庶胸次得以廓然，其痰

---

① 杨仁斋：即杨士瀛，南宋医家，字登父，号仁斋。福州人。著有《伤寒类书活人总括》《仁斋直指方论》《仁斋小儿方论》等书。

涎益深，则寒气亦益深，甚且寒反居后，则蜀漆更加半分。至牡蛎汤中牡蛎，即蜀漆散中龙骨之义，蜀漆得云母专去阳邪依阴，故以龙骨为佐；牡蛎汤中麻黄，即蜀漆散中云母之义，蜀漆得麻黄，专开阴邪之固闭，故以牡蛎为辅。升降得宜，收放由我，此用蜀漆之权宜，亦用诸毒药之通义也。

伤寒，脉浮，医以火迫劫之，亡阳，必惊狂，起卧不安者，桂枝去芍药加蜀漆牡蛎龙骨救逆汤主之。其加蜀漆也，成聊摄①谓是山泽通气，取以泄阳热之气；方中行谓是散火邪之错逆；张隐庵谓是从阴达阳以清火热；魏念庭谓去芍药加此为奏迅疾之效；黄元御②谓是吐瘀腐而疗狂；尤在泾③谓是去胸中邪结气；徐五成④谓是辛散火邪；喻嘉言⑤、程郊倩⑥并不解及于此。愚按：泄热正须芍药，辛散岂无生姜，通阳岂无桂枝，惟吐腐去结庶为近理。然同一火逆也，前此曰火逆下之，因烧针烦躁者，桂枝甘草龙骨牡蛎汤主之。夫吐之与下，必吐伤甚而下差缓，与其吐之而仍治以桂枝甘草龙骨牡蛎，何如下后亦不

---

① 成聊摄：即成无己，金代聊摄（今山东聊城）人。成无己潜心钻研《伤寒论》十数年，对该书进行了全面注释，撰成《注解伤寒论》十卷，另撰有《伤寒明理论》四卷。

② 黄元御：字坤载，号研农，山东昌邑人。所撰医书有《伤寒悬解》《金匮悬解》《长沙药解》等11种之多。

③ 尤在泾：即尤怡，字在泾，号拙吾，晚号饲鹤山人，清代长洲（今江苏苏州吴县）人。著有《伤寒贯珠集》《金匮要略心典》《金匮翼》等。

④ 徐五成：即徐赤，字五成，清瓜泾人。著有《伤寒论集注》十卷，外篇四卷。

⑤ 喻嘉言：即喻昌，明末清初著名医学家，字嘉言，号西昌老人，江西南昌府新建（今江西省南昌市新建县）人。著有《寓意草》《尚论篇》《尚论后篇》《医门法律》等。

⑥ 程郊倩：即程应旄，字郊倩，清代新安（今安徽黄山）人。著有《伤寒论后条辨》《医径句测》等。

过用此之愈乎？曰脉浮热甚，反灸①之，此为实，实以虚治，因火而动，必咽燥唾血，可见脉浮被火，应至吐血，今更吐之，是速其血耳。矧《千金》《外台》两书非痰、非疟不用是物，则是方之有舛讹无疑，故愚不敢强为附会云。

甘 遂

味苦，甘。寒，大寒。有毒。主大腹疝瘕，腹满，面目浮肿，留饮，宿食，破癥坚积聚，利水谷道，下五水②，散膀胱留热，皮中痞，热气肿满。一名甘藁，一名陵藁，一名陵泽，一名重泽，一名主田③。生中山川谷。二月采根。阴干。瓜蒂为之使，恶远志，反甘草。

甘遂苗似泽漆，茎短小而叶有汁，根皮赤肉白，作连珠状，大如指，实重者良。参《唐本》《蜀本》《图经》。

甘遂根皮赤肉白，金就火裹，何忧不流，而味苦下趋，气寒协水，实重者其性著，里如连珠，则节节疏通，虽有挟束，仍能开纵，故专行著里之水，无间顽坚也。《水热穴》篇之论水曰：水病者，下为胕肿、大腹，上为喘呼，故肾为之本，肺为之标，大腹腹满，面目浮肿，标本俱病矣。尤在泾之论陷胸证

---

① 灸：原作"炙"，据反经堂本改。
② 五水：心水、肝水、脾水、肺水、肾水。指水肿病因五脏受水气影响出现不同的证候。语出《金匮要略·水气病脉证并治第十四》。其主要症状是：心水为身重而少气，烦躁不得卧，下阴肿；肝水为胁下腹部胀满而痛，不能侧转，尿量时少时多；脾水为腹大而小便难，少气，四肢困重；肺水为呼吸不利，身肿而小便难；肾水为腰痛，排尿困难，腹大而脐肿，下阴常有水湿渗出，足冷，面形消瘦。
③ 一名主田：《证类本草》卷十草部下品之上"甘遂"条作《神农本草经》文。

曰：胃为都会，水谷并居，清浊未分，邪气入之，夹杂痰食，相结不解，则成结胸。大小肠者，精华已去，糟粕独居，邪气入之，但与秽物结成燥粪而已。大承气专主肠中燥粪，大陷胸并主心下水食。粪在肠，必借推逐，故须枳、朴；水食在胃，必兼破饮，故须甘遂。留饮、宿食去，则水谷之道利矣。《金匮要略》用甘遂半夏汤治虽利，心下续坚满，又用大黄甘遂汤治水与血结于血室，于此见水能为疝瘕、癥坚积聚之根，并可见泄利者，大黄不得用，甘遂仍可用。盖其性径情直行，不稍留恋，故非特能行停蓄泛滥之水，即徘徊瞻顾、欲行不行之水并其所长矣。

白　蔹

味苦，甘。平，微寒。无毒。主痈肿疽疮，散结气，止痛，除热，目中赤，小儿惊痫，温疟，女子阴中肿痛，下赤白，杀火毒。一名菟核，一名白草，一名白根，一名昆仑。生衡山山谷。二月、八月采根。曝干。代赭为之使，反乌头。

白蔹二月生苗，多在林中，作蔓赤色，叶如小桑，五月开花，七月结实，根如鸡鸭卵而长，三五枚同一窠，皮黑肉白。一种赤蔹，花、实功用皆同，但表里俱赤尔。《图经》。

昔人多谓白蔹以能敛疮得名，此义终觉未妥。夫痈肿疮疽或有当敛而解者，结气不可敛而散也，热不可敛而除也，带下赤白不可敛而止也。然则其根色白属肺，气平属金，味苦象心，赤蔓象血脉，得无与肺朝百脉之义合否？盖尚未然，若众赤蔓共成一白实则合矣。众白根共生一赤蔓，又何以为肺朝百脉乎？《四气调神大论》曰：秋三月，此为容平。玩容平二字，正合敛字之意，盖方经夏三月，散发已极，如人意得志满，诸事惟所欲为，一旦遇尊严有道之人，不自知其不能肆意遂志，而心为之敛，气为之消，容为之平，此岂有道之人呵叱之、束缚之而使之然耶？今夫凉飙倏动，暑意默消，鸣蛩①吟阶，白露被野，向日盈溢之沟渠，溽润之土地，又孰使之不涨，又孰使之净洁，推其故则谓之诸物就敛，然敛之为敛，果可与聚敛、厚敛同日语哉？不得已以一字解之曰肃。肃者，清肃也，清肃气振则暑热自消、结聚自解，故夫暑热之气壅于血，则为痈肿疽疮；壅于气，则为结气；壅精明之光耀，则为目赤；壅神气之游行，则为惊痫；壅营卫之周流，则为温疟。内与血壅，则为阴中肿痛；内有湿壅，则为带下赤白。莫非凝血脉之流行而然，是则清肃之白气累累者，不一贯通于赤蔓之中，以消散其蕴隆、开解其菀结，此《本经》白蔹主治之义也。虽然，壮年不有惊痫、温疟乎？男子不有阴肿、淋沥乎？独称小儿、女子何也？夫惟嗜欲之失节，思虑之过度，营求之不遂，皆能生火而阂血之流、气之行，小儿则无是也；冲任之不咸而气逆里急，内结七疝，妇人则无是也。夫然，则知循经而阻之热，与气血间热、脏腑间热、肠胃间热、骨节间热、肉腠间热、皮肤间热皆有异矣。

《金匮》薯蓣丸类萃补益以为君，复类萃开结消导以为臣，虚劳诸不足之治，古之人固如是也。独风气百疾，桂枝以行皮腠，大豆黄卷以行肌肉，防风以行筋骨，柴胡以行肠胃，惟结于血脉间者，不能不用白蔹也。任为最轻，职为最下，故其分数殿一方之末。

---

① 鸣蛩（qióng 穷）：即蟋蟀。唐·钱起《晚次宿预馆》诗："回云随去雁，寒露滴鸣蛩。"

大　戟

味苦，甘。寒，大寒。有小毒。主蛊毒，十二水，腹满急痛，积聚，中风，皮肤疼痛，吐逆，颈腋痈肿，头痛，发汗，利大小肠。**一名邛钜。**生常山。十二月采根。阴干。反甘草。

大戟春生红芽，渐长丛高，茎直中空，叶长狭如柳，折之有白汁，三四月开黄紫花，团圆似杏花及芫薨花，根似细苦参，皮黄肉黄白，有紫色者浸于水中，水色青绿。参《蜀本》《图经》《纲目》。

十二经皆属于五脏，大戟芽红，茎中汁白，花黄紫，根皮或黄或紫，渍水则青，具五行之色，味苦气寒，功专降泄，而合德于水，是以十二经皆有水，至腹满急痛而成积聚者能治之。其茎中空，惟其中空，斯能外达，是以中风在表难泄而至皮肤疼痛者，亦能治之。水满则上溢，风急则上冒，故为吐逆，水行风息，吐逆之根已拔，是以亦能治之。

泽　漆

味苦，辛。微寒。无毒。主皮肤热，大腹水气，四肢面目浮肿，丈夫阴气不足，利大小肠，明目，轻身。**一名漆茎。大戟苗也。生泰山川泽。三月三日、七月七日采根叶①。阴干。小豆为之使，恶薯蓣。

泽漆一名猫儿眼睛草，一名绿叶绿花草，一名五凤草。江湖、原泽、平陆多有之，春生苗，一科分枝成丛，柔茎如马齿

---

① 根叶：尚志钧辑《名医别录》作"茎叶"。

觅，绿叶如苜蓿叶，叶圆而黄绿，颇似猫睛，故名猫儿眼。茎头凡五叶，中分，中抽小枝五茎，每枝开细花，青绿色，复有小叶承之，齐整如一，故名五凤草、绿叶绿花草，掐茎有白汁黏人，其根白色有硬骨，方家用治水蛊、脚气有效，尤与《神农本经》文合，自《别录》以茎有白汁，误以为大戟苗，故诸家袭之尔。《纲目》。

凡物之行水者，必能伤阴；养阴者，未必能行水，何则？水，阴属也。气不熏身充肤泽毛、泄泽骨节屈伸，而化为水，则既已伤矣，若又使往而不返，能无倍其伤乎？养阴者，能使阴滋，不能使阴若雾露之溉，使阴滋者，适足助水之澜，决非浚水之源以导其流，能变怀山襄陵①为膏壤埴坟②者也。若既行水，而又妙能使阴气不至不足者，其惟泽漆乎？何以言之？夫肾主五液，入心为汗，入肺为涕，入肝为泪，入脾为涎，自入为唾《四十九难》，不似泽漆之白汁贯茎，彻下彻上，一本在下，五歧在上，歧端各生灿烂之花乎？肾者，主受五脏六腑之精而藏之，故五脏盛乃能写《上古天真论》，不似泽漆之五歧原出一茎，收花成实已后，则精气原归于本乎？惟其能使方为大腹水气、四肢面目浮肿之水，仍归于分布五液之肾，使肾既平均，方写其有余，则水消之后，又岂致阴气不足耶？夫然，则凡病水者胡不皆用此，免事后之周章，乃古人不常用，何哉？盖肾家之水与火同居，故惟与火同病之水，泽漆能化之、能行之，

---

① 怀山襄陵：洪水汹涌奔腾溢上山陵。《尚书·尧典》："汤汤洪水方割，荡荡怀山襄陵，浩浩滔天。"蔡沈集传："怀，包其四面也。襄，驾出其上也。"

② 膏壤埴坟（fèn 奋）：泛指良田。膏壤，肥沃的土地，《史记·货殖列传》："关中自汧雍以东至河华，膏壤沃野千里。"埴坟，轻黏土和壤土。坟，土质肥沃。《广韵·吻韵》："坟，土膏肥也。"

否则不能矣。何谓与火同病？则皮肤热是也。水病者不皆皮肤热，惟皮肤热之水病，则泽漆所专治矣。然则大腹水气、四肢面目浮肿且皮肤热之病，妇人亦应有之，条中特提丈夫者何？夫丈夫之肾，以气为权衡；妇人之肾，以血为权衡。泽漆者，能化气不能化血，倘妇人病此而用泽漆，水气既回于肾，肾家或值血实，或值血虚，实则水与血混，虚则水入血中，虽两者并仍可治，然至水血攸分，恐肾气不能无不足之患也。

《金匮要略》曰：咳而脉沉者，泽漆汤主之。夫但曰咳而脉沉，似未足尽病之情状，何以见定当用泽漆汤？按：此亦发凡起例处也。咳之为病，木与水气相连，故大青龙汤、小青龙汤、越婢汤、射干麻黄汤均防咳之能为水。而水仍有阴阳、内外之分。阳且外者，不外如龙之兴云致雨，以汗而解；阴且内者，水征虽见，咳究未除，终不可忘在上之病源，但顾在下之水气，故厚朴麻黄汤治咳而脉浮，仍是大小青龙加减，若脉沉者，终不得与五苓、十枣同科。泽漆汤用泽漆为君，使水气还归于肾，先煎久煎，使其力缓厚，然后以和阳化饮复入其间，当归者归，当散者散，不似治水，亦不似治咳，咳无不止，水亦无不行，所谓脉得诸沉，当责有水者也。诚使水狙于咳，原不能不治水，若咳甚于水，亦焉可不专力治咳，故曰咳而脉浮者，厚朴麻黄汤主之。咳而脉沉者，泽漆汤主之，似乎泛指之词，实欲治病者得风便转，使不滞于当前，而能以证参脉，相与为推移者矣。学者于此等处，非特不容忽，且尤不可泥。

历考泽漆治水，非不暂与防己、大黄、葶苈、甘遂辈相合成方而决壅泻实，然终其人参、白术、茯苓、桂心、薏苡等治因虚成水者居多，如《千金》与鲤鱼、人参、甘草、生姜、赤小豆、茯苓、麦门冬同用，治或从消渴，或从黄疸，致内虚不足，营卫不通，血气不化，气实皮肤中，遍身洪肿，四肢无堪，喘息不安，腹中向向①胀满，眼不得视；崔氏与白术、生姜、橘皮、桑根白皮、元参、郁李仁、杏仁同用，治水肿盛满，气急喘咳，小便涩如血；《古今录验》与鲤鱼、人参、甘草、茯苓、麦门冬同用，治水在五脏，令人咳喘上气，腹大向向，两足肿，目下卧蚕，胸满隐痛，吸吸寒热，小便数少甚；至《古今录验》与鲤鱼、人参、甘草、茯苓、泽泻、杏仁同用，治缘三焦决漏，精液不通，水气却②行，致通身手足面目肿，食饮减少，且云年八十病大困者，服此亦瘥。可见泽漆所治之大腹水气，四肢面目浮肿，必兼喘咳上气，小便不利者。泽漆诚行水中返顾根本之剂哉！

芫　花

味苦，辛。**寒**，微寒。**有毒。主伤寒，温疟，下十二水，破积聚、大坚、癥瘕，荡涤肠胃中留癖、饮食、寒热、邪气，利水道**，疗痰饮、咳嗽。生咸阳川谷及河南中牟。六月采花。阴干。

芫花苗似胡荽，高二尺许，茎无刺，花细黄色，六月收。参《唐本》《蜀本》。

伤寒表不解，心下有水气，干呕，发热而咳，若微利者，去麻黄，加芫花如鸡子大，熬令赤色。注云：下利者，不可攻

---

① 向向：向，通"响"。"响响"犹言"膨膨"，腹胀如鼓之状。《易·系辞上》："其受命也如向。"陆德明释文："向，又作响。"

② 却：原作"都"，据《外台秘要》卷第二十引《古今录验》改。却，停止。清·吴善述《说文广义校订》："却，因退却之义，故引申为止而不进。"

其表，汗出必胀满；去麻黄，恶发汗。夫太阳与阳明合病下利者，与葛根汤，其中未尝无麻黄，不虑其胀满何哉？盖葛根汤所治证，其表但有风寒，风寒者标在外，本亦在外；小青龙汤证则本虽风寒，标已化水，风寒虽仍在外，水饮则已内连，若徒发其外，则在外之风寒才散，内连之水气必随出于表，于是水入经隧为胀满，不可与葛根汤同论也。虽然，治水之出于表者，有防己，有大戟；治水之为咳喘者，有芫花。此则用荛花者何？盖防己主伤寒、温疟、热气，此则未化为热也；大戟治风与水在皮肤疼痛，此则不疼痛也；芫花治因水咳喘，仅能下气，不能治利，故主以荛花。然主治惟与芫花为近，故后世或有以芫花代者焉，于此见荛花与芫花功用略同，而芫花惟下气、行水，荛花兼破饮食积聚、利水道，差有别矣。

牙 子

味苦，酸。寒。有毒。主邪气，热气，疥瘙，恶疡，疮，痔，去白虫。一名狼牙，一名狼齿，一名狼子，一名大牙[①]。生淮南川谷及冤句。八月采根。曝干。中湿腐烂生衣者杀人。芫菁为之使，恶地榆、枣肌。

狼牙苗似蛇莓而厚大，深绿色，根黑，若兽之牙。《蜀本》。

牙者其形，狼者其性，狼肠直，鸣则后窍皆沸，是物能通中，且专治阴中之疾，其形似牙，故以狼牙目之。凡物生湿地者多燥，狼牙出淮南、冤句、江东污下处川谷，性偏不燥，善治因湿为病者，则以其生气钟于湿中，即能转湿气为生气，又味苦化湿，气寒胜湿热，故凡系邪气、热气所生之疥瘙、恶疡、

①　大牙:《证类本草》卷十草部下品之上"牙子"条作"犬牙"。

疮、痔，咸赖之为治矣。虽然，邪热所生之恙，但去邪清热无不可愈，何为独取狼牙？盖尝以《金匮要略》参之，知狼牙所治疥瘙、恶疡、疮、痔之必由虫也。曰：少阴脉滑而数，阴中蚀疮烂者，以此洗之。夫脉滑数而疮烂，自是湿热为病，但曰蚀则非虫不能已。阴中生疮可以有虫，则疥瘙、恶疡、疮、痔，何者不可有虫？阴疮中有虫可以狼牙治，则疥瘙、疡、疮有虫，何者不可以狼牙治耶？然杀虫之物亦多，惟取狼牙必又有故，盖诸疾者非一杀虫能了，与其兼用清热、化湿、杀虫，何如用一物三者并擅其长之为愈乎？且人之肌肉，因湿热而溃腐，虫即借人之溃腐以为生气，狼牙者固借湿热之气为生气者也，同气相求，以毒攻毒，用药之巧，莫逾于是，舍其便利而委曲繁复，是求农黄①之智不出此也。特九痛丸杂狼牙于附子、干姜、吴萸、巴豆、人参中，治连年积冷流注，心胸痛，冷冲上气，及腹胀痛，口不能言，岂诸辛热者必借兹苦寒为之导乎？不知所谓狼牙者，正以其性似狼，鸣则后窍皆沸也。夫冷滞至口不能言，则在中机缄闭矣，设但攻其积，积去机缄仍不能开，又当用何法开之？则何如用鸣则通、通则鸣之物为善乎？

商 陆

味辛，酸。平。有毒。主水胀疝瘕痹，熨除痈肿，杀鬼精物，疗胸中邪气，水肿，痿痹，腹满洪，直疏五脏，散水气。如人形者有神。一名荡②根，一名夜呼。生咸阳川谷。

---

① 农黄：神农和黄帝的并称。晋·伍辑之《园桃赋》："农黄品其味，汉帝惊其珍。"

② 荡（tāng 噇）：商陆的别名。

商陆春生苗，高三四尺，叶青如牛舌而长，茎青赤，至柔脆，夏秋开花作朵，根如萝卜而长。赤花者赤根，白花者白根，赤者不可用。八月采。参《蜀本》《图经》。

刘潜江云：商陆春生苗，夏秋开花，八九月乃采其根。《本经》用以主水肿疝瘕痹，熨除痈肿，岂非取其导阳入阴，归于阴中气分，以散结消肿耶？即《别录》所谓疗胸中邪气，水肿，痿痹，腹满洪，直疏五脏，散水气，夫亦自胸而腹，遂并见其由心、肺而及肝、肾，方得谓之直疏。夫水，阴也；肾，纳五脏之阴者也，直疏五脏气以归肾，令水气散，以肾能聚水生病，则使水或留或行，宜消宜散，不为病者亦惟肾耳。虽然，检古方书有治石水之槟榔散，及治阳水之疏凿饮子，均用商陆，岂不嫌其漫无别择乎？不知两者之用商陆，所谓急则治标之义，皆取其导阳气以化阴邪，疏阴邪以导阳气耳。盖阳水之本由于阴虚，阳不能化，而标病之甚者，乃阴邪也；阴水之本由于阳虚，阴不能化，而标病之甚者，亦阴邪也。同是阴邪为之标，舍气实能食之时，不因其小大不利，以取其水而救其标，乃漫云治本，逡巡[1]畏缩，缓不及事，直待正气尽化为水，驯至不治，则所谓羊已亡而计补牢，果何益之有欤？即其敷贴石痈坚硬不作脓者，张文仲方商陆根捣擦，燥则易，取软为度，亦治湿漏诸疝、**腹中暴癥**有物如石，痛刺啼呼，不治百日死，《千金方》多取商陆根捣汁或蒸之，以布借腹上安药，勿覆，久即易，昼夜勿息、**疝癖如石**在胁下坚硬，《圣惠方》取生商陆根汁一升，杏仁一两，浸去皮，捣如泥，以商陆汁绞杏泥，火煎如饧，每服枣许，空腹热酒服，以利下恶物为度，胥能散之，就其能散成形之物于阴分，则其疏五脏

---

① 逡巡：徘徊不进。《后汉书·隗嚣传》："舅犯谢罪文公，亦逡巡于河上。"李贤注："逡巡，不进也。"

之气而散阴结者，固可不言喻矣。即《本经》所谓治疝瘕痹，及熨除痈肿者，不又可于此见之耶？

异哉！李濒湖谓商陆沉降而阴，其性下行，专于治水，与大戟、甘遂异性同功也。夫所贵于治《本经》者，为能审名辨物，知其各有所宜耳。若商陆之功不过与大戟、甘遂埒，则用大戟、甘遂已耳，又何取于商陆哉？夫大戟、甘遂味苦，商陆味辛，苦者取其降，辛者取其通，降者能行逆折横流之水，通者能行壅淤停蓄之水，取义既殊，功用遂别，岂得以此况彼也？仲景书中十枣汤用大戟、甘遂，大陷胸汤、甘遂半夏汤、大黄甘遂汤均用甘遂不用大戟，则甘遂之与大戟固自有异矣。独于大病瘥后，腰已下有水气者，牡蛎泽泻散中偏取商陆，谓非商陆有异于大戟、甘遂乎？商陆不用赤花赤根，独有取于白花白根者，盖以其色之白恰配其味之辛，以为攻坚破顽之用。下病者上取，上病者下取，牡蛎泽泻散治腰以下水气不行，必先使商陆、葶苈从肺及肾开其来源之壅，而后牡蛎、海藻之软坚，蜀漆、泽泻之开泄方能得力，用栝楼根者，恐行水之气过驶，有伤上焦之阴，仍使之从脾吸阴还归于上，与常山之蛇，击其首则尾应，击其尾则首应者不殊也。是故商陆之功，在决壅导塞，不在行水疏利，明乎此，则不与他行水之物同称混指矣。

白头翁

味苦。温。无毒，有毒。主温疟，狂易，寒热，癥瘕，积聚，瘿气，逐血止痛，疗金疮、鼻衄。一名野丈人，一名胡王使者，一名奈何草。生高山山谷及田野。四月采。

白头翁正月生苗作丛，状似白薇而柔细稍长，叶生茎端如杏叶，上有细白毛而不滑泽，近根处有白茸，根紫色深，如蔓菁，其苗有风则静，无风则摇。《图经》。

温疟为病，缘《素问》论证与《金匮要略》不同，其旨遂歧，而以为罕有之候。殊不知《素问》与《金匮要略》本无所异，《素问》是述其所以然，《金匮要略》遂补其所当见，正可谓若合符节者矣。《疟论》曰：温疟者，得之冬中于风，藏于骨髓之中，至春则阳气大发，邪气不能自出，因遇大暑，脑髓烁，肌肉消，腠理发泄。或有所用力，邪气与汗皆出，故热，热已则气反入而寒。《金匮要略》曰：温疟者，其脉如平，身无寒但热，骨节疼烦，时呕，白虎加桂枝汤主之。夫冬中于风，必随阳气之伏而入也，阳气发矣，何以尚不能自出？盖惟应时而动，故曰阳气；惟不肯应时而动，故曰邪气，曰脑髓烁，肌肉消，腠理发泄，明明所依者渐不足恃，方浩然有去志，然尚不去也，遇大汗出乃始出焉，始终只与阴纠连，故汗出热作，汗收热止。其所谓寒者，必不如寒疟之寒栗鼓颔①，故曰身无寒但热。而邪依于阴既久，遂相浃洽，故脉如平，若使脉不平，原为汗出辄复热、脉躁疾之阴阳交，非温疟矣。骨节疼烦，正以见邪之藏于骨髓。呕正与汗同，亦阳随阴出也，故主以白虎加桂枝汤，白虎汤固治汗后身大热者也。如此犹不可明温疟者，病以时发，汗出而热乃作，夏间常有之病也，然则不与瘅疟无别乎？夫瘅疟热止则无寒，今必稍有寒也；瘅疟者，无端而热作，此必汗

---

① 寒栗鼓颔：指恶寒引起的颤抖鼓颔和上下牙齿的相互撞击。栗，通"慄"。哆嗦，发抖。《汉书·杨恽传》："下流之人，众毁所归，不寒而栗。"颜师古注："栗，竦缩也。"鼓颔，下巴颔打颤，《素问·疟论》："疟之始发也，先起于毫毛，伸欠，乃作寒慄，鼓颔。"王冰注："慄谓战慄，鼓谓振动。"

出而始热，此其所以别矣。白头翁根色紫，紫为赤黑相兼，正与热依于骨髓合，而近根处有白毛，毛为肺所主，白又其色，是使水中之火达于金，从皮毛而解也，故曰主温疟、狂狊、寒热遍考字书并无狊字。《玉篇》有狊字，注云：犬张耳貌。《后汉书·陈忠传》狂易杀人注：狂易，狂而易性也。当是狂易之误，苦本主降，性温则主发，故也。他如热依于血为癥瘕，依于饮为积聚，依于痰为瘿气，依于肠胃中脂液而腹痛者并能主之。曰逐血者，承癥瘕而言也；不曰逐饮、痰、脂液者，色紫之物，原能入血，不能入饮、痰、脂液，且附饮、痰、脂液之热既去，则病自可除，不必更逐也。他如因血出而热随出者，为金疮，为鼻衄；因津液下溜而热随出者，为毒利，亦并能主之，故仲景于厥阴热利、产后下利皆用之，正其旨耳。

苇 茎

《别录》止载芦根而不及苇茎，大率生水中者多与水为事，其根能启水精上滋，治消渴客热，则其茎必系导痰热下流而治肺痈矣。凡有节之物，能不为津液隔阂者，于津液之隔阂而生患害，尤能使之通行，此《千金》所以有苇茎汤欤！

连 翘

味苦。平。无毒。主寒热，鼠瘘，瘰疬，痈肿，恶疮，瘿瘤，结热，蛊毒，去白虫。一名异翘，一名兰华，一名折根，一名轵①，一名三廉。生泰山山谷。八月采。

---

① 轵（zhǐ 只）：清·莫文泉辑《神农本草经校注》注曰："轵，当为轺之误。"

阴干。

连翘有两种，大翘生下湿地，叶狭长如水苏，花黄，子似椿实之未开者，作房，翘出众草。小翘生冈原上，叶、花、实皆似大翘而小。《唐本》。

卢子繇曰：《本经》所列连翘主治，合阴阳、内外而言，诚开阖之枢键也。故主热结在中，为寒热、鼠瘘、瘰疬，其本在脏，其末在颈腋间也。若蛊毒则但沉于脏，瘿瘤、痈肿则但浮于脉，咸属寒热为病，因热结为形证者也。其功力与夏枯草相等，但夏枯草偏于从本，秉寒水化令，故上彻颠顶，下及跗踵；连翘偏于从末，秉容平气味，故外弥肤腠，内遍五中，至解邪热结于心，理则一矣。

连翘赤茎独上，秋来结萼茎端，花后分瓣作房，中含黑子，干则振之皆落而不著茎，其房剖之即解，片片相比，气甚清馥，其形属火，其气属金。当夫溽暑之候，诸气懈弛，血脉偾涌[1]，懈弛者多颠踬[2]，偾涌者易壅淤。僻仄径折[3]，最善颠踬之所也，故鼠瘘、瘰疬，气多于血之候，恒生于颈腋；平原旷荡，尤善壅淤之地也，故痈肿、恶疮，血多于气之候，恒生于背腹。及夫结为瘿，漫为瘤，又何？莫非气遭炎歊而颠踬、壅淤？迨至凉飙倏动，万象清明，庶类遂剥落纷纭，顿然改旧，故草凋于土，叶辞于树，水涸于渎，与连翘之治寒热郁结，何以异哉？虽然，《本经》以寒热起，以热结终，而胪列诸证，其间当亦必

---

① 偾（fèn 奋）涌：涌动。偾，动，亢奋。《左传·僖公十五年》："张脉偾兴，外疆中干。"

② 颠踬（zhì 质）：跌倒。颠，跌倒；踬，被东西绊倒。

③ 僻仄径折：偏僻狭窄之地与道路曲折之所。僻仄，偏僻狭窄之地；径折，弯曲的道路。

有意义。盖鼠瘘、瘰疬无偏寒偏热之证，痈肿、恶疮、瘿瘤则有但因寒结者，故宜以寒热、鼠瘘瘰疬为句，以痈肿、恶疮、瘿瘤热结为句，而用连翘斯无误矣。

《伤寒论》伤寒瘀热在里，身必发黄，麻黄连轺赤小豆汤主之，因瘀热在里句，适与连翘功用不异。郭景纯《尔雅注》一名连苕，苕、轺声同字异耳。而今本《伤寒论》注曰：连轺即连翘根，遂以《本经》有名未用翘根当之。陶隐居云：方药不用，人无识者，故《唐本草》去之。岂仲景书有此，六朝人皆不及见，至王好古忽见之耶？噫！亦必无之事矣。

陆 英

味苦。寒。无毒。主骨间诸痹，四肢拘挛疼酸，膝寒痛，阴痿，短气不足，脚肿。生熊耳川谷及冤句。立秋采。

蒴 藋

味酸。温。有毒。主风瘙，瘾疹，身痒，湿痹。可作浴汤。一名堇草，一名芨。生田野。春夏采叶，秋冬采茎根。

蒴藋，或谓即是《本经》陆英，或云非是。濒湖氏亦不能主持其说，今疏《本经》陆英如上，而附以《别录》蒴藋条，既不能的指其物，世又并无用者，姑从阙疑。

芫 花

味辛，苦。温，微温。有小毒。主咳逆上气，喉鸣，喘，咽肿，短气，蛊毒，鬼疟，疝瘕，痈肿，杀虫鱼，消

胸中痰水，喜音戏唾，水肿，五水在五脏皮肤，及腰痛，下寒毒、肉毒。久服令人虚。**一名去水**，一名毒鱼，一名杜芫。其根名蜀桑根，疗疥疮，可用毒鱼。生淮源川谷。三月日采花。阴干。决明为之使，反甘草。

芫花宿根旧枝生，茎紫，正月、二月开花，有紫、赤、黄、碧、白数种，作穗似紫荆花，实落后方生叶，色青，厚则黑，根皮黄似桑根，入土三五寸，有白似榆根者，收采当及花时，叶生花落，即不堪用。参《蜀本》《图经》。

张隐庵曰：草木根荄之在下者，性欲上行；花实之在上者，性复下降，此物理之自然也。芫花气味辛温，花开赤、白，禀金、火之气化，主行心、肺之气下降，故治咳逆上气，喉鸣而喘，以及咽肿而短气。禀火气，故治蛊毒、鬼疟；禀金气，故治疝瘕、痈肿。辛温有毒，故杀虫鱼。愚谓：所注甚当，惟以开花赤、白为禀金、火之气，犹为牵合，以花不止赤、白两色也。夫开花成实者，收藏之气也；生枝发叶者，生长之气也。凡物莫不既生长而后收藏，芫花独花实在前，枝叶在后，偏具收藏于散发之先，是谓以敛降为体，开解为用，故确与肺合德，主肺病最多肺在极上，所主皮毛又在极外，乃偏属金而主收藏。咳逆上气、喉鸣、喘、咽肿、短气，皆肺病也。其发叶生枝，反退居于敛降之后，而当火令之始，又可不谓得火气而荣，准之于此，或庶几矣。

仲景于饮之剧者，类萃甘遂、大戟、芫花为十枣汤。解之者咸谓病既急迫，用药不嫌其峻是已，然终无以三味之殊，体帖病情而为之说者。夫谓不嫌峻，则驱饮之物岂止三味？若谓以其功用相近，则一味足矣，何必三味？愚因此细参，而后知三味之蠲逐饮邪用各不同，其与病情甚为贴切也。夫甘遂用根，且须形类连珠、体实重者，是其性为著里，再核之以甘遂半夏汤治虽利，心下续坚满，不可知其为饮在里，纵下利而不减者用乎？大戟用根皮，其茎中空，是其性为著表，再参之以治一身十二经之水，及中风，皮肤疼痛，吐逆，又不可知其为饮在表，而兼吐逆者用乎？芫花用花，且其物先花后叶，是其性为著上，再其主治为咳逆上气，喉鸣，喘，咽肿，短气，更不可知其为饮横于上者用乎？曰：太阳中风，下利，呕逆，表解者，乃可攻之。其人漐漐①汗出，发作有时，头痛，心下痞硬满，引胁下痛，干呕，短气，汗出，不恶寒者，十枣汤主之。夫上为吐，下为利，外为汗出，内仍心下痞硬满，引胁下痛，自非甘遂、大戟、芫花，何以使净尽无余？而后知仲景之用药，决非漫无分别也。

---

① 漐漐（zhízhí 直直）：微汗潮润之状。《广韵·缉韵》："漐，汗出貌。"

第十二卷

下品，木六味，兽三味，虫鱼六味，果三味，谷一味。

巴 豆

味辛。温，生温熟寒。有大毒。主伤寒，温疟，寒热，破癥瘕、结聚、坚积、留饮、痰癖，大腹水胀，荡练五脏六腑，开通闭塞，利水谷道，去恶肉，除鬼毒、蛊疰、邪物，杀虫鱼，疗女子月闭、烂胎、金疮、脓血，不利丈夫阴，杀斑蝥毒，可练饵之，益血脉，令人色好，变化与鬼神通。**一名巴椒。**生巴郡川谷。八月采。阴干，用之去心皮。芫花为之使，恶蘘草，畏大黄、黄连、藜芦。

巴豆木高一二丈，叶如樱桃而厚大，初生青色，久渐黄赤，季冬渐凋，仲春渐发，仲夏旧叶落尽，新叶齐生，即开花成穗，其色微黄，五六月结实作房，七八月成熟，渐渐自落，一房二瓣，一瓣一子或三子，子仍有壳，以壳上有纵纹，隐起如线，一道至两三道者，为金线巴豆，最为上等。《图经》。

巴豆、大黄均峻逐委积①之剂，徐之才则谓巴豆畏大黄，何也？夫《本经》称述两物之功能，在大黄曰荡涤肠胃，推陈致新；在巴豆曰荡练五脏六腑，开通闭塞，已明明一则许以如水濯物，一则许以如火焰物矣《释名·释帛》：练，烂也，煮使委烂也。火既见水，焉得而不畏，然则三物备急丸并用之，何也？

---

① 委积：聚积。《后汉书·董卓传》："白骨委积，臭秽满路。"

是缘沉寒锢热，胶固脏腑空隙处，犹物之垢污牢著，非徒濯徒焰所能洁，必水火合而烹焉，舍是更无他法可使净耳。虽然，《本经》称之，仲景用之，其义极精极审，不得草草读过也，何者？夫曰练，则非坚韧不克任矣；曰涤，则非浮泛不能去矣。曰五脏六腑，见其所入之遍有一处不任其练者，即不可施；曰肠胃，见其止能至此，而不及乎他。曰推陈致新，则滓秽去而清光来，去其陈正以保其新也；曰开通闭塞，则仅能凿孔使通，其因通而出者，不能别择可否也，故在《伤寒论》斤斤分别于但下与丸下之别耳。所以然者，大黄贯火用于土中，仅关取义已灵迅如是，况巴豆气热味辛，诚如烈火，性峻十倍于大黄，且隐起金线纵绕其壳，则不特直行下泄，横行之势有更猛者张隐庵曰：凡服巴豆，即从胸胁大热，达于四肢，出于皮毛，然后复从肠胃而出，惟其横行，故首主伤寒，温疟，寒热；惟其直行，故继破癥瘕，结聚，坚积，留饮，痰癖，大腹水胀，无一非沉锢深邃难拔之患。盖即其代叶之由，可以深思而得之者，夫至季冬始渐凋，然犹不落也，及仲春新叶发，故叶才去，然犹不尽落也，是其阳刚之至，不畏寒冱，已可概见。至四月全脱，开花结实，即于是时，其为乘阳气而暴烈迅发，有莫御之势，无疑也。迨至八月始熟，则其性向金水，又断断乎可识矣。是故仲景用之，谛审极详，在伤寒治寒实结胸，则佐以气力单薄之贝母、桔梗，导其机而缓其势，又必以热粥、冷粥剂量其间，使之当行则行、当止则止。在卒暴中恶，则既同大黄以为牵制，复用干姜守住其脾，不使倾筍倒箧①，尽出无余。《外台》因

---

① 倾筍（sì 四）倒箧（qiè 怯）：指全部倾倒出来。筍，盛饭或衣物的方形竹器；箧，箱子一类的东西。

之，如九痛丸之并以干姜、附子、人参，走马汤之合以杏仁，亦一寒一热，一补一轻，正得仲景家法，故均得附入《金匮要略》中，编书采方者，亦可谓详慎之至矣。

蜀　椒

味辛。温，大热。有毒。主邪气咳逆，温中，逐骨节、皮肤死肌，寒湿痹痛，下气，除六腑寒冷，伤寒，温疟，大风，汗不止[①]，心腹留饮，宿食，肠澼，下痢，泄精，女子字乳余疾，散风邪，癥结，水肿，黄疸，鬼疰，蛊毒，杀虫鱼毒，**久服之，头不白，轻身增年**，开腠理，通血脉，坚齿发，调关节，能耐寒暑，可作膏药，多食令人乏气。口闭者杀人。一名巴椒，一名蓎藙。生武都川谷及巴郡。八月采实。阴干。杏仁为之使，畏款冬。

椒树高三四尺，似茱萸而小，有针刺，叶坚而滑，四月结子，无花，但生枝叶间，颗如小豆而圆，皮紫赤色，八月采。遍处皆有，惟蜀中生者肉厚皮皱，其仁光黑如人之瞳人，故谓之椒目。参《图经》《纲目》。

金凝重而不动，火炎上而不降，其常性也。试炽炭于炉，投金于火，久则金熔就下，若水流矣，火亦随之而流，金火之相锻有如是哉？椒不花而结红实于四月，是其直禀阳刚火德，而饱吸湿土、燥金之气，至内膜白，子光黑，乃为成就，是其以阳熯湿，以火炼金，昭然可见，且其子光黑浑圆，旋转如珠，则又象水，斯所以为从在上之肺，挟火直抵于肾，无惑也。然则凡火不归下，皆可以椒引之使归欤？是又非矣。夫红皮之内，

---

① 汗不止：《证类本草》卷十四木部下品"蜀椒"条作"汗不出"。

白膜之表，不有黄肉在其间乎？请观分金之炉，必有土为之范①，量其高下之差，分为数道，以就金、银、铜、铁之所贮。重者归于极下，轻者以次而上，设无此范，则五金就洼，仍杂一处，金不能极其所至，火又何能自往耶？以是知椒之引火下归，必借土为之范也。土，脾胃之气也。胃主降，胃病则吐逆；脾主升，脾病则泄利。泄利者，火不在下；吐逆者，火反上逆。能使火不上逆而下归，是金之挟火下流，以就土之范也，是椒之能事也。

由是言之，则中宫有邪成咳逆者，治以椒，使肺金得降，气火不升，痰涎开拓，固犹拔刺雪污矣。下文则多有难明者，曰温中，逐骨节、皮肤死肌，骨节间得有死肌耶？不知此当连下句读，言能逐骨节间寒湿痹痛，亦能逐皮肤间有死肌者寒湿痹痛也。夫风气盛者为行痹，寒气胜者为痛痹，湿气胜者为著痹。痹而偏重于骨节，或在皮肤且有死肌，是之谓著，而由于湿，又皆痛，是由于寒，故曰逐骨节、皮肤死肌，寒湿痹痛，明其无与于风也。椒本行中道以能温中，故其量得及于骨节、皮肤，然于骨节、皮肤间，只能使凝重者行，不能使流动者行，惟痹既流动，则必中气有权，能鼓舞邪气，俾不著而为患也。若更温其中，是徒以损阴耗气而无当矣。然既云寒与湿矣，其间岂有火耶？椒固善治火者也。夫惟痛则固有火矣，盖寒与湿均火之所畏，况既痹著于物，火至此而为之阻，则两相搏而痛，所谓诸痛皆属火、有寒方痛者也。虽然，逐字之上首以温中，则中不受温者，纵有痛痹、著痹不可用矣；痛之末殿以下气，

① 范：模型，模子。《集韵·范韵》：“范，模也。”

则痛痹、著①痹之不必下气者不可用矣，是所当意会者也。

病者静而时烦，须臾复止，得食而呕，又烦乌梅丸证，痛，呕不能饮食，腹中寒，上冲皮起，出见有头足，上下痛不可触近大建中汤证，非动病耶，又何以用椒也？夫静，固寒也，时烦、得食即呕非火耶？痛，固寒也，有头足、能上下非火耶？二者均呕，均不能饮食，则寒与火交战于中，逆而上行，为不受土之范矣。椒固就火以致金，使火因金以归下者也。火归则土安，寒无与轧，遂自就戢而旋退，可不谓之返动为静耶？然则椒固下降之物，乌梅丸何以能主久利也？夫利岂止一端，硝与大黄皆能治之，椒之治利，则非以其降，盖火能生土，土能防水，致火以熯土，使水不就洼，下沁而入焉，以成其生化，谓非治利之善法可乎？之二证者皆呕，核之以厥阴心中疼热，则又皆痛，是椒之治，必痛、呕相兼，始得用矣。乃乌头赤石脂丸证有痛而无呕，王不留行散、白术散则痛、呕皆无，是又何说哉？殊不知妊娠于呕为常候，以冲脉不降，致胃气逆上也，屡逆岂能不痛，金疮讵有不痛者耶？惟乌头赤石脂丸既有附子，则不应有呕，而方中乌、附、干姜、蜀椒外，又加以赤石脂，则焉知其无利？核之以乌梅丸之除久利，则胸痛而利者，亦椒之所主欤！即王不留行散中，非特蜀椒，并有干姜、厚朴，则不但痛而胸满，且必有呕，又均有黄芩、芍药，岂得谓必无利耶？是在明者以意消息之耳。

己椒苈黄丸既用防己、葶苈、大黄，虽无椒目，肠中之水亦不能不去，何俟有此？夫既云有水气，则不得口舌干燥，有水气又口舌干燥，且腹满，明明气与热阻于中，津随水溜于下

① 著：原作"着"，据上下文例及长年医局本改。

第十二卷

四〇七

也。热者阳邪，水者阴类，阴承于阳，则阳必上出，是口舌干燥者，其初见之微征，过此以往，在上之热，方将炽而未肯衰，昭昭可见。逐其留中之热，大黄固立能裁决，除自中以上之热、自中以下之水，葶苈、防己亦义所不辞。特前此上引之热，不知尽热邪耶，抑亦有身中阳气杂于其间也。肠间有水而口干燥，则为有津液杂于其间，设但逞一下之快，不计正气之累及，则在中之热、在下之水虽去，身中之阳与阴，亦且不克自支。椒者自火而归于水，其目之漆黑光泽而浑圆，则水象之确著者也，故能使从水中泛出之火，原归水中，于以熏蒸水中所杂之津，仍朝口舌。蜜丸仅与一丸，先食而服焉，用药已急中有缓，服法尤缓中之缓，正虑克削人元气耳。即方后口中有津液，渴者加芒硝，是在上之津不下溜，而攻下可益峻矣，于此犹不可悟椒目之用耶？

或曰：昔之人皆谓椒为肝家物，而子独以色红味辛谓为得金火之用，似绝无与于肝者。《伤寒论》只乌梅丸中用椒实为治厥阴之方，其说犹可通耶？予曰：是说也，得五行之一端而未及乎全体也。今夫弥天地之用皆在土，而土之翕受、敷施①，由于日之发敛，然不得金以耕，则土自土，日自日，犹不能生物，是成土之用在金与火。土既耕矣，物既生矣，而不得日，则虽有水而物不受其滋。土之所生者无他，惟木耳，是见土之用，惟木与水。故夫金火者，所以致土之翕受；木水者，所以致土之敷施。试观《本经》所主诸证，土气不守中，则邪气袭

---

① 敷施：犹布施。《尚书·皋陶谟》："翕受敷施，九德咸事，俊乂在官。"孔传："能合受三六之德而用之，以布施政教，使九德之人皆用事。"

而咳逆生；土①气不运外，则寒湿停而痹②痛作。是厥阴病之气上撞心、心中疼热、烦躁、吐蛔、下利，何一事非土乏金火之助，遂不能布水气于木，木乃燥裂强梗耶？由是而推，可以知《别录》之所主，凡六腑寒冷、心腹留饮、宿食、肠澼、下利、水肿、黄疸，莫非土气之不守中；凡伤寒、温疟、大风、汗不出、风邪、瘕结，莫非土气之不外运。但使火随金，金就土，土得尽当然之用，则又何患之不除？特治泄精及女子字乳余疾两事，似有难明者，然核《千金》之治虚劳寒澼，饮在胁下，决决③有声，饮已如一边下，有头足冲皮起引两乳，内痛里急，善梦，失精，气短，目䀮䀮，惚惚多忘，大建中汤；治五劳七伤百病，补虚益精大通丸；治虚劳不起，囊下痒，汗出，小便淋沥，茎中数痛，尿时赤黄，甚者失精，剧苦溺血，目视䀮䀮，见风泪出，茎中冷，精气衰，两膝肿不能久立，起则目眩，补虚方卷十九；及治产后大寒冷所为心痛，蜀椒汤；治产后余疾，寒下冻脓，里急，胸胁满痛，咳嗽呕血，寒热，小便赤黄，大便不利，泽兰汤；治产后下利，蓝青丸；治产后虚冷下利，赤石脂丸；治阴下挺出方卷三，总不过火不燠土，土不防水，水或泛滥妄行，或就洼停淤之候，则共用椒之意，亦不能大远于前所云云矣。

皂荚

味辛，咸。温。有小毒。主风痹，死肌，邪气，风

---

① 土：原作"上"，据反经堂本及长年医局复刻本校刊记改。

② 痹：原作"瘄"，据长年医局复刻本校刊记改。

③ 决决：形容水流声。唐·卢纶《山店》诗："登登山路行时尽，决决溪泉到处闻。"

第十二卷

四〇九

头，**泪出，利九窍，杀精物，**疗腹胀满，消谷，除咳嗽、囊结①，妇人胞不落，明目，益精。可为沐药，不入汤。生雍州川谷及鲁邹县。如猪牙者良。九月、十月采荚。阴干。柏实为之使，恶麦门冬，畏空青、人参、苦参。

皂树高大，叶如槐，瘦长而尖，枝间多刺，夏开细黄花，结实有多种，以长且肥厚，多脂而黏者为胜。其树多刺难上，采时以篾箍其树，一夜荚悉落。有不结实者，凿树为孔，入生铁三五斤，泥封之，即结荚。以铁槌树即自损；铁碾碾之，久则成孔；铁锅爨②之，多爆片落。《纲目》。

卢芷园曰：皂荚喜铁，得铁即有所生，铁器遇之而坏，有吸铁精华之能。然皂为北方之色，铁为五金之水，味辛且咸，子母相生，默相感召如此。如肺有寒邪，黑痰胶固不可拔而为喘咳，膺胸、咽喉之疾者宜之。凡嚏则肺气通于鼻，皂荚一嗅辄嚏，若磁之吸铁，其亦肺邪之出路欤！

刘潜江云：皂有不结实者，凿孔贯以生铁，便能结荚，是此木之生化原在金也。夫风木变青，皆由于不得化，风木属阳，阳极于上，不得阴以化，则阴从之，此上窍壅塞之所由；若阳实而阴不化，斯下窍壅塞之所由，皆风木之化穷也。惟皂荚得金之辛，归水之咸，是木得金化以趋水，乃孕育而无穷，所谓有化乃有生。他风剂之以驱散为功者，固万万不侔也。予谓：皂荚之治始终只在风闭，风闭之因有二端，一者外闭毛窍，如风痹、死肌、邪气；一者内壅九窍，如风头、泪出是已。故刘潜江但释风所以闭窍之义，全体自明，第阳不化而阴从、阳实

---

① 囊结：阴囊的硬结。《神农本草经疏》卷之十四木部下品"皂荚"条："厥阴之脉，循阴器而络于肝，厥阴客寒为囊结。"

② 爨（cuàn 篡）：烧煮。《集韵·桓韵》："爨，炊也。"

而阴不化两语，尚宜辨析。以壅上窍者，多挟痰涎；壅下窍者，多系燥化故也。夫生人之阴本上行，阳本下降，况阳冒于上，不化阴而化火，则阴必上救，上救之阴不能济阳，徒被阳烁，变为痰涎，益生壅阻，以清明七窍，本属坎离之化故也；阳下沉而为实，纵使阴亦下溜，惟被其蒸逼，倏而遂干，以肠胃本皆阳明燥化故也。虽然，是皆阳气耳，又何以指之为风？夫惟上窍本清阳之出入，下窍本浊阴之所泄，使但为阳气，又何以生壅阻？且既上至心、肺，未有不从阴化者，苟不从阴化，则非风而何？其阴之溜下至于肾，亦未有不从阳化者，苟不从阳化，亦只是风而已。况毛窍之间，得津则通，不得津则痹，痹而且有死肌，斯津之不至明矣。亦非风之扇，何以得至于此？故《本经》他处于痹，有谓之湿痹者，有谓之风湿痹者，有谓之寒湿痹者，有谓之风寒湿痹者，惟此则但曰风痹。而仲景之用皂荚，则惟皂荚丸一方，所治乃咳逆上气，时时唾浊，但坐不得眠，亦可见其气自上而痰自随，气不从阴化，痰不从阳化矣。更征以《千金》桂枝去芍药加皂荚汤方，治肺痿，吐涎沫，不必开阴以布阳，却宜从金以化木，又可见其阴与阳之相从，徒相轧而不相入矣。用是物者尚其识之。

诃梨勒

味苦。温。无毒。主冷气，心腹胀满，下食。生交、爱州。《唐本草》。

诃梨勒株似木梡，花白，实如栀子，青黄色，皮肉相著，七月、八月实熟时采。六棱，黑色，肉厚者良。《图经》。

凡草木果实既已曝干，犹皮肉相著者，独诃梨勒为最。惟其皮肉相著，方得似脾与肺紧相贴也。脾紧承于肺而上输，斯胸中无痰涎冷气之停；肺紧接于脾而下降，斯腹中无宿滞胀满之阻。况温则能升，苦则能降，苦则主泄，温则能开，故为宿物痰涎上壅则喘、下壅则利之妙剂，如《金匮》为散治气利，《千金》为丸治气满闭塞，不能食，喘息可征也。夫下利气者，当利其小便。盖气之所阻，即痰涎之所留，而痰涎尤为柔滑之物，能阻气不能锢气，故气有时得自泄而终不能通，此所为气利者也。非小便利则痰涎不能行，气终难畅，故当利其小便，然竟不出利小便方，乃紧接以诃梨勒散，诃梨勒岂利小便者哉？不知惟脾紧承于肺，肺紧接于脾，则小便之源如弓矢之已彀满，如劲弩之已发机，其势有不能不利者，且服散必以粥，粥即最利小便之物也，虽然，此为痰留于上，气阻于下者言耳。若夫痰留于下，气阻于上，则其上为喘息，与下为气利一也。其服丸以食者，病人方不能食，反以食为治，何哉？盖大小肠虽皆传化之腑，然泌其清而入膀胱，其权主于脾；别其浊而入大肠，其权司于胃，然皆总统于肺。是食之自入而出由于胃，饮之自入而出由于脾，脾与胃同宫相偶，皆听命于肺，诃梨勒之由脾而肺，即可知亦由胃而肺也。不然下文云：不忌得利，夫食岂能致利？诃梨勒亦非致利者，其以强令食为治，或者不能无利，即利正是痰涎已顺，气得通之候也，故曰即止。

梓白皮

味苦。寒。无毒。主热，去三虫，疗目中疾。叶，捣傅①**猪疮，饲猪肥大三倍。**生河内山谷。

梓皮疏理色白，其木细腻坚糯，为百木之长，以木莫良于

---

① 傅：通"敷"。《说文通训定声·豫部》："傅，假借为敷。"

梓也。生子著角中，其角细长如箸，长且近尺，冬后叶落，角犹在树。参《诗义疏》《尔雅翼》。

梓内坚结而外疏理，味苦气寒，其色白。白，无色也，故主有热、有色而当解外之证。《伤寒论》伤寒，瘀热在里，身体发黄，麻黄连轺赤小豆汤中用之，取其助解表，变黄色为无色也；《肘后》伤寒及时气温病，头痛，壮热，脉大，生梓木白皮汤，取其解散，变赤色为无色也。方中并不言赤色，然得病一日即壮热、脉大，焉有色不赤者哉？

猪　胆

主伤寒热渴。肪膏，主煎诸膏药，解斑蝥、芫青毒。

五脏皆满，惟肺差空；六腑皆空，惟胆独满。五脏之精均相灌输，六腑之物均相传化，惟胆有汁，澄之不清，挠之不浊，故为木中之水，所以资木使生者。惟其为水、木相连，斯上可以泄火气之昌炽，下可以定水气之凭陵①，水、火相济之源，实具于此矣。乃人有五志，一事感触，五者淆乱，赖胆以决之，是故热则不眠，寒则减食，壮则横溢，怯则畏葸②。猪独不然，自生至壮，眠食已外，更无他营，可见其胆之清静，非寻常可比。伤寒热渴者，土中之火昌③獗也。厥逆无脉，干呕烦者，水且溃决与火相背也，惟其火违于水，而水流更驶；惟其水不

---

①　凭陵：横行，猖獗。《文选·王俭〈褚渊碑文〉》："嗣王荒怠于天位，强臣凭陵于荆楚。"张铣注："凭陵，勇暴貌也。"

②　畏葸（xǐ喜）：畏惧，胆怯。清·王韬《重刻〈徐忠烈公遗集〉序》："畏葸退缩，坐失事机。"

③　昌：通"猖"。狂妄放纵。《汉书·赵充国传》："先零昌狂，侵汉西疆。"

济火，而火焰批根①，呼吸之际，危亡立臻，苟不因物付物，取极近极亲之猪胆汁锐而入焉，则孤阳在上能与姜、附抗，而阴方奔迫不随人尿改出前阴矣，是何也？盖木应春，为生生之所自始，却淈水上行，故能苦寒而不助泄，水之上正可济火之违，故能除呕止烦。其回阳复脉，固无借于兹，而扶危定倾，端有资于反佐也。至阳明津液燥极，取是以通大便，则但用其苦寒滑润，无甚深妙义矣。

曹青岩②问：阴吹证，所谓谷气之实者，得无脾胃之虚欤？予谓：不然，脾虚则谷入不运而泄泻，胃虚则呕吐而谷不得入，又何得为谷气之实？曰：然则当作何解？其用猪膏发煎又何义？曰：《脏气法时论》云：五谷为养，五果为助，五畜为益，五菜为充。在强健，藜藿辈但得谷气足恃，脾胃固已旺矣。稍近膏粱③者，其谷气必得助而后流动，得益而后滑泽，得充而后传化，徒恃谷气，斯有壅遏之弊矣。《论语》谓肉虽多，不使胜食气，《孟子》则谓七十非肉不饱，正为食气、肉味不可偏废也。予尝见有先乐后苦，年高溏泄者，得肉食则便反坚；有常丰暂俭者，偶蔬食则虽饱不适；有本苦偶腴者，一得肉食泄泻便作。可见肉食与谷气，必使剂量得中，方可无病，故《五常政大论》谓谷、肉、果、菜当食养尽之，倘若过之，则伤其正。况六淫之迫于外，七情之扰于中，其间苟有调处不当，焉能不变生患

---

① 批根：排斥。《史记·魏其武安侯列传》："灌夫家居虽富，然失势，卿相待中宾客益衰，及魏其侯失势，亦欲倚灌夫，引绳批根生平慕之后弃之者。"

② 曹青岩：即曹禾，字畸庵，又字青岩，原籍安徽含山，后徙居江苏武进。著有《医学读书志》2卷，《医学读书附志》1卷，《疡医雅言》13卷，《痘疹索隐》1卷，上述诸书合刊为《双梧书屋医书》四种。

③ 粱：原作"梁"，据文义改。

害耶？阴吹而正喧者，谷气厚而肉食不足以滑泽之也。然何以独病妇人而不兼及男子？盖男子近前阴处窄而满，纵施泄已后，亦不容谷气流入；女子近前阴处宽而空，若经后、产后，谷气之实者袭而据焉，继乎此者遂源源而至，以是小便为之不利，故其下注者乃如失气，并有声而喧焉。猪膏，肉之至肥至泽者也，以之调和谷气，即以润大便，是直探其源。病原涉及血分，且小便不利，佐乱发以利小便，且使血之被伤者，仍自还神化，是兼澈其流，义之明了可识者也。试观其治诸黄，诸黄中有谷疸，其源正与此同，惟其不大便，是以得为阳明病；惟其非火迫津枯，是以脉迟微烦；头眩者，气犹上冲也，正与阴吹正喧对。阴吹正喧，是以不为黄；微烦头眩，是以尚未为黄。小便难，则致谷疸、致阴吹之本也，两者吻合如此，又何疑谷气之实猪膏之用哉？脂在腰，曰肪《文选·与钟大理书》注，膏，即脂也，以有角无角，异其称耳《家语·执辔》注：脂，羊属；膏，豚属。肪膏解蚀肉虫之毒，乃以肉之极厚者饵之，使不蚀人也。至《金匮要略》阴吹证，猪膏发煎导之，必有误，盖证甚奇特，方极和平，服之乃得有济导之，则其力又乌能及耶？

猪肤缘《本草》不载，说遂多歧，有谓宜用烊猪时所起皮外毛根之薄肤方中行。驳之者谓其荼劣无力，且与熬香之说不符，宜用其外皮去内层之肥白喻嘉言。或谓肤周于身，水以济火，能内通外达张隐庵、张令韶；或谓其性寒，故能退热散邪方中行；或谓能润燥周禹载；或谓能滋土程郊倩；或谓其除客热成无己、尤在泾；或谓猪之津液在肤，能治上焦虚浮之火柯韵伯；甚有谓其入肾滋阴，透表散邪者魏念庭。吁！亦甚矣！清利肥甘之物，滋润或有之，通利或有之，谓退热散邪，则断不能通者也。予尝读少阴用大承气三证而有会心焉，盖下利，咽痛，胸满，心烦，即急下三证之涉虚者，何以言之？夫咽干即咽痛也，第虚者刻入肤内，实者燔炽肤外耳；下利即自利清水也，所结既坚，则为纯青，结之未坚，止言其利耳；心下痛即心烦也，实火侵烁乃盛为痛，虚火游衍则仅为烦耳；腹胀即胸满也，不大便，故气盛于下，既下利则气盛于上耳。少阴邪结太盛，累及阳明，阳明既坚，则竟治阳明，阳明清，斯少阴之邪亦泄；正馁邪微，虽亦累及阳明，阳明所结不坚，则当一面撤少阴之火，一面逐阳明之实，如猪肤在少阴则清入肤之燥，在阳明则调谷气之实；合白蜜，在少阴则除心腹之邪，在阳明则增肠胃之液；其用白粉，正犹调胃承气之用甘草，原欲猪肤调谷气之实而推送之，遂以谷气之精者令先与之相得，使协成厥功也。浅而视之，莫不谓邪结，乌得为少阴下利？终未可为阳明，而孰知证固有连类及之者，故脉浮而迟，表热里寒，下利圊谷，及食谷欲呕，均得隶之阳明。少阴病有瓜蒂散证，有猪苓汤证，况虚火游衍之系少阴，谷气不流之确属阳明耶！然则此之下利，缘何证其涉及阳明？夫少阴下利，兼烦者有之，兼咽痛者有之，未有兼胸满者，以胸满故知其涉阳明也，且少阴通篇无满字，惟猪肤及大承气汤证有之，尚不可为据欤？以是观之，则猪肤之用，仍不外乎猪膏，特较之猪膏则轻薄而及外耳。

蜘　蛛

　　微寒。主大人小儿㿗，及小儿大腹丁奚[①]，三年不能行者。七月七日取其网，疗喜忘。

---

　　① 丁奚：小儿黄瘦腹大的证候。《诸病源候论·大腹丁奚候》："小儿丁奚病者，由哺食过度，而脾胃尚弱，不能磨消故也。哺食不消，则水谷之精减损，无以荣其气血，致肌肉消瘠。其病腹大颈小，黄瘦是也。"

《说文》：㿗，下坠也；《玉篇》：㿗，下肿也；《释名》：阴肿曰㿗，气下㿗也。又曰疝。亦言诜也，诜诜引少腹急痛也；《广雅》：㿗，阴病也；《巢氏》云：㿗者，阴核气结肿大也。差㿗者，阴核偏肿大也。皆缘气击于下所致，气偏乘虚而行，故偏结肿也。愚按：疝与㿗，本不同类，疝系于心，㿗系于肝，故《金匮》寒疝列之腹满、宿食间，狐疝列之跗蹶[1]、手指臂肿、转筋、蛔虫间。《圣济总录》曰：阴气积于内，复为寒气所加，使营卫不调，血气虚弱，故风冷入腹成寒疝；邪气聚于阴，阴器肿大则成阴疝，一名癫疝。又曰：小儿哺食过度，脾胃尚弱，不能消磨，则水谷之精减损，无以荣其气血，致肌肉消瘠，腹大，颈小，黄瘦，谓之丁奚。若兼发热者，谓之哺露。说莫详矣，皆不用蜘蛛，则宜体会全文以证之。夫《别录》曰：主大人小儿㿗，统词也，故仲景则曰阴狐疝气，偏有大小，是与寒疝有间矣。其要尤在时上时下，其用蜘蛛，正为其时上时下也。曰：小儿大腹丁奚，分词也，明大人无此证也。然其所以用蜘蛛，则为三岁不能行故，何则？夫瘦削骨立，颈小腹大，正似蜘蛛之形。蜘蛛之行，正赖其大腹，其腹中本无丝，行辄丝随之，至欲所诣处，仍能收丝于腹，使相引而直架焉，遂循丝以往来上下，是其腾踔[2]盘空，非腹中之丝不可，较之用足，盖诚十百其功。凡服蜘蛛必泄，泄则能行，此所以治丁奚不能行矣。若治阴狐疝气，则以其昼隐夜现，时时上下，为桂枝向导，且其营构必自左右旋，右为上，左为下，则欲其上而不下

---

① 跗蹶：指足背僵直，行动障碍，只能向前走，不能向后退的疾病。《玉篇·足部》："跗，足上也。"《说文解字·足部》："蹶，僵也。"

② 腾踔（chuō 戳）：跳起；凌空。唐·韩愈《岳阳楼别窦司直》诗："巍峨拔嵩华，腾踔较健壮。"踔，跳，跳跃。

也；结网必自外而内，得食则自内而外，以之监桂枝，是欲其外而不内也。要之疝与癀相较，则疝属寒、癀属气，是蜘蛛之能宣气也；丁奚与胀相较，则胀为实中之虚，丁奚为虚中之实，是蜘蛛之能泄虚中实也，而其所入则必在极下，则又两者同之矣。

水 蛭

味咸，苦。平，微寒。有毒。主逐恶血、瘀血、月闭，破血瘕、积聚，无子，利水道，又堕胎。一名蚑，一名至掌。生雷泽池泽。五月、六月采。曝干。

在山野者名山蛭，在草中者名草蛭，在泥水中者名水蛭。大者谓之马蛭，今名马蟥。入药取在水中之小者。《崇原》。

徐洄溪曰：凡人身瘀血方阻，尚有生气者易治，阻之久则无生气而难治。盖血既离经，与正气全不相属，投之轻药则拒而不纳，药过峻又能伤未散之血，故治之极难。水蛭最喜食人之血，而性又迟缓、善入，迟则生血不伤，善入则坚积易破，借其力以攻积久之滞，自有利无害也。

后人以虻虫、水蛭仲景每兼用之，遂以谓攻坚破瘀，莫过二味，试问攻坚破瘀者甚多，独抵当汤、抵当丸、大黄䗪虫丸何以用此二味，又何以并联用此二味？至桃核承气汤、鳖甲煎丸、下瘀血汤，亦未尝不欲其攻坚破瘀，又何以二味俱不用？成氏所见进乎是矣，云：咸胜血，血蓄于下，胜血者必以咸为主，故以水蛭为君；苦走血，血结不行，破血者，必以苦为助，故以虻虫为臣。此二味联用之故也，而未及所以用此之故。张隐庵、张令韶之见更进乎是矣，云：虻虫、水蛭，一飞一潜，皆吮血之虫也。在上之热，随经而入，飞者抵之；在下之血，为热所瘀，潜者当之。此二味所以并用之故也，而未及所以不用此之故。夫虻虫固治血积、坚痞、癥瘕、寒热，似与疟久不愈相当矣，而不用者，则以鳖甲煎丸之痞结于胁下，今抵当汤、抵当丸、大黄䗪虫丸曰少腹硬满，曰少腹硬①，曰腹满，则可见虻虫之所主在腹与少腹，不在胁下也。然则腹中有瘀，血著脐下，宜用虻虫之至矣。乃下瘀血汤方后注云：当新血下如豚肝，是其瘀尚新，则虻虫止治腹中、脐下已凝之瘀，不能治新瘀矣。水蛭者，《本经》固言其能利水道，抵当汤丸证水道本利，故假此使血随水下。桃仁承气汤证不言小便自利，并不言腹满，是非特水蛭不得用，虻虫亦不得用矣。合而推之，虻虫之性飞扬，故治血结于下而病在上者；水蛭之性下趋，故治血结于上，欲下达而不能者。其逐瘀破积两者相同，而一为搜剔之剂，一为滑利之品。惟其滑利，故能堕胎；惟其搜剔，故治喉痹结塞耳。

蜣　螂

味咸。寒。有毒。主小儿惊痫、瘛疭、腹胀、寒热，大人癫疾、狂易，手足端寒，肢满，贲豚。一名蛣蜣。火熬之良。生长沙池泽。五月五日取。蒸藏之，临用当炙。勿置水中，令人吐。畏羊角、石膏。

蜣螂头扁，鼻高，目深，背有甲黑而光，腹翼下有小黄子，附母而行，昼懦夜猛，见灯光则飞，触物即坠，以土包粪转而成丸，雄曳雌推，置于坎中，覆之而去，数日有小蜣螂出，盖孵乳于中也。参《拾遗》《蜀本》《纲目》。

蜣螂喜扑火，且善取粪为丸，包以土，推曳而埋之坎中，

① 硬：原作"鞕"，与"鞭"形近而误，据上文改。

得毋以是二者遂谓能息肠胃之火，去其宿滞，而已大人癫疾、狂易耶！则于小儿惊痫、瘛疭、腹胀、寒热，又当作何解？诸说者谓痉与痫不甚相远，痉之胸满，口噤，卧不著席，脚挛急，齘齿者，可大承气汤，与惊痫、瘛疭、腹胀、寒热亦不甚相远也。以病患有久暂之殊，正气有盛衰之异，故有承气、蜣螂之别尔！然则承气、蜣螂竟可混称并视耶？不知承气之汗出，小便自利，转失气，皆用蜣螂者所无。《别录》所云蜣螂治手足端寒，肢满，贲豚，又为承气证所不有，以是为别，犹不可乎！夫是，亦岂不有理。第承气与蜣螂为用悬殊，其可不相比而证明之耶！惊痫，癫狂，神识必不慧，然必与阳明谵语有别，腹胀与腹满痛有别，寒与热与潮热又有别，所以然者，承气证是邪伤阳明之阴，蜣螂证是邪伤阳明之阳。伤其阴，故蒸逼津液四射而出；伤其阳，故脉道泣涩，四肢寒满。四肢者，诸阳之本，寒则非火，满则为虚，自与四肢实能登高者有间也。蜣螂者，味咸气寒，巢至不洁之地，其性见火则怒，怒则飞，飞之力甚猛，扑火既息，犹不已也，必触物乃堕，是其秉气于阴，以追赴扑灭阴中之阳邪，仍折旋反覆，留生气于肠胃粪秽之中，不使决裂溃败，又恰与久疟结根于下，阴阳战乱于上者有似，故仲景于鳖甲煎丸用之。其风温被火，有惊痫、瘛疭，太阳被火，有惊狂、起卧不安，皆非是物所宜，正以其病在阳，而不结根于阴，故也。

鼠　妇

味酸。温，微寒。无毒。主气癃不得小便，妇人月闭，血瘕，痫痉，寒热，利水道。一名负蟠，一名蚜蝛，一名蜲蛜。生魏郡平谷及人家地上。五月五日取。

鼠妇似衣鱼形，而其色如蚓，背有横纹蹙起，多足，大者长三四寸。生下湿处、瓮器底及土坎中，家无人则生。参《衍义》《图经》《纲目》。

五癃之外，别有气癃，五癃说已见石韦，气癃则《甲乙经》所谓足厥阴脉动，喜怒不时，发癫疝、遗溺、癃者也。夫足厥阴之脉，从腘内廉，循股阴，入毛中，过阴器，抵少腹，从极幽隐处上出，乍喜乍怒，则气有所壅，脉有所停，阻碍水道，以水道之行，正在是下行也。鼠妇生极幽隐之所，极下湿之处，且喜居瓮①器之底，通地气，不通天气者，又必其室无人迹往来，以人往来则天气行也，故主气癃，以其生气正在极淖湿秘闷中也。妇人月闭，血瘕，痫痓，寒热，利水道，言能于月闭，血瘕，痫痓，寒热诸证中利水道，形容其必于血气闭塞之中，且因壅淤而上行旁出之候也。鼠妇利水，白鱼亦利水，又皆气血交阻，但白鱼所主是寒湿阻气，因而及血；鼠妇所主是气阻及血，因壅湿热，故有异云。

衣　鱼

味咸。温。无毒。主妇人疝瘕，小便不利，小儿中风，项强背起，摩之，又疗淋，堕胎，涂疮灭瘢。一名白鱼，一名蟫②。生咸阳平泽。

衣鱼出久藏衣帛书纸中，其形稍似鱼，尾分二歧，能蠹衣帛书纸，始则青，老则有白粉，触手即落，断之如银。参《拾

---

① 瓮：原作"壅"，形近而误，据文义改。

② 蟫（yín 银）：衣鱼的别名。《尔雅翼·释虫一》："蟫，始则黄色，既老则身有粉，视之如银，故曰白鱼。荆楚之俗，七月曝经书及衣，以为卷轴，久则有白鱼。今俗呼蠹鱼。"

遗》《图经》《纲目》。

浮假而痛，推移则动，谓之疝瘕。是病在男子，惟寒湿闭于气分为然；在妇人，不能不波及于血。盖病正当隐处，且属有形，若经候来盛，则虽有所袭，亦能乘势而除，惟其去者过多，环阴之血道空虚，斯所袭者，得以奠居为梗，此所以异于男子也。然曰妇人则尚有异于女子，其故亦当考也。夫女子多郁，经事不畅者有之，火载血升者有之，既无胎产之去，复少崩漏之证，只嫌血去不及，不畏血去太过，斯环阴之血无从空虚，而疝瘕所以独标妇人也。但伤寒蓄血，必小便自利，今病涉下焦之血，小便反不利者，何故？夫蓄血是纯血病，疝瘕是气阻血分，仍属气病，不然则推移不能动矣。此妇人疝瘕，小便不利，既异于女子，又异于男子，虽病涉血，仍为气病者也。衣帛书纸，木之余气；色白善钻，金之锐气，此白鱼之性，能于木气闭塞中，为穴以通之之故矣。而衣帛书纸必遭浥湿，始生白鱼，燥则无矣，故白鱼之性，又能于木气闭塞中，化湿气使流行，从穴而得达环阴之血室。脉络皆足厥阴肝所主者也，血室之湿既去，厥阴之脉遂通，则非特小便利，并疝瘕亦能愈矣。仲景于小便不利连出三方，而不言证，其蒲灰散、茯苓戎盐汤无论，惟滑石白鱼散中用白鱼、乱发，均从血中通利，其亦欲使人循方而知其所以治之证欤！至摩项强背起，不明其故，不敢强解。

新　绛

诸本草皆不载此味，惟《本草拾遗》于虫鱼部下品附有故绯帛。绯帛等味所主，大率多疮肿诸患，盖取其出自蚕，故入虫部，而染绯必以红蓝花，故能入血，合而绎之，则通络之物也。新绛之义应不外此，其所以协葱与旋覆花主妇人半产漏下，则以其本系血肉而染绛，为能行络中之血而不伤矣。

桃核仁

味苦，甘。平。无毒。主瘀血，血闭瘕，邪气，杀小虫，止咳逆上气，消心下坚，除卒暴击血，破癥瘕，通月水，止痛。七月采。取仁，阴干。生泰山川谷。

杏核仁

味甘，苦。温。冷利。有毒。主咳逆上气，雷鸣，喉痹，下气，产乳，金疮，寒心，贲豚，惊痫，心下烦热，风气去来，时行头痛，解肌，消心下急，杀狗毒。五月采之。其两仁者杀人，可以毒狗。生晋山川谷。得火良，恶黄芩、黄芪、葛根，解锡毒，畏蘘草。

卢子繇谓：杏为心果，心主脉，故杏有脉络；桃为肺果，肺主毛，故桃有肤毛。此言解杏与桃是矣。第果之与仁，终应有异，且杏仁、桃仁《本经》主治，仲景用法，皆不谓杏主脉、桃主毛也，然则将奚从？愚按：《素问·五常政》等论，论运气太过、不及，而约以谷食所宜，当有彼此取舍之殊，盖气有偏旺、偏衰，谷食所主亦有彼此肥瘠耳。要而言之，则《脏气法时论》所谓五谷为养，五果为助，原为平人察脏气之偏而裒多益寡①、称物平施，以底于无过不及，非为治病立论也。是故

---

① 裒（póu 抔）多益寡：削减有余以补不足。《易·谦》："君子以裒多益寡，称物平施。"朱熹本义："裒多益寡，所以称物之宜而平其施，损高增卑以趋于平，亦谦之意也。"裒，减去。《玉篇·衣部》："裒，减也。"

杏有脉络，则以之助心；桃有肤毛，则以之助肺，然果是一物造就之功能，仁是一物所钟之生气，凡物惟不偏不倚，相制相援，生理乃具。使杏有脉络，仁遂助脉络；桃有肤毛，仁亦助肤毛，偏倚极矣，无相制相援之妙，又何得为生理所钟哉？夫血无气不流，气无血不泽。血不流则脉络阻而气先涌逆，气不泽则腠理塞而血遂壅淤。故杏主助脉络，仁即主通脉络之气；桃主助肤腠，仁即主疏肤腠之血。是杏之生气钟于金，成于火；桃之生气钟于木，就于金，金必锻冶，乃能为物；木必斫削，始克成材，实理如是，非附会也。是故论治病者，但取其杏有脉络，仁则主降气；桃有肤毛，仁则主疏瘀。斯降气为降何等之气，疏瘀为疏何等之瘀，皆可了然，不必牵连杏为心果、桃为肺果矣。《本经》桃仁所主瘀血，是通血之物皆能治者也，血闭而成瘕，且杂邪气，则非寻常血闭，为因气不行，血遂阻滞者矣；杏仁所主咳逆上气、贲豚，是下气之物皆能治者也，雷鸣由于喉痹，且当下气，则可知其非寻常上气，为血络不通、气被壅逆者矣。更推以仲景之用桃仁，无不与是吻合者。

《本经》云桃仁主瘀血、血闭瘕、邪气，似乎凡由血闭而成瘕，其无邪气者，不足当之矣，乃仲景用桃仁承气汤、抵当汤丸、鳖甲煎丸、大黄牡丹汤所治证，诚因邪气而致。若大黄䗪虫丸、桂枝茯苓丸、下瘀血汤，亦可谓因邪气而致者乎？愚以为是亦皆因邪气而致者也。夫五劳虚极羸瘦，至腹满不能饮食，肌肤甲错，两目黯黑，非积年累月不能成。而推原其本，曰食伤、饮伤、饥伤、劳伤、经络营卫气伤，无不由于外因，非本实之先拨也，惟忧伤、房室伤为七情内因之咎，然能至积年累月，不过腹满不能饮食、肌肤甲错、两目黯黑，则亦未免因忧、因房室致外感耳。若夫内有宿瘕，苟一身之生气皆为血阻，则不应有孕，有癥仍能得孕，非因邪气之入内与血结仅阻于一处，不害生气之流行阖辟①耶？至产妇腹痛，其因恶血未尽，与枳实芍药散而必可瘳，其不瘳而血反瘀于脐下焉，若不由邪入，断无此病，细探而力索之，则仲景之用桃仁与《本经》之所主，有不爽铢黍者矣。盖桃仁以今日所钟生气而言，气薄则泄，味厚则发；以他日所造就而言，花色红润，实有肤毛，其泄且发，遂为内自血分外达肌腠矣。前圣之因物品能，后圣之开来继往，息息相贯，心心相印，有如此者。

然桃仁所主血闭瘕、邪气，皆内证也。其外候云何？然此可考核而知者也。仲景书并《千金》附方用桃仁者凡九，其方中同用之物，既因大黄、芒硝、虻虫、水蛭可知其为附于里证矣，不可因瓜瓣、丹皮、桂枝、芍药而可知其为附于表证耶。是故用桃仁证之外候有三：曰表证未罢，曰少腹有故，曰身中甲错，何以言之？盖桃仁承气汤证曰太阳病不解，抵当汤证曰表证仍在，抵当丸证曰伤寒有热，苇茎汤证曰咳而有微热，鳖甲煎丸证曰疟一月不解，大黄牡丹皮汤证曰时时发热，自汗出，复恶寒，以是知其必由表证来也；桃仁承气汤证曰少腹急结，抵当汤证曰少腹硬满，抵当丸证曰少腹满，大黄䗪虫丸证曰腹满不能饮食，大黄牡丹皮汤证曰少腹肿痞，下瘀血汤证曰腹中有瘀血著脐下，以是知其少腹必有故也；大黄䗪虫丸证曰皮肤甲错，苇茎汤证曰胸中甲错，大黄牡丹皮汤证之前条曰肠痈之为证，其身甲错，以是知其身中必有甲错处也。虽然，风寒为病，皆有表证；蓄水停痰，皆能腹满。肠痈并不用桃仁，用桃

① 阖辟：闭合与开启。清·王夫之《张子正蒙注·神化》："惟其健顺之德，凝五常而无间，合二气之阖辟，备之无遗，存之不失。"阖，关闭。《说文解字·门部》："阖，闭也。"辟，开启。《正字通·辛部》："辟，犹开也。"

仁者乃肿痈，是三者果可为确据耶？夫固有辨矣。曰：太阳病六七日，表证仍在，脉微而沉，其人发狂者，以热在下焦，少腹当硬满，小便自利者，下血乃愈。曰：伤寒有热，少腹满，应小便不利，今反利者，为有血也，是知表证未罢，必少腹满，乃得窥桃仁证之一斑，少腹满矣，必小便利，乃得为桃仁证之确据。肠痈虽不用桃仁，然前条起首云肠痈之为病，明系发凡起例之词，下条起首云肿痈者，明谓肿痈，即肠痈之别。肠痈可该肿痈，则肿痈亦可有甲错矣。况三者谓不必比连而见，得其二即用桃仁可也。若三者一件不见，竟用桃仁，则必无之事矣。循是而求桃仁之所当用，又岂有他歧之惑哉？

麻黄汤、大青龙汤、麻黄杏仁甘草石膏汤、麻黄加术汤、麻黄杏仁薏苡甘草汤、厚朴麻黄汤、文蛤汤，皆麻黄、杏仁并用，盖麻黄主开散，其力悉在毛窍，非借杏仁伸其血络中气，则其行反濡缓而有所伤，则可谓麻黄之于杏仁，犹桂枝之于芍药、水母之于虾矣。然用麻黄者不必尽用杏仁，在《伤寒》《金匮》两书可案也。惟喘家作桂枝汤加厚朴杏子汤佳，凡麻黄汤证多兼喘，则凡用杏仁皆可谓为喘设矣，乃小青龙汤偏以喘，去麻黄加杏仁，其故何欤？此其义盖见于《金匮》痰饮篇，夫支饮冒而呕，既以服桂苓五味甘草去桂加姜辛半夏汤，水去呕止矣，则不应肿，肿而无水，即所谓无水虚肿，为气水也。气水，发其汗即已，谊①得用麻黄，乃不用麻黄而用杏仁，云以其人血虚，则其故有在矣。然则杏仁遂为补血之剂欤？斯殆非也。夫杏仁外苞血络，内韫生机，无水虚肿为气水，分明气

---

① 谊：通"议"。议论。《汉书·董仲舒传》："故举贤良方正之士，论谊考问。"

乘血络之虚，袭而入之，遂为肿也，得杏仁致生气于血络，推而行之，于以化肿气为生气，于以除壅遏而得节宣，肿遂愈矣。喘者，肿之根；肿者，喘之渐，治肿以是，治喘即以是，犹不可知杏仁之所治，乃气入血络，壅肿而不得外达之喘耶！曰：太阳病，下之后，其气上冲者，可与桂枝汤。若不上冲，则不得与。又曰：太阳病，下之微喘者，表未解也，桂枝加厚朴杏仁汤主之。汗能伤阴，下后气上冲，虽是邪还阳分，然欲由外解，必经血络而后及于肌肤。多恐血络既虚，则邪入之，遂生壅肿，故加厚朴、杏仁，一从直道下降，一从血络外出，仍与治肿同一理也。虽然，麻黄协杏仁所治之证多有不喘者，盖亦皆以血络壅遏，不能外达用之。玩麻黄连轺赤小豆汤证，所谓伤寒，瘀热在里，身必发黄条，只一瘀字，其关于血络可知矣。

然则大陷胸丸、麻仁丸、茯苓杏仁甘草汤、矾石丸之用杏仁，尽以其能行血络之气耶？盖亦有之而稍异。夫旁通直降，杏仁之性，两者兼备，是以合麻、桂而播其先声，协硝、黄而壮其后劲，且大陷胸汤证猛于大陷胸丸证，麻仁丸证劣于小承气汤证。大陷胸丸中全有，大陷胸汤不必杏仁、葶苈而可通；麻仁丸中全有，小承气汤不必麻仁、杏仁、芍药乃能降。所以然者，大陷胸汤所主无心已上证，小承气所主无不足证。假使大陷胸丸证用大陷胸汤，则结胸纵解，项强如柔痉难除；麻仁丸证用小承气汤，则脉浮虽愈，枯涩难泽延于下后。能保其在上与不足之余患，不幻为他变耶！是故项强如柔痉者，结胸余威乘血络虚而溢于上也；脉涩者，大便硬、小便自利之消耗，既使胃中液乏，复能吸伤血络也。是杏仁在大陷胸丸，为葶苈引导，以剿捕余党；在麻仁丸则为麻仁引导，以安贴反侧，均为善后起见耳。触类而长之，则产乳既伤其内，金疮复伤其外，血液内外交泄，脉络势将中绝之候，不可知杏仁乃添补血液剂中开通内外之使耶？胸痹，胸中气塞，短气，是饮闭于上；经水闭不利，脏坚癖不止，中有干血，下白物，是湿闭于下。饮闭于上，能使水液皆化痰涎；湿闭于下，能使血液皆成白物。在上者宜利之，利之而横溢者不能全去也；在下者宜却之，却之而方来者犹将化也，故茯苓杏仁甘草汤中用杏仁，乃为茯苓旁搜溢入之饮；矾石丸中用杏仁，乃为矾石直通血脉之气。其一横一直之间，已足见杏仁在直剂中能横，在横剂中能直。已引而伸之，则咳逆为由下而上逆，喉痹为由横而阻中，以至金疮、贲豚无非一横一直，亦无非自下而上，不又可见杏仁原一线直达之物，而善带曳横阻之邪以出，本非能横行者耶！

或问：《伤寒》《金匮》两书，何以独大黄䗪虫丸一方桃仁、杏仁并用？曰：夫仁，生气之钟于极内者也；核，其骨也；果，其肉也。温分肉，泽筋骨，断借仁中之生气，至理所在，毋可易也。然其气之出于外而温泽分肉、筋骨，必先刚而后柔，乃桃则肉白而骨赤，杏则肉黄赤而骨白，于此可见桃仁入血分而通气，杏仁入气分而通血脉矣。干血之为物，非气血并坚癖不能成。若气煦、血濡有一件足自立，必不致血之干且阻气之行，而至虚极羸瘦、腹满不能食矣。大黄䗪虫丸泽血、通血、搜血、消血，既皆有其物，非桃仁之入阻血中行气，杏仁之入阻气中行血，又何以使两者成和，而化干物为润物，起死物为生物耶？观矾石丸所主曰妇人经水闭不利，脏坚癖不止，中有干血，下白物，尽血病也，偏用杏仁；千金苇茎汤所主咳有微热，烦满，胸中甲错，尽气病也，偏用桃仁，其故亦可思矣。

李核仁

味苦。平。无毒。主僵仆跻[①]，瘀血，骨折。根皮，大寒，主消渴，止心烦逆、奔气。实，味苦，除痼热，调中。

李树大者高丈许，枝干如桃，叶绿而多，性最耐久，得三十年。老虽枝枯，子亦不细，与桃并时花，花小色白，淡泊纤秾[②]，香雅洁密，夜间尤艳。实熟稍后于桃，种类甚多，味甘、酸、苦、涩不一，色亦青、赤、白不一，大率皮赤肉青，味甘苦带涩者为多。参《齐民要术》《格物丛话》。

《别录》李核仁主治，濒湖不得其解，改为僵仆，蹉折，瘀血，骨痛。余因是遍订宋元椠本[③]及《千金翼》，均与今大观本同，盖《广韵》跻同隮，《书·微子》今尔无指告，予颠隮，马注隮犹坠也，言因升高而坠也。叠云：僵仆跻者所以别于踬与蛤也。踬与蛤，即今所谓倾跌、蹉跌也。倾跌、蹉跌者，曲身或侧身著地；僵仆与登高而坠，则俱直身。凡人至跌，无有不曲身、侧身，期能自立而免者，有之则必眩晕，昏昧不自知也，从高下堕，不自主也。是僵仆跻之跌，与倾跌、蹉跌之跌有以异矣。此其异奈何？夫委屈以思自免者，其气血聚而遭震惊以散，则其伤与瘀反甚；不自知、不自主者，其气血虽有宿

① 跻（jī 鸡）：下坠。《集韵·齐韵》："跻，坠也。"
② 纤秾（nóng 农）：盛美貌。宋·王安石《灵山寺》："瞰崖聊寄目，万物极纤秾。"
③ 椠（qiàn 欠）本：版本。宋·黄伯思《东观余论·跋洛阳所得杜少陵诗后》："政和二年夏……于法堂壁间弊箧中得此帙，所录杜子美诗，颇与今行椠本小异。"

恙，而不震惊，则其伤与瘀反不甚。李核仁援以杏核仁、桃核仁之例，为肝之果，而其用在脾。脾者，生气生血之源，以其伤不甚，无事过于攻通，则亦浚其源而流自顺，虽至骨折亦或可无妨也。惟其入脾，故实能调中，惟其味甘苦气平，故除中宫痼热。而根则其所自本，凡花、实、核、仁莫非由此而发，且萌蘖①于极寒之时，是其性必有所同然，故为大寒。大寒之物而主运津上升，故主消渴与心烦逆；津不随气，斯气急促而奔突，故又能主奔气，仲景于贲豚汤用甘李根皮佐最重之生葛，以运津而缓气之逆，其义盖取诸此。

醋

味酸。温。无毒。主消痈肿，散水气，杀邪毒。

米醋三伏时用仓米一斗，淘净蒸饭，摊冷盦黄，晒簸，水淋净，别以仓米二斗蒸饭，和匀入瓮，以水淹过，密封暖处，三七日成矣。《纲目》。

刘潜江云：醋之用，类以为取其酸收，然主消痈肿、除癥块诸证，酸收者何以能尔？盖《尚书》木曰曲直，曲直作酸，本属阳，阳郁则发，此作酸之义也。夫木本阴中之阳，阳在阴中奋决欲出，而尚不能离阴，是就阳蓄阴中，即有阴得阳舒之妙，乃天地人物之出机也。然则酸味之物，其功悉能若是耶？盖惟米醋为能然也。夫粳米大益胃气，沁心肺，以为生血化气之源。用以酝酿为醋，使合德于肝，能收即能散，敛其阳之淫以归于阴，还以夺其阴之壅，以舒其阳之用，盖血者本于心之

---

① 萌蘖（niè 聂）：指植物长出新芽。《孟子·告子上》："是其日夜之所息，雨露之所润，非无萌蘖之生焉。"萌，生芽，发芽；蘖，树木被砍或倒下后再长出来的新芽。

能化，而后有脾胃之生，本于脾胃之生，而后有肝之藏，他物能如是哉？愚谓：惟其抑心、脾之生化，使归肝脏，是以肝木充沛，能效疏土之职。痈肿者，土之结滞也；水气者，土之痹洼也；邪毒者，土之不宣也。其消之、散之、杀之，大率功效多在脾土所主之肌肉，故在《伤寒论》协半夏、鸡子白治喉间生疮，在《金匮要略》合黄芪、芍药、桂枝治黄汗，可以悟其旨之所在矣。用渍乌梅蒸之米上，是挽酸泄使入土中；和以胆汁用为导法，是引苦降俾泄中有收。后世扩充其治，使同雀粪溃痈疽，同釜底墨消舌肿，同泥消火伤，沃炭清血晕，焠石涂乳痈，煮熟沃疔肿，亦无过于散脾、心、肝三家热壅而已。

校注后记

《本经疏证》十二卷，为清代医家邹澍所撰。

一、作者生平考

邹澍，字润安（一作润庵），晚号闰庵，清代江苏武进人，生于乾隆五十五年（1790）三月二十九日己酉，卒于道光二十四年（1844）八月十六日庚戌，享年54岁。

邹澍为邹浩二十六世孙，曾祖讳应智，祖讳协凤，父讳汝奎，前母陈氏，母马氏，继母惠氏。十六岁时，生母马氏去世；二十二岁时，继母惠氏去世。邹澍娶妻陈氏，二人无子，以其弟邹显之子梦龙为嗣子。

邹澍家境贫寒，勤苦自勉，虽酷寒盛暑也披览不辍。他博览群书，学识渊博，通晓天文、推步、地理、形势、沿革，精通医理，诗古文也卓然成家。邹氏一生著述颇丰，据周仪颢在《本经疏证》"邹润安先生传"言，邹澍"所著有《明典》五十四卷，《本经疏证》十二卷，《本经续疏》六卷，《本经序疏要》八卷，《伤寒通解》四卷，《伤寒金匮方解》（又称《长沙方疏证》）六卷，《医理摘抄》四卷，《契樎录》四卷，《医经书目》八卷，《医书叙录》一卷，《医经杂说》一卷，《沙溪草堂文集》一卷，《沙溪草堂杂著》一卷，《沙溪草堂诗集》一卷"。另据《光绪武阳志余》与曹禾《医学读书志》记载，邹澍还撰有《读医经笔记》三卷。可惜现仅存其三部本草著作，其余皆"稿本未刊，寇乱亡佚"。此外，据《清代毗陵书目》卷二记载，邹澍还曾与庄梦兰同辑《常州府忠义祠录》五卷。

邹澍曾师从姚鼐弟子吴德旋受古文法，因此在文风与道德品质上均深受吴氏影响。他处于学术发达的常州地区，交游广泛，如有擅长诗文及中医的汤用中，也有"毗陵后七子"之一的周仪颢，还有在医药学术上具有一定影响的曹禾、杨时泰、余敏求、魏培之、李识侯等人。

邹澍平素隐于医以自给，一生淡泊名利，为人谦虚低调。道光元年，诏举山林隐逸，乡人推荐邹澍上于朝，他坚辞不就，并称："某德薄能鲜，长为乡人以没世，乃其分耳，若抗迹邱园，钓弋华誉，乡党自好者不为，而子谓我愿之乎！"张丹邨太守、程芝圃太守等都非常看重邹澍，并劝其出仕，也都被其拒绝。

二、成书经过

邹澍编撰《本经疏证》初衷，是为阐发潜江刘若金《本草述》之旨。其友人杨时泰曾"欲邀诸同人，将《本草述》汰芜存真，各为删本，间日出以相示，互为印证，以期毫无遗憾"。但邹澍推崇《本经》《别录》等经典医籍，认为刘潜江论述药物不全体《本经》与《别录》，且"即及之，亦视同海藏、东垣，而于金元诸家，无论是非，必欲令成一贯，以是左牵右挽，驯至辞费"，若对《本草述》加以删汰，则有失原意。因此，他采用刘氏联合之法，取以联合《本经》《别录》《伤寒论》《金匮要略》《肘后备急方》《千金方》《外台秘要》等著作，自道光壬辰（1832）九月至道光丁酉（1837）季春，将张仲景所用药173种进行阐释，撰成了《本经疏证》，随后又相继撰写了《本经续疏》和《本经序疏要》，形成了邹氏本草系列著作。

三、版本流传考证

《本经疏证》成书之后，影响较大，流传较广，现存版本较多，但通过调研发现，当今书目对其版本著录存有较多问题。

（一）现存主要版本

通过调研及梳理，其现存版本主要有以下几种：

1. 道光二十九年本

本草著作初稿完成后，邹澍尚未订正即已去世，后由其门人整理完稿。据汤用中在《本经序疏要》"跋"中记载，书稿辗转为赵于冈所得，并于道光二十八年（1848）邮交汤氏。童濂（字石塘）与武莅庄（字蝶生）在汤用中处见到书稿后，建议集资雕版印行，并于同年八月开始雕版，第二年三月刻成，这就是邹澍本草著作的初刻本——道光二十九年本。曹禾在《医学读书志》所载与此说有一定出入，据曹氏记载，他录稿后于癸卯年（1843）寄给汤用中，并提议雕版印刷，版成之后，"归板于其（邹澍）嗣子梦龙"。

该版本刊刻较为精良，内容次序为"序（洪上庠叙）""邹润安先生传""例言""目录""序（邹氏自序）""正文"。

2. 反经堂本

韩惜于辛未年（1871）自京师书肆得到道光二十九年初刻本，给张文桢阅览后，张氏对该书较为重视，且恐其失传，故商诸同好按原编卷次程式缮写，并精工详加勘对，后由反经堂于同治十二年癸酉（1873）刻成此版。该版刻成后，韩惜于同治十三年为其作后记，张文桢又于光绪元年为其作跋。

该版属于翻刻初刻本，并加以校勘，因此，刊刻质量较高。内容次序为"重刻邹润庵先生本经三种序""贺瑞麟序""曹文远序""邹润安先生传""序（洪上庠）""例言""目录""序（邹澍）""正文"。在该版中，正文之后有汤用中所作跋文。

3. 常州长年医局校刊本

1879 年长年医局成立之后，曾组织校刻邹澍本草著作，该版刻成之后，书中尚有一定错误，因此印行时又附有校刊记，共指出书中刊刻错误39条，提出倾向性意见13条，提出疑问4条。该版曾多次印行，因印次不同，而装订时校刊记位置也稍有差异。

该版本流传较广，日升山房、日新山房等都曾对其印行，千顷堂书局亦曾据该版石印。

4. 世界书局铅印本

世界书局曾于1937年依道光本铅印《本经疏证》，并将其收入《珍本医书集成》丛书。中华人民共和国成立后，1957年上海卫生出版社、1959年上海科学技术出版社又据世界书局本翻印该书。这也是中华人民共和国成立后最主要的传本。

（二）版本著录存在的主要问题

通过调研发现，当今书目对《本经疏证》版本的著录存有失误之处。

1. 刻书机构著录有误

一些书目中，对刻书机构的著录存有一定错误，如《中国中医古籍总目》著录的清道光常州麟玉山房刻本、歙县洪氏刻本、日升山房据常州长年医局刻本重刻本、周日新堂刻本、常郡韩文焕斋据常州长年医局刻本重刻本、常郡晋升山房校刻本；《中国医籍通考》著录的清同治十二年癸酉（1873）友经堂重刊本等都有一定失误。

（1）误将发兑机构作为刻书机构

浙江大学医学分馆与安徽中医药大学图书馆所藏"麟玉山房刻本"，均有红色"常州麟玉"。在每卷正文第一页均含有"常州长年医局校刊"字样推断，该印本应为常州麟玉山房销售的常州长年医局校刊本，而非"麟玉山房刻本"。

存在同一问题的尚有"常郡晋升山房校刻本"。天津中医药大学第一附属医院所藏该印本，有"常郡晋升山房发兑书籍"钤印，通过发兑含义及所含"常州长年医局校刊"字样推断，该印本可能为常州晋升山房销售的常州长年医局校刊本，而非"常郡晋升山房校刻本"。

（2）误将作序之友人署名作为刻书之人

在目前所见全部《本经疏证》版本中，均有"古歙洪上庠"所作之序，且排在全书内容最前。洪氏序言记载："汤子卿嶭尹与君莫逆交，素工岐黄术，笃嗜此书，欲谋刊布，而以问余。余受其书而读之，例则笺疏之例，体则辨论之体，思则幽邈之思，识则卓越之识，绝非近世医书可比，爰乃商诸同志，捐赀集腋以成其事。"据此可知，洪氏确实参与了"捐赀集腋以成其事"，但其参与的为道光二十九年初刻本，而非所谓"清咸丰八年戊午（1858）"。因此，《中国中医古籍总目》与《中国医籍通考》著录的"清咸丰八年戊午（1858）歙县洪氏刻（刊）本"是错误的。

（3）误将重印本当作刊刻本

在考察所见"日升山房据常州长年医局刻本重刻本"扉页反面，确刊有"戊午季夏日升山房"字样。《无锡县公安局年鉴（1932年度）》中有民国二十二年五月的一份书肆调查表称日升山房位于无锡当时的北门内大街，经理为丹阳人王文荣，该店主要经营木印四书五经及医书善书。此外，通过将该印本与长年医局校刊本比较，发现二者除封面及扉页之外，版式完全相同，甚至二者断版处也相同。由此可见，所谓"日升山房据常州长年医局刻本重刻本"应为"日升山房重印常州长年医局校刻本"，而非"日升山房"重刻。

（4）著录时的臆写之误

据《中国中医古籍总目》著录，在安徽中医学院（现称安徽中医药大学）图书馆藏有"清咸丰八年戊午（1858）周日新堂刻本"《本经疏证》，遍查该馆所藏全部《本经疏证》版本，并未见有周日新堂刻本。只有一个在扉页反面题有"戊午季夏日新印行"的印本馆藏纸质登记卡上有"周日新堂"字样，据此推测为本馆图书管理人员登记时著录错误。

据《无锡县公安局年鉴（1932 年度）》所载民国二十二年五月"书肆调查表"记载，日新山房系日升山房分店，地址在常州，而周日新堂则应在石阳（今江西吉安）。因此，"日新山房"与"周日新堂"当无直接联系，也不存在"清咸丰八年戊午（1858）周日新堂刻本"。

（5）误将天津文焕斋认为常郡韩文焕斋

在长年医局校刻本中，《本经疏证》书末刻有"常郡韩文焕斋镌"字样，据此推断，长年医局校刻本可能由长年医局出资，并进行校对，而韩文焕斋为其雕版。因此，韩文焕斋刊刻本与长年医局刻本应为同一版本，而并不存在"常郡韩文焕斋据常州长年医局刻本重刻本"。

韩文焕斋地处常州，文焕斋则地处天津，且名称有直接差别，因此二者并非同一实体机构，将韩文焕斋所刻书籍冠以"文焕斋刊本"明显有误。

（6）友经堂与反经堂之形近而误

反经堂曾据道光二十九年本重刊《本经疏证》，《中国医籍通考》等书目将其误著为"清同治十二年癸酉（1873）友经堂重刊本"，疑为著录者将反与友形近而误。

2. 版本年代著录有误

下列版本存在年代著录错误：清道光常州长年医局校刻本，清道光十二年壬辰（1832）刊本。

（1）不可能存在早于成书年代及初刊本的版本

《本经疏证》成书于 1837 年，初刊于道光二十九年（1849）。因此，《中国医籍通考》著录清道光十二年壬辰（1832）刊本显系有误。该书记载的清道光十七年丁酉（1837）麟玉山房刊本，除刊刻机构著录有误之外，版本年代著录也存有错误。

（2）由长年医局存在时间推断的错误著录

长年医局是在 1879 年，地方富绅刘云樵得到姚彦森、恽畹香、盛旭人、庄俊甫、董云阶 5 家的支持，共同出资白银 25000 两创办，以给贫困百姓施诊送药，拯救危难病人。1937 年常州被日军占领后，长年医局损失惨重，医诊活动暂停。1938 年秋，医局重新施诊送药。1953 年，长年医局停办。虽然长年医局校刻邹澍本草著作的确切时间已不可考，但从长年医局存在时间可见，出现"长年医局校刊"字样的所有印本不可能早于 1879 年（光绪五年）。因此，《中国中医古籍总目》著录的清道光常州长年医局校刻本是明显错误的。

《中国中医古籍总目》著录的"麟玉山房刻本""日升山房据常州长年医局刻本重刻本""周日新堂刻本""常郡韩文焕斋据常州长年医局刻本重刻本"等均与常州长年医局本属同一版次，仅在印次上存有一定差异。因此，上述印本亦不会早于 1879 年刊刻或印行。

那么，为何在《本经疏证》版本著录时会出现如此多"清咸丰八年戊午（1858）"的错误呢？调查发现，所有被误为清咸丰八年戊午（1858）的版本或印本均题有"戊午季夏日升山房"或"戊午季夏日新印行"的字样，且均为长年医局校刻，之所以会著录时误为"清咸丰八年戊午（1858）"与此有直接关系。清咸丰八年戊午（1858）虽亦为戊午年，但它早于长年医局成立的1879年，在长年医局成立后至日升山房、日新山房存在的时间段内，也有一个戊午年，为1918年。因此，日升山房与日新山房印行《本经疏证》的戊午年当为1918年，而非长年医局成立前的"清咸丰八年戊午（1858）"。由于在日升山房与日新山房印行《本经疏证》时，仅题"戊午季夏"，导致后人著录时将其误为"清咸丰八年戊午（1858）"。

3. 刊刻方式著录错误

经调研，在对《本经疏证》版本著录过程中，尚存有刊刻方式著录错误，如《中国中医古籍总目》著录的1918年日升山房石印本。

在陕西省中医药研究院藏有日升山房印行的长年医局校刻本，但未藏《中国中医古籍总目》著录的"1918年日升山房石印本"，故《中国中医古籍总目》该条著录当为刊刻方式著录错误。

四、著作内容与学术影响考评

（一）著作内容

《本经疏证》全书收药173种，分为上、中、下三品。多为仲景所用者，系邹澍以《本经》《别录》为经，以《伤寒论》《金匮要略》《千金方》《外台秘要》等为纬，交互参证药物功效与应用而成。

邹澍治学重视溯本求源，推崇《本经》《别录》之说。在阐释两书药物时，善于应用属辞比事法，总结仲景用药经验，且论药、论病、论方有机结合，浑然一体，对病证分析透彻，对药物阐释精辟。因此，该书在本草学与《伤寒论》研究方面都有十分重要的参考价值。

《本经疏证》是对《神农本草经》的注疏，所以每药名之下总是先引《本经》原文及《名医别录》原文，说明药物的味、性、功效主治、产地、采收，最后是七情（相生、相杀、相使、相恶）。次参《图经》《纲目》《齐民要术》等，说明药物生长种植之法。

征引刘潜江、卢芷园等医家之注、论述药性。述以己见，阐发前人所未备。

每一味药的第四部分，乃是《本经疏证》的精华之所在，也是探讨邹澍本草学思想的必读内容。

1. 推崇《本经》《别录》——溯本求源

邹澍在本草方面，较为推崇《本经》与《别录》。《本经疏证》共收载药物 173 种，其中首载于《本经》与《别录》的药物共计 169 种。

由于时代变迁，古代病证名术语及其他用语的含义有了一定改变，故后人在阅读、理解《本经》《别录》中所述主治，具有一定的困难。若能将其还原到《本经》《别录》所处时代去理解这些功效主治，则能加深对其理解，并能更加准确地用药。邹澍认为《本经》为连接医经与经方的枢纽，且《本经》涵盖医经、经方、房中、神仙四者。《别录》则为传承《本经》较古的书籍。因此，邹氏采取刘潜江著《本草述》的联合之法，联合与《本经》《别录》同时代或继承其学术的著作如《内经》《伤寒论》《金匮要略》《肘后方》《备急千金要方》《外台秘要》等古籍来研究《本经》与《别录》，以溯本求源。

2. 释药重视《伤寒》《金匮》经验——辨析源流

《伤寒论》与《金匮要略》无论在临床用药、配伍法度，还是药物制剂等方面，都深受《本经》影响。邹澍认为"《本经》《素问》《金匮要略》均一以贯之矣"，《别录》为传承《本经》较古的书籍。邹澍善于应用属辞比事法研究仲景著作，总结仲景用药经验，以阐释《本经》《别录》药物，从而起到辨析源流的作用。

3. 论药、论方、论病有机结合，浑然一体

邹澍在论述药物时，常"任情驰骋，浑忘畛域"，甚至"每缘论药，竟直论方，并成论病"，使药、方、病有机结合，浑然一体，使读者更能准确理解方剂所治病证的机理、方剂配伍的关系及药物的直接作用。

4. 病证分析透彻，发明药物功效

准确的辨证是合理用药的前提，邹澍具有扎实的理论基础与丰富的临床经验，对病证的分析多较透彻，并常有独到见解。邹澍善于从前人实践中排比药物规律，并能发明药物功效。

（二）学术影响

《本经疏证》学术价值较高，流传较广，影响较大。何舒、王邈达、章次公等人均曾在其基础上撰书立说，或在撰书时大量引用邹氏观点为己所用。

许多医家也对该书给予了较高评价。如清代医家陆以湉在《冷庐医话》中评价《本经疏证》"领异标新，足资玩索"；王孟英认为"邹氏之书，疏经旨以证病机，俾古圣心源，昭然若揭，不但有裨后学，足以压倒前人"；近现代医学教育家、活动家谢观在《中国医学源流论·本草学》记载："邹润安之《本草经疏证》，此书与缪氏书均最为精博。"陆士谔在《士谔医话》高度评价了邹澍对《伤寒论》的注释，认为邹澍为注释

《伤寒论》诸家中惟一能直抉仲景之奥者。著名中医学家岳美中谈及"当读的古医书"时言："药物学方面，初起先看《药性歌括四百味》《药性赋》，这类书朗朗上口，便于习诵。之后可看《本草备要》，再深一点，可看《本经疏证》《本草思辨录》。"另一方面，有些医家也指出了邹澍本草著作的问题，如李慈铭曾在《越缦堂读书记》言："其采博，而辨析精细，于医学深为有功。惟笔舌纠缭，多病词费，其自序讥刘氏之冗蔓萎尔，而所作冗尔亦不能免，此徐洄溪、吴鞠通所以独出流辈也。"

总之，邹澍的本草系列著作，是注释《神农本草经》的上乘之作。虽有"冗繁"之嫌，亦瑕不掩瑜。对于研究《神农本草经》大有裨益，亦是研读《伤寒论》《金匮要略方论》的重要参考文献。

底本目录

药名索引

总 书 目

本　草

IV